颅底手术内镜与锁孔技巧

Endoscopic and Keyhole Cranial Base Surgery

主 编 （美）詹姆斯·J. 埃文斯（James J. Evans）

（美）泰勒·J. 肯尼（Tyler J. Kenning）

（美）克里斯托弗·法雷尔（Christopher Farrell）

（美）瓦伦·R. 克谢特里（Varun R. Kshettry）

主 审 张亚卓

主 译 鲁晓杰 王 清

北方联合出版传媒（集团）股份有限公司

辽宁科学技术出版社

·沈 阳·

First published in English under the title

Endoscopic and Keyhole Cranial Base Surgery

edited by James J. Evans, Tyler J. Kenning, Christopher Farrell and Varun R. Kshettry,

edition: 1

Copyright © Springer International Publishing AG, part of Springer Nature, 2019

This edition has been translated and published under licence from

Springer Nature Switzerland AG.

Springer Nature Switzerland AG takes no responsibility and shall not be made liable

for the accuracy of the translation.

©2023 辽宁科学技术出版社。

著作权合同登记号：第 06-2019-185 号。

图书在版编目（CIP）数据

颅底手术内镜与锁孔技巧 /（美）詹姆斯·J. 埃文斯（James J. Evans）等主编；鲁晓杰，王清主译. — 沈阳：辽宁科学技术出版社，2023.10

ISBN 978-7-5591-2995-6

Ⅰ. ①颅… Ⅱ. ①詹… ②鲁… ③王… Ⅲ. ①内窥镜—应用—颅底—外科手术 Ⅳ. ①R651.1

中国国家版本馆CIP数据核字（2023）第075833号

出版发行：辽宁科学技术出版社
　　　　　（地址：沈阳市和平区十一纬路25号　邮编：110003）
印　刷　者：辽宁新华印务有限公司
经　销　者：各地新华书店
幅面尺寸：210mm × 285mm
印　　张：23.5
插　　页：4
字　　数：520千字
出版时间：2023年10月第1版
印刷时间：2023年10月第1次印刷
责任编辑：吴兰兰
封面设计：顾　娜
版式设计：袁　舒
责任校对：黄跃成

书　　号：ISBN 978-7-5591-2995-6
定　　价：348.00 元

投稿热线：024-23284363
邮购热线：024-23284502
E-mail:2145249267@qq.com
http://www.lnkj.com.cn

审译者名单

主　审：张亚卓（北京市神经外科研究所）

主　译：鲁晓杰（江南大学附属中心医院）
　　　　王　清（江南大学附属中心医院）

副 主 译：兰　青（苏州大学附属第二医院）
　　　　洪　涛（南昌大学第一附属医院）
　　　　张晓彪（复旦大学附属中山医院）
　　　　侯立军（海军军医大学第二附属医院）
　　　　桂松柏（首都医科大学附属天坛医院）

译　者（按姓氏拼音排序）：
　　　　冯九根（南昌大学第一附属医院）
　　　　高大宽（空军军医大学附属第一医院）
　　　　黄国栋（深圳大学附属第一医院）
　　　　马驰原（东部战区总医院）
　　　　曲笑霖（海军军医大学第二附属医院）
　　　　邵耐远（江苏省常州市第一人民医院）
　　　　施　炜（南通大学附属医院）

孙崇璟（复旦大学附属中山医院）

唐　斌（南昌大学第一附属医院）

汪　璟（江南大学附属中心医院）

吴学潮（江南大学附属中心医院）

吴智远（南京医科大学附属常州第二医院）

武丹洋（遵义医科大学附属医院）

肖顺武（遵义医科大学附属医院）

谢　涛（复旦大学附属中山医院）

杨　坤（南京医科大学附属南京脑科医院）

张恒柱（江苏省苏北人民医院）

张晓彪（复旦大学附属中山医院）

周　全（广西医科大学第一附属医院）

朱　卿（苏州大学附属第二医院）

朱玉辐（徐州医科大学附属医院）

致我的妻子 Deborah，我的女儿 Sophia 和 Vivienne，我的父母 Claire 和 Leonard Evans，还有我的岳父母 Barbara 和 Ronald Ahern：我非常感谢你们一直以来的支持。你们让我的整个人生以及我的努力变得更加愉悦和有意义。

致我的同事和学员们：每年能与你们这些热情的新人分享颅底手术的复杂性，是赐予我的一份美好的礼物，给我带来了极大的满足感。你们的奉献精神、创造力和学习热情给我留下了深刻的印象。

JJE

致 Sarah，我欠她的一切。

TJK

感谢我的妻子和孩子，感谢我的导师、同事和患者，是他们帮助我成为一名更好、更周到的外科医生。

CJF

感谢 Suchetha、我的患者以及我的导师，你们激励着我做到最好。感谢 Rhoton 教授，他的个人品格和所做的工作燃起了我对颅底外科的兴趣。

VRK

序言

颅底外科起源于20世纪80年代末和90年代初,是一个独立于神经外科和耳鼻喉科的亚专科。在早期,重点研究能够广泛暴露难度大的病变的手术入路,以达到完全的切除、合适的重建、美观的外表,并且无并发症。许多入路都有一个共同的原则,那就是扩大骨质的切除,在最低限度的脑组织牵拉或损伤周围神经血管结构的情况下切除肿瘤。在尽量减少对脑组织损伤的情况下,有些人认为这些入路具有"最大的侵入性",但由经过专业培训的外科医生施行手术,可以取得最小的并发症发生率及良好的效果。就这样,颅底外科发展成为一个独立的领域。

作为该领域自然演变的一部分,在过去的10年里,重点已经转移到尝试用更小的创伤做更多的事情。"微侵袭性神经外科"也可以被认为是"最小通道神经外科",因为其目的是通过更小的手术切口来实现相同的目标。这一演变的核心是使用内镜作为可视化的主要手段,而不是使用神经外科的主要工具——手术显微镜。内镜颅底外科仍在不断发展,伴随着新技术的应用以及能够实时评估的结果和并发症。

重要的是要记住,在任何演变进化过程中,路径和结果很少是双重发展的。虽然我们所有人都试图直接比较内镜颅底外科手术和开放式颅底外科手术,并确定哪一个是"最好的",但我们必须不断提醒自己,因为答案永远不是绝对的。事实上,开放入路还是内镜入路的问题代表了一系列的可能性,一个是完全的内镜手术,另一个是经典的开放手术。在这两者之间有许多交叉的地方,包括锁孔(通过小骨窗开颅)手术、内镜辅助显微镜手术以及最近的3D外视镜手术。

目前颅底外科领域仍面临许多问题:

·与其他方法相比,这些方法的真正好处和风险是什么?

·短期结果(例如,住院时间、就诊次数、回归全职工作所需时间)如何?

·包括放射手术等辅助治疗在内的治疗总费用是多少？长期监测的费用是多少？

·对肿瘤复发率是否有影响？

这些都是外科医生在制订治疗方案时必须考虑的合理问题。所有这些问题最好通过随机试验来回答，但这是不太可能的，在许多情况下是做不到的。因此，在许多情况下，我们所依赖的数据——机构病例系列、荟萃分析或注册登记具有偏倚。更实际的是，我们必须问自己，无论哪一天，对于我们面对的患者和病变个体，各种方法的相对优点和缺点是什么？有一个重要的理念，那就是各种内镜、锁孔和开放入路可以互补，并且可以非常有效地结合使用。有经验的现代颅底外科医生拥有所有这些入路的设备，并懂得何时以及如何使用它们。

在这本激动人心的《颅底手术内镜与锁孔技巧》一书中，主编 Evans、Kenning、Farrell 和 Kshettry 付出了巨大的努力来综合该领域的现代知识，以便为有需要的外科医生提供指导。本书介绍了神经内镜和锁孔手术的基本概念和技术，并描述了点对点治疗各种颅底病变和复杂的颅脑病变。从内镜经鼻入路、锁孔开颅入路和经典开颅开放入路 3 个角度，讨论了从颅底良恶性肿瘤，到脑室内病变，再到动脉瘤的各种病变的处理和治疗。本书插图精美，所有章节的作者都是各自领域的知名人士。总之，他们就各种入路方法的比较阐述了自己的观点。

我们给年轻外科医生的建议是，在最开始的时候要尽可能接受最好的训练，但也要向其他外科大师不断学习，以磨炼自己的意志，进一步提高自己的手术技能。虽然该领域发生了许多变化，但对于外科医生来说，最重要的是不要完全依赖于一种技术，而是要熟练掌握各种方法，以便能够选择最适合的方法。神经内镜和锁孔颅底入路无疑彻底改变了我们的领域，但我们要敦促年轻一代不要忘记开放入路在合适的情况下的价值。在这两个方向上，区分能够以某种方式做某事和是否应该以某种方式做某事对我们来说是至关重要的。这本书解决了一些宽泛的问题，这种讨论将（也应该）无限期地继续下去。

Laligam N. Sekhar, MD, FACS, FAANS
William Joseph Leedom and Bennett, Bigelow & Leedom
Endowed Professor
Professor and Vice Chairman, Neurological Surgery
Director, Cerebrovascular and Skull Base Surgery
Professor, Radiology

Harborview Medical Center
University of Washington School of Medicine
Seattle, WA
USA

Anoop P. Patel, MD
Assistant Professor
Department of Neurological Surgery
Harborview Medical Center
University of Washington
Seattle, WA
USA

前言

颅底外科被认为是最具挑战性的外科学科之一，因为病变总是被关键的神经血管结构包绕。疾病发展过程会导致脑神经、血管和脑干功能障碍，同时颅底手术入路本身也可能损害周围正常和未受累结构而导致明显的并发症。此外，这些侵入性入路通常会造成需要广泛修复的缺损，以防止脑脊液漏出、感染和畸形。

近期，大脑和颅底的微创手术已经逐步发展起来。理想情况下，这些入路采用更小的切口、更自然的通道和更小范围的开颅，以此来减少入路相关的并发症发生，同时能够对病变进行最佳处置。现代颅底外科医生面临着比以往更多的选择，包括经典的开放入路以及各种快速发展的锁孔和内镜手术。

虽然微创颅底入路在以前已经描述过，但是这本书对这些手术技术到达特定的颅内病变和解剖目标给出了重要的评估和比较。本书分为 3 个部分，旨在评估开放、锁孔和内镜颅底入路的相对优点和局限性。本书的第一部分详细介绍了内镜经鼻的原理、解剖和具体入路，第二部分重点介绍一般锁孔手术原理和具体的锁孔手术步骤，第三部分综述了现代颅底手术，由经验丰富的外科医生介绍开放、锁孔和内镜经鼻入路来治疗特定的目标病变。在每一章的结尾，作者们几乎都讨论了一个用他们的手术入路处理的具体病例。这种新颖的格式全面地概述了各种颅底入路，并体现出专家使用特定入路的思维过程。目的是为读者提供足够的信息，以帮助选择和制订最佳的手术入路及治疗方案，来处理特定的颅底病变或解剖目标。

本书汇集了开放、锁孔和内镜颅底手术领域的全球知名学者，以便为新手和经验丰富的外科医生提供全面的资源，以指导对这些困难病例的治疗。我们非常感谢每一位作者对本书的贡献，他们都是该领域的知名专家，并热情地接受了我们的邀请。我们也要特别感谢 Alan Siu 博士的努力。最后，还要感谢 Springer 出版社及其优秀的编辑人员在编辑这本书过程中给予的指导和协助。我们希望本书对于那些参与治疗颅底疾病的医生来说是一个宝贵的资源。

Philadelphia, PA, USA James J. Evans

Albany, NY, USA Tyler J. Kenning

Philadelphia, PA, USA Christopher Farrell

Cleveland, OH, USA Varun R. Kshettry

编者名单

Vijay Agarwal, MD Department of Neurologic Surgery, Mayo Clinic, Rochester, MN, USA

Manish K. Aghi, MD, PhD Department of Neurological Surgery, University of California San Francisco, CA, USA

Nouman Aldahak, MD Department of Neurosurgery, Hôpital Lariboisière, Paris, France Drexel Medical School, Department of Neurosurgery, Pittsburgh, PA, USA

Vijay K. Anand, MD Department of Otolaryngology, Weill Cornell Medical College, NewYork-Presbyterian Hospital, New York, NY, USA

Waleed A. Azab, MD, FEBNS Department of Neurosurgery, Ibn Sina Hospital, Kuwait City, Kuwait

Khaled Abdel Aziz, MD, PhD Allegheny General Hospital, Department of Neurosurgery, Pittsburgh, PA, USA

Department of Neurosurgery, Hôpital Lariboisière, Paris, France

Garni Barkhoudarian, MD Pacific Neuroscience Institute, John Wayne Cancer Institute, Santa Monica, CA, USA

Ana Belén Melgarejo, MD Neurological Surgery, Wexner Medical Center, Ohio State University, Department of Neurosurgery, Columbus, OH, USA

Anne-Laure Bernat, MD Department of Neurosurgery, Hôpital Lariboisière, Paris, France

Wenya Linda Bi, MD, PhD Department of Neurosurgery, Brigham and Women's Hospital, Harvard Medical School, Boston, MA, USA

Schahrazad Bouazza, MD Department of Neurosurgery, Hôpital Lariboisière, Paris, France

Jeffrey N. Bruce, MD, FACS Department of Neurosurgery, New York-Presbyterian—Columbia University Medical Center, New York, NY, USA

Paolo Cappabianca, MD Department of Neurosurgery, Universitá degli Studi di Napoli Federico II, Naples, Italy

Amanda Carpenter, MD Department of Neurosurgery, Rutgers University, Newark, NJ, USA

Ricardo L. Carrau, MD Wexner Medical Center, Ohio State University, Department of Otolaryngology/Head and Neck Surgery, Columbus, OH, USA

Luigi Maria Cavallo, MD, PhD Department of Neurosciences and Reproductive and Odontostomatological Sciences, Division of Neurosurgery, Universitá degli Studi di Napoli Federico II, Naples, Italy

Ankush Chandra, BS Department of Neurological Surgery, University of California San Francisco, CA, USA

William T. Couldwell, MD, PhD Department of Neurosurgery, University of Utah Hospital, Salt Lake City, UT, USA

Randy D'Amico, MD New York-Presbyterian Hospital—Columbia University Medical Center, Department of Neurological Surgery, New York, NY, USA

Christian Diniz Ferreira, MD, PhD Universidade Federal da Paraiba, Arlinda Marques Hospital, João Pessoa, Paraiba, Brazil

Alberto Di Somma, MD Department of Neurosciences and Reproductive and Odontostomatological Sciences, Division of Neurosurgery, Universitá degli Studi di Napoli Federico II, Naples, Italy

Colin L. W. Driscoll, MD Department of Otorhinolaryngology/Head and Neck Surgery, Mayo Clinic, Rochester, MN, USA

Ian F. Dunn, MD, FAANS, FACS Department of Neurosugery, Brigham and Women's Hospital, Harvard Medical School, Boston, MA, USA

Charles S. Ebert Jr, MD, MPH Department of Otolaryngology, University of North Carolina Chapel Hill, Chapel Hill, NC, USA

Samer K. Elbabaa, MD, FAANS, FACS Division of Pediatric Neurosurgery, Department of Neurosurgery, St. Louis University School of Medicine, St. Louis, MO, USA

Jean Anderson Eloy, MD Department of Otolaryngology/Head and Neck Surgery, Neurological Institute of New Jersey, Newark, NJ, USA

Saint Barnabas Medical Center, Livingston, NJ, USA

New Jersey Academy of Otolaryngology/New Jersey Academy of Facial Plastic Surgery, Morristown, NJ, USA

Department of Otolaryngology/Head and Neck Surgery, Rutgers New Jersey Medical School, Newark, NJ, USA

James J. Evans, MD Cranial Base and Pituitary Surgery, Department of Neurosurgery, Thomas Jefferson University, Philadelphia, PA, USA

Matthew G. Ewend, MD Department of Neurosurgery, University of North Carolina at Chapel Hill, Chapel Hill, NC, USA

Christopher J. Farrell, MD Cranial Base and Pituitary Surgery, Department of Neurosurgery, Thomas Jefferson University, Philadelphia, PA, USA

Juan C. Fernandez-Miranda, MD Department of Neurological Surgery, University of Pittsburgh Medical Center, Pittsburgh, PA, USA

Melvin Field, MD, FAANS Orlando Neurosurgery, Florida Hospital Orlando, Department of Neurological Surgery, University of Central Florida College of Medicine, Orlando, FL, USA

Kléver Forte de Oliveira, MD Medical Hospital Dia, Universidade Federal da Paraiba—Centro de Ciências Médicas, João Pessoa, Paraiba, Brazil

Sébastien Froelich, MD, PhD Department of Neurosurgery, Hôpital Lariboisière, Paris, France

Université Paris VII—Diderot, Paris, France

Juhana Frösen, MD, PhD Kuopio University Hospital, NeuroCenter, Neurosurgery, Kuopio, Finland

Paul A. Gardner, MD Center for Cranial Base Surgery, University of Pittsburgh Medical Center, Pittsburgh, PA, USA

Verena Gellner, MD Department of Neurosurgery, Medical University Graz, Graz, Austria

Fred Gentili, MD, MSc University Health Network, Toronto Western Hospital, Toronto, Ontario, Canada
University of Toronto, Department of Surgery, Toronto, Ontario, Canada

Felix Göhre, MD, PhD Department of Neurosurgery, Bergmannstrost Hospital, Halle, Germany
Department of Neurosurgery, Helsinki University Hospital & University of Helsinki, Helsinki, Finland

Costas G. Hadjipanayis, MD, PhD Department of Neurosurgery, Mount Sinai Beth Israel, Icahn School of Medicine at Mount Sinai, New York, NY, USA

Shunya Hanakita, MD, PhD Department of Neurosurgery, Hôpital Lariboisière, Paris, France

Juha A. Hernesniemi, MD, PhD Department of Neurosurgery, Helsinki University Hospital & University of Helsinki, Helsinki, Finland

Nikolai J. Hopf, MD Center for Endoscopic and Minimally Invasive Neurosurgery, Hirslanden Private Hospital, Zurich, Switzerland

Reid Hoshide, MD, MPH Prince of Wales Private Hospital, Sydney, New South Wales, Australia

Behnam Rezai Jahromi, MD Department of Neurosurgery, Helsinki University Hospital & University of Helsinki, Helsinki, Finland

Rupa Gopalan Juthani, MD Department of Neurosurgery, Cleveland Clinic, Cleveland, OH, USA

Daniel F. Kelly, MD Pacific Neuroscience Institute, John Wayne Cancer Institute, Santa Monica, CA, USA

Tyler J. Kenning, MD Pituitary and Cranial Base Surgery, Department of Neurosurgery, Albany Medical Center, Albany, NY, USA

Cristine Klatt-Cromwell, MD Department of Otolaryngology, University of North Carolina Chapel Hill, Chapel Hill, NC, USA

Danil A. Kozyrev, MD Department of Neurosurgery, Helsinki University Hospital & University of Helsinki, Helsinki, Finland

Varun R. Kshettry, MD Skull Base, Pituitary and Cerebrovascular Surgery, Department of Neurosurgery, Cleveland Clinic, Cleveland, OH, USA

Moujahed Labidi, MD, FRCSC Department of Neurosurgery, Hôpital Lariboisière, Paris, France
Division of Neurosurgery, Centre Hospitalier de l'Université de Montréal, Montréal, Québec, Canada

Travis R. Ladner, MD Mount Sinai Medical Center, Department of Neurosurgery, New York, NY, USA

Stefan Lieber, MD Department of Neurological Surgery, University of Pittsburgh Medical Center, Pittsburgh, PA, USAz

Michael J. Link, MD Departments of Neurologic Surgery and Otolaryngology, Mayo Clinic, Rochester, MN, USA

James K. Liu, MD Center for Skull Base and Pituitary Surgery, Departments of Neurological Surgery and Otolaryngology/Head and Neck Surgery, Rutgers University New Jersey Medical School, Newark, NJ, USA

Brian C. Lobo, MD Head and Neck Institute, Cleveland Clinic, Cleveland, OH, USA

Stephen T. Magill, MD, PhD Department of Neurological Surgery, University of California San Francisco, San Francisco, CA, USA

Gordon Mao, MD Allegheny General Hospital, Department of Neurosurgery, Pittsburgh, PA, USA

Drexel Medical School, Department of Neurosurgery, Pittsburgh, PA, USA

Sascha Marx, MD Department of Neurosurgery, University Medicine Greifswald, Greifswald, Germany

Michael W. McDermott, MD Department of Neurological Surgery, University of California San Francisco, San Francisco, CA, USA

Ramin A. Morshed, MD Department of Neurological Surgery, University of California San Francisco, San Francisco, CA, USA

Peter Nakaji, MD Department of Neurosurgery, Barrow Neurological Institute, St. Joseph's Hospital and Medical Center, Phoenix, AZ, USA

Anil Nanda, MD, MPH Louisiana State Health Sciences Center—Shreveport, Department of Neurosurgery, Shreveport, LA, USA

Sacit Bulent Omay, MD Department of Neurosurgery, Weill Cornell Medical College, NewYork-Presbyterian Hospital, New York, NY, USA

Department of Neurosurgery, Yale School of Medicine, New Haven, CT, USA

Anoop P. Patel, MD Department of Neurosurgery, University of Washington, Harborview Medical Center, Seattle, WA, USA

Devi Prasad Patra, MD, MCh, MRCS Department of Neurosurgery, Louisiana State University Health Science Center—Shreveport, Shreveport, LA, USA

Luke H. Pearson, BS University of Central Florida College of Medicine, Orlando, FL, USA

Laila Pérez de San Román Mena, MD HUiP La Fe de Valencia, Valencia, Spain

Maria Peris-Celda, MD, PhD Pituitary and Cranial Base Surgery, Department of Neurosurgery, Albany Medical Center, Albany, NY, USA

Carlos D. Pinheiro-Neto, MD, PhD Division of Otolaryngology and Head-Neck Surgery, Department of Surgery, Albany Medical Center, Albany, NY, USA

Gustavo Pradilla, MD Grady Memorial Hospital—Neurosurgery, Emory University Department of Neurological Surgery, Atlanta, GA, USA

Daniel M. Prevedello, MD The Ohio University Wexner Medical Center, Division of Skull Base Surgery, Columbus, OH, USA

The Ohio State University, Department of Neurosurgery, Columbus, OH, USA

Stefano Maria Priola, MD Toronto Western Hospital, Division of Neurosurgery, University of Toronto, Department of Surgery, Toronto, Ontario, Canada

Amol Raheja, MBBS, MCH University of Utah, Department of Neurosurgery, Salt Lake City, UT, USA

Pablo F. Recinos, MD Rose Ella Burkhardt Brain Tumor and Neuro-Oncology Center, Cleveland Clinic, Cleveland, OH, USA

Robert Reisch, MD Hirslanden Klinik, ENDOMIN, Center for Endoscopic and Minimal Invasive Neurosurgery, Zurich, Switzerland

Albert L. Rhoton, MD Department of Neurosurgery, University of Florida, Gainesville, FL, USA

Anil Kumar Roy, MD Department of Neurosurgery, Emory University School of Medicine, Atlanta, GA, USA

Michael Safaee, MD University of California San Francisco, Department of Neurological Surgery, San Francisco, CA, USA

Christopher A. Sarkiss, MD Mount Sinai Health System, Department of Neurosurgery, New York, NY, USA

Icahn School of Medicine at Mount Sinai, Department of Neurosurgery, New York, NY, USA

Deanna Sasaki-Adams, MD Department of Neurosurgery, University of North Carolina at Chapel Hill, Chapel Hill, NC, USA

Henry W. S. Schroeder, MD, PhD Department of Neurosurgery, University Medicine Greifswald, Greifswald, Germany

Theodore H. Schwartz, MD Departments of Neurosurgery, Otolaryngology, and Neuroscience, Weill Cornell Medical College, New York-Presbyterian Hospital, New York, NY, USA

Laligam N. Sekhar, MD, FACS, FAANS Department of Neurological Surgery, Harborview Medical Center, University of Washington School of Medicine, Seattle, WA, USA

Pradeep Setty, DO Center for Cranial Base Surgery, University of Pittsburgh Medical Center, Department of Neurological Surgery, University of Pittsburgh School of Medicine, Pittsburgh, PA, USA

Rakshith Shetty, MBBS, MCh Department of Neurological Surgery, Harborview Medical Center, University of Washington School of Medicine, Seattle, WA, USA

Danilo Silva, MD Department of Neurosurgery, Cleveland Clinic, Cleveland, OH, USA

Raj Sindwani, MD, FACS Section of Rhinology, Sinus, and Skull Base Surgery, Head and Neck Institute, Cleveland Clinic, Cleveland, OH, USA

Georgios P. Skandalakis, BSc Department of Neurosurgery, Mount Sinai Beth Israel, Icahn School of Medicine at Mount Sinai, New York, NY, USA

Athens Microneurosurgery Laboratory, National and Kapodistrian University of Athens, Athens, Greece

Carl H. Snyderman, MD, MBA Departments of Otolaryngology and Neurological Surgery, University of Pittsburgh School of Medicine, Pittsburgh, PA, USA

Cranial Base Surgery, University of Pittsburgh Medical Center, Pittsburgh, PA, USA

Domenico Solari, MD, PhD Department of Neurosciences and Reproductive and

Odontostomatological Sciences, Division of Neurosurgery, Universitá degli Studi di Napoli Federico II, Naples, Italy

Mark M. Souweidane, MD New York-Presbyterian/Weill Cornell Medical Center, Memorial Sloan Kettering Cancer Center, Weill Cornell Medical College, Department of Neurological Surgery, New York, NY, USA

Charles Teo, AM, MD, FRACS Prince of Wales Private Hospital, Sydney, NSW, Australia

Brian Thorp, MD Department of Otolaryngology, University of North Carolina Chapel Hill, Chapel Hill, NC, USA

Peter Valentin Tomazic, MD Department of General Otorhinolaryngology/Head and Neck Surgery, Medical University of Graz, Graz, Austria

Nefize Turan, MD Department of Neurosurgery, Emory University School of Medicine, Atlanta, GA, USA

Rafael Uribe-Cardenas, MD, MHS New York Presbyterian, Department of Neurological Surgery, Weill-Cornell Medical College, New York, NY, USA

Rowan Valentine, MBBS, PhD, FRACS The Queen Elizabeth Hospital, University of Aldelaide, Otolaryngology, Head and Neck Surgery, Woodville, South Australia, Australia

Eric W. Wang, MD Center for Cranial Base Surgery, University of Pittsburgh Medical Center, Pittsburgh, PA, USA

Department of Otolaryngology, University of Pittsburgh School of Medicine, Pittsburgh, PA, USA

Kentaro Watanabe, MD Department of Neurosurgery, Hôpital Lariboisière, Paris, France

Troy D. Woodard, MD, FACS Section of Rhinology, Sinus, and Skull Base Surgery, Head and Neck Institute, Cleveland Clinic, Cleveland, OH, USA

Jacob S. Young, MD University of California San Francisco, Department of Neurological Surgery, San Francisco, CA, USA

Hasan A. Zaidi, MD Department of Neurosurgery, Barrow Neurological Institute, St. Joseph's Hospital and Medical Center, Phoenix, AZ, USA

Adam M. Zanation, MD, FACS Department of Otolaryngology, University of North Carolina Chapel Hill, Chapel Hill, NC, USA

Georgios A. Zenonos, MD Department of Neurosurgery, University of Pittsburgh Medical Center, Presbyterian Hospital, Pittsburgh, PA, USA

目录

第三部分　基于目标的手术入路比较

第一部分　内镜经鼻外科

第一章　内镜经鼻手术原则

Tyler J. Kenning, Varun R. Kshettry, Christopher J. Farrell, James J. Evans
鲁晓杰 / 译

1.1 引言

内镜经鼻手术革新了颅底手术领域；由于该手术入路涉及复杂的解剖，因此若想正确使用该手术方法，术者必须掌握一系列独特的技能。内镜经鼻入路（EEA）介于耳鼻喉科的鼻科学和专业颅底神经外科的交叉点上，运用该技术具有陡峭的学习曲线。因此，EEA 最好作为各学科协作实践。本章将重点介绍内镜经鼻手术的原则和成功应用于颅底病变需考虑的因素。

EEA 已从单纯用于鞍区病变扩展到从额窦到上颈椎，从中线到外侧颞下窝的病变（图 1.1）。当用于处理硬膜下病变时，经鼻内通道主要定位于腹侧正中和旁正中结构。延伸至颅神经和颈内动脉外侧的硬膜下病变，虽然可以联合扩大经鼻手术，但通常采用更"传统"或"锁孔"开放手术进行处理。

1.2 解剖

每一位取得手术成功的外科医生的特点都是非常精通相关的解剖学知识。鼻科医生对鼻腔解剖比较熟悉，但传统神经外科医生对此却比较陌生。因此，缺乏鼻腔解剖知识的医生开展经鼻入路手术就显得令人望而生畏；同样，颅内空间是神经外科医生熟悉的领域，但耳鼻喉科医生对此就非常陌生；因此该现状强烈支持 EEA 应由相互协作的外科团队配合开展的理念。该团队由神经外科医生和一名鼻科医生组成，以实现最佳效果。第二章较全面地介绍了必须掌握的内镜经鼻颅底入路的解剖学以及可能存在的解剖学变异。

1.3 体位和手术计划

运用 EEA 处理腹侧病变时，患者取仰卧位。笔者更常使用无头部固定导航系统（必要时），这允许在手术期间头部可轻微移动而重新定位，防止头架固定加大压力而对鼻腔结构的压力增高。当处理前颅底病变时，采用不同程度的头部过伸，而头部轻度屈曲位有助于对斜坡和颅颈交界处病变的处理。手术台应放置在反 Trendelenburg 位，以利于静脉引流并尽量减少鼻腔结构的鼻腔黏膜渗出；而一些外科团队会采取持镜助手和主刀医生位于同侧（通常是右利手外科医生的右侧）的方式，笔者更习惯神经外科医生和耳鼻喉科医生位于患者头部的两侧，以更符合人体工程学的方式同时工作（图 1.2）。这样，外科医生位置非常灵活，因为主刀医生可以站在手术台的任意一侧，这取决于他 / 她的用手习惯或病变的位置，而持镜助手则站在另一侧。当外科医生、导航系统和内镜显示器布置于头部空间时，麻醉小组被安置于

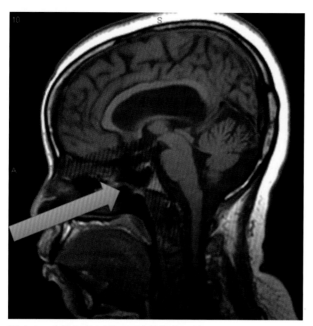

图 1.1 内镜经鼻入路可到达的颅底区域

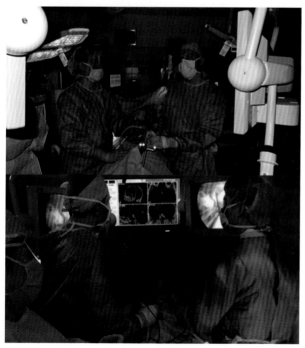

图 1.2 在内镜经鼻手术中医生位于患者头部的两侧

患者足部。

在颅底显露、硬膜打开和病变切除后必须考虑颅底重建，以尽量减少术后持续性脑脊液漏的风险。第三章详细介绍了各种闭合重建技术和材料，包括自体移植物和同种异体移植物。在适当情况下，根据患者体位和手术区域设置进行计划，

利用腹部或大腿脂肪、肌肉和阔筋膜做移植物准备。在一些医疗中心腰大池引流常用于高流量脑脊液漏的术后处理，但我们认为如果能够实现合适的多层颅底修复，则无须腰大池引流。当然对于特发性颅内高压、相关的颅底脑脊液漏或需要修复的脑膜脑膨出患者，可利用腰大池引流作为过渡治疗，然后对颅内压升高者在颅底修复几天后进行永久性脑脊液分流（如脑室－腹腔分流术）。

1.4 经鼻通道与术后并发症的控制

在运用内镜之前，用浸泡在 1∶1000 肾上腺素或羟美唑啉中的棉片收缩鼻腔。鼻甲和鼻中隔注射 1% 利多卡因和 1∶100 000 肾上腺素也可进一步减少术中失血。第三代头孢菌素用于单纯鼻腔和蝶鞍病变的抗生素治疗，而万古霉素可用于扩大入路进入蛛网膜下腔的病例。由于缺乏增强抗生素覆盖率的证据，通常根据手术团队偏好使用和考虑术前鼻腔细菌定植评估。

通常情况下单鼻孔入路可用于许多局灶性病变，如垂体腺瘤和脑膜脑膨出，但通常采用双鼻腔入路。除了切除病变和修复颅底缺损外，经鼻手术的目标应在尽量减少术后并发症的同时强调保持正常鼻腔功能。鼻腔黏膜血运丰富、愈合快速，这对内镜外科医生修复颅底非常有帮助，但也可能产生术后粘连和不适感。

为尽可能保留鼻腔正常结构，包括所有鼻甲和减少鼻中隔穿孔术中必须避免鼻腔过度止血和鼻腔结痂的电凝。一般来说，遵循的前提是保留所有结构，除非它们直接与病变有关。笔者倾向于使用有限数量的可吸收材料支持颅底移植物和黏膜瓣，避免使用不可吸收材料或 Foley 导管球囊。最后，在手术结束时将硅橡胶或明胶片放置在鼻中隔和中鼻甲之间，甚至可能在中鼻道中以防术后粘连。

术后第 2 天开始指导患者使用生理盐水喷雾冲洗鼻腔，每天至少 3 次，持续 2~3 周。之后用大容

量生理盐水冲洗可促进黏膜愈合和清理鼻腔。当鼻中隔黏膜瓣未使用时，放置的鼻中隔夹板或硅橡胶片可在1周内取出；如果使用了鼻中隔黏膜瓣，则在2周时将其移除。鼻腔结痂，可在门诊予以清创。

1.5 手术器械

由于内镜在可视化和照明方面的巨大优势，EEA已在很大程度上取代了显微经鼻手术。EEA手术中使用的标准内镜是硬质的，直径为4mm，长度为18cm或30cm。较小的2.7mm内镜可用于儿科病例。临床主要使用0°硬镜，30°、45°、60°甚至90°的内镜则可以提供更广的手术视野（图1.3）。

传统内镜只提供二维视图，与显微镜的三维视图相比，光学系统可能会受到影响。虽然一些外科医生可能会认为这是一个明显的缺点，但可以通过使用手持内镜移动和手术器械来克服，从而更好地了解三维解剖。因此我们建议由手术团队的一名成员来"控制"内镜，尽管一些外科医生更喜欢机械臂固定内镜。最近，3D内镜已经面世，但其广泛使用受到成本、额外设备（如配备适当的显示器和眼镜）的需求以及眼睛疲劳的限制。

与手术显微镜不同的是，随着内镜在鼻腔手术领域的运用，必须要及时清除镜头上的血液和

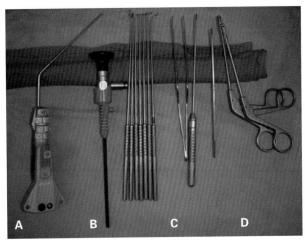

图1.3　经鼻入路中使用的设备和仪器样本，包括导航吸引器（A）、带冲洗鞘的内镜（B）、直杆内镜器械（C）和鼻腔咬骨钳（D）

手术碎屑，保持术野可视化，这可通过手动冲洗或清洁冲洗系统完成。后者通常采用脚踏板或手控制内镜冲洗鞘系统完成。尽管该冲洗系统在避免了内镜反复进出鼻腔方面非常有效，但喜欢手动冲洗的外科医生批评该鞘增加了内镜系统体积和大小。

与枪状显微经蝶器械不同，为避免术中与内镜相冲突（图1.4），EEA手术中使用的器械是直杆的，但顶端可以呈各种角度和形状。此外，可塑性器械具有巨大的实用价值，可以适应每例手术病变的特殊需求。

精通EEA的外科医生可以快速有效地控制出

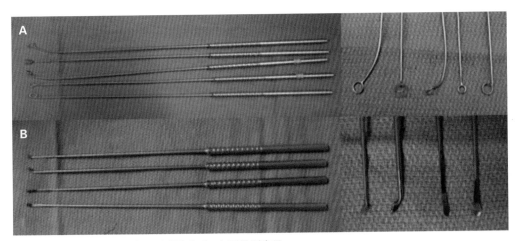

图1.4　带直轴的经鼻器械，包括（A）环形刮匙和（B）显微剥离子

血，抬高床头、预防高血压、全静脉麻醉和温热冲洗液可减少鼻腔静脉渗出。单极电凝术是非常有效的止血手段，当黏膜瓣切开、黏膜移植时，可使用细针状单极电凝；而宽状带吸引单极电凝更适合用于鼻腔内止血和血管控制。双极电凝在经鼻手术中使用更具挑战性；但可使用一些可塑形带吸引和枪状的器械。使用血管夹可以控制意外的血管出血，传统的颅内微动脉瘤夹可以放置在特殊设计的可塑形的持夹钳上。在 EEA 手术中，神经外科医生和耳鼻喉科医生除了掌握电凝术外还应熟悉使用其他止血剂，包括流体止血剂、氧化纤维素、凝血酶浸泡的明胶海绵，甚至用于治疗骨质出血的骨蜡。

对于软组织切除和肿瘤减瘤，可以使用为鼻外科开发的直杆和成角组织刨削器；而对于更精细和颅内的操作，可使用超声吸引器和侧切吸引装置。这些器械可与传统的双手显微外科技术相结合。

在显露颅底骨质及进行磨除时，可使用成角自动冲洗磨钻，在磨钻轴上有一保护鞘可自动冲水防止对鼻部结构造成热损伤。笔者更喜欢使用较大（3mm 或 4mm）的圆形毛刺切割钻磨除鼻腔鼻骨（如蝶窦、翼突基底等），在磨除颅底骨质或试图将神经血管结构周围的骨质轮廓化时，较小尺寸的金刚砂磨钻是首选。

1.6 影像

为了更好精准地评估病变，高质量的术前影像对于手术计划和术中神经导航都至关重要。笔者建议使用多层螺旋 CT 检查后进行多平面重建，以分析颅底骨和鼻窦解剖结构，充分掌握鼻旁窦的通气程度、受累结构的骨质完整性、骨质增生的位置、窦内分隔评估以及解剖变异情况（如

Onodi 气房、高度气化的前床突、大泡甲等），此外计算机断层扫描血管造影（CTA）可以显示相关的血管解剖。

高场 MRI 有助于区分软组织和神经血管结构（图 1.5 和图 1.6），神经结构和病变之间的界面可以通过多个 MRI 序列进行分析，CTA 或 MR 血管造影（MRA）序列显示任何的血管异常都可以通过数字减影血管造影（DSA）来进一步评估，后者在必要时还可对血管病变或肿瘤进行栓塞。

1.7 术中监测器械

当穿越颅底并处理相关病变和颅内解剖时，就可能存在损伤神经血管结构的风险。总的来说，血管损伤和术后颅神经损伤的发生率相对较低，但可导致灾难性的并发症，应采取一切可能的措施来规避此类风险。虽然标准的经蝶鞍入路不需要术中监测，但对扩大入路处理延伸至蝶鞍和鞍隔以外的病变还是非常有必要的。

当手术中颈内动脉或其分支处于危险状态时，脑电图（EEG）、体感诱发电位（SSEP）和经颅电运动诱发电位（MEP）监测可提供关键信息，当经颅入路处理颅后窝或颅颈交界处病变时，脑干听觉诱发电位（BAEP）可监测到脑干缺血状况。颅神经监测可以通过肌电图（EMG）进行，肌电图可以是自发的，也可以是手持式探头触发的。在处理海绵窦内病变时，眼外肌的触发肌电图非常有用。

1.8 导航

内镜可以很好地显示鼻腔和颅底结构，但导航对于经鼻手术是非常宝贵的工具，它减少了手术定位障碍，优化手术效果，降低并发症的发生

图1.5（A~D）内镜经鼻入路切除鞍上颅咽管瘤。术前（A）矢状位和（B）冠状位MRI；术后（C）矢状位和（D）冠状位MRI

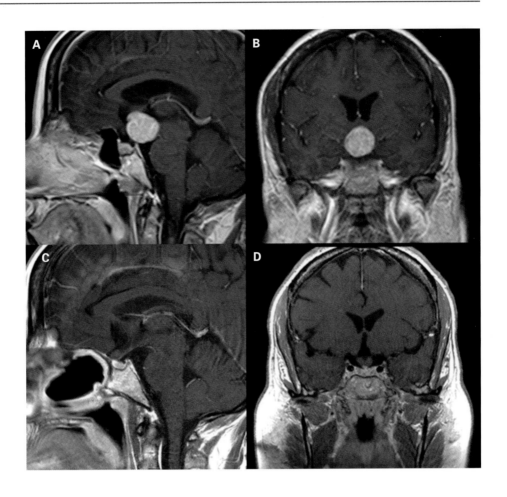

率。目前常用的导航主要是光学或电磁导航系统，基于上述原因，笔者首选不需要固定头部的光学导航系统。笔者提倡常规使用导航，以最大限度地熟悉导航的使用，并将其作为学员的教学工具，且在以下情况中尤其有用：

- 鞍前型或甲介型蝶窦和其他解剖变异。
- 正常解剖结构被病变扭曲时。
- 接近颅内病变。
- 复发性手术。

1.9 结论

　　内镜经鼻入路具有直接到达病变、减少术后疼痛、降低并发症发生率和有利于患者快速康复等显著优势，目前临床应用已经超出常规的经蝶鞍入路，因此鼻内镜颅底外科医生必须充分掌握内镜手术的所有原则，以期在获得最佳手术效果的同时最大限度地减少并发症。

图 1.6 （A~D）内镜经鼻入路切除嗅沟脑膜瘤。术前（A）矢状位和（B）冠状位 MRI；术后（C）矢状位和（D）冠状位 MRI

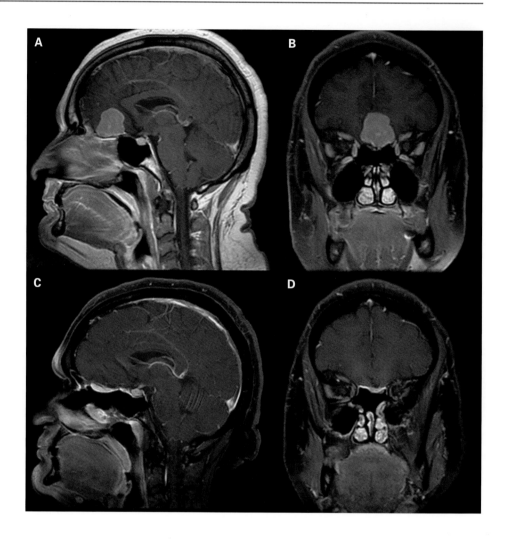

第二章　鼻窦及鞍旁解剖

Maria Peris-Celda, Carlos D. Pinheiro-Neto, Rowan Valentine, Albert L. Rhoton
王　清 / 译

2.1 鼻窦解剖

鼻

鼻是上呼吸道的一部分，可分为外鼻（从面部伸出）和内鼻腔，由中线鼻中隔分为左、右两半。鼻腔为一个底部较宽的截形"金字塔"，通过前鼻孔处的外鼻突出面部，通过后鼻孔向后连接鼻咽部。鼻和鼻旁窦的结构由 7 块骨组成：单个的额骨、蝶骨、犁骨和筛骨，成对的鼻骨、腭骨、上颌骨和下鼻甲（图 2.1 和图 2.2）。外鼻的外侧由上颌骨的额突构成，外鼻的背侧由鼻骨前部和上部组成。上颌骨的额突将眼眶和鼻子分开，前方形成眶内侧缘。上（侧）和下（下或鼻翼）鼻软骨保持鼻腔前庭的空气畅通，外部被视为鼻孔。鼻外侧由纤维脂肪组织和一些小的软骨构成[1-4]。

后鼻孔由蝶骨体前部（上）、腭骨垂直板（外）、腭骨水平板（下）围绕而成，由犁骨后缘将其分为左、右两个部分[2, 3]（图 2.1 和图 2.2）。鼻腔外侧壁由眶内侧壁的上部和上颌窦内侧下部构成。眶内侧壁由上颌骨额突、泪骨和筛骨眶板组成，筛骨气房（筛骨迷路）分隔眶与鼻腔。面向眼眶的薄层筛骨由于其像"薄层纸张"易碎而称"纸样板"。鼻腔外侧壁的下半部分从前向后由上颌骨、下鼻甲和腭骨垂直板构成。腭骨后方与

蝶骨翼突板连接，翼腭窝位于它们的结合处，前界是上颌骨的后方。鼻腔的底壁从前向后由上颌骨腭突和腭骨水平板组成，顶壁从前向后由鼻骨、额骨的鼻棘、筛板和蝶骨体构成。鼻中隔由上方筛骨垂直板和下方犁骨的骨性部分和软骨部分四边形软骨前部分构成，其将鼻腔分为左、右两个部分[2-4]（图 2.1~ 图 2.3）。最多由 5 个骨性结构从鼻腔外侧壁向鼻腔突出——3 个恒定的上、中、下鼻甲和不确定的最上鼻甲和 1% 可能出现位于最上鼻甲上部的第五鼻甲。最上鼻甲、上鼻甲和中鼻甲属于筛骨，而另一块骨就是下鼻甲。

在每个鼻甲下界的自由面对应的是相应的鼻道：上鼻道、中鼻道和下鼻道。在结构上，中鼻道最复杂。可见两个很明显的解剖结构：一个向前延长突出的钩突和一个向后鼓起的筛泡。鼻泪沟和鼻泪管以及泪囊和鼻泪管，分别位于中鼻甲腋窝起源的后方和开口于鼻孔后约 2cm 的下鼻道。鼻泪管由上颌骨和泪骨构成，在中鼻道正前方垂直突出，形成泪嵴。咽鼓管开口位于下鼻甲后鼻咽内约 1cm 处[1]。后筛房引流到上鼻道，前筛房、上颌窦和额窦到中鼻道，鼻泪管到下鼻道。蝶窦直接引流到鼻腔（图 2.4）。

鼻腔的血液供应来源于眼动脉、上颌动脉和面动脉。它们在鼻腔黏膜内形成吻合血管丛。来源于眼动脉分支的前筛和后筛动脉供应筛窦、额窦和鼻腔顶部（包括鼻中隔）。来源于上颌动脉分支的蝶腭动脉是鼻腔黏膜的主要供血血管，供应

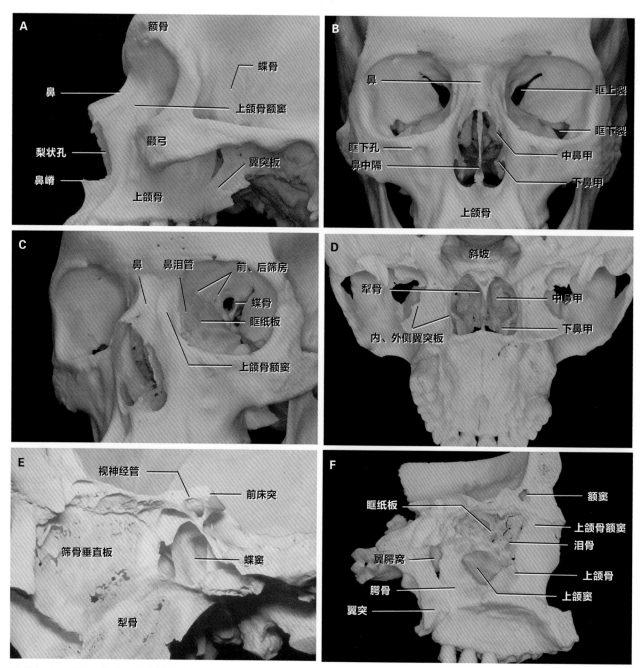

图 2.1 （A~F）在颅骨上鼻腔结构和关系。（A、B）梨状孔构成骨性前鼻孔，上颌骨为其下界和外侧界，鼻骨为上界。（C）鼻腔上外侧壁构成眶内侧壁，其从前往后分别为上颌骨额突、泪骨和筛骨纸样板。前、后筛房由上方的额骨和下方的筛骨围成。（D）鼻腔的后面观。蝶骨翼突位于鼻腔后方，犁骨将后鼻孔分开，从后方可见中、下鼻甲。（E）鼻中隔矢状位观，鼻中隔由上方筛骨垂直板和下方犁骨构成。（F）鼻腔外侧壁和眶内侧面的内面观，筛骨迷路已去除留下的薄的纸样板。眶内侧壁由上颌骨额突、泪骨和筛骨眶板构成。鼻腔外侧下方由上颌骨和腭骨构成。腭骨向后与翼突相连，翼腭窝位于两者之间

鼻甲、鼻道和鼻中隔后下部的黏膜。在内镜解剖中最重要的是确定蝶腭孔的位置，蝶腭动脉从翼腭窝发出经该孔进入鼻腔，尽管其数量和分布有很多变异，但通常发出供应鼻中隔的内侧或鼻中隔分支和供应鼻甲、鼻道和上颌窦的外侧支。内侧支或后中隔动脉供应颅底重建的鼻中隔瓣[5, 6]。蝶腭孔正位于中鼻甲附着的后部，前界是腭骨的眶突，后界是腭骨蝶突，上界是蝶骨体（图2.1~图

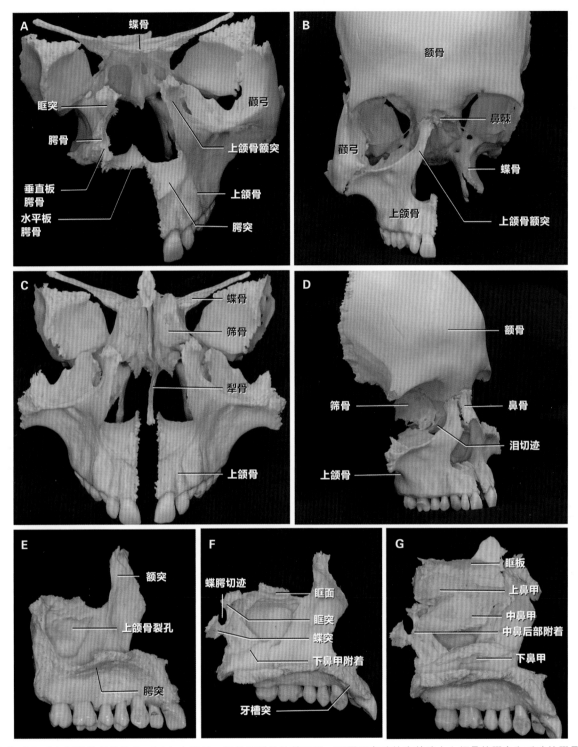

图 2.2（A~G）鼻腔的骨性结构。（A）上颌骨、腭骨和蝶骨的前面观。硬腭即鼻腔的底前端由上颌骨的腭突和后端的腭骨水平板组成。（B）额骨向前与上颌骨的额突相连，鼻棘组成鼻腔的顶部。（C）筛骨向后与蝶骨体相连，形成眶内侧壁、鼻中隔和鼻腔顶部。（D）鼻腔的顶部由鼻骨、额骨的鼻棘、筛板和蝶骨体（未在图片中显示）组成。（E）上颌骨的内面观，上颌窦向内开口于鼻腔。上颌骨的额突与额骨和泪骨相连。腭突与对侧腭突相连，后方与腭骨相连。（F）与腭骨相连结构。腭骨的眶突和蝶突组成了蝶腭孔前、后界，蝶骨构成了其上界。上颌动脉的终末支蝶腭动脉由翼腭窝经过蝶腭孔进入鼻腔，其发出内侧支或鼻中隔支和供应鼻甲、鼻道和上颌窦的外侧支。（G）上颌骨、腭骨和筛骨相连的内面观。筛骨可分为中线部和垂直板（已去除）。最上鼻甲、上鼻甲和中鼻甲是筛骨的一部分，而下鼻甲由单独骨构成。中鼻甲的后方附着点位于蝶腭孔的下方

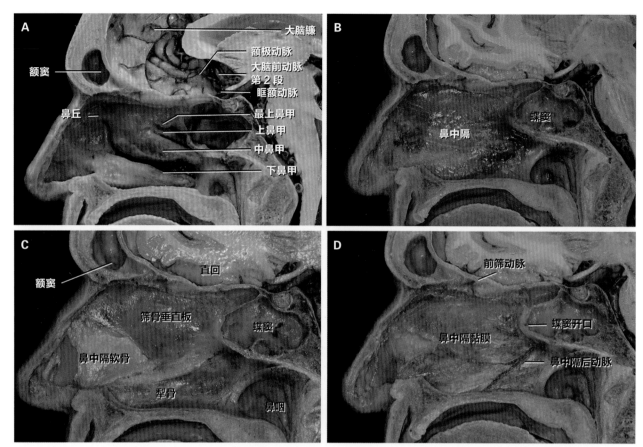

图 2.3 （A~D）矢状位的解剖结构。（A）右侧鼻腔可见最上鼻甲、上鼻甲、中鼻甲和下鼻甲。左侧半球去除后保留中线 A2 分支，眶额动脉是其第一个分支；其位于额底面的嗅沟内，也是内镜经颅面切除时首选遇到的分支血管，额极动脉在中线起源于眶额动脉的上方。（B）鼻中隔黏膜。（C）去除鼻中隔黏膜后显示鼻中隔结构：前方的软骨、后上方筛骨垂直板和下方犁骨的骨性结构。（D）去除骨和软骨，解剖鼻中隔的骨膜表面以显示主要供血动脉：鼻中隔后动脉、蝶腭动脉分支和眼动脉分支筛动脉

2.3）。上颌动脉的腭大分支供应下鼻道区域，其终末支经切迹管上行在鼻中隔处与蝶腭动脉分支、前筛动脉分支和上唇动脉的中隔分支相吻合，上颌窦的黏膜由眶下动脉和上颌动脉上、前牙槽支、后牙槽支供应，上颌动脉的咽支穿过腭鞘道管供应蝶窦黏膜。

三叉神经与穿过前后筛管的鼻睫神经（来源于眼支）共同支配鼻腔和鼻中隔上部的感觉。前上牙槽神经支配鼻中隔的一部分、鼻骨嵴的前底部和外侧壁高于上颌窦开口的前部，腭大神经的分支支配外侧壁、顶部、底部的后 3/4 和鼻中隔的下部（内后上鼻神经和鼻腭神经）。交感神经节后扩张血管纤维随血管分布，副交感神经纤维通过翼管神经、翼腭神经节内突触，并通过上颌神经

分支支配鼻黏膜[7, 8]。

额窦及相关结构

额窦在额骨形成并由下方筛骨闭合（图 2.5）。朝向额窦后壁的脑组织表面是额极的内侧面，额窦通过狭窄额漏斗引流至额窦口，分泌物直接通过筛漏斗引流至中鼻道或直接至中鼻道，额漏斗、额窦口和筛漏斗是筛骨的一部分。当钩突附着在眶纸板时，由于其独立于筛漏斗，钩突附着处将鼻窦直接引流至中鼻道。额筛房、钩突和筛泡的变异可使额隐窝及其自然窦口变窄[9]。额窦广泛气化形成额窦间隔气房并与气化鸡冠相关联，额窦引流由筛窦解剖决定。

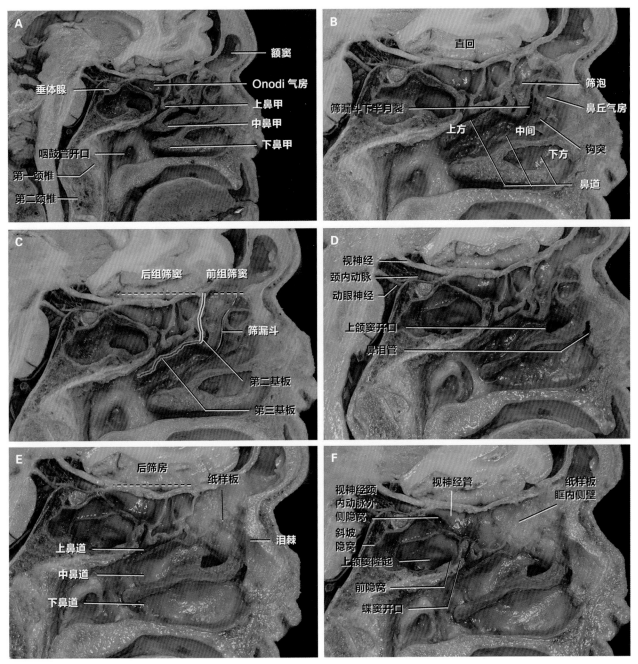

图 2.4（A~L）左侧鼻腔左侧面由内到外的解剖。（A）筛骨迷路向后气化到视神经（Onodi 气房）。（B）去除钩突黏膜后显示其向下附着在下鼻甲，向后掩盖上颌窦开口。中鼻甲去除后显示其在外侧壁的附着点。筛漏斗是位于筛泡、眶纸板和钩突之间的一个三维空间，这些结构之间的二维平面是下半月裂，鼻丘气房由位于中鼻甲附着前方的鼻丘气化而成。（C）以不同颜色显示中鼻甲在外侧壁附着基板的第二部分和第三部分，依据手术分类，第二垂直部分将筛房分为前、后两组筛窦。（D）去除钩突后可见上颌窦开口，鼻泪管已打开。（E）依据中鼻甲附着物的第二部分为后界进行前组筛窦切除术。（F）眶（眶纸板）内侧壁一直显露至视神经管

筛骨迷路及相关结构

　　筛骨呈立方形，位于颅底前方，构成眶内侧壁、鼻中隔、鼻腔的顶壁和外侧壁，由构成顶部的有孔水平筛板、中间垂直板和两侧含有筛窦气房的外侧筛骨迷路构成。中鼻甲、上鼻甲和最上鼻甲（如存在）形成突向鼻腔内侧筛骨部分（图 2.6）。

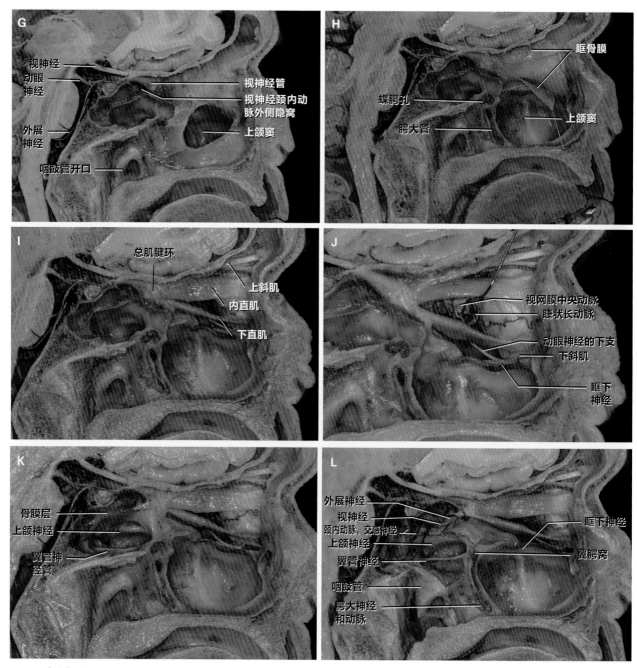

图2.4（续）（G）上颌窦内侧壁造口后可见上颌窦位于眶下方，眶内、外侧病变可通过经鼻内侧和外侧入路切除。（H）完全打开上颌窦内侧壁，去除眶纸板，暴露眶周脂肪。（I、J）向内向下解剖眶内容至眶下神经，视网膜中央动脉通常从下方进入视神经。（K）去除蝶窦覆盖鞍区海绵窦区的骨质，显露硬膜的骨膜层。（L）去除硬膜，解剖海绵窦，三叉神经的眼支和第Ⅵ颅神经进入眶上裂，上颌神经经过圆孔向前分支眶下神经，蝶窦底壁去除骨质后显露翼管神经，其后方在破裂孔处与颈内动脉密切相关

　　筛板与额骨筛切迹相填构成鼻腔的顶，有许多细孔，嗅神经的分支及其伴随的脑膜穿过其中。鸡冠是筛板前内侧向上突出的厚骨质，大脑镰与较薄的后缘相连，而较短、较厚的前缘通过两个小翼与额骨相连构成盲孔。在鸡冠两侧，筛板狭窄并凹陷成嗅窝，容纳嗅球和位于其上的直回，嗅沟从前筛管向前延伸至盲孔。筛板通过一块菲薄的且对手术有意义的骨质（外侧板）与筛骨迷路相

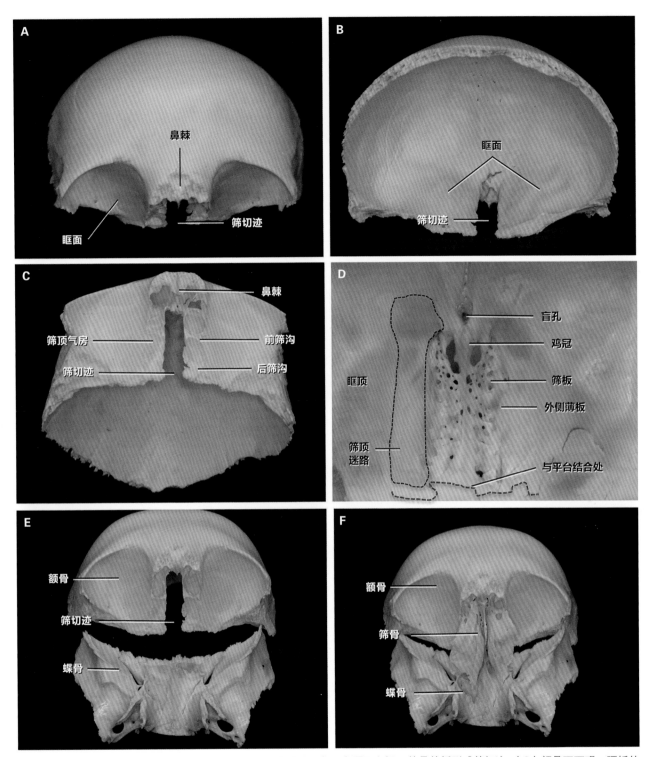

图 2.5 （A~F）额骨。（A、B）额骨前后观。额骨构成眶顶，在两个眶面之间，筛骨筛板形成筛切迹。（C）额骨下面观。眶板的筛房由上方的额骨和转化为筛管的筛沟组成。（D）颅骨筛板区上面观，鸡冠位于中线前部，是镰的附着点；筛板以两侧外侧板与颅底相连接，侧板的长度取决于嗅窝的深度。蓝色区域示左侧前颅底筛迷路顶部，红色虚线示其与后方蝶骨平台相结合处。（E）与后方蝶骨相连接的下面观。（F）加入筛骨后的前颅底

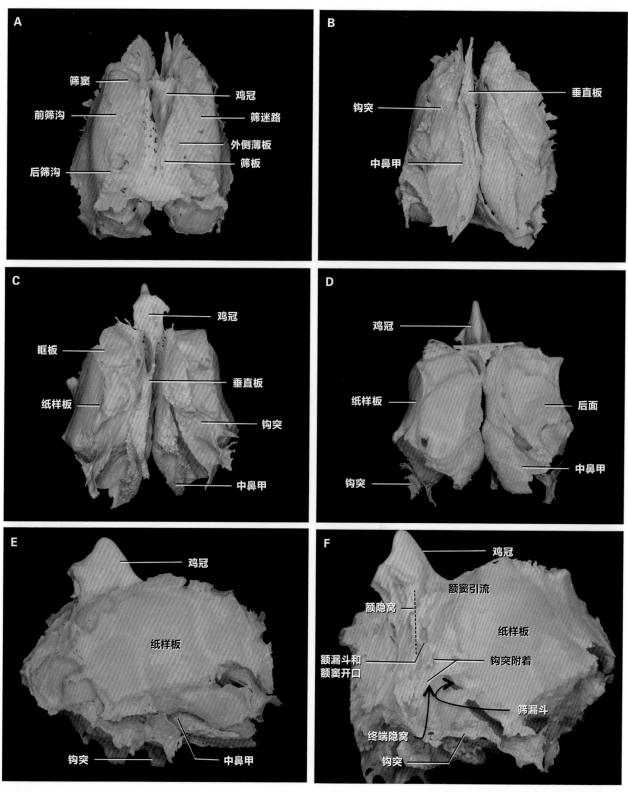

图 2.6（A~F）筛骨。（A）上面观。（B）下面观。（C）前面观，钩突位于眶板前方。此例标本垂直板构成鼻中隔的上部并向右侧偏曲。（D）筛骨后方与蝶骨相连接。（E）筛骨的外侧面，纸样板构成眶的内侧面。（F）斜面观，钩突位于眶板前方并向内和下方弯曲。50% 钩突附着于纸样板上，此时额窦就引流至内侧中鼻道，独立于筛漏斗，筛漏斗在终末隐窝的上方终止。额窦引流至额隐窝，由额漏斗至额窦开口逐渐变窄。在开口水平，额隐窝在后下方又变宽；下部常被钩突阻挡

连，筛骨迷路顶部被称为筛骨中心凹。在冠状位上筛骨中心凹与外侧板和筛板的关系有许多变异。Keros 发现有 3 种类型：Keros Ⅰ 型（占 8%）外侧板高度 ≤ 3mm，筛顶几乎是平的；Keros Ⅱ 型（占 80%）外侧板高度达到 4~7mm；Keros Ⅲ 型（占 12%）外侧板高度 > 7mm[10]。当筛板比筛顶低时，该区域手术操作易导致脑脊液漏[9]。外侧板可薄至 0.2mm，但最薄处是在筛前动脉进入筛沟嗅窝处[9]（图 2.6 和图 2.7）。

筛窦垂直板位于中线，从筛板下降形成鼻中隔上部，上薄下厚，四边形，常有偏曲，其前缘与额骨的鼻棘和鼻骨嵴相连，后缘与上方的蝶骨体嵴和下方的梨状骨形成鼻中隔下部。较厚的下缘附着于呈四边形的鼻软骨处（图 2.1、图 2.3 和图 2.6）。

鼻甲在胚胎学上起源于各自基片层。最上鼻甲的最高点与筛板前后相隔约 5mm 和 8mm[3]（图 2.4）。最上鼻甲、上鼻甲和中鼻甲属于筛骨，而下鼻甲属于单独下鼻甲骨。鼻甲长轴方向是前高后低的倾斜位。下鼻甲最长最宽，从前到后与上颌骨、泪骨和腭骨相连。中鼻甲的头部非常靠近鼻顶和筛板区。中鼻甲位于 3 个不同的平面上：前部 1/3 垂直附着于筛板的外侧端，中部 1/3 近冠状位固定于眶纸板上，后部 1/3 附着于眶纸板、上颌窦内侧壁或两者上，自下而上变成水平位[11]。

35% 的（鼻甲大泡）中鼻甲可以气化，可致手术通道狭窄[12]。在蝶腭孔下缘，中鼻甲后部与腭骨垂直板相连。这个附着处在蝶腭孔的前下缘产生一个隆起。由于内镜常提供一个扭曲的视野，以至于认为中鼻甲附着处高于该孔（图 2.8K）。

中鼻道结构复杂，在这个区域有一个隆起的细长的骨结构，称为钩突，位于鼻泪管的正后方，起到鼻窦引流的作用。钩突是第一筛鼻甲骨下降部分的残余[11]（图 2.4 和图 2.6），其可向上附着于眶纸板（50%）、颅底（25%）、中鼻甲（25%）或两者的结合部[8, 13]，并通过上颌窦口内侧与下鼻甲骨的筛突相连。在干燥的颅骨中，镰刀形的骨头位于前囟门和后囟门之间，它们日常被结缔组织和黏膜所封闭，并将上颌窦和中鼻道分开。前囟门和后囟门的闭合导致钩突只有一个游离的后缘。钩突的后面和上面是筛泡，由一个或多个前筛窦气房鼓起而形成，向后开口于中鼻道（图 2.8）。筛泡是由筛泡板或第二筛基板气化而成的[11]。如果筛泡未到达颅底，则会形成筛泡上隐窝，如果筛泡的后壁不与中鼻甲的基底板接触，则可延伸至球后间隙。在筛泡的前面和钩突之间有一个半圆形的裂口，称为下半月裂或半月裂（图 2.8 和图 2.9）。上半月裂位于筛泡和中鼻甲间[11]。筛漏斗是一个三维间隙，内界是钩突，外界是眶纸板，后界是筛泡，其向后通过下半月裂开口于中鼻道。

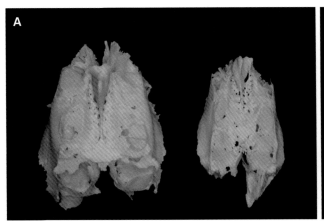
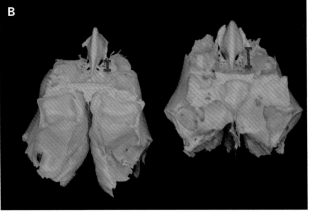

图 2.7 （A、B）筛骨变异。（A）两个不同筛骨的上表面，尤其在前、后和外侧大小不同。（B）在颅底手术中重要嗅窝（蓝线）深度不同

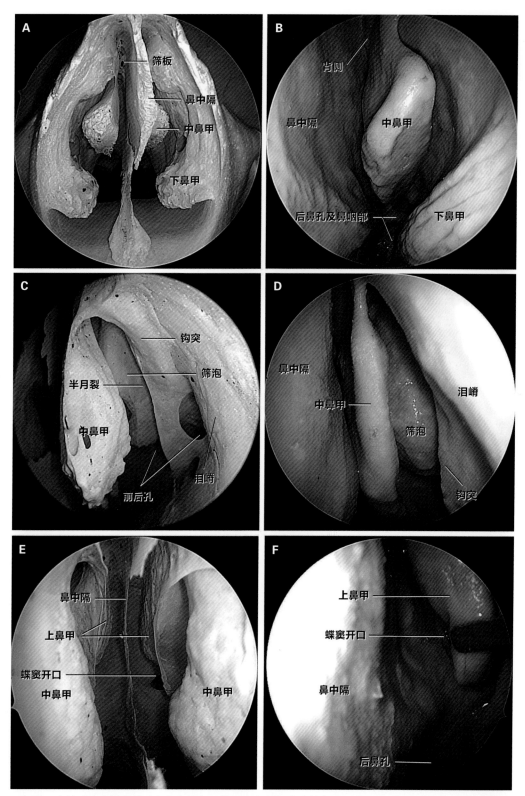

图 2.8（A~L）用 0°内镜观察干燥颅骨（左）和福尔马林固定解剖标本中的鼻腔图像（右）。（A）内镜下大体观，可见上、下鼻甲和鼻中隔位于中线。（B）内镜置入左侧鼻腔。鼻中隔位于视野左侧，中、下鼻甲从鼻腔外侧壁突向鼻腔。后鼻孔通向鼻咽部。（C、D）中鼻道前部图像。中鼻甲外下方，可见钩突和后方的筛泡（前筛房），下半月裂位于两者之间，在其与眶纸板之间是筛漏斗，通常引流前筛房、上颌窦和部分额窦（依据钩突附着部位）。在中鼻甲前方，自上而下隆起称为泪嵴，覆盖鼻泪管。在干燥的颅骨中，钩突位于前囟门和后囟门之间，在标本中被黏膜封闭，上颌窦口隐藏在钩突和筛窦大泡之间。（E、F）后方可见蝶窦开口，通常位于上鼻甲的内侧和鼻中隔外侧

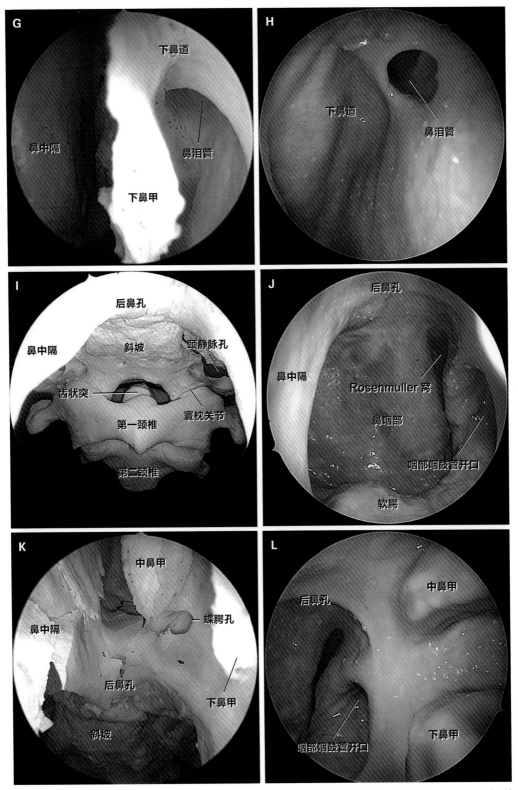

图 2.8（续）（G、H）下鼻道的前部观，用 45° 内镜可见鼻泪管开口。（I、J）0° 内镜下左侧后鼻孔观。鼻腔通过后鼻孔与鼻咽部相通，鼻咽部位于中斜坡、下斜坡和颅颈交界处，内镜经鼻可处理 C2 以上病变，咽鼓管开口于鼻咽部。（K、L）在颅骨和解剖标本上可见鼻腔后部结构（45° 内镜）。蝶腭孔位于中鼻甲尾部的后上方，由于内镜鱼眼效应可使解剖关系变形，供应鼻中隔和鼻中隔瓣的鼻中隔后动脉，从此孔发出并由外向内走行

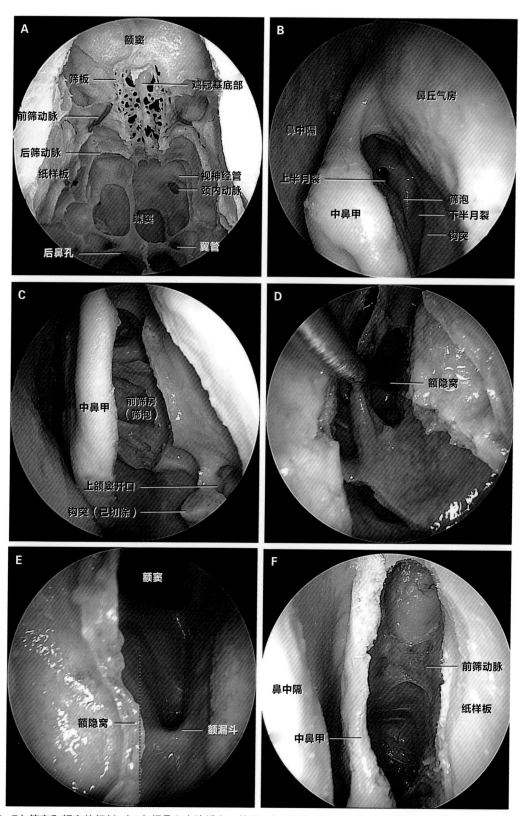

图 2.9（A~F）筛窦和额窦的解剖。（A）颅骨上去除蝶窦、筛窦，打开双侧额窦，显露组成前颅底的骨性结构，外侧界为两侧眶纸板。（B）中鼻道上方。鼻丘位于中鼻甲前端的前方，下半月裂位于筛泡和钩突之间，而上半月裂位于鼻甲和筛泡之间。（C）切除筛泡和钩突，可见上颌窦口位于钩突后方。（D）45°内镜下显示额隐窝。（E）额隐窝。（F）切除左侧筛骨迷路，中鼻甲位于内侧，眶纸板位于外侧

前筛房、上颌窦和50%额窦引流至筛漏斗。钩突附着的位置决定了额窦引流的通道，如钩突附着于眶纸板，筛漏斗末端形成一个称为终末隐窝的盲囊，则额窦独立引流入中鼻道；如钩突附着于颅底或中鼻甲，额窦则引流入漏斗，从而接近或进入上颌窦口[8]（图2.5和图2.9）。上颌窦的自然开口没有骨性边缘，因为在干燥颅骨上可见上颌窦内侧开口较宽。由于上颌窦口被钩突的中间部分完全遮挡，只有将钩突完全切除才可见开口（图2.4和图2.8）。术语窦口鼻窦复合体是一个功能单元，包括上颌窦、前组筛窦的开口、筛漏斗、半月裂和中鼻道[11]。

位于上鼻甲下方的上鼻道非常小，后组筛窦开口和蝶筛隐窝位于此处。蝶窦口位于上鼻甲末端的内侧和尾侧，在后鼻孔上方约12mm处（图2.4）。如果有最上鼻甲，蝶窦口通常位于该结构的外侧。筛骨迷路由两个垂直板之间的许多纸张样筛房组成。根据手术分类，中鼻甲基底板的垂直第二部分将筛窦分为前、后筛房。与手术分类相反，解剖分类可将筛窦分为前、中、后3组。平均而言，有11个前筛气房、3个中筛气房和6个后筛气房[8]。一些作者对解剖学分类中将筛泡含有中筛气房持批评意见[11]。筛骨迷路的外侧面（眶板）是眶内侧壁的一部分，而内表面构成鼻上外侧壁的一部分。筛板作为薄的纸板从下表面向下至中鼻甲末端。在单独骨骼中，许多筛房是开放的，但在颅骨相连中，除引流入鼻腔处，它们被邻近的颅骨封闭。眶板前的气房壁由泪骨和上颌骨的额突构成。上方的气房由在筛管中气化为前后筛沟的额骨完成。筛前动脉和筛后动脉从眶内眼动脉通过筛骨管或筛管向内侧分布，可被骨质完全覆盖，或裸露在筛凹内，手术中易损伤该血管。在手术过程中必须小心避免撕裂该动脉，一旦损伤后可缩回至眼眶，持续出血可能导致眶内血肿，甚至高眼压而失明。一项研究发现，在43%的病例中，由于筛前管完全穿过筛骨迷路造成手术操作易损伤该动脉[14]。术前CT检查对评估筛管位置极其重要。筛动脉行至筛板外侧，发出脑膜支和鼻支，与蝶腭动脉的中隔支相吻合。筛后动脉通常细于筛前动脉，30%的病例筛后动脉缺如。上颌骨泪峰前部与前筛孔之间的距离为22~24mm，前筛孔与后筛孔之间的距离为12~15mm，从后筛孔到视神经管的距离为3~7mm[15]。在筛骨的后面，开放的气房被蝶甲和腭骨的眶突所覆盖[8]（图2.5和图2.9）。

额隐窝是前筛窦复合体的最前面和最上面的部分，与额窦相连，在额窦开口处有狭窄区域呈沙漏状。它的内侧壁是中鼻甲最前面和最上面的部分，外侧壁为眶纸板，当筛泡气化到达颅底时可有后缘，此时可将额隐窝和泡上隐窝分开。由于额隐窝底部变异较大，因此没有明确界线。如果从筛骨上面观察，可见额隐窝通过额漏斗变窄通向额窦开口。从开口处开始，额隐窝在下方和后方再次增宽[11]（图2.5和图2.6）。

与额窦或与额隐窝相关的筛房称为额筛气房，其与额隐窝、额窦前室的解剖结构上有很大的不同。鼻丘是第一筛窦最上部的残余物，呈丘状或嵴状，位于中鼻甲前面和上方[11]。鼻丘气房是由于鼻外侧壁气化形成的（图2.4和2.9），病例中占比约为98.5%，是最靠前的额筛气房，其对额窦引流途径尤为重要。最简单模式下，患者只有一个鼻丘气房，没有其他额筛气房，CT检查可见其位于中鼻甲前部[13]。大部分鼻丘气房位于钩突前部，其后半部与钩突的向上延伸部关系密切。在大多数情况下，钩突和鼻丘内侧壁附着在眶纸板上，此时钩突附着于额窦自然口下方的眶纸板上，额窦直接引流入中鼻道。额叶隐窝内鼻丘气房上可有一个（Kuhn I型）或多个（Kuhn II型）筛房，但没有通过额前喙。额喙由鼻额缝水平处内部骨凹陷形成[9]。Kuhn III型是额隐窝内的单个气房，向额窦气化小于其高度的50%，后壁是部分额隐窝。Kuhn IV型气房是额窦中一种罕见的孤立气房，其长度超过额窦高度的50%。如果筛房位于筛泡上方，则称为筛泡上气房，其颅骨边界为颅底，不延伸至额窦；如果这些气房从额隐窝后延伸至额窦，则称为额泡气房；如果单个或多个筛房从额隐窝伸入眼眶，则称为眶上气房[16]。

内镜下可到达眶内侧壁，也可到达眶下神经内侧的下壁。在内镜下对该区域手术时，了解解剖结构关系是至关重要的。眼眶位于蝶窦内视神经管突起的前方，上颌窦上方，筛窦气房外侧。在手术中最重要的是识别由后组筛房可能向外侧和上方气化的蝶上筛房或位于蝶窦和蝶骨平台之间的Onodi气房。识别气房中裸露视神经和颈动脉在手术中非常重要，否则可能会导致灾难性伤害[17]（图2.4和图2.11B）。在一项研究中，其发生率约为65.3%。

颅底病变情况决定了内镜经鼻手术过程中筛骨切除程度，在内镜经蝶手术中有时可从全前筛（图2.9和图2.10）到部分后筛（图2.11）切除。

蝶窦及相关结构

蝶骨有3个部分：体部；两个从体部上外侧向外伸长的蝶骨小翼和两个从体部下部向上伸长的蝶骨大翼；两个翼突向后敞开与内侧板和外侧板相连（图2.12）。蝶骨的主体大致是立方形，内含蝶窦。经中线蝶窦入路可直达平台、视神经管腹侧、鞍结节、上斜坡及中斜坡上部。大多数内镜颅底入路都涉及蝶窦开放以明确中线和颈内动脉的位置。蝶骨的神经血管关系是所有骨中最复杂的，而掌握蝶窦隐窝与颅内的关系是准确实施内镜经鼻入路的关键（图2.11）。蝶窦是鞍区和鞍旁区经鼻入路的核心。

蝶窦与海绵窦、海绵段颈内动脉、视神经、眼外神经和三叉神经相分隔。蝶窦前壁面向鼻腔；后壁由鞍背与枕骨基底部之间的斜坡部分构成；两侧外侧壁通常与海绵窦内侧壁相邻，并可向外侧延伸至翼管和圆孔连线以外；上壁由平台和鞍底构成；而下壁面向鼻咽部。蝶窦通过开口进入鼻腔，蝶窦前壁呈凹形，开口位于内上方，含有后组筛房的筛骨后部与蝶骨外侧相连形成自然开口。在蝶骨体和筛骨后部相连处形成蝶筛隐窝。在术前计划中确定Onodi气房的存在非常重要[18]。

在外科手术中，蝶窦气化有重要的不同模式，

在成人中可归纳为3种主要类型：甲介型（鞍下部分为实体骨，1%~5%）、鞍前型（气化程度平行于鞍前壁的垂直面，23%~24%）和最常见的鞍型（从鞍下气化至斜坡，67%~76%）。蝶窦通常有分隔且变异很大，在68%的病例中，一个分隔将窦分成两个部分且分隔常偏离中线。最常见的蝶窦形状是在大的成对分房中有多个小腔[15]。在87%的病例中，蝶窦间隔与颈内动脉相连[19]。

在鞍型蝶窦经鼻手术中，垂体窝对应鞍底突出，在中线上呈凸起的椭圆形区域，外侧被颈动脉隆起包围，颈动脉隆起与海绵窦内颈动脉前环相对应，位于颈动脉床突段上方（图2.11）。颈动脉隆起位于鞍前部（鞍前段）占98%，位于鞍底以下（鞍下段）占80%，位于窦后外侧（鞍后段或垂直段）占78%。隆起的任何部分都可能存在，而其他部分则缺失，只有鞍前段存在鞍前型蝶窦。10%的病例中鞍结节下方海绵窦段颈内动脉表面骨质可裂开，90%的病例骨厚度小于0.5mm。颈动脉在蝶窦内之间的最短距离部分位于鞍结节下方（72%）、鞍底（20%）、斜坡（8%）[2]。与垂体相邻的颈动脉段也称为鞍旁段，与斜坡相邻的颈动脉段称为斜坡旁段。视神经管隆起位于颈内动脉隆起上外侧，头部由后向前由内侧向外侧突出。视神经管裸露不超过8%[4]，视神经颈内动脉外侧隐窝位于颈内动脉隆起外侧，在视神经管隆起和颈内动脉隆起之间，呈三角形对应颅内视柱，其内侧隆起对应床突段颈内动脉，其可高度气化至前床突，这种气化在经颅前床突切除术时可导致术后脑脊液鼻漏。鞍结节隐窝位于鞍底和平台之间，在大多数情况下与颅内鞍结节相对应，鞍隔附着于鞍结节隐窝水平或稍下方。鞍结节隐窝的外侧延伸被称为视神经颈内动脉内侧隐窝，即视神经管隆起与内侧颈内动脉隆起相交。视神经颈内动脉内侧隐窝有两个连接点：视神经管隆起与内侧颈内动脉隆起交汇的内侧视神经颈内动脉点（m-OCR）；颈动脉隆起与上方鞍底隆起交汇的颈内动脉鞍点。临床中出现中床突（＞1.5mm）占21.1%，2.94%的可形成颈内动脉床突桥，即连接前床突和中床

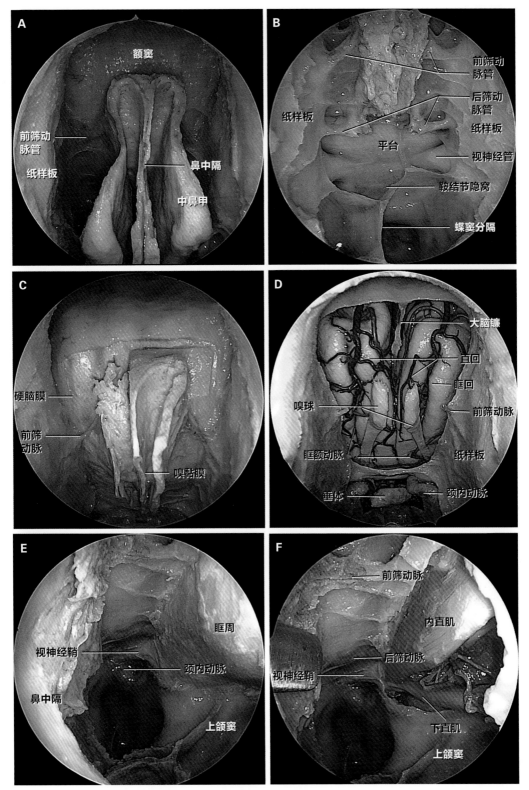

图 2.10 （A~F）内镜下前颅面切除后的解剖。（A）双侧筛窦切除和额窦 Draf 3 型。（B）切除双侧中鼻甲和鼻中隔上部，开放蝶窦。（C）磨除右侧嗅窝周围的前颅底骨质显露硬膜。（D）切除前颅底硬膜和前部分开的大脑镰，可见两侧的嗅球、直回和部分眶回，向后可见垂体和两侧鞍旁颈内动脉。（E、F）内镜经鼻至左侧眶部，需行内侧最大窦造口术、单侧筛骨迷路和眶纸板切除术。对球后病变需切开眶周，在内直肌和下直肌间进入

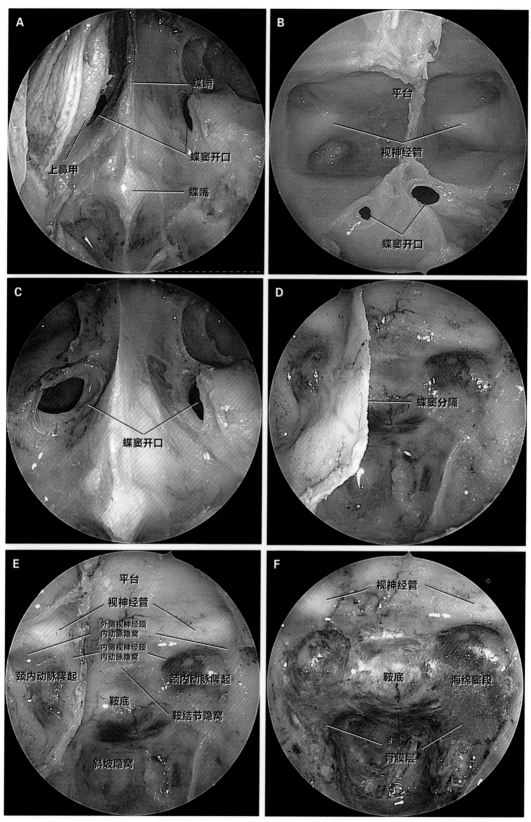

图 2.11（A~L）经蝶入路。（A）中线可靠的解剖标志蝶嘴和嵴，蝶窦自然开口位于上鼻甲内侧，比较后筛切除（左侧）扩大蝶窦的方法。（B）典型双侧 Onodi 气房，筛窦在蝶窦上方向后气化，直达双侧视神经管。（C）双侧后筛切除后可见蝶窦前壁。（D）蝶窦内观：通常蝶窦内分隔与后方颈内动脉相连。（E）蝶窦内解剖标志：中间突起的鞍底，两侧颈内动脉隆起，上方视神经管，显示鞍结节隐窝、视神经颈内动脉隐窝和斜坡隐窝。（F）磨除鞍区和海绵窦的骨质，显露硬膜的骨膜层[33]

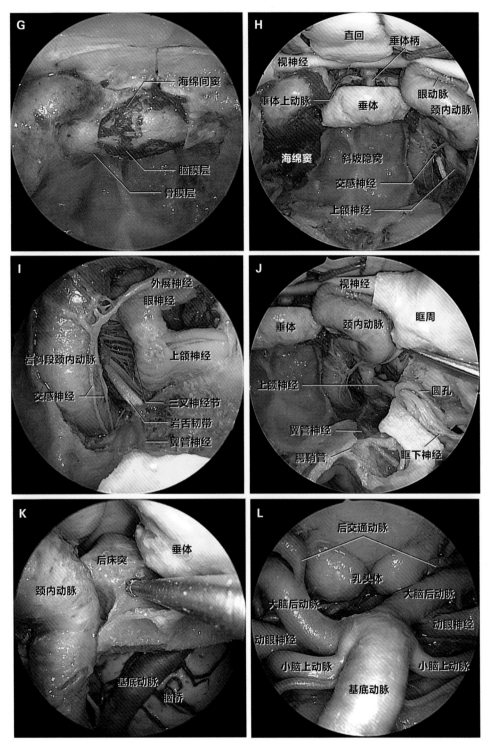

图2.11（续）（G）去除硬膜的骨膜层，可见两层硬膜间连接两侧海绵窦的静脉窦。（H）去除硬膜显露鞍区、鞍上区和海绵窦解剖。（I）左侧海绵窦侧面观：交感神经丛伴随颈内动脉，分支进入眶内，三叉神经节及三叉神经第一、第二支位于颈内动脉外侧，外展神经位于三叉神经眼支内侧，翼管神经定位于颈内动脉破裂孔段外侧。（J）左侧海绵窦观，上颌神经向前通过圆孔与眶下神经相连续，翼管神经向上进入前方翼腭窝。手术时圆孔和上颌神经是定位三叉神经节的标志，而翼管神经是定位颈内动脉标志，额鞘管位于翼管内侧向后向内。（K）后床突入路，垂体向内上侧移位。（L）去除鞍背和后床突可见脚间窝结构，垂体位于内镜前上方

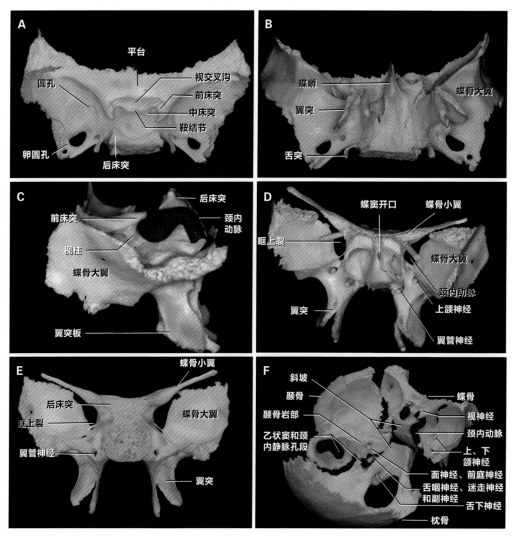

图 2.12 （A~F）蝶骨及相关结构。（A）上面观、（B）下面观和（C）侧面观。染色后的颈内动脉位于颈内动脉沟。（D）蝶骨前面观，显示蝶骨内视神经、上颌神经、翼管神经和颈内动脉解剖。（E）蝶骨后面观。（F）蝶骨向后与枕骨、颞骨相连接，斜坡上部由蝶骨中段构成，下部由枕骨中部构成，斜坡和颞骨岩段的结合构成岩斜区

突的骨桥。中床突基部最常位于颈内动脉鞍点下方和外侧约 1mm 处，最高点位于更下方和外侧，一般而言，中床突位于内侧视神经颈内动脉点下 4.75mm[20]。进入蝶窦内视神经管内侧缘的平均距离为 15.75mm，与隐窝气化无关。虽然可以通过两个视神经隆起内侧连线来预测视交叉前沟位置，但蝶窦内却没有其对应的隐窝或隆起[21]。

广泛地蝶窦气化产生的隐窝，有助于在手术中识别结构或提供进入特定区域的途径。蝶窦隐窝可分为前隐窝、外侧隐窝和后隐窝。蝶窦前隐窝可出现在蝶腭动脉和蝶腭孔上方的一条穿过突

向上颌窦蝶嵴线的前面（占 12%），当气化延伸到外侧的翼管–圆孔线时可见外侧隐窝（占 46%），外侧隐窝可分为 3 种亚型：气化至蝶骨大翼、向下气化至翼突和两者的结合。如果气化形成斜坡隐窝或后隐窝，蝶窦的后壁与蝶骨体的基底突有关。斜坡隐窝可分为 3 种亚型：鞍背型，气化至垂体底水平面以上并进入鞍背；鞍背下型，位于垂体窝底水平面和穿过翼管前开口的水平面之间；枕型，穿过成对的翼管前开口，在水平面下方延伸。在一项研究中，在 100 张 CT 图像中发现的 68 个斜坡隐窝中，鞍背型 16 例（23.5%），鞍背下

型 43 例（63.2%），枕型 1 例（1.5%），鞍背枕联合型 8 例（11.8%）。在经鼻入路中，鞍背下型在进入蝶窦后即可明确，而鞍背型可能部分隐藏于垂体窝后面，斜坡型可能部分隐藏在蝶窦底下方。对于蝶窦是否延伸至枕骨仍存有争议。一些作者报告说，蝶窦从来没有延伸到蝶枕联合软骨以下，而其他人则发现，蝶窦可延伸到枕骨 [21]。

蝶窦下壁通常位于翼突基底部水平，翼管位于翼突内侧板上方，常暴露甚至游离于蝶窦内，手术时易损伤该结构，翼管、翼管神经和动脉是定位颈内动脉膝部在破裂孔处的标志，颈内动脉从水平岩骨段向上进入斜坡旁海绵窦，翼管后端位于颈内动脉管前端和岩骨段颈动脉前膝的下外侧。翼管前端开口于翼腭窝后内侧部，前部面向翼腭窝比后部宽，呈漏斗状或喇叭状，翼管前开口位于圆孔内下方蝶骨翼突前表面 [21]（图 2.12 和图 2.13）。翼管神经由岩浅大神经和岩深神经组成。颈内动脉神经是交感神经节的分支，在岩段颈内动脉膝部附近分为两支，其中一支构成岩深神经，与岩大浅神经形成翼管神经，另一支伴随沿颈内动脉。除了作为重要解剖标志，翼管神经还是控制泪液和黏液分泌的重要神经，术中通过移位尽可能保存 [22-24]。腭鞘管（图 2.13）又称蝶腭管 [25]，位于腭骨蝶突和蝶骨之间，含有腭鞘动脉和神经，其前端开口于翼腭窝翼管内侧，后端进入鼻咽部，可作为翼管内侧标志，内镜下观察该结构，必须切除腭骨蝶突 [22]。

当蝶窦气化良好存在外侧隐窝时，可见三叉神经第二支呈一个 7~15mm 突起，被薄骨覆盖或裂开。三叉神经节及第一、三分支被颈动脉与蝶窦外侧壁分开。在三叉神经第二支的上方和下方，通过颅底的前内侧和前外侧三角形，可在内镜下到达中颅窝 [15]（图 2.11）。三叉神经第三支位于斜坡旁段颈内动脉外侧，几乎垂直穿过卵圆孔进入颞下窝。内镜下可通过斜坡旁的四边形间隙到达 Meckel 腔，四边形间隙中内侧为斜坡旁颈内动脉，下方为岩骨水平段颈内动脉，外侧为第二分支，上方为外展神经 [26-27]（图 2.11）。根据蝶窦气化的

情况，有时可见三叉神经的第三支在外侧隐窝的后部向下走行。

上颌窦及相关结构

在完全发育成人中上颌窦是上颌体内的一个锥形腔，顶点指向外侧并延伸至颧骨突。鼻腔外侧壁上的基底部是上颌裂孔的位置。窦的后壁有牙槽管穿过，后上牙槽神经通过此管支配臼齿，这些管可在窦壁形成突起。上颌骨的牙槽突形成底部，上颌窦的上面形成眼眶的下壁，眶下神经位于眶沟和眶管内。中、前上牙槽神经从外侧离开眶下神经，沿窦外侧壁向前走行至前臼齿、犬齿和尖牙。上颌窦的后壁与腭骨相连，其外侧部分通向颞下窝。眶下神经在窦壁突起可指引术者从后方到达上颌窦后壁后面的翼腭窝和圆孔（图 2.4G~L 和图 2.13）。有时，筛房可发育至上颌窦的眶下部（Haller 气房）。

上颌窦就像一扇门，是进入其他区域重要的手术通道：从内侧和上部进入眶内侧下壁，从后部和侧面进入颞下窝，从后部和内侧进入翼腭窝和翼突。经翼突入路中首先应确定岩部颈内动脉位置，然后可进入腹侧颅底岩部颈内动脉上（岩上间隙）和下（岩下、咽旁间隙）区域 [28]。

2.2 鞍区和鞍旁区

垂体

垂体位于蝶骨的垂体窝内，上方由硬脑膜的环形鞍隔覆盖。垂体为红灰色卵形体，横径约 12mm，前后径约 8mm，成人中平均重 500mg（图 2.11 和图 2.14），与垂体柄和漏斗相连，漏斗是一个中空的锥形下突，起源于下丘脑的灰结节。腺体完全被硬脑膜的骨膜层或脑膜层覆盖，后者被漏斗由鞍隔孔穿入，将垂体前上叶与视交叉分开。在下方垂体被与环形窦相通的静脉窦与垂体窝底

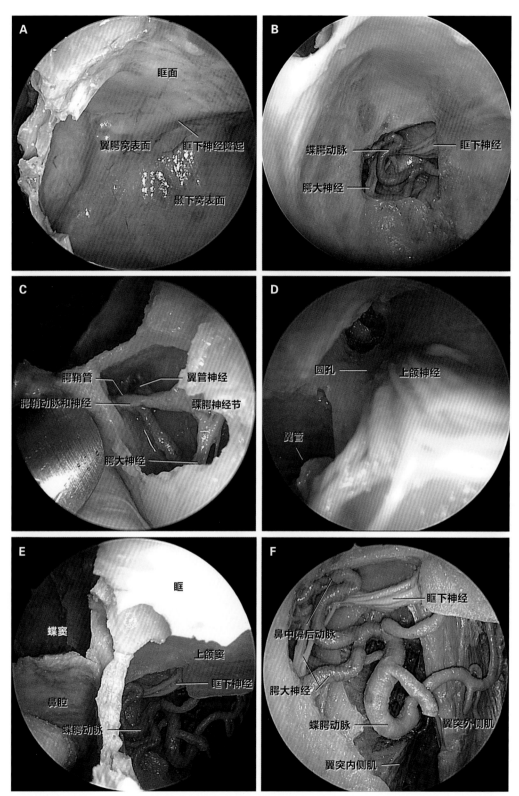

图 2.13 （A~F）左侧上颌窦解剖。（A）内镜经鼻内侧上颌窦开窗术后，上颌窦内面观可见眶下隆起位于上颌窦顶部和眶下壁。（B）打开上颌窦后壁，眶下神经内侧进入翼腭窝。（C）左侧翼腭窝内侧观，可见内侧的腭鞘管和外侧的翼管。（D）在翼腭窝内，上颌神经位于翼管上外侧。（E）左侧上颌窦整体观及其与鼻腔、鼻旁窦的相互关系：鼻腔外侧，蝶窦上后外侧，眶位于上方；上颌窦是进入翼腭窝和颞下窝的通道。（F）翼腭窝和颞下窝的近观，蝶腭动脉是颌内动脉的终末支

隔开。漏斗有一个中央漏斗干，与神经垂体连接，并与灰结节的正中隆起相连续。前叶包绕垂体柄下部形成结节部。后叶较软，几乎呈胶状，更紧密贴于鞍壁。前叶较韧，易与鞍壁分离。在大多数病例中，腺体的宽度等于或大于其深度或长度，其下表面通常与鞍底的形状一致，但其外侧缘和上缘由软组织构成，因而形状各不相同。如果鞍隔孔较大，腺体在垂体柄连接处呈凹陷状。上表面可能由于受到颈内动脉的侧方和后方压迫而呈三角形。由于前叶与后叶分离，结节部有保

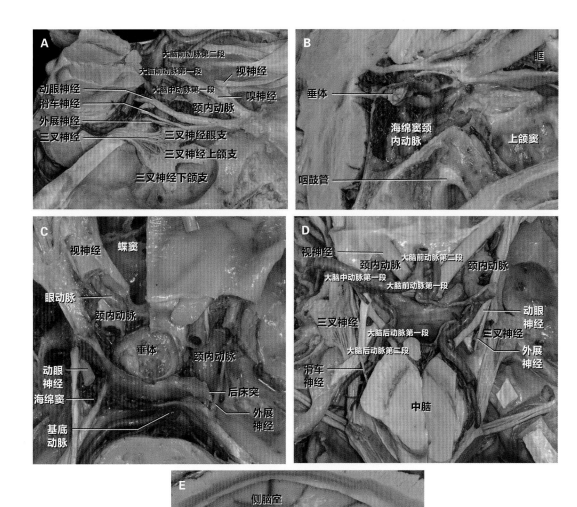

图 2.14 （A～E）鞍旁和鞍上区。（A）右侧中颅窝和海绵窦的侧面观，切除硬膜和前床突。（B）正中矢状位，左侧内面观，去除左侧海绵窦的颅骨和硬膜，显露左侧海绵窦段颈内动脉。（C）右侧鞍区和鞍旁区上面观，去除硬膜显露海绵窦和颈内动脉。（D）Willi 环和颅神经的颅底上面观。（E）正中矢状位影像显示脑室、漏斗、视交叉和垂体

留后叶的趋势。在分离前后叶时常见小的中间叶囊肿[2, 29]。

海绵窦

海绵窦是成对的鞍旁静脉窦结构，被包裹在硬脑膜的脑膜层和骨膜层之间。颈内动脉穿过海绵窦，因此得名海绵窦段颈内动脉。第Ⅲ、Ⅳ、Ⅵ颅神经和三叉神经第一分支穿过海绵窦，外展神经完全位于海绵窦内，而其他颅神经则穿行于海绵窦外侧壁的骨膜层内[30, 31]（图2.11和图2.14），这些神经在海绵窦内位于颈内动脉的外侧。

颈内动脉从破裂孔上方的颈动脉管出来，走行于鞍背外侧，经过岩舌韧带下方，进入海绵窦，然后突然转向前方，沿着颈内动脉沟和蝶骨体的外侧部分，从而形成一个垂直的后曲，在水平方向向前走行约2cm，形成一个水平的前曲，通过前床突内侧和视柱后表面向上，即穿过海绵窦顶部而终止。床突段颈动脉外侧被前床突、前部被视柱、内侧被颈内动脉沟紧密包围。在床突段连接骨结构表面硬膜形成颈内动脉环。在20个床突旁区域中，19个发现有个颈内动脉凹沟，作为硬膜囊袋可延伸到颈内动脉壁和颈内动脉周围的硬脑膜环之间的远环水平以下[30]。垂体上动脉经常出现在颈内动脉凹沟[32]。

侧面观海绵窦段状和颅内段的颈内动脉有几个弯曲而呈S形，这些部分被称为颈内动脉虹吸段。海绵窦段颈内动脉发出分支血管供应鞍区、海绵窦和天幕等结构。脑膜垂体干和下外侧干是海绵窦段颈内动脉最恒定分支。

2.3 鞍上区解剖

视神经从位于前床突游离缘附着点内侧的视神经管中发出，并向后、向上和向内侧汇于视交叉（图2.14）。大脑前动脉和前交通动脉、终板和第三脑室位于视交叉上方，灰结节和漏斗位于视交叉后方，颈内动脉位于视交叉外侧，鞍隔和垂体位于视交叉的下方。第三脑室视交叉上隐窝位于视交叉和终板之间，漏斗隐窝延伸至视交叉后面的垂体柄基部。位于鞍隔和垂体上方的正常位交叉占70%，位于鞍结节的前置交叉占15%，位于鞍背的后置交叉占15%。颈内动脉和视神经位于前床突内侧，颈内动脉从视神经下方和稍外侧出海绵窦，视神经向后内侧汇于交叉，颈内动脉沿外侧向分叉部走行，于前穿质下方分出大脑前动脉和大脑中动脉[2]。颈内动脉床突上段根据眼动脉、后交通动脉和脉络膜前动脉的起源分为3段。颈内动脉、脉络膜前动脉、大脑前动脉和大

表2.1 内镜经鼻入路的重要解剖变异

解剖结构	入路	变异	危险解剖结构
前筛管	经筛入路	筛管裸露于筛房内（43%）[14]	前筛动脉，可能眶内血肿/致盲
外侧板高度	经筛板入路		
经筛入路	Keros Ⅰ型（8%），Keros Ⅱ型（80%），Keros Ⅲ型（12%）[10, 12]	额叶、前颅底的底部，在Keros Ⅲ型中危险更大	
筛泡	所有经鼻入路	存在（35%）或无[12]	增加入路困难（鼻通道狭窄）
Onodi气房	经筛入路		
经蝶入路	存在（65%）[17]或无	视神经、颈内动脉	
蝶窦气化	经蝶入路	甲介型（1%~5%），鞍前型（23%~24%），鞍型（67%~76%）[2]	颈内动脉、视神经、垂体；甲介型和鞍前型更危险，蝶窦内隆起完全或部分缺如
鞍旁颈内动脉距离	经蝶入路	最近在鞍结节处（72%），鞍底（20%），斜坡（8%）[22]	颈内动脉间距离越短，风险越大

脑后动脉、前动脉和后交通动脉发出穿支至第三脑室壁和前切间隙。组成 Willis 环的所有动脉及其邻近的颈内动脉、基底动脉及其穿支均走行于鞍上间隙，在该区域进行手术时，需要轻柔而准确地解剖才能保护这些结构。

2.4 结论

行内镜颅底手术需要医者掌握与经鼻相关的腹侧颅底解剖知识。掌握其解剖变异（表 2.1）及术前识别对减少并发症至关重要。

参考文献

[1] McMinn RMH, editor. Last's anatomy regional and applied. 9th ed. London: Elsevier; 1998.

[2] Rhoton AL Jr. The sellar region. Neurosurgery. 2002;51(4 Suppl):S335–S374.

[3] Rouvière H. In: Delmas A, editor. Anatomía humana descriptiva, topográfica y funcional. Paris: Masson; 1999.

[4] Stamm AC. In: Draf W, editor. Micro-endoscopic surgery of the paranasal sinus and the skull base. Heidelberg: Springer Science; 2000.

[5] Hadad G, Bassagasteguy L, Carrau RL, Mataza JC, Kassam A, Snyderman CH, et al. A novel reconstructive technique after endoscopic expanded endonasal approaches: vascular pedicle nasoseptal flap. Laryngoscope. 2006;116(10):1882–1886.

[6] Hadad G, Rivera-Serrano CM, Bassagaisteguy LH, Carrau RL, Fernandez-Miranda J, Prevedello DM, et al. Anterior pedicle lateral nasal wall flap: a novel technique for the reconstruction of anterior skull base defects. Laryngoscope. 2011;121(8):1606–1610.

[7] Rhoton AL Jr. The anterior and middle cranial base. Neurosurgery. 2002;51(4 Suppl):S273–S302.

[8] Standring S. Gray's anatomy. The anatomical basis of clinical practice. London: Churchill Livingstone Elsevier; 2008.

[9] Leunig A. Endoscopic surgery of the lateral nasal wall, paranasal sinuses adn anterior skull base. Tuttlingen: Endo Press; 2007.

[10] Keros P. On the practical value of differences in level of the lamina cribosa of the ethmoid. Z Laryngol Rhinol Otol. 1962; 41:809–813.

[11] Stammberger HR, Kennedy DW, The Anatomic Terminology Group. Paranasal sinuses:anatomic terminology and nomenclature. Ann Otol Rhinol Laryngol Suppl. 1995;167:7–16.

[12] Stallman JS, Lobo JN, Som PM. The incidence of concha bullosa and its relationship to nasal septal deviation and paranasal sinus disease. AJNR Am J Neuroradiol. 2004;25(9):1613–1618.

[13] Wormald PJ. The agger nasi cell: the key to understanding the anatomy of the frontal recess. Otolaryngol Head Neck Surg Off J Am Acad Otolaryngol Head Neck Surg. 2003;129(5):497–507.

[14] Basak S, Karaman CZ, Akdilli A, Mutlu C, Odabasi O, Erpek G. Evaluation of some important anatomical variations and dangerous areas of the paranasal sinuses by CT for safer endonasal surgery. Rhinology. 1998;36(4):162–167.

[15] Rhoton AL, editor. Cranial anatomy and surgical approaches.

[16] Bent JP, Kuhn FA, Cuilty C. The frontal cell as a cause of frontal sinus obstruction. Am J Rhino. 1994;8:185.

[17] Tomovic S, Esmaeili A, Chan NJ, Choudhry OJ, Shukla PA, Liu JK, et al. High-resolution computed tomography analysis of the prevalence of Onodi cells. Laryngoscope. 2012;122(7):1470–1473.

[18] Snyderman CH, Pant H, Carrau RL, Prevedello D, Gardner P, Kassam AB. What are the limits of endoscopic sinus surgery?: the expanded endonasal approach to the skull base. Keio J Med. 2009;58(3):152–160.

[19] Fernandez-Miranda JC, Prevedello DM, Madhok R, Morera V, Barges-Coll J, Reineman K, et al. Sphenoid septations and their relationship with internal carotid arteries: anatomical and radiological study. Laryngoscope. 2009;119(10):1893–1896.

[20] Peris-Celda M, Kucukyuruk B, Monroy-Sosa A, Funaki T, Valentine R, Rhoton AL Jr. The recesses of the sellar wall of the sphenoid sinus and their intracranial relationships. Neurosurgery. 2013;73(2 Suppl Operative):ons117-131; discussion ons131.

[21] Wang J, Bidari S, Inoue K, Yang H, Rhoton A Jr. Extensions of the sphenoid sinus: a new classification. Neurosurgery. 2010; 66(4):797–816.

[22] Prevedello DM, Pinheiro-Neto CD, Fernandez-Miranda JC, Carrau RL, Snyderman CH, Gardner PA, et al. Vidian nerve transposition for endoscopic endonasal middle fossa approaches. Neurosurgery. 2010;67(2 Suppl Operative):478–484.

[23] Osawa S, Rhoton AL Jr, Seker A, Shimizu S, Fujii K, Kassam AB. Microsurgical and endoscopic anatomy of the vidian canal. Neurosurgery. 2009;64(5 Suppl 2):385–411; discussion -2.

[24] Kassam AB, Vescan AD, Carrau RL, Prevedello DM, Gardner P, Mintz AH, et al. Expanded endonasal approach: vidian canal as a landmark to the petrous internal carotid artery. J Neurosurg. 2008;108(1):177–183.

[25] Pinheiro-Neto CD, Fernandez-Miranda JC, Rivera-Serrano CM, Paluzzi A, Snyderman CH, Gardner PA, et al. Endoscopic anatomy of the palatovaginal canal (palatosphenoidal canal): a landmark for dissection of the vidian nerve during endonasal transpterygoid approaches. Laryngoscope. 2012;122(1):6–12.

[26] Kassam AB, Prevedello DM, Carrau RL, Snyderman CH, Gardner P, Osawa S, et al. The front door to meckel's cave: an anteromedial corridor via expanded endoscopic endonasal approach- technical considerations and clinical series. Neurosurgery. 2009;64(3 Suppl):71–82; discussion -3.

[27] Kassam AB, Gardner P, Snyderman C, Mintz A, Carrau R. Expanded endonasal approach: fully endoscopic, completely transnasal approach to the middle third of the clivus, petrous bone, middle cranial fossa, and infratemporal fossa. Neurosurg Focus. 2005;19(1):E6.

[28] Snyderman C, Pant H, Carrau R, Prevedello D, Gardner P, Kassam A. Classification of endonasal approaches to the ventral skull base. In: Stamm AC, editor. Transnasal Endoscopic Skull Base and Brain Surgery. New York: Thieme Medical Publishers; 2011. p 83–91.

[29] Rhoton AL Jr, Hardy DG, Chambers SM. Microsurgical anatomy and dissection of the sphenoid bone, cavernous sinus and sellar region. Surg Neurol. 1979;12(1):63–104.

[30] Rhoton AL Jr. The cavernous sinus, the cavernous venous plexus, and the carotid collar. Neurosurgery. 2002;51(4 Suppl):S375–S410.

[31] Inoue T, Rhoton AL Jr, Theele D, Barry ME. Surgical approaches to the cavernous sinus: a microsurgical study. Neurosurgery. 1990;26(6):903–932.

[32] Joo W, Funaki T, Yoshioka F, Rhoton AL Jr. Microsurgical anatomy of the carotid cave. Neurosurgery. 2012;70(2 Suppl Operative):300–311; discussion 11-12.

[33] Peris-Celda M, Valentine R, Pinheiro-Neto CD, et al. Craniopharyngiomas: anatomical considerations. In: Kenning TJ, Evans JJ, editors. Craniopharyngiomas: comprehensive diagnosis, treatment, and outcome. Philadelphia: Elsevier; 2015.

Philadelphia: Lippincott Williams and Wilkins; 2003.

第三章 组织瓣与颅底重建

Cristine Klatt-Cromwell, Brian Thorp, Charles S. Ebert Jr, Deanna Sasaki-Adams, Matthew G. Ewend, Adam M. Zanation

马驰原 / 译

3.1 引言

神经内镜颅底手术是耳鼻喉科及神经外科中快速发展革新的一个领域。近年来，该领域在手术入路和重建方案方面形成了多元化的发展。对解剖的理解加深，为内镜手术带来抵达颅底中线和旁中线区域、眼眶及上段颈椎的更多入路选择。这些技术已经被广泛用来处理硬膜内外的病损。由于这些技术的发展，重建技术在文献中得到了广泛的讨论和发展。以往使用的活性及无活性移植物现在已被取代，或作为多种带血管的重建技术的连接物以改善手术结果。最初，不固定的活性或无活性移植物被用来修补颅底缺损。Hegazy等在2000年开展了一项Meta分析，讨论了在创伤或内镜鼻窦手术中使用这类移植物修补脑脊液漏的结果[1]。该研究纳入了289例脑脊液漏患者。其在使用多种不同的无血管的重建技术后获得90%的成功率。随着重建技术进一步发展，带蒂组织瓣开始被用于重建。在一项Thorp等于2014年开展的研究中，纳入了152例使用带蒂组织瓣进行颅底重建的患者。该研究评估了鼻中隔黏膜瓣（Nasoseptal Flap）、颅骨骨膜瓣（Pericranial Flap）和下鼻甲黏膜瓣（Inferior Turbinate Flap）。总的来说，该研究在这部分人群中仅发现3.3%的脑脊液漏率，支持了这些重建方法的稳定性[2]。本章将讨论所有这些技术，及其在这个快速发展的领域中所发挥的作用。

3.2 研究价值

近些年，颅底手术迅速发展。自最初应用起，手术团队的目标就不仅是切除肿瘤，还包括完成具有水密性的颅底重建来分隔开蝶窦和硬膜内空间。这些工作最直接的目标就是预防术后脑脊液漏的发生。这是因为术后脑脊液漏与包括脑膜炎、气颅甚至死亡等在内的严重并发症相关。

3.3 个性化的手术方案

内镜颅底手术的持续发展带来了针对更细致患者及病损分类的内镜技术。外科医生要在术前为每位患者制订详细的手术方案。肿瘤特征被更广泛地评估，包括肿瘤种类及其与周边邻近结构的关系。基于这些因素，医生需要对手术缺损进行评估并制订详细的重建计划。此外，患者特异性的一些因素会影响伤口的愈合，也需要在术前识别并妥善处理。这些因素包括潜在的药物合并症、肥胖、放疗史及吸烟史。颅内压升高或病态肥胖的患者有更高的脑脊液漏风险，要在术前识别并改善患者的状态，为手术做准备。尽管内镜颅底手术患者的管理逐渐标准化，但对不同患者仍需针对其特点进行考虑。

对于脑脊液漏风险高的患者，颅底手术团队要慎重考虑是否需要在术前行腰椎穿刺引流术。Stoken 等展示了在颅底手术发展的过去 10 年中，腰椎穿刺引流（简称"腰引"）已被用来在术前进行脑脊液分流[3]。来源于开颅案例的神经外科文献认为，这种分流是为减少术后炎症反应及组织肿胀而进行的。被认为对颅底重建至关重要的腰引并非没有潜在的并发症。Governale 等的文章中描述，有 3% 的主要并发症与腰引相关，而这个比例在其他并发症中增加到 5%[4]。最近的研究认为术前腰引对于内镜颅底重建并非必要。Garcia-Navarro 等回顾了 46 例内镜颅底手术患者，其中有 67% 患者进行了腰引[5]。这些患者中仅 2 例发生术后脑脊液漏。该研究认为使用腰引与脑脊液漏之间并无明显相关性。在另一项 Ransom 等开展的研究中，作者回顾性分析了 65 例患者，其中 6.2% 的患者发生了术后脑脊液漏[6]。他们发现腰引相关并发症的发生率高达 12.3%，并建议在颅底手术中慎重使用腰引。然而，确有部分患者能从术中甚至术后腰引获益，包括慢性颅高压和（或）有重复漏需要再次修补的患者。

肿瘤的位置和尺寸有助于识别高脑脊液漏风险的患者。Zanation 等发现，比起斜坡缺损，前颅底的缺损更易带来脑脊液漏[7]。此外，Patel 等认为高流量术中脑脊液漏与术后脑脊液漏之间有显著相关性[8]。尽管在内镜颅底手术的围手术期使用腰引仍无共识，手术团队应基于患者特征仔细考虑，慎重识别使用腰引分流脑脊液利大于弊的情况。

3.4 颅底疾病的病理类型

详见表 3.1。

3.5 手术技术

细致的术前规划和准备对手术的成功至关重要。患者及其病损需进行个体化评估。应重视潜在的健康问题并在术前进行处理。放疗史、吸烟史及潜在的药物并发症对手术结果有重要影响，应在术前仔细识别。基于此，标准化流程及针对患者特点的调整有助于确保稳定且成功的手术结果。

内镜颅底手术从诱导全身麻醉开始。由于肿瘤可能会碰撞血管结构，应避免极度的高血压或低血压。当足够的麻醉实现后，要进行术前准备及体位摆放。颅底手术可能用到图像引导，因此要先将细致分割的 CT 和 MRI 数据导入导航系统中，并确保其可以正常使用。对于有危险因素的患者，可在此时放置腰引。确认腰引能正常使用

表 3.1 颅底病损 / 情况

恶性	良性	鞍区	纤维骨性	其他
嗅神经母细胞瘤	神经鞘瘤	垂体瘤	骨化性纤维瘤	脑脊液漏
腺癌	软骨瘤	脑膜瘤	骨纤维异常增殖症	脑膨出
唾液腺癌（腺样囊性癌）	脑膜瘤	颅咽管瘤	骨瘤	
鳞状细胞癌	鼻咽纤维血管瘤	Rathke 囊肿		
鼻腔鼻窦未分化癌	血管外皮细胞瘤	副神经节瘤		
横纹肌肉瘤	血管瘤			
软骨肉瘤	岩尖病变			
黑色素瘤	表皮样囊肿			
转移瘤				
骨肉瘤				

后，手术床要向远离麻醉的方向转90°。基于外科医生的偏好，手术床的位置可以调整为改良的头高脚低位（Beach Chair Position），患者头朝上或保持水平。可以通过调整不同角度的反特伦德伦伯卧位（Reverse Trendelenburg Position）和手术床的倾斜角度来满足手术医生的需要。体位摆放的过程中要注意在手肘和脚后跟等着力点放置衬垫，避免长时间手术带来的周围神经病变和溃疡。为确保重建时暴露充足，额外的手术部位［头皮、腹部和（或）大腿］在手术开始前要以标准的无菌方式准备并进行覆盖。内镜鼻内手术一般无须固定头部，除非要使用导航系统或计划同时开展经颅入路手术。当体位摆放及术前准备均完成后，即可使用图像导航系统，并在设备中注册患者信息。

支撑技术

重建时使用无活性移植物、活性移植物和游离黏膜移植物的组合需要进行多层闭合以及适当支撑来确保成功。修补在完成后的愈合最初阶段极为脆弱。标准支撑技术带来可靠且可预测的结果。首先，速即纱（Surgicel；Ethicon US, LLC）常放置在重建区域的边缘以维持活性移植物或黏膜瓣在位。接下来，对于修补最重要的区域或最可能发生漏的部位要使用敷料支撑（NasoPore®；Polyganics, Groningen，the Netherlands）。敷料往往剪成小片，便于使用。接着用生物胶（DuraSeal®；Confluent Surgical Inc., Waltham, MA, USA）覆盖整个重建区域。然后继续用多层敷料覆盖整个重建区域进一步支撑。填塞的目标是为防止修补有任何移动以促进愈合。重建必须在不可吸收的填塞或Foley球囊移除后仍保持在位。当敷料放置足够后，可在直视下放置14号Foley导管（14-French Coude Foley Catheter）进一步进行支撑。有时可以用可膨胀的棉条海绵替代Foley导管。这种海绵可在支撑方向与患者长轴一致时使用。应在直视下在双侧放置这种海绵以进一步支撑修补。根据患者情况不同，Foley导管或不可吸收的填塞可在术后

3~7天移除。而当不可吸收填塞仍在位时，应予抗生素治疗。术后1周之后可开始鼻腔冲洗。

移植物

无活性移植物

无活性移植物在颅底重建中发挥重要作用。由于无活性移植物可与其他多种技术结合使用，因此其对内镜手术的成功至关重要。正如Kim等指出，多层闭合方法是所有颅底重建的关键[9]。如果外科医生偏好硬膜内（Inlay）修补技术，可将无活性真皮组织（AlloDerm®，LifeCell，Branchburg，NJ，USA）放置在硬膜上/下层面发挥作用。使用硬膜外颅骨下（Onlay）修补技术，则需去除周围所有黏膜，以防止延迟的黏液囊肿形成。无活性移植物在使用前需要用足够的生理盐水浸泡。如果术中切除了硬膜，那无活性真皮组织可与胶原组织（Duragen®，Integra Life Sciences，Plainsboro，NJ，USA）结合使用。该材料可放置在硬膜下层面，也可放置在硬膜外颅骨下层面。在这些层面多次放置该移植物可以消除肿瘤切除带来的脑脊液漏。这种材料的大小要超出硬膜边缘5~10mm以有效修补脑脊液漏。对于涉及蝶骨或斜坡的病例，骨壁范围可能不足，因此只能使用Onlay移植物支撑。对于所有的无活性移植物，均要用上述提及的支撑技术进行固定。

活性移植物

活性移植物包括多种技术，可与无活性移植物结合使用或独立使用。与无活性移植物相比，活性移植物更关注多层重建来处理术中脑脊液漏。在Harvey等的一项研究中，使用游离组织进行多层闭合以修复较小缺损（＜1cm）的成功率达90%以上[10]。目前有数种游离黏膜移植物可供选择，在下面内容中进行了描述。

游离黏膜移植物

游离黏膜移植物在颅底重建中应用广泛。所

需的黏膜组织可从鼻腔直接获取，无须准备其他手术区域。黏膜移植物可取自鼻底、中鼻甲或鼻中隔。许多外科医生偏好保留中鼻甲以改善术后鼻窦功能，并保留鼻中隔黏膜以进行更复杂的重建，因此鼻底黏膜是最常用的选择。使用头端弯曲 45° 的针尖型电刀切开鼻底黏膜。可以在鼻中隔下缘切开，并在下鼻甲下方延伸以获得最大尺寸的黏膜。此时应注意软腭的位置并避免损伤该区域。切口沿着鼻底向前扩展直到获得理想尺寸的黏膜。使用 Cottle 骨膜剥离子仔细剥离黏膜，确保在整个剥离过程中能一直看到黏膜。移植物取下后可在表面做好标记，以便在重建过程中能妥善使用。移植物剥离后即可用于重建。正如在无活性移植物内容中所描述的，重建部位的底层黏膜要全部去除以防止黏液囊肿的形成。同样，应确保移植物的骨膜面朝向硬膜和颅骨缺损。游离黏膜移植物可与无活性移植物一起使用，并以类似的方法对其进行支撑。在手术结束前要沿黏膜供应区域进行细致止血。如果中鼻甲在手术过程中被取下作为重建材料，则其黏膜可用作黏膜移植物使用。当然，在使用前要仔细去除黏膜下方的骨片。这两种技术都是修补小缺口的良好选择。

腹壁脂肪

　　腹壁脂肪在颅底重建中也被广泛使用。腹壁脂肪通常在多层重建之前填补不规则的空间，为后续重建提供更平整的缺损。腹壁脂肪可从脐周、下腹部或大腿外侧获取。该区域在手术准备阶段应同时准备并进行覆盖以确保无菌。脂肪通过环形切开获取。当收集足够体积的脂肪后，应对伤口进行冲洗、止血并逐层缝合。如果收集的脂肪体积较大而导致缺损很大，可以放置引流管防止积液或血肿形成。在额外的硬膜和颅底切除之前，常在硬膜内放置脂肪。最近，真皮脂肪移植物（Dermal Fat Grafts）受到越来越多的关注。真皮脂肪移植物的获取通常需要制作一个椭圆形切口，

但与普通脂肪移植物不同的是，这些脂肪并不会立即取下。表皮去除后，留下真皮和脂肪连在一起共同获取。可以沿着真皮周围做环形解剖以获取更大体积的脂肪，但必须保持组织连续。当体积足够后，就将两者一同取下用来重建。移植物的大小要仔细设计使真皮能处于颅底缺损的水平，从而允许更多层的重建。使用真皮使重建更加稳健，并有助于重建的操作和移植物的放置。游离脂肪与真皮脂肪移植物常与其他重建技术结合使用，包括无活性移植物和带蒂组织等。如前所述，脂肪由可吸收填塞物、生物蛋白胶和可膨胀海绵 / Foley 导管的组合进行支撑。需要强调的是，尽管活性 / 无活性移植物可以有效重建小的颅底缺损，但是对于 > 3cm 的手术切口，Hadad 等发现在多层游离移植物重建后，术后脑脊液漏的发生率仍极高，可达 20%~30%[11]。此时可以考虑其他技术，如带蒂重建。

组织瓣

　　随着内镜颅底手术能处理的患者和病种不断增加，带蒂黏膜瓣重建技术已成为内镜颅底手术的重要组成部分。带蒂黏膜瓣最早由 Hadad 等在 2006 年进行描述，其组成包括来自鼻中隔的黏膜骨膜和黏膜软骨膜，并由鼻中隔后动脉提供血供[11]。带蒂黏膜瓣已成为颅底重建的优先选择。带蒂黏膜瓣的特点是其长而稳定的血管蒂，使其适用于多种缺陷和位置。获取鼻中隔黏膜瓣时可以延伸到鼻底，这样就可以向两侧眼眶、蝶鞍及额窦进一步扩展[7]。除了其稳定的血管蒂和广阔的覆盖范围外，使用鼻中隔黏膜瓣还避免了准备第二个手术部位的需要，防止潜在的相关并发症。鼻中隔黏膜瓣的主要缺点是必须在术前做好规划，决定是否使用鼻中隔黏膜瓣。由于其血管蒂所在位置特殊，为确保带蒂黏膜瓣的活性，外科医生需要在切开蝶窦和鼻中隔后部之前准备好鼻中隔黏膜瓣。下文描述的补救技术很大程度上弥补了该缺点。在一些特定情况下，由于肿瘤侵袭或先

前手术导致的血管受损，鼻中隔黏膜瓣可能无法使用。既往的鼻中隔成形术不是使用鼻中隔黏膜瓣的绝对禁忌证，只是需要非常仔细剥离黏膜瓣以保证其完整不被撕扯。当不清楚鼻中隔黏膜瓣的血管蒂是否可用时，可以使用多普勒探头来确认其是否存在。

鼻中隔黏膜瓣（Nasoseptal Flap，NSF）技术

当患者体位摆放到如前述状态时，为获取更好的手术视野，双侧下鼻甲会被折断，而基于外科医生考虑，要制作 NSF 一侧的中鼻甲会被去除。移除中鼻甲后要细致止血以保证视野清晰。此时使用非定向电灼术时要注意保护 NSF 的血管蒂。上鼻甲要轻轻外推直到看见蝶窦的自然开口。黏膜瓣制作与否取决于外科医生术前对手术切除范围的评估。当遇到问题时，往往会估计一个更大的范围。使用弯曲 45° 的加长型单极烧灼针尖来完成两个平行切口。下切口要穿过后鼻孔边缘，沿着鼻中隔与鼻底交界处切开。上切口从蝶窦的自然开口开始，在上方进行扩展。切口要位于鼻中隔上部下方 1~2cm 处以保留嗅觉上皮。接着在前方垂直切开连接上、下两个切口，该垂直切口可以扩展到皮肤黏膜交界处。使用 Cottle 骨膜剥离子进行剥离。剥离应从前往后仔细进行，因为切口处不完全的剥离会导致撕裂，降低黏膜瓣的作用。当黏膜瓣剥离完成后即可将其放置在鼻咽处或同侧上颌窦，以待手术切除完成后使用（图 3.1）。

当重建开始时，NSF 被提起并旋转到颅底，注意不要扭曲血管蒂。要确保颅底与 NSF 的软骨膜面接触，而不是与黏膜面接触。这样才能确保移植物能黏附并且避免黏液囊肿的形成。有时手术后期难以区分 NSF 的两个面，因此在制作好 NSF 后应立即做好标记。覆盖在颅底缺损的黏膜瓣与其他活性移植物和无活性移植物一起完成多层重建。黏膜瓣直接与缺损的骨性边缘接触是至关重要的。此外，正如在游离黏膜移植物部分描述的，所有下方的黏膜必须去除，以防止形成黏膜囊肿。接着用前述支撑技术固定黏膜瓣。如前所述，患者的状态，包括潜在疾病、放疗史、高流量脑脊液漏的发生或重复手术，都会影响不可吸收的填塞物和球囊的术后使用时长。这些重建支撑物可能保留 3~7 天。

带蒂鼻中隔黏膜瓣补救技术

对于会造成大的颅底缺损的手术，术前即可规划好要准备鼻中隔黏膜瓣或其他带蒂黏膜瓣进行重建。但在一些情况下，事先并不知道需要用到鼻中隔黏膜瓣。对于这部分特殊人群，可以在手术开始时先准备一种鼻中隔补救黏膜瓣。该技术能在保留血管蒂的同时允许黏膜瓣在未被使用的情况下继续位于其原本的位置。Rivera-Serrano 等提出的这项技术在手术开始时仅完成部分鼻中隔黏膜瓣的处理。在该技术中，同鼻中隔黏膜瓣一样先完成上切口，即从蝶窦开口开始向前延伸约 2cm[12]。Rawal 等进一步描述了该技术，他们使用 Cottle 骨膜剥离子将黏膜瓣向下翻以暴露蝶窦开口。通过在切除蝶窦和鼻中隔之前暴露该区域，黏膜瓣的血管蒂被保留以备后续重建使用[13]。当需要鼻中隔黏膜瓣来进行重建时，外科医生再完成剩下的切口以获取鼻中隔黏膜瓣。该黏膜瓣作为多层重建的重要部分已在上文描述。如果不需要鼻中隔黏膜瓣的话，向下翻转的补救黏膜瓣可以再回到原位（图 3.2）。

内镜辅助的骨膜瓣

虽然颅底重建中主要使用鼻中隔黏膜瓣，但当其不可用或不足时，颅骨骨膜瓣（Pericranial Flap，PCF）为重建提供了另一种选择。正如 Zanation 等描述，PCF 是由眶上动脉和滑车上动脉提供血供的稳健的组织瓣[14]。由于其尺寸很大，因而尤其适合在更广泛和更困难的手术后进行整个颅底的重建。外科医生可以通过一系列技术来获取 PCF，包括有或没有小的眉间切口的内镜辅助、半冠状或冠状入路等。眉间切口提供了一个骨窗将组织瓣引入鼻内。PCF 还提供了一个重要

图 3.1 （A~D）鼻中隔黏膜瓣。（A）在制作切口之前，外推上鼻甲以暴露后鼻孔和蝶窦自然开口。这些解剖标志要在制作切口前识别。（B）下方切口用针尖型电刀制作，可以调整该切口获取更宽的黏膜瓣。（C）在黏膜软骨膜平面上，用 Cottle 骨膜剥离子仔细剥离保证黏膜瓣完整。（D）鼻中隔黏膜瓣从鼻中隔剥离并放入鼻咽部

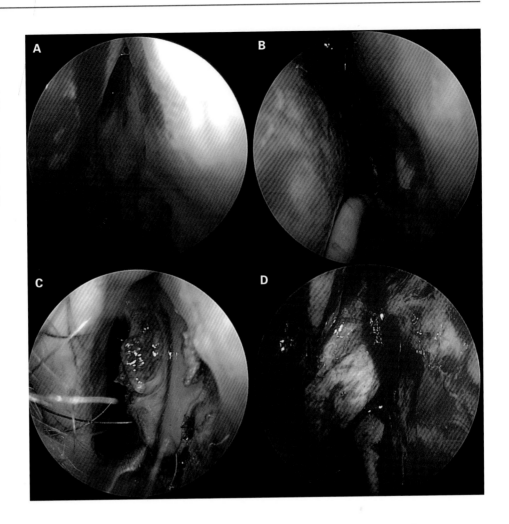

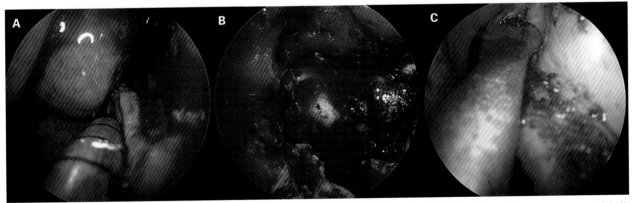

图 3.2 （A~C）补救黏膜瓣。（A）移除中鼻甲，并在制作切口前外推上鼻甲。识别蝶窦自然开口的位置。从蝶窦开口开始制作上纵向切口，沿着预期的鼻中隔黏膜瓣轨迹向前延伸，但不完全延伸。（B）使用补救黏膜瓣仍然允许肿瘤切除需要的广泛暴露。（C）切口完成后，剥离到黏膜软骨膜平面

的鼻外重建选择给有放疗史需要扩大切除的患者，以及由于肿瘤侵袭或既往手术史导致鼻中隔无法使用的患者。

Patel 等的放射解剖学研究对 10 例患者进行影像学术前评估，以确定理想的 PCF 切口。在该研究中，鼻根到蝶窦的平均距离为 4.51cm，鼻根到蝶鞍后壁的平均距离为 7.57cm，鼻根到斜坡下部的平均距离为 12.10cm。平均外部血管蒂长度，即

从外侧眶上切迹到额头中部加上额头中部到鼻根的距离，为4.36cm。这些值可以用来估计重建所需的PCF的平均长度。以下计算考虑了鼻根切除术时组织瓣转位带来的3cm校准因素：前颅窝缺损为11.31~12.44cm，鞍区缺损为14.31~15.57cm，斜坡缺损为18.3~20.42cm。该研究中的所有患者均未发生术后脑脊液漏[15]。

内镜辅助的骨膜瓣技术

按先前描述方法对颅底手术患者进行准备和覆盖。患者的头发要固定在远离手术区域的位置，无须剃光。重建医生确定头皮切口位置并进行标记。识别眶上切迹，并在两侧1.5cm处标记。由于对侧PCF可能用于再次手术，因此也要标记中线。手术切除部分完成后可以开始剥离PCF。切开皮肤，在帽状腱膜下平面，直视下或内镜辅助下进行解剖。使用内镜可获得前后方更好的视野，确保获取足够大的组织瓣（图3.3）。解剖完成后，使用加长的针尖型电刀在视野最后方的骨膜上做一个切口。接着做双侧的侧方切口，确保血管蒂被保留。以上步骤完成后，可在内镜辅助下剥离骨膜瓣，注意避免撕扯到骨膜瓣。与鼻中隔黏膜瓣中描述的一样，要在所有切口都完成后再进行剥离，以防止损坏组织瓣的完整性。接下来制作眉间切口。这需要在鼻根水平用电灼术向下解剖到骨膜。接着用钻头穿过鼻根骨质到达鼻腔。一旦眉间切口被充分打开后，就通过该区域将PCF引入鼻腔，以防止PCF或其血管蒂受到压迫。在这种位置变动中要注意不要扭曲血管蒂，否则组织瓣的血供可能会受到影响。在鼻腔内，要确保PCF直接接触到缺损边缘以保证足够的愈合效果（图3.4）。为保持额窦流出道通畅，可在PCF旁边放置类固醇洗脱支架（PROPEL Sinus Implant，Intersect ENT，Menlo Park，CA）。但更重要的还是颅底重建。在愈合后，可以手术解剖或分割PCF来重建鼻窦引流，防止黏液囊肿形成。在放置PCF后还需如前述进行多层重建和支撑。接着，用生理盐水大量冲洗外部切口并逐层闭合。头皮

伤口通常需要放置一个小的抽吸引流管来防止形成血肿或血清肿。监测引流情况，并在出院前合适的时机予以拔除。

颞顶筋膜瓣（Temporoparietal Fascia Flap，TPFF）

TPFF广泛用于头颈部癌症的重建。正如Patel等所述，这种用途广泛的组织瓣基于颞浅动脉（Superficial Temporal Artery，STA）的前支，是颈外动脉系统的终末分支[16]。当上文提及的组织瓣不可用时，这种扇形组织瓣提供了可靠的鼻外重建选择[7, 8]。同PCF，TPFF为有放疗史和既往手术史的患者提供了一种有价值的鼻外选择。由于其血管蒂的位置特殊，其最适合重建向下延伸到斜坡的鞍区缺损。当然，正如Patel等所说，这限制了其在前颅窝缺损重建上的应用[8]。由于颞动脉活检或头皮放疗史会导致血管受损或供区病变，因此必须仔细挑选适合的患者。该组织瓣的一个优点是它为扩大切除术的患者提供了更大的重建材料。可能的缺点则包括：供区坏死、脱发、瘢痕形成、面神经的额支无力或功能障碍，以及局部畸形。由于该组织瓣转位所需的解剖过程涉及颞下窝，因此存在损伤上颌内动脉的风险。

颞顶筋膜瓣技术

首先按前述颅底手术标准流程进行体位摆放和术前准备。此外，还要做好行同侧头皮半冠状切口的准备。在肿瘤切除完毕、同侧上颌窦切开术（Wide Ipsilateral Maxillary Antrostomy）和筛窦完全切除术完成后才开始制备TPFF。充分暴露后，内镜下识别并夹闭蝶腭动脉（Sphenopalatine Artery，SPA）和鼻中隔后动脉。然后沿着蝶腭动脉进入翼腭窝（Pterygopalatine Fossa，PPF），去除上颌窦的后壁和外侧壁以暴露颞下窝。当上颌内动脉（Internal Maxillary Artery，IMA）暴露完全后，就可以识别并解剖腭降动脉。当这些血管被识别并妥善分离后，PPF的内容物就可以被保护并横向移动，直到翼板暴露完全。此时，通常会牺

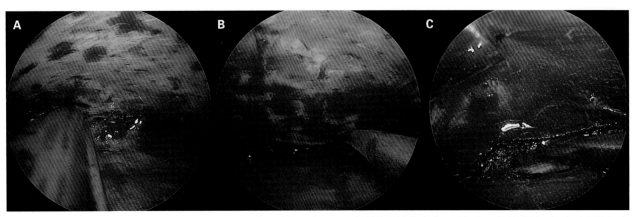

图 3.3 （A）完成皮肤切口后，在帽状腱膜下平面进行剥离。这里要用锋利的器械来完成，以保留厚的骨膜瓣。（B）在用单极电凝切开前进行广泛剥离。（C）在保留 3cm 血管蒂的情况下，使用骨膜剥离子逐步剥离组织瓣

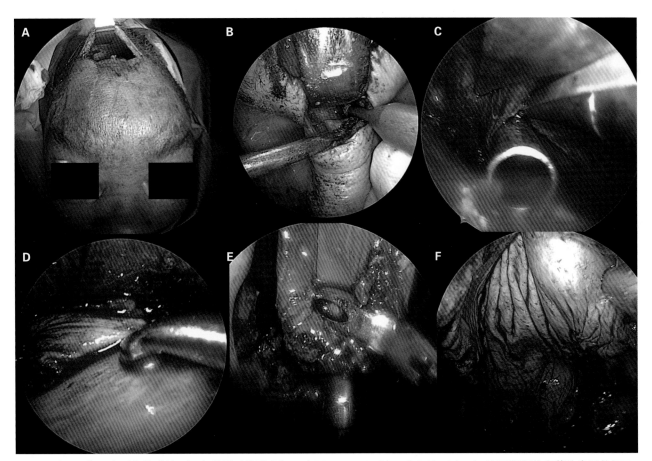

图 3.4 （A~F）逐步剥离骨膜瓣。（A）使用毛发浅表切口（Trichophytic Superficial Incision），而无须制作完整的半冠状切口。通过该切口在帽状腱膜下平面进行剥离。（B）在鼻骨水平制作眉间切口。解剖骨膜并行鼻根切除术以获取进入鼻腔的通道。（C）在组织瓣移动之前识别帽状腱膜下平面和骨膜下平面之间的连接部分。（D）将组织瓣逐渐剥离至鼻根切除术的位置，并确保保留了血管蒂。（E）在直视下将骨膜瓣转位到鼻腔中。（F）在填塞前用骨膜瓣覆盖前颅底

牲翼神经以满足暴露要求，但翼腭神经节可以保留下来。接下来就可以制备组织瓣了。小心切开同侧半冠状切口，保护好位于皮下组织中的STA。切开和剥离应在毛囊下平面（Subfollicular Plane）进行。侵袭性的切口会导致血管蒂受损。当所需大小的组织瓣暴露充足后，就可以从侧边切开筋膜。然后将组织瓣从颞肌筋膜上方和颞深筋膜的浅层剥离，剥离到颞线（Temporal Line of Fusion）以下。这个过程包括从颧弓剥离骨膜。接下来，在这个区域制作一条宽的通道，一直向下延伸到颞下窝。这个过程通常可以用经皮气管造口术扩张器（Percutaneous Tracheostomy Dilators）来完成。在这一步操作中，有时外眦切开术（Lateral Canthotomy）的切口有助于暴露翼上颌裂，以帮助组织瓣转位。通道完成后，将一根导丝穿过气管扩张器。然后取出扩张器，将组织瓣连接到导丝上并拉入鼻腔。此时应注意是否造成了组织瓣的过度旋转，尽量减少组织瓣血管受损的可能。进入鼻腔后，TPFF就置于缺损上方。TPFF可与其他重建技术结合使用，并用标准方式进行支持固定。外部切口再次大量冲洗，放置手术引流管，并逐层缝合。

鼻甲黏膜瓣

对于NSF不可用的患者，还有较少用的鼻内替代选择。Zanation等讨论了下鼻甲黏膜瓣（Inferior Turbinate Flap，ITF）和中鼻甲黏膜瓣（Middle Turbinate Flap，MTF）两个组织瓣，两者都有各自的动脉血供和后外侧鼻动脉分支血供[7]。后外侧鼻动脉是蝶腭动脉的终末分支。与NSF相比，ITF长度较短，且旋转弧度较小，但仍为较小的颅底缺陷提供了一种选择。Zanation等讨论了ITF在鞍区、鞍旁和斜坡中区的应用[7]。ITF可以与对侧ITF一起使用，以更好地覆盖颅底。制作ITF时，切口应包括下鼻甲的整个内表面，并且可以延伸到侧壁黏膜骨膜上以获得更大的面积。必须注意不要在制作黏膜瓣或移位时撕扯到后方的血管蒂。可在术后使用鼻夹防止在鼻内留下瘢痕。Patel等描述了MTF的剥离过程，但指出因为MTF在技术

上难以制备且黏膜较薄，其实用性有限[8]。

3.6 术后管理及并发症

广泛的内镜下鼻内颅底病损切除及重建伴随有并发症风险。谨慎遵循标准化术后护理有助于改善手术结果。术后，鼻内填塞支撑患者的复杂多层重建。支撑通常包括不可吸收的填充物或Foley导管，具体选择取决于术中情况。正如Patel等先前描述，高流量术中脑脊液漏是发生术后脑脊液漏最可靠的预测指标[8]。颅底手术后，所有患者都应留置导尿管以监测尿量并排除尿崩症。肿瘤大面积切除、硬膜内或蛛网膜内切除的患者夜间应在神经外科重症监护室密切观察。对于术后脑脊液漏风险高的患者，卧床休息并限制活动时间可达48h。积极的肠道方案可以有效防止术后腹胀（Straining）。在术后第3天，术中无脑脊液漏及术中低流量脑脊液漏的患者可移除鼻腔填塞物。对于术中高流量脑脊液漏的患者，要到术后第5~7天才去除填塞物。使用腰引时，引流管最初保持打开状态，然后逐渐减少引流量直至适合的时机拔除。所有患者填塞物未移除前都需使用抗生素治疗，以降低发生脑膜炎的风险。鼻腔冲洗的开始时间通常由术中脑脊液漏的情况及重建类型决定。

内镜鼻内颅底手术的重建与所有手术一样也存在并发症。Kassam等认为这包括术后脑脊液漏、脑膜炎、颅内积气和（或）移植物无效或移位[17]。为进一步评估这些并发症，Harvey等开展了一项Meta分析，回顾了38项研究。总体而言，该研究发现鼻内颅底重建技术的术后脑脊液漏发生率为11.5%（70/609）[18]。此外，使用游离移植物进行重建的患者发生脑脊液漏的概率为15.6%（51/326），而使用带蒂黏膜瓣的患者中仅有6.7%发生脑脊液漏[18]。Thorp等的另一项研究对152例使用组织瓣进行重建的患者进行了评估，其中只有5例（3.3%）发生脑脊液漏（3例NSF、1例PCF、1例ITF）[2]。在这项研究中，大多数泄漏

发生在高流量脑脊液漏的患者身上。其发生脑脊液漏的平均时长为 43.6 天，反映了脑脊液漏通常发生在术后早期。该研究未发现并发症与放疗史之间的关系。颅内积气通常在术后立即出现，表现为精神状态改变、头痛和呕吐。快速的临床和放射学评估对于识别和管理这类并发症至关重要。发生撕裂的组织瓣存在脑脊液漏的可能。因为重建是多层闭合，因此除非组织瓣发生大的撕裂，否则小的损伤通常不会影响其使用。但是，如果外科医生担心组织瓣不完整会导致术中脑脊液漏，也可以在手术时使用额外的重建技术。即使细致地进行了支撑，非常少的情况下组织瓣也会发生移位。如果发生这种情况并出现脑脊液漏，应立即进行手术修复。如果仅在术后影像上发现组织瓣移位而不存在临床症状，则无须进行手术修复。

总的来说，从 Zanation 等的研究来看，使用多种技术进行颅底重建效果优异 [7, 18]。Zanation 等的另一项研究评估了 70 例高流量脑脊液漏患者的颅底重建情况，其中仅 5.7% 的患者发生术后脑脊液漏 [18]。Zanation 等的进一步研究发现，翻修、拆除和重新使用以前的 NSF，术后脑脊液漏发生率并不会因此升高。该研究中也没有发现 NSF 死亡的情况 [19]。对于扩大颅底手术来说，NSF 仍是颅底修复的主要选择。然而，Patel 等的一项研究表明，与 NSF（95%）相比，NSF 以外的带蒂组织瓣（PCF 和 TPFF）的成功率达到 97% [15]。在 Patel 等的另一项研究中，34 例无法使用 NSF 的患者的成功率超过 95% [16]。这说明了新技术在面对不断增加的复杂病情时所能提供的稳定且有效的修复能力。

3.7　要点总结

鼻中隔黏膜瓣

· 细致的手术规划对 NSF 的制备至关重要，适

当高估病情是首选的。

· 上切口须位于鼻中隔上缘以下 1~2cm 处以保存嗅觉。

· 在制备鼻中隔黏膜瓣时不要切割得太快，这会导致一些区域没有切开，进而在剥离时导致黏膜瓣发生撕裂。确保先沿着 3 条切割线进行初步剥离，然后再剥离其他部位。

· 标准化的多层重建技术，包括活性 / 无活性移植物和组织瓣技术，对于稳定的重建效果至关重要。

颅骨骨膜瓣

· PCF 是非常牢固的组织瓣，可用来重建整个颅底，尤其是前颅底的缺损。

· 不要对血管蒂做过多的塑形，这可能导致血管受损。

· 在切割骨膜前要做扩大的环形解剖，否则组织瓣的尺寸可能不足。

颞顶筋膜瓣

· 这种组织瓣为颅底修复材料非常有限的患者提供了稳健的选项。

· 与其他重建技术不同，制备 TPFF 需要对颞下窝进行广泛解剖，从而带来特殊的手术风险。

· 过度旋转血管蒂会导致组织瓣受损。

术后管理

· 应非常保守地限制术后活动。

· 术后脑脊液漏风险高的患者的术后护理应极为谨慎。

· 任何可能的早期脑脊液漏现象都应该仔细斟酌判断，并在需要时予以修复，以免进一步发展出严重的并发症。

参考文献

[1] Hegazy HM, Carrau RL, Snyderman CH, et al. Transnasal endoscopic repair of cerebrospinal fluid rhinorrhea: a meta-analysis. Laryngoscope. 2000;110:1166–1172.

[2] Thorp BD, Sreenath SB, Ebert CS, et al. Endoscopic skull base reconstruction: a review and clinical case series of 152 vascularized flaps used for surgical skull base defects in the setting of intraoperative cerebrospinal fluid leak. Neurosurg Focus. 2014; 37(4):1–7.

[3] Stoken J, Recinos PF, Woodard T, Sindwani R. The utility of lumbar drains in modern endoscopic skull base surgery. Curr Opin Otolaryngol. 2015;23(1):78–82.

[4] Governale LS, Fein N, Logsdon J, et al. Techniques and complications of external lumbar drainage for normal pressure hydrocephalus. Neurosurgery. 2008;63:379–384; discussion 384.

[5] Garcia-Navarro V, Anand VK, Schwartz TH. Gasket seal closure for extended and endonasal endoscopic skull base surgery: efficacy in a large case series. World Neurosurg. 2013;80:563–568.

[6] Ransom ER, Palmer JN, Kennedy DW, et al. Assessing risk/benefit of lumbar drain use for endoscopic skull-base surgery. Int Forum Allergy Rhinol. 2011;1:173–177.

[7] Zanation AM, Thorp BD, Parmar P, Harvey RJ. Reconstructive options for endoscopic skull base surgery. Otolaryngol Clin N Am. 2011;44(5):1201–1222.

[8] Patel MR, Stadler ME, Snyderman CH, Carrau RL, Kassam AB, Germanwala AV, Gardner P, Zanation AM. How to choose? Endoscopic skull base reconstructive options and limitations. Skull Base. 2010;20(6):397–404.

[9] Kim GG, Hang AX, Mitchell C, Zanation AM. Pedicled extranasal flaps in skull base reconstruction. Adv Otorhinolaryngol. 2013;74:71–80.

[10] Harvey RJ, Parmar P, Sacks R, Zanation AM. Endoscopic skull base reconstruction of large dural defects: a systematic review of published evidence. Laryngoscope. 2012;122(2):452–459.

[11] Hadad G, Bassagasteguy L, Carrau RL, et al. A novel reconstructive technique after endoscopic expanded endonasal approaches: vascular pedicle nasoseptal flap. Laryngoscope. 2006;116:1882–1886.

[12] Rivera-Serrano CM, Snyderman CH, Gardner P, et al. Nasoseptal "rescue" flap: a novel modification of the nasoseptal flap technique for pituitary surgery. Laryngoscope. 2011;121(5):990–993.

[13] Rawal RB, Kimple AJ, Dugar DR, et al. Minimizing morbidity in endoscopic pituitary surgery: outcomes of the novel nasoseptal rescue flap technique. Otolaryngol Head Neck Surg. 2012;147:434–437.

[14] Zanation AM, Snyderman CH, Carrau RL, et al. Minimally invasive endoscopic pericranial flap: a new method for endonasal skull base reconstruction. Laryngoscope. 2009;119:13–18.

[15] Patel MR, Shah RN, Zanation AM, et al. Pericranial flap for endoscopic anterior skull-base reconstruction: clinical outcomes and radioanatomic analysis of preoperative planning. Neurosurgery. 2010;66(3):506–512.

[16] Patel MR, Taylor RJ, Zanation AM, et al. Beyond the nasoseptal flap: outcomes and pearls with secondary flaps in endoscopic endonasal skull base reconstruction. Laryngoscope. 2014;124:846–852.

[17] Kassam AB, Thomas A, Carrau RL, et al. Endoscopic reconstruction of the cranial base using a pedicled nasoseptal flap. Neurosurgery. 2008;63:ONS44–ONS52.

[18] Zanation AM, Snyderman CH, Carrau RL, et al. Nasoseptal flap reconstruction of high flow intraoperative CSF leaks during endoscopic skull base surgery. Am J Rhinol Allergy. 2009;23:518–521.

[19] Zanation AM, Carrau RL, Snyderman CH, et al. Nasoseptal flap takedown and reuse in revision endoscopic skull base reconstruction. Laryngoscope. 2011;121(1):42–46.

第四章　功能性垂体腺瘤和无功能性垂体腺瘤

Ankush Chandra, Manish K. Aghi

张恒柱 / 译

4.1 引言

垂体腺瘤起源于垂体腺细胞，是一种生长缓慢的良性肿瘤。由于其低复发率、低恶变率，垂体腺瘤被归为 WHO Ⅰ 级肿瘤[1]。过去认为垂体腺瘤较为少见，但最近的研究表明，随着诊断水平的提高和影像技术的进步，垂体腺瘤的发病率并不低。垂体腺瘤占所有颅内肿瘤的 15%~18%，已成为仅次于胶质瘤和脑膜瘤的第三大原发性脑肿瘤[2-6]。垂体腺瘤可分为两种类型：功能性垂体腺瘤（FPAs）和无功能性垂体腺瘤（NFPAs）。

4.2 基本理论

垂体腺瘤治疗的目的主要是缓解现有症状和预防未来可能出现的症状。FPAs 典型表现为血清中一种或多种垂体激素异常升高，进而出现相应临床症状（表 4.1）；NFPAs 是一种无内分泌活性的肿瘤，有时偶然在放射学检查中发现，也可因压迫症状而就诊（表 4.1，图 4.1）[23-26]。由于 FPAs 的生理作用的存在，它们被发现时通常比 NFPAs 更小[26]。有症状的腺瘤及偶然发现的较大腺瘤的治疗首选为手术切除。

4.3 患者选择

合适的病例选择需要完备的诊断资料。临床上怀疑垂体腺瘤者，需行影像学检查。MRI 是大多数鞍区肿瘤诊断的"金标准"（图 4.2）[7, 27]。MRI 不仅有利于诊断垂体肿瘤，还有利于鉴别其他鞍区及鞍外肿瘤，如颅咽管瘤、Rathke 囊肿、垂体脓

表 4.1　不同类型垂体腺瘤的相关症状（不同类型的功能性垂体腺瘤和非功能性垂体腺瘤的相关症状）

垂体腺瘤类型	相关症状
泌乳素腺瘤	高催乳素：闭经（女性）、性腺功能减退症、慢性肾病、溢乳、不孕症、骨质疏松症、多毛症[7] 垂体大腺瘤（占位效应）：头痛、视力障碍和垂体功能减退[7, 8]
无功能性垂体腺瘤	占位效应的症状：慢性头痛、视力障碍和垂体功能减退[9, 10]
生长激素腺瘤（肢端肥大症）	经典症状：四肢和软组织过度生长，骨质过度生长，面部粗糙外观，皮肤增厚，巨颌，增大的手脚[11-14] 不受控制的肢端肥大症：腕管综合征、代谢失调（糖尿病、血脂异常和胰岛素抵抗），心血管疾病（高血压、心脏肥大、心肌病和心律失常），增加结肠息肉、结肠癌和其他疾病的风险[12-18] 大腺瘤（占位效应）：睡眠障碍、垂体功能减退、头痛和视力障碍[13, 15, 16, 19, 20]
促肾上腺皮质激素腺瘤（库欣病）	特征症状：向心性肥胖、满月脸、面部多血症、糖尿病、多毛、易瘀伤、近端肌病、紫纹[21, 22] 其他症状：代谢、神经心理、肌肉骨骼、心血管、皮肤、激素和免疫异常[21]

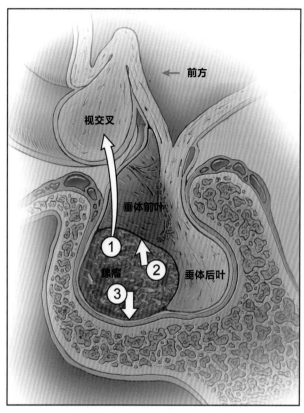

图 4.1 垂体腺瘤占位效应的临床症状。这些症状（头痛、视觉或内分泌功能障碍）是 NFPAs 和 FPAs 的典型症状，FPAs 也有激素分泌过多的症状，通常比这些占位效应症状更明显

肿、表皮样囊肿、脊索瘤、脑膜瘤、转移性肿瘤、动脉瘤、淋巴细胞性垂体炎、蛛网膜囊肿、黏液囊肿、淋巴瘤或结节病等[7]。此外，还应进行适当的实验室检查，建议对全垂体前叶轴进行常规内分泌检查，以评估患者的垂体功能减退程度。因为这样做除了能显示全垂体轴的激素缺陷率显著超过了我们临床怀疑的水平之外，全垂体功能减退患者与单一激素缺乏患者在应用甲状腺和肾上腺替代的参考临界值也可能不同[7, 28]。这种评估也可区分 NFPAs 和特定类型的 FPAs[7, 28]。与垂体腺瘤相关的不同病理学总结见表 4.2。

泌乳素腺瘤

根据垂体学会和内分泌学会制定的指南，泌乳素腺瘤的诊断需要生化和影像学的双重证据。推荐单独检测血清泌乳素。如果血清泌乳素水平高于 200 μg/L，泌乳素瘤几乎可以肯定是潜在的病因[8, 11, 12, 36]。但是，影像学提示垂体腺瘤但患者血清泌乳素水平仅在正常高值与 200 μg/L 之间，

图 4.2 垂体腺瘤的 MRI 图像，显示的是巨大无功能性垂体腺瘤（最大直径 > 4cm）的矢状位（左）和冠状位（右）T1 图像，上图为术前图像，下图为内镜经鼻切除术后图像，术后影像学未见残留肿瘤

术前

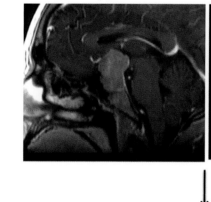 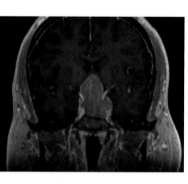

术后

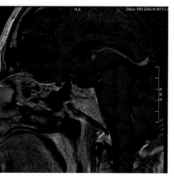 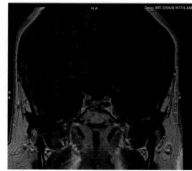

表 4.2　垂体腺瘤不同病理类型及其发病率的总结［无功能性垂体腺瘤（NFPAs）和 4 种功能性垂体腺瘤（FPAs）的发病率、发病年龄和性别］

病变类型	发病率 / %	年龄组 / 岁	性别
泌乳素腺瘤	50[a]	20~50[b]	女＞男[c]
无功能性垂体腺瘤	25~35[a]	＞ 40	男＞女[c]
肢端肥大症	10~15[a]	双峰：~20 和 50~65[b]	男＞女[c]
库欣病	10~15[a]	＜ 30（M）[b] ＞ 37（F）[b]	女＞男[c]
TSH 型垂体腺瘤	0.5~3[a]	50~60[b]	女＞男[c]

a：Refs[29-31]

b：Refs[29，32-34]

c：Ref[35]

则考虑无功能性腺瘤的垂体柄反应可能性大，而非泌乳素腺瘤。由于泌乳素瘤对药物治疗非常敏感，因此手术仅适用于具有明确手术指征的泌乳素腺瘤患者，如急性出血、囊性肿瘤、对多巴胺受体激动剂有抗药性或不耐受等。泌乳素腺瘤组织学分类见图 4.3B 和图 4.4。

肢端肥大症

根据内分泌学会制定的临床实践指南，具有肢端肥大症特征的患者，均应进行生化筛查以确诊[13，37]。血清 IGF-1 是优于随机生长激素水平的首选筛查项目，可根据患者的年龄和性别进行测

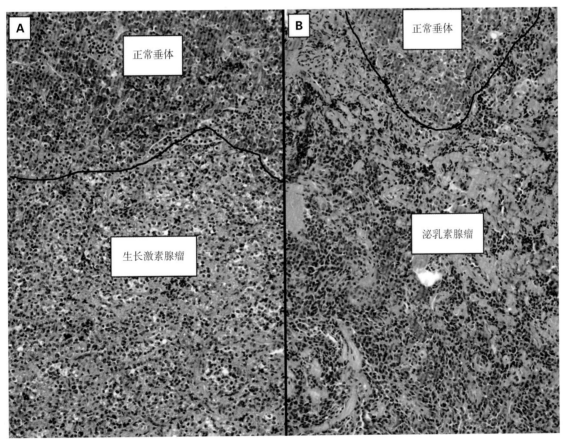

图 4.3　（A、B）垂体 – 肿瘤界面的组织学外观，显示的是（A）生长激素腺瘤和（B）泌乳素腺瘤的苏木精和伊红染色，该腺瘤是同一患者切除的两种腺瘤，两种腺瘤均可见尖锐的腺体 – 肿瘤界面

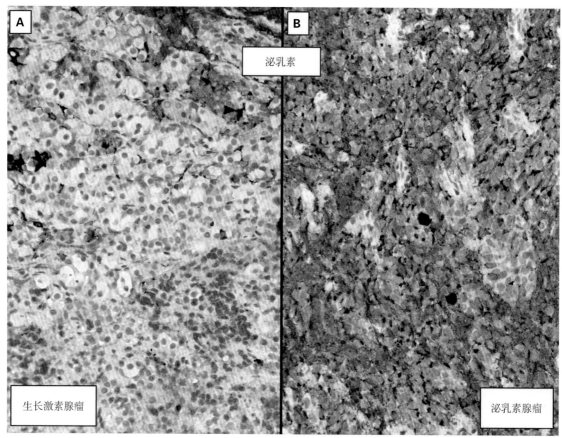

图4.4 （A、B）泌乳素腺瘤染色的病理表现，显示的是基于过氧化物酶的泌乳素免疫染色，（A）生长激素腺瘤，（B）泌乳素腺瘤（同一患者切除的两种腺瘤，详见图4.3）。棕色区域代表着泌乳素染色。需要注明的是，正常区域存在泌乳素染色阳性，但是在泌乳素腺瘤中阳性染色明显增加

量和匹配[11, 13]。如果IGF-1水平与正常范围不一致，则进行75g的口服葡萄糖耐量试验（OGTT）：血清GH水平在2h内未降至1μg/L以下，将确诊为肢端肥大症[13, 15, 38]。肢端肥大症的一线治疗是经蝶手术（详情如下文所述）[13, 37]。如果术后有残余肿瘤且可手术切除，则应二次手术以实现完全切除[13]。如果残余肿瘤不能手术切除，则需放疗或使用生长抑素类似物或GH受体拮抗剂等药物治疗。此类肿瘤组织学见图4.3A和图4.5。

库欣病

内分泌学会建议在进行任何实验室测试以评估疑似库欣病之前，需排除外源性糖皮质激素的使用[39, 40]。对于初始诊断，对怀疑指数低的患者使用以下4项中1项检验即可，而高度怀疑的患者需进行2项：①尿游离皮质醇检测（至少测2次）；②夜间唾液皮质醇（测2次）；③1mg夜间地塞米松抑制试验（DST）；④较长时间的低剂量DST（2mg/d，48h）[40]。虽然这些测试对糖皮质激素水平升高很敏感，但特异性较低[41]。如果最初试验的结果呈阳性，则需要进行额外的试验来区分库欣综合征和假性库欣综合征，这可以通过地塞米松－促肾上腺皮质激素释放激素（CRH）试验来实现[11]。此外，如果促肾上腺皮质激素升高，可使用CRH/去氨加压素试验、大剂量地塞米松试验和垂体MRI的组合来确定病因[11]。为了区别异位促肾上腺皮质激素肿瘤，使用去氨加压素或CRH进行岩下窦取样（IPSS）是

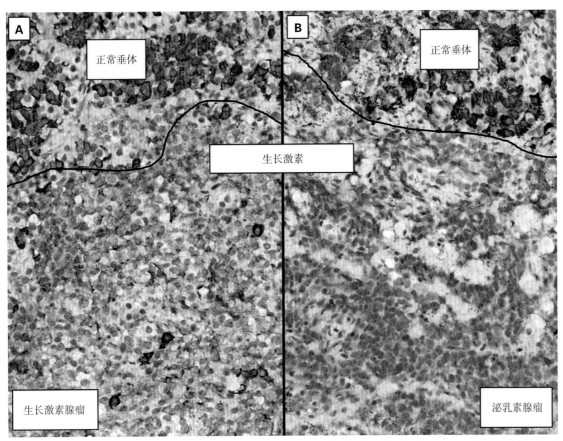

图 4.5（A、B）生长激素腺瘤的组织学表现，显示的是基于过氧化物酶的生长激素免疫染色，（A）生长激素腺瘤，（B）泌乳素腺瘤（同一患者切除的两种腺瘤，详见图 4.3）。棕色区域代表着生长激素染色。需要注明的是，正常区域存在生长激素染色阳性，但是在生长激素腺瘤中阳性染色明显增加

最重要的单一试验[39, 42, 43]。显微镜或内镜下经鼻蝶垂体瘤切除术是库欣病的一线治疗[44, 45]，术后微腺瘤的完全缓解率为 65%~90%，大腺瘤为 65%[39, 46-52]。如果肿瘤不能完全切除，建议再次手术[47, 53]。如果经蝶手术未能达到生化指标的缓解，则应采用放射外科手术或药物治疗进行进一步治疗，这些药物应能抑制垂体 ACTH 的释放，靶向肾上腺类固醇生物合成的药物或靶向皮质醇受体的药物。

无功能性垂体腺瘤

由于缺乏激素分泌且隐匿的生长方式，无功能性垂体腺瘤（图 4.2）多为无意中检查发现或者因病变对周围结构压迫出现症状而被发现[23-26]。根据神经外科医师协会的最新指南，建议对 NFPAs 进行高场 MRI 的影像学评估，同时建议对所有垂体前叶轴进行常规内分泌评估，以诊断是否存在甲状腺功能减退、泌乳素增高以及高水平的 IGF-1 以排除生长激素过度分泌[28, 54]。眼科检查（如视野检查和视觉诱发电位）可用于确定早期的视野缺损和视神经功能[55]。NPFAs 的一线治疗是通过显微外科或内镜经蝶手术进行手术切除，神经内镜提供了更为开阔的手术视野[56]。侵袭性无功能垂体腺瘤有明显向鞍上、鞍旁和鞍结节方向生长者，可以使用经颅和经蝶窦联合手术[56]。NFPAs 术后残留或复发者，建议采用放射疗法来降低肿瘤进展的风险。如果术后没有残余腺瘤或仅有少量残余腺瘤，建议随访，定期影像学复查[57]。

4.4 手术解剖

一般情况下，垂体腺瘤的治疗方法有多种选择，无功能性微腺瘤采用动态的影像学随访，泌乳素腺瘤可应用多巴胺激动剂治疗，或者经蝶手术切除肿瘤。根据肿瘤是否为无功能性腺瘤，决定术后药物或放射治疗。药物治疗可以参考以下相关文献[7, 8, 13, 37, 39, 47, 58-64]。经蝶手术入路的解剖研究有助于术者理解手术入路的细微差别。脑垂体位于蝶骨的蝶鞍部位，其位于中颅窝底的中心位置[65-67]。

开展神经外科鞍区手术需要了解蝶鞍上方、后方和侧方的重要解剖结构[68-70]。在蝶鞍上方，鞍隔将垂体与鞍上池分界，鞍上池里有视神经与视交叉走行。在蝶鞍的后方，有骨性的鞍背及后床突的下部，通过硬脑膜将垂体与桥前池分隔开，桥前池走行的是脑干腹侧基底动脉。海绵窦及颈内动脉位于蝶鞍的侧方。蝶鞍的上方、后方和外侧的解剖限制，使得经鼻蝶入路成为垂体病变的首选手术途径。

鞍区肿瘤向上生长至鞍上区域，压迫视交叉引起一系列临床症状。尸检发现有10%的变异率出现视交叉前置或位于鞍结节的更前方，垂体腺瘤的生长会压迫视交叉后方的视神经；另外，尸检发现视交叉后置或位于鞍背的更后方也有10%的变异率，垂体腺瘤的生长也会压迫视交叉前方的视神经（图4.6）[70]。

鞍上区位于小脑幕缘和中脑前方之间[65, 71]。这一区域常具有临床意义，因为漏斗部可以跨过此区域到达鞍隔。视神经及视交叉、视束前部、动眼神经和嗅神经束后部也从鞍上区通过。鞍上区的动脉结构包括Willis环、基底动脉、颈内动脉。具体而言，Willis环后部和基底动脉尖位于第三脑室底下方的前切迹区域，而大脑前动脉、大脑后动脉、颈内动脉的穿支动脉、脉络膜前动脉、前交通动脉及后交通动脉发出分支至第三脑室壁和前切迹区域[71-76]。

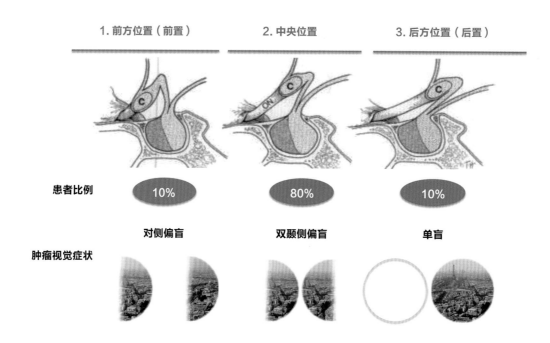

图4.6 视交叉可能存在的3个位置。图中显示正中矢状位平面视交叉可能存在的3个位置：前方位置是指视交叉位于骨性鞍结节之上；中央位置是指视交叉位于鞍隔之上；后方位置是指视交叉位于鞍背之上。垂体腺瘤的生长会因视交叉位置的不同而出现不同视野缺损。视交叉前置的垂体腺瘤患者会对视交叉后方的视束产生占位效应，造成对侧偏盲。中央位置视交叉的垂体腺瘤患者，由于视束压迫造成双颞侧偏盲。视交叉后置的垂体瘤患者，会对视交叉前方的视束产生占位效应，从而造成单盲

4.5 手术技术

内镜经蝶手术常用于治疗功能性垂体瘤和无功能性垂体瘤，相较于显微镜，内镜具有微侵袭的优势，而且可以提供更为广阔的视野[13, 36, 37, 47, 56]。不少研究报道称内镜及显微镜下经蝶手术的有效性相似，甚至无任何差别，但最近的一篇大型 Meat 分析对比了内镜经蝶入路及显微手术入路的手术效果，研究发现内镜手术的安全性、有效性以及肿瘤的全切率均优于显微手术，同时，内镜手术患者术后出现鼻中隔穿孔的发生率更低且住院时间更短[77-79]。

术前准备

内镜经鼻垂体瘤手术可以由一名神经外科医生单独完成，也可以由神经外科医生与一名耳鼻喉科医生合作完成。手术之前，应制订一个手术计划，包括术前是否放置腰大池引流管，是否取自体脂肪术中填塞，并了解肿瘤周边血管包绕的情况，还需考虑到一些特殊患者的具体情况，比如肢端肥大症患者，可能引起的气道问题，包括口咽组织肥大的患者，可能需要清醒状态下光纤插管，再比如库欣病患者，可能出现血压和电解质问题，在手术前，这些问题应该与麻醉师进行讨论。麻醉诱导后进行气管插管，术中常规应用一种能覆盖鼻腔菌群的抗生素和负荷剂量的类固醇激素。部分肿瘤会导致术前垂体功能减退，但众多医疗机构不论垂体瘤大小，均给予所有患者负荷剂量的类固醇激素。手术时，患者仰卧位，将躯干抬高 10°~20°，头部朝向术者并用 Mayfield 头架或三钉头架固定，神经导航在定位肿瘤方面能起到很大作用[80-82]。应特别注意避免颈静脉受阻回流不畅，和（或）臂丛的牵拉损伤。头位的垂直角度取决于病灶的解剖位置，如果病变侵及斜坡、蝶窦，或者是一个微腺瘤，则头部轻微弯曲，使鼻梁与手术室地板平行。如果病变延伸至鞍上区域，或者是一个大腺瘤，则头部后仰向手术室地板倾斜。然后用 5% 聚维酮碘溶液对鼻腔和周围面部区域进行消毒[83]。

手术设备

在垂体瘤内镜手术中，成像系统由 6 个组件组成：光源、内镜、光纤电缆、摄像头、显示器和录像设备[80]。大部分内镜都是直径为 4mm 的硬质内镜，长度有 18cm 和 30cm 2 种，镜头可分为 0°、30° 和 45° 3 种[80]。针对儿童和鼻腔特别狭窄的患者，有更细的，直径为 1.9~2.7mm 的内镜可供选择。为了减少内镜在导入和导出鼻腔过程中碎屑在镜头上的集聚，内镜通过一个鞘与冲洗系统连接，以便在手术过程中冲洗镜头[82]。当手术由外科医生单独操作时，内镜固定臂可以提供稳定的手术视野图像，并解放外科医生的手。内镜通过高质量的光纤电缆与光源连接，通常使用的光源是氙气冷光源，因为该光源的色温接近太阳光，与卤素灯相比，具有较低的热散度和较大的照明度[80, 81]。

内镜下经蝶窦手术中使用的手术器械具与显微外科技术中使用的有所不同，后者需要枪状的手术器械，而内镜技术中使用的是直的手术器械，因为它们可以靠近内镜沿着内镜的轴线插入，并且可以配备头端为不同角度的手术器械来应对手术部位各个方向的操作。市场上有几种手术工具可供选择，外科医生使用的方法也不尽相同[84, 85]。内镜、光源、显示器、摄像头和录像设备放置在患者头部后方和操作者前方。主刀外科医生在患者的右侧，而器械护士和手术助手在患者的左边，麻醉师和他的设备通常在患者的腿部（图 4.7）。

手术技术

内镜下经鼻蝶入路手术可分为鼻腔、蝶窦、鞍内 3 个阶段[80, 84]。在鼻腔阶段，可达到 3 个重

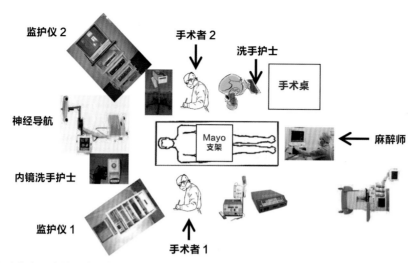

图4.7 内镜下经鼻垂体瘤手术的手术室布局。麻醉师在床脚处，有一根延长的气管导管固定在患者的一侧，并与呼吸机相连。内镜显示器左右各一，与患者成45°，保证在患者两侧工作的外科医生都能看到。从照片上看，外科医生可以面对面进行手术，但也可以同时在患者的右侧进行手术，而耳鼻喉科医生一般站在神经外科医生的前面

要的临床目的，即：显露鼻腔解剖，建立手术相关器械及导航所需的手术通道，以及顺利进入蝶窦。通常选择一个直径为4mm的0°或30°的内镜导入一侧鼻腔，因术者通常站在患者右侧，所以常常首选右侧鼻孔作为手术路径。但在某些情况下，如右鼻孔瘢痕变窄、鼻甲肥大（如肢端肥大症）、鼻中隔偏曲和先前鼻窦手术导致的粘连，可能会使用左鼻孔[82]。首先要确定的结构是外侧的下鼻甲和内侧的鼻中隔。在中鼻甲上端水平，于鼻中隔和中鼻甲之间放置浸于肾上腺素（1:10万）的棉片，使该区域血管收缩，扩大鼻腔空间[80, 83]。为了进一步扩大鼻腔空间以获得足够的手术路径，常将中鼻甲头部外侧骨折，如有需要，可使用纱布或类棉片予以保护，以防止手术过程中产生副损伤。当内镜沿着鼻腔底部推进时，会逐步到达一个与鼻咽相通的孔，即后鼻孔。后鼻孔的内侧缘是犁骨，也是该入路中的中线标志。此时，内镜沿后鼻孔顶向上倾斜，通过蝶筛隐窝到达蝶窦口（通常在后鼻孔顶上方1.5cm处）从而进入蝶窦。

蝶窦阶段包括打开蝶窦前壁以达到蝶鞍和垂体。为防止蝶腭动脉的鼻中隔分支出血，内镜一旦到达蝶窦腔，则从后鼻孔上方0.5cm开始至鼻

腔上缘电凝鼻中隔黏膜[80, 82]。接下来，切开鼻中隔黏膜并将其转移到侧方，随后在蝶窦喙部将鼻中隔折断，以获得蝶窦底部的广泛暴露[86]。可以使用Kerrison咬骨钳或高速磨钻沿环向打磨来打开蝶窦前壁。然后，将蝶骨碎片分块取出，避免整块切除，防止从鼻腔通道取出蝶骨片的过程中出现鼻黏膜的撕裂和出血[80, 82]。蝶窦前壁需打开至足够宽度，以确保手术工具在内镜可见范围内到达蝶鞍。如在"手术解剖"中所讨论的，操作过程中应注意蝶窦外下方，防止损伤蝶腭动脉或其分支。蝶窦内可见一个或多个分隔，在切除颈内动脉隆凸上方的分隔时必须特别小心。除非黏膜过于突出，以及发现或怀疑有腺瘤浸润外，应当使用鼻钳或咬骨钳，在不剥离蝶窦黏膜的情况下切除蝶窦分隔[80, 81]。切除蝶窦分隔后，内镜下可见蝶窦后壁和外侧壁，中间为鞍底，上面为蝶骨平面，下面为斜坡凹陷，侧方可见海绵窦内颈内动脉及视神经的骨性隆起[80, 81]。

鞍内阶段包括显露和切除病变（图4.8）。一旦蝶窦顶部清晰可见，则改换成更长的内镜（直径4mm，0°镜头，长度30cm），如果需要，可以通过将其固定在一个可调节的内镜支架上来稳定，从而解放外科医生的双手。对于大多数大腺瘤，可

图 4.8 （A~D）切除垂体腺瘤的内镜下视图，为一例患者的 MRI 图像和内镜下视图。（A）合并有视野缺损的无功能垂体大腺瘤患者，冠状位 T1 加权增强 MRI 可见肿瘤出血卒中，病变主要位于左侧，右侧可见部分正常垂体。（B）0°内镜下经蝶切除鞍内黄色出血性肿瘤。（C）通过 0°内镜观察切除后的最后一点肿瘤，半透明的鞍隔向下坠入鞍内。（D）术后 MRI 未见残余肿瘤

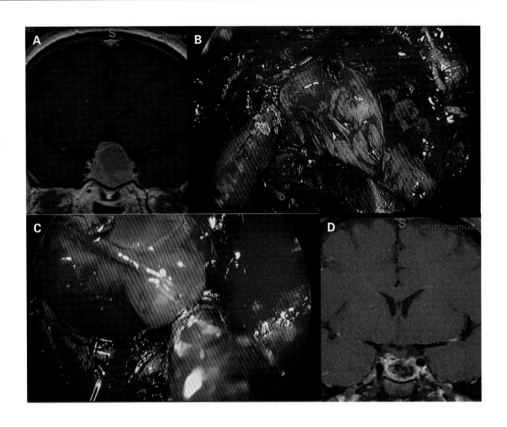

以用剥离子打开鞍底并用咬骨钳扩大[81]。但是，如果鞍底很厚，常见于微腺瘤患者，则使用高速磨钻或咬骨钳。无论哪种情况，鞍底骨窗的大小是根据病变的病理性质而定的。接下来，将暴露的硬脑膜以十字形或正方形切开[80, 81, 86]。对于大腺瘤而言，由于肿瘤压迫使上下海绵间窦闭塞，所以切开硬脑膜时很少出血。然而在微腺瘤特别是在库欣病中，整个鞍底硬膜可能由一个或两个静脉通道覆盖，切开时可能会导致硬膜出血[80, 82]。为了解决这一问题，可以电凝海绵间窦，或在其周围使用手术夹来固定和密封[80, 82]。在微腺瘤中切开鞍底硬脑膜时必须格外小心，因为有时在肢端肥大症患者中，扩张的颈动脉也可能位于鞍内[87, 88]。

内镜下肿瘤切除采用与传统显微外科经鼻入路相同的技术，特别是瘤内减压、包膜翻转和包膜外神经血管结构的分离，以及进行电凝止血和包膜切除[83]。使用各种刮匙、吸引器和取瘤钳，将病变分块切除。病变切除后，可以将 0°内镜可以替换为 30°或 45°内镜，来观察术区外侧边

界，以确保肿瘤最大范围内切除。如果在切除过程中发生术中脑脊液漏，可以使用多种技术进行修复，包括自体断血供组织移植，如脐周脂肪移植或阔筋膜移植，以及自体带血管蒂的组织移植，如鼻中隔黏膜瓣[81, 89~92]。可以用碎骨片来重建鞍底，尽管这种修复的重要性仍有争议。在手术结束时，进行彻底止血，并将中鼻甲轻轻恢复到正常的解剖位置。置入鼻腔的填塞物数量由外科医生决定，使用鼻中隔夹板缝合到鼻中隔黏膜瓣的切取部位，可有效防止术后鼻腔粘连，而使用生物可吸收鼻腔敷料，如 NasoPore™（Stryker Instruments），可提供一些填塞以支持手术部位的愈合。

对于较大的肿瘤，对于特别强调的点讨论如下：

（1）垂体大腺瘤：大腺瘤的切除是按顺序完成的，首先切除下方和两侧的病灶，再切除上方的[80]。在切除可见肿瘤后，如果鞍隔没有下降，外科医生可以要求麻醉团队实施 Valsalva 手法迫使鞍隔向下，使残留的肿瘤突出入鞍内[80, 81]。切除所有可见肿瘤后，必须对鞍内和鞍上池进行彻底检查，

必要时可使用角度镜进一步观察。如果大腺瘤侵袭到海绵窦内侧壁，内镜入路可以通过病灶侵袭的位置而追踪肿瘤，或通过更外侧的中鼻甲筛泡沟突入路，然后进行前后筛房的切除[84]。对于这个外侧的入路，为预防颈内动脉海绵窦段的损伤，术中应用多普勒探针是非常必要的。海绵窦内肿瘤的切除需要丰富的经验和判断，可能更适合于需要完整切除肿瘤以达到生化缓解，或者最大限度地切除以提高任何必要的术后疗效的功能性腺瘤。

（2）垂体巨腺瘤：尽管内镜经鼻蝶手术入路可以用于大腺瘤的切除[93-96]，但对于一些较大的垂体腺瘤（腺瘤直径大于40mm），经蝶窦入路可能会出现肿瘤残余，而需要进一步的开颅手术切除（图4.9），或者一开始不选用经蝶窦入路[97，98]。对于分期的手术，最大限度地减少首次的经蝶窦手术与开颅手术的时间间隔是非常重要的，这样有利于减少第一次手术后残余肿瘤所致脑中风事件发生的风险。对于一些残余腺瘤足够小而不需要二期开颅手术，需要在4~6周行MRI检查以评估残余的肿瘤负荷和显示其塌陷到蝶鞍，这种情况下可以考虑再次经蝶窦手术。

4.6 术后管理及并发症

据报道，内镜手术后的疼痛和不适是比较少见的，患者很少需要止痛剂[82，86]。由于可能发生尿崩症，患者至少需要留院观察过夜[86，99]。血钠水平和尿排出量需要在术后当晚和第二天早上测量。对于分泌性高的腺瘤，可以在术后检查高分泌激素的水平来评估生化缓解程度，另外，需认识到IGF-1需要长达6个月的时间才能在肢端肥大症手术后恢复正常。泌乳素瘤切除后，泌乳素常立即恢复正常；随着库欣病的生化缓解，皮质醇的亚常态化有望实现[100]。出院时，鼓励患者每日3次大量冲洗鼻腔前庭及鼻腔，持续1周[80]。鼻腔冲洗可以防止感染，清除鼻腔内的小血块，防止可能的鼻粘连。如果术前有肾上腺功能不全的证据，患者可以食用维持量的地塞米松出院[82，86]。在12周，除了临床评估外，MRI也用于评估手术切除程度。对于功能性腺瘤，激素是否还过量分泌也在12周的随访中进行评估[8，13，47，53，57，60，101，102]。

内镜下经蝶窦入路手术并发症虽然不常见，但其产生与肿瘤特点（大小和侵袭）、手术入路、

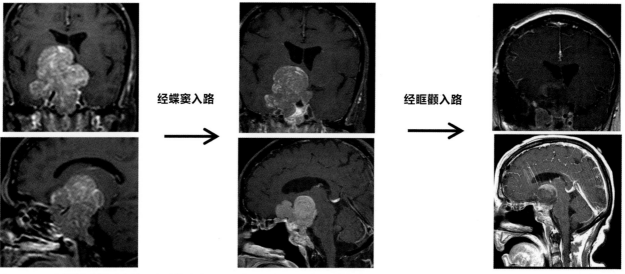

经蝶窦入路　　　经眶颞入路

图4.9　一例需要分期手术的巨大垂体腺瘤。展示的是一个巨大的无功能垂体大腺瘤患者，伴有视力下降20年。MRI显示肿瘤侵蚀入右侧外侧裂并明显向下延伸至蝶窦。我们采用分期入路，先行内镜下经蝶窦入路切除肿瘤的蝶窦和蝶鞍部分，术中病理分析证实为垂体腺瘤。第二天早上，患者被带回手术室，进行右侧经眶颞入路开颅手术切除剩余的肿瘤

垂体及其周围结构的操作相关[100, 103]。根据并发症发生的解剖位置，内镜入路的并发症可分为4组：①鼻面部并发症；②蝶窦并发症；③鞍旁并发症；④内分泌并发症[104]。鼻面部并发症主要包括由于鼻腔血管损伤，如蝶腭动脉及其分支，导致的鼻出血[100]。蝶窦并发症包括蝶窦炎，主要是经鼻部分操作时发生的反应[104]。鞍旁并发症包括脑脊液鼻漏、残余肿瘤肿胀或梗死、脑膜炎、手术腔内血肿、术后水肿引起的视觉缺陷和短暂性颅神经Ⅵ麻痹、颈动脉损伤[100, 104–106]。内分泌并发症包括尿崩症和新的术后垂体功能低下[97, 104]。

4.7 手术要点

· 对于年轻的神经外科医生或那些刚接触内镜下经鼻手术的医生，最好先从腺瘤体积较小的病例开始，然后再将该方法应用于风险较大的病例。

· 与经验丰富、受过颅底训练的耳鼻喉科医生合作，可将两名外科医生的团队合作理念应用于鼻内镜下垂体手术，从而减少手术时间，提高手术效果。

· 对于从事垂体腺瘤手术的神经外科医生来说，了解神经内分泌手术的精确理念是很重要的，例如通过辨别垂体–肿瘤界面和尽可能使用囊外剥离来识别和保留正常的垂体。

参考文献

[1] Louis DN, Ohgaki H, Wiestler OD, Cavenee WK, Burger PC, Jouvet A, et al. The 2007 WHO classification of tumours of the central nervous system. Acta Neuropathol. 2007;114(2):97–109.

[2] Scheithauer BW, Gaffey TA, Lloyd RV, Sebo TJ, Kovacs KT, Horvath E, et al. Pathobiology of pituitary adenomas and carcinomas. Neurosurgery. 2006;59(2):341–353; discussion −53.

[3] Dolecek TA, Propp JM, Stroup NE, Kruchko C. CBTRUS statistical report: primary brain and central nervous system tumors diagnosed in the United States in 2005-2009. Neuro-Oncology. 2012;14(Suppl 5):v1–v49.

[4] Shibui S. The present status and trend of brain tumors based on the data of the brain tumor registry of Japan. Brain Nerve. 2012;64(3):286–290.

[5] Ezzat S, Asa SL, Couldwell WT, Barr CE, Dodge WE, Vance ML, et al. The prevalence of pituitary adenomas: a systematic review. Cancer. 2004;101(3):613–619.

[6] Melmed S. Medical progress: acromegaly. N Engl J Med. 2006;355(24):2558–2573.

[7] Rogers A, Karavitaki N, Wass JA. Diagnosis and management of prolactinomas and non-functioning pituitary adenomas. BMJ. 2014;349:g5390.

[8] Melmed S, Casanueva FF, Hoffman AR, Kleinberg DL, Montori VM, Schlechte JA, et al. Diagnosis and treatment of hyperprolactinemia: an Endocrine Society clinical practice guideline. J Clin Endocrinol Metab. 2011;96(2):273–288.

[9] Greenman Y, Stern N. Non-functioning pituitary adenomas. Best Pract Res Clin Endocrinol Metab. 2009;23(5):625–638.

[10] Jaffe CA. Clinically non-functioning pituitary adenoma. Pituitary. 2006;9(4):317–321.

[11] Sharif-Alhoseini M, Laws ER, Rahimi-Movaghar V. Functioning pituitary adenoma. INTECH Open Access Publisher. Croatia. 2012.

[12] Arafah BM, Nasrallah MP. Pituitary tumors: pathophysiology, clinical manifestations and management. Endocr Relat Cancer. 2001;8(4):287–305.

[13] Katznelson L, Laws ER Jr, Melmed S, Molitch ME, Murad MH, Utz A, et al. Acromegaly: an endocrine society clinical practice guideline. J Clin Endocrinol Metab. 2014;99(11):3933–3951.

[14] Brabant G. Insulin-like growth factor-I: marker for diagnosis of acromegaly and monitoring the efficacy of treatment. Eur J Endocrinol. 2003;148(Suppl 2):S15–S20.

[15] Melmed S, Casanueva FF, Klibanski A, Bronstein MD, Chanson P, Lamberts SW, et al. A consensus on the diagnosis and treatment of acromegaly complications. Pituitary. 2013;16(3):294–302.

[16] Ben-Shlomo A, Melmed S. Acromegaly. Endocrinol Metab Clin N Am. 2008;37(1):101–122. viii.

[17] Scacchi M, Cavagnini F. Acromegaly. Pituitary. 2006;9(4): 297–303.

[18] Rokkas T, Pistiolas D, Sechopoulos P, Margantinis G, Koukoulis G. Risk of colorectal neoplasm in patients with acromegaly: a metaanalysis. World J Gastroenterol. 2008;14(22):3484–3489.

[19] Nganga HK, Lubanga RP. Pituitary macroadenoma presenting with pituitary apoplexy, acromegaly and secondary diabetes mellitus – a case report. Pan Afr Med J. 2013;15:39.

[20] Lindsay JR, Harding JA, Ellis PK, Sheridan B, Atkinson AB. Sustained improvement in vision in a recurrent growth hormone secreting macroadenoma during treatment with octreotide in the absence of marked tumour shrinkage. Pituitary. 2003;6(4):209–214.

[21] Ross EJ, Linch DC. Cushing's syndrome – killing disease: discriminatory value of signs and symptoms aiding early diagnosis. Lancet. 1982;2(8299):646–649.

[22] Melmed S, Polonsky KS, Larsen PR, Kronenberg H, ClinicalKey Flex. Williams textbook of endocrinology. Philadelphia: Elsevier; 2016. Available from: http://proxy.lib.wayne. edu/login?url=https://www.clinicalkey.com/dura/browse/ bookChapter/3-s2.0-C20130159806.

[23] Fujimoto N, Saeki N, Miyauchi O, Adachi-Usami E. Criteria for early detection of temporal hemianopia in asymptomatic pituitary tumor. Eye. 2002;16(6):731–738.

[24] Ausman JI. Handbook of neurosurgery, 7(th) edition. Surg Neurol Int. 2010;1:19.

[25] Verhelst J, Abs R. Hyperprolactinemia: pathophysiology and management. Treat Endocrinol. 2003;2(1):23–32.

[26] Ebersold MJ, Quast LM, Laws ER Jr, Scheithauer B, Randall RV. Long-term results in transsphenoidal removal of nonfunctioning pituitary adenomas. J Neurosurg. 1986;64(5):713–719.

[27] Chaudhary V, Bano S. Imaging of the pituitary: recent advances. Indian J Endocrinol Metab. 2011;15(Suppl 3):S216–S223.

[28] Fleseriu M, Bodach ME, Tumialan LM, Bonert V, Oyesiku NM, Patil CG, et al. Congress of Neurological Surgeons systematic review and evidence-based guideline for pretreatment endocrine evaluation of patients with nonfunctioning pituitary adenomas. Neurosurgery. 2016;79(4):E527–E529.

[29] Aflorei ED, Korbonits M. Epidemiology and etiopathogenesis of pituitary adenomas. J Neuro-Oncol. 2014;117(3):379–394.

[30] Jane JA Jr, Laws ER Jr. The management of non-functioning pituitary adenomas. Neurol India. 2003;51(4):461–465.

[31] Hemminki K, Forsti A, Ji J. Incidence and familial risks in pituitary adenoma and associated tumors. Endocr Relat Cancer. 2007;14(1):103–109.

[32] Ciccarelli A, Daly AF, Beckers A. The epidemiology of prolactinomas. Pituitary. 2005;8(1):3–6.

[33] Amlashi FG, Tritos NA. Thyrotropin-secreting pituitary adenomas: epidemiology, diagnosis, and management. Endocrine. 2016;52(3):427–440.

[34] Pecori Giraldi F, Moro M, Cavagnini F, Study Group on the Hypothalamo-Pituitary-Adrenal Axis of the Italian Society of E. Gender-related differences in the presentation and course of Cushing's disease. J Clin Endocrinol Metab. 2003;88(4):1554–1558.

[35] Mindermann T, Wilson CB. Age-related and gender-related occurrence of pituitary adenomas. Clin Endocrinol. 1994;41(3):359–364.

[36] Casanueva FF, Molitch ME, Schlechte JA, Abs R, Bonert V, Bronstein MD, et al. Guidelines of the pituitary society for the diagnosis and management of prolactinomas. Clin Endocrinol. 2006;65(2):265–273.

[37] Katznelson L, Atkinson JL, Cook DM, Ezzat SZ, Hamrahian AH, Miller KK, et al. American Association of Clinical Endocrinologists medical guidelines for clinical practice for the diagnosis and treatment of acromegaly – 2011 update. Endocr Pract. 2011;17(Suppl 4):1–44.

[38] Giustina A, Chanson P, Bronstein MD, Klibanski A, Lamberts S, Casanueva FF, et al. A consensus on criteria for cure of acromegaly. J Clin Endocrinol Metab. 2010;95(7):3141–3148.

[39] Hur KY, Kim JH, Kim BJ, Kim MS, Lee EJ, Kim SW. Clinical guidelines for the diagnosis and treatment of Cushing's disease in Korea. Endocrinol Metab (Seoul). 2015;30(1):7–18.

[40] Nieman LK, Biller BM, Findling JW, Newell-Price J, Savage MO, Stewart PM, et al. The diagnosis of Cushing's syndrome: an Endocrine Society Clinical Practice Guideline. J Clin Endocrinol Metab. 2008;93(5):1526–1540.

[41] Elamin MB, Murad MH, Mullan R, Erickson D, Harris K, Nadeem S, et al. Accuracy of diagnostic tests for Cushing's syndrome: a systematic review and metaanalyses. J Clin Endocrinol Metab. 2008;93(5):1553–1562.

[42] Oldfield EH, Chrousos GP, Schulte HM, Schaaf M, McKeever PE, Krudy AG, et al. Preoperative lateralization of ACTH-secreting pituitary microadenomas by bilateral and simultaneous inferior petrosal venous sinus sampling. N Engl J Med. 1985;312(2):100–103.

[43] Doppman JL, Oldfield E, Krudy AG, Chrousos GP, Schulte HM, Schaaf M, et al. Petrosal sinus sampling for Cushing syndrome: anatomical and technical considerations. Work in progress. Radiology. 1984;150(1):99–103.

[44] Alahmadi H, Cusimano MD, Woo K, Mohammed AA, Goguen J, Smyth HS, et al. Impact of technique on cushing disease outcome using strict remission criteria. Can J Neurol Sci. 2013;40(3):334–341.

[45] Starke RM, Reames DL, Chen CJ, Laws ER, Jane JA Jr. Endoscopic transsphenoidal surgery for cushing disease: techniques, outcomes, and predictors of remission. Neurosurgery. 2013;72(2):240–247; discussion 7.

[46] Biller BM, Grossman AB, Stewart PM, Melmed S, Bertagna X, Bertherat J, et al. Treatment of adrenocorticotropin-dependent Cushing's syndrome: a consensus statement. J Clin Endocrinol Metab. 2008;93(7):2454–2462.

[47] Nieman LK, Biller BM, Findling JW, Murad MH, Newell-Price J, Savage MO, et al. Treatment of Cushing's syndrome: an Endocrine Society Clinical Practice Guideline. J Clin Endocrinol Metab. 2015;100(8):2807–2831.

[48] Bochicchio D, Losa M, Buchfelder M. Factors influencing the immediate and late outcome of Cushing's disease treated by transsphenoidal surgery: a retrospective study by the European Cushing's Disease Survey Group. J Clin Endocrinol Metab. 1995;80(11):3114–3120.

[49] Atkinson JL, Young WF Jr, Meyer FB, Davis DH, Nippoldt TB, Erickson D, et al. Sublabial transseptal vs transnasal combined endoscopic microsurgery in patients with Cushing disease and MRI-depicted microadenomas. Mayo Clin Proc. 2008;83(5):550–553.

[50] Alwani RA, de Herder WW, van Aken MO, van den Berge JH, Delwel EJ, Dallenga AH, et al. Biochemical predictors of outcome of pituitary surgery for Cushing's disease. Neuroendocrinology. 2010;91(2):169–178.

[51] Acebes JJ, Martino J, Masuet C, Montanya E, Soler J. Early post-operative ACTH and cortisol as predictors of remission in Cushing's disease. Acta Neurochir. 2007;149(5):471–477; discussion 7-9.

[52] Esposito F, Dusick JR, Cohan P, Moftakhar P, McArthur D, Wang C, et al. Early morning cortisol levels as a predictor of remission after transsphenoidal surgery for Cushing's disease. J Clin Endocrinol Metabol. 2006;91(1):7–13.

[53] Tritos NA, Biller BM. Update on radiation therapy in patients with Cushing's disease. Pituitary. 2015;18(2):263–268.

[54] Chen CC, Carter BS, Wang R, Patel KS, Hess C, Bodach ME, et al. Congress of Neurological Surgeons systematic review and evidence-based guideline on preoperative imaging assessment of patients with suspected nonfunctioning pituitary adenomas. Neurosurgery. 2016;79(4):E524–E526.

[55] Newman SA, Turbin RE, Bodach ME, Tumialan LM, Oyesiku NM, Litvack Z, et al. Congress of Neurological Surgeons systematic review and evidence-based guideline on pretreatment ophthalmology evaluation in patients with suspected nonfunctioning pituitary adenomas. Neurosurgery. 2016;79(4):E530–E532.

[56] Kuo JS, Barkhoudarian G, Farrell CJ, Bodach ME, Tumialan LM, Oyesiku NM, et al. Congress of Neurological Surgeons systematic review and evidence-based guideline on surgical techniques and technologies for the management of patients with nonfunctioning pituitary adenomas. Neurosurgery. 2016;79(4):E536–E538.

[57] Sheehan J, Lee CC, Bodach ME, Tumialan LM, Oyesiku NM, Patil CG, et al. Congress of Neurological Surgeons systematic review and evidence-based guideline for the Management of Patients with Residual or recurrent nonfunctioning pituitary adenomas. Neurosurgery. 2016;79(4):E539–E540.

[58] Freda PU, Beckers AM, Katznelson L, Molitch ME, Montori VM, Post KD, et al. Pituitary incidentaloma: an endocrine society clinical practice guideline. J Clin Endocrinol Metab. 2011;96(4):894–904.

[59] Levy A. Pituitary disease: presentation, diagnosis, and management. J Neurol Neurosurg Psychiatry. 2004;75(Suppl 3):iii47–iii52.

[60] Rutkowski MJ, Flanigan PM, Aghi MK. Update on the management of recurrent Cushing's disease. Neurosurg Focus. 2015;38(2):E16.

[61] Katavetin P, Cheunsuchon P, Swearingen B, Hedley-Whyte ET, Misra M, Levitsky LL. Review: pituitary adenomas in children and adolescents. J Pediatr Endocrinol Metab. 2010;23(5):427–431.

[62] Adelman DT, Liebert KJ, Nachtigall LB, Lamerson M, Bakker B. Acromegaly: the disease, its impact on patients, and managing the burden of long-term treatment. Int J Gen Med. 2013;6:31–38.

[63] Lucas JW, Bodach ME, Tumialan LM, Oyesiku NM, Patil CG, Litvack Z, et al. Congress of Neurological Surgeons systematic review and evidence-based guideline on primary management of patients with nonfunctioning pituitary adenomas. Neurosurgery. 2016;79(4):E533–E535.

[64] Aghi MK, Chen CC, Fleseriu M, Newman SA, Lucas JW, Kuo JS, et al. Congress of Neurological Surgeons systematic review and evidence-based guidelines on the management of patients with nonfunctioning pituitary adenomas: executive summary. Neurosurgery. 2016;79(4):521–523.

[65] Rhoton AL Jr, Hardy DG, Chambers SM. Microsurgical anatomy and dissection of the sphenoid bone, cavernous sinus and sellar region. Surg Neurol. 1979;12(1):63–104.

[66] Pait TG, Harris FS, Paullus WS, Rhoton AL Jr. Microsurgical anatomy and dissection of the temporal bone. Surg Neurol. 1977;8(5):363–391.

[67] Rhoton AL Jr, Harris FS, Renn WH. Microsurgical anatomy of the sellar region and cavernous sinus. Clin Neurosurg. 1977;24:54–85.

[68] Rhoton AL Jr. The sellar region. Neurosurgery. 2002;51(4 Suppl):S335–S374.

[69] Inoue T, Rhoton AL Jr, Theele D, Barry ME. Surgical approaches to the cavernous sinus: a microsurgical study. Neurosurgery. 1990;26(6):903–932.

[70] Renn WH, Rhoton AL Jr. Microsurgical anatomy of the sellar region. J Neurosurg. 1975;43(3):288–298.

[71] Thapar K, Kovacs K, Scheithauer B, Lloyd R. Diagnosis and management of pituitary tumors. Philadelphia: Taylor & Francis; 2000.

[72] Gibo H, Lenkey C, Rhoton AL Jr. Microsurgical anatomy of the supraclinoid portion of the internal carotid artery. J Neurosurg. 1981;55(4):560–574.

[73] Gibo H, Carver CC, Rhoton AL Jr, Lenkey C, Mitchell RJ. Microsurgical anatomy of the middle cerebral artery. J Neurosurg. 1981;54(2):151–169.

[74] Saeki N, Rhoton AL Jr. Microsurgical anatomy of the upper basilar artery and the posterior circle of Willis. J Neurosurg. 1977;46(5):563–578.

[75] Perlmutter D, Rhoton AL Jr. Microsurgical anatomy of anterior cerebral anterior communicating recurrent artery complex. Surg Forum. 1976;27(62):464–465.

[76] Hardy DG, Peace DA, Rhoton AL Jr. Microsurgical anatomy of the superior cerebellar artery. Neurosurgery. 1980;6(1):10–28.

[77] Gao Y, Zhong C, Wang Y, Xu S, Guo Y, Dai C, et al. Endoscopic versus microscopic transsphenoidal pituitary adenoma surgery: a meta-analysis. World J Surg Oncol. 2014;12:94.

[78] Ammirati M, Wei L, Ciric I. Short-term outcome of endoscopic versus microscopic pituitary adenoma surgery: a systematic review and meta-analysis. J Neurol Neurosurg Psychiatry. 2013;84(8):843–849.

[79] Goudakos JK, Markou KD, Georgalas C. Endoscopic versus microscopic trans-sphenoidal pituitary surgery: a systematic review and meta-analysis. Clin Otolaryngol. 2011;36(3):212–220.

[80] Cappabianca P, Cavallo LM, de Divitiis E. Endoscopic endonasal transsphenoidal surgery. Neurosurgery. 2004;55(4):933–940; discussion 40-41.

[81] Linsler S, Gaab MR, Oertel J. Endoscopic endonasal transsphenoidal approach to sellar lesions: a detailed account of our mononostril technique. J Neurol Surg B Skull Base. 2013;74(3):146–154.

[82] Tataranu L, Gorgan M, Ciubotaru V, Dediu A, Ene B, Paunescu D, et al. Endoscopic endonasal transsphenoidal approach in the management of sellar and parasellar lesions: indications and standard surgical technique (part I). Rom Neurosurg. 2010;17(1):52–63.

[83] Yadav Y, Sachdev S, Parihar V, Namdev H, Bhatele P. Endoscopic endonasal trans-sphenoid surgery of pituitary adenoma. J Neurosci Rural Pract. 2012;3(3):328–337.

[84] Laws ER, Lanzino G, ClinicalKey Flex. Transsphenoidal surgery. Philadelphia: Saunders; 2010. Available from: http://proxy.lib.wayne.edu/login?url=https://www.clinicalkey.com/dura/browse/bookChapter/3-s2.0-C20090320450.

[85] Cappabianca P, Alfieri A, Thermes S, Buonamassa S, de Divitiis E. Instruments for endoscopic endonasal transsphenoidal surgery. Neurosurgery. 1999;45(2):392–395. discussion 5-6.

[86] Jho HD, Alfieri A. Endoscopic endonasal pituitary surgery: evolution of surgical technique and equipment in 150 operations. Minim Invasive Neurosurg. 2001;44(1):1–12.

[87] Manara R, Gabrieli J, Citton V, Ceccato F, Rizzati S, Bommarito G, et al. Intracranial internal carotid artery changes in acromegaly: a quantitative magnetic resonance angiography study. Pituitary. 2014;17(5):414–422.

[88] Sivakumar W, Chamoun RB, Riva-Cambrin J, Salzman KL, Couldwell WT. Fusiform dilatation of the cavernous carotid artery in acromegalic patients. Acta Neurochir. 2013;155(6):1077–1083; discussion 83.

[89] Cappabianca P, Cavallo LM, Valente V, Romano I, D'Enza AI, Esposito F, et al. Sellar repair with fibrin sealant and collagen fleece after endoscopic endonasal transsphenoidal surgery. Surg Neurol. 2004;62(3):227–233; discussion 33.

[90] Cappabianca P, Cavallo LM, Esposito F, Valente V, De Divitiis E. Sellar repair in endoscopic endonasal transsphenoidal surgery: results of 170 cases. Neurosurgery. 2002;51(6):1365–1371; discussion 71-72.

[91] de Divitiis E, Spaziante R. Osteoplastic opening of the sellar floor in transsphenoidal surgery: technical note. Neurosurgery. 1987;20(3):445–446.

[92] Spaziante R, de Divitiis E, Cappabianca P. Reconstruction of the pituitary fossa in transsphenoidal surgery: an experience of 140 cases. Neurosurgery. 1985;17(3):453–458.

[93] Goel A, Nadkarni T, Muzumdar D, Desai K, Phalke U, Sharma P. Giant pituitary tumors: a study based on surgical treatment of 118 cases. Surg Neurol. 2004;61(5):436–445; discussion 45-46.

[94] de Paiva Neto MA, Vandergrift A, Fatemi N, Gorgulho AA, Desalles AA, Cohan P, et al. Endonasal transsphenoidal surgery and multimodality treatment for giant pituitary adenomas. Clin Endocrinol. 2010;72(4):512–519.

[95] Mortini P, Barzaghi R, Losa M, Boari N, Giovanelli M. Surgical treatment of giant pituitary adenomas: strategies and results in a series of 95 consecutive patients. Neurosurgery. 2007;60(6):993–1002; discussion 3-4.

[96] Koutourousiou M, Gardner PA, Fernandez-Miranda JC, Paluzzi A, Wang EW, Snyderman CH. Endoscopic endonasal surgery for giant pituitary adenomas: advantages and limitations. J Neurosurg. 2013;118(3):621–631.

[97] Wang F, Zhou T, Wei S, Meng X, Zhang J, Hou Y, et al. Endoscopic endonasal transsphenoidal surgery of 1,166 pituitary adenomas. Surg Endosc. 2015;29(6):1270–1280.

[98] Matsuyama J, Kawase T, Yoshida K, Hasegawa M, Hirose Y, Nagahisa S, et al. Management of large and giant pituitary adenomas with suprasellar extensions. Asian J Neurosurg. 2010;5(1):48–53.

[99] Jho HD, Carrau RL. Endoscopic endonasal transsphenoidal surgery: experience with 50 patients. J Neurosurg. 1997;87(1):44–51.

[100] Theodros D, Patel M, Ruzevick J, Lim M, Bettegowda C. Pituitary adenomas: historical perspective, surgical management and future directions. CNS Oncol. 2015;4(6):411–429.

[101] Ziu M, Dunn IF, Hess C, Fleseriu M, Bodach ME, Tumialan LM, et al. Congress of Neurological Surgeons systematic review and evidence-based guideline on posttreatment follow-up evaluation of patients with nonfunctioning pituitary adenomas. Neurosurgery. 2016;79(4):E541–E543.

[102] Kreutzer J, Vance ML, Lopes MB, Laws ER Jr. Surgical management of GH-secreting pituitary adenomas: an outcome study using modern remission criteria. J Clin Endocrinol Metab. 2001;86(9):4072–4077.

[103] Ciric I, Ragin A, Baumgartner C, Pierce D. Complications of transsphenoidal surgery: results of a national survey, review of the literature, and personal experience. Neurosurgery. 1997;40(2):225–236; discussion 36-37.

[104] Cappabianca P, Cavallo LM, Colao A, de Divitiis E. Surgical complications associated with the endoscopic endonasal transsphenoidal approach for pituitary adenomas. J Neurosurg. 2002;97(2):293–298.

[105] Barrow DL, Tindall GT. Loss of vision after transsphenoidal surgery. Neurosurgery. 1990;27(1):60–68.

[106] Black PM, Zervas NT, Candia GL. Incidence and management of complications of transsphenoidal operation for pituitary adenomas. Neurosurgery. 1987;20(6):920–924.

第五章　鞍上区病变

Sacit Bulent Omay, Vijay K. Anand, Theodore H. Schwartz

邵耐远 / 译

5.1 引言

鞍上区是指以鞍隔为底界，以第三脑室底为上界的一个空间结构，手术中通过切除鞍结节、视交叉前沟和蝶骨平台后部来达到此区域。鞍上区可以根据视交叉的位置分视交叉下、视交叉上及视交叉后 3 个间隙。视交叉前间隙位于视交叉及垂体之间。漏斗是这个间隙的主要结构，它的前方被鞍上池蛛网膜覆盖，后方由 Liliequist 膜覆盖。长到视交叉前间隙部位的鞍结节脑膜瘤，会压迫漏斗及垂体上动脉向后移位。视交叉上间隙顾名思义位于视交叉的上方，视束的后面部分，A1 段、前交通动脉和大脑前动脉的 A2 段是这个间隙的主要结构。侵及至此间隙的蝶骨平台脑膜瘤，通常会向后和（或）向下移位视交叉、大脑前交通动脉复合体、Heubner 回返动脉及额眶动脉。视交叉后间隙从漏斗往后到后穿质、大脑脚及脚间池，向上到第三脑室。颅咽管瘤及 Rathke 囊肿经常长到这个间隙[1]。

5.2 基本理论

鞍上区的外科病灶病理各不相同（表 5.1），对于每一名神经外科医生而言，这个区域的手术都是一个挑战，因为这些病灶与视神经、视交

表 5.1　鞍上区病变

垂体大腺瘤
Rathke 囊肿
脑膜瘤
颅咽管瘤
表皮样和皮样囊肿
胶质瘤
蛛网膜囊肿
转移瘤
生殖细胞肿瘤
下丘脑错构瘤
动脉瘤
脓肿
淋巴瘤
脊索瘤

叉、垂体、漏斗、下丘脑及第三脑室这些重要解剖结构毗邻。这个区域的病灶虽然通常是良性的，但是病灶本身的病理特点及外科手术可能导致视野缺损、内分泌功能障碍及脑积水。所以手术决策是一个比较复杂的过程，因为需要寻找一个平衡点，既要考虑是否通过激进的手术来全切肿瘤，同时还要考虑到手术可能导致的意识障碍、眼科及内分泌问题，能否将这些问题的发病率降到最低[2]。

直到最近，对于鞍上区域的病灶还是采取从上方入路的经颅手术，这些入路需要牵拉脑组织；需要通过颅神经、颈内动脉及其分支之间组成的不同三角之间进行手术[3-6]；同时影响美观。最

近 10 年，随着技术的进步，出现了内镜经鼻入路（EEA），并得到了推广和普及。此入路符合达到病灶距离最短的策略，该策略是利用人体天然腔道，譬如鼻孔，来进行手术，但同时也为激进的肿瘤手术提供了便利。内镜经鼻经蝶骨平台、经鞍结节入路是到鞍上池最直接的通路，并且此手术入路避免了对视神经及颈内动脉的骚扰[5]，同时也避免了对脑组织的牵拉。与经颅手术不同的是，这一入路避免了对重要血管神经进行移位，譬如对挡在医生及肿瘤之间的视神经、颈内动脉进行移位。这一入路非常有利于双侧视神经管的完全减压，对受压的视神经不需要操作。尤其是，从经鼻颅底入路，切除了肿瘤基底部的骨质，这部位通常是肿瘤复发部位，同时在手术早期就断了肿瘤的血供，使得手术出血最少。

随着神经外科和耳鼻喉科的通力合作，经鼻内镜手术提供了一个独特的视野，可以从鞍区往上观察到鞍上池，甚至到达第三脑室顶部以及脚间池[8]。前文提到，我们倡导最短入路及最大化激进手术入路之间的平衡，平衡的成功秘诀是案例的选择。内镜经鼻入路（EEA）有它的优点，也有限制，利用这个入路进行手术，需要从内镜视角对病理有独特的理解，需要熟练掌握内镜手术通道及内镜肿瘤切除关键技术[5]。经鼻内镜外科医生在案例选择及决定手术方案时，需要回答 3 个问题[5]：靶点在哪里？病灶性质是什么？手术入路如何选择？鉴于此章节的主题是鞍上区域，那么我们手术的靶点就在鞍上池，我们将会复习到达此靶点的入路，讨论不同病变之间的差异。

5.3 患者选择

手术适应证

手术适应证包括：任何位于或侵犯鞍上区的病灶，此病灶具有占位效应、导致神经功能障碍、内分泌或者眼科方面的症状，以及需要通过鞍上

入路切除或活检，获得组织学诊断的病灶。对于不能经鼻入路切除的巨大肿瘤并不通常是手术禁忌证。这种肿瘤，可以根据患者年龄、手术目的，进行部分肿瘤切除（内减容），或者分期经颅、经颅内镜进行个性化手术[9]。

患者如果出现了视力症状或者影像学提示视通路受压，应该进行视野等详细的神经眼科学检查，同时进行全套内分泌功能检查以确定内分泌功能障碍的基线水平。最重要的是进行全面综合的神经影像评估，鞍区肿瘤需要头颅 MRI 检查和显示冠状位的垂体 MRI 检查，CT 检查能显示蝶窦内的骨性分隔，CTA 能显示颈内动脉位置。

要评估蝶窦气化的情况，要计划好鞍底骨窗的大小和范围，要能够充分暴露手术通道。要根据鼻中隔穿孔或偏曲情况评估是否可以做鼻中隔黏膜瓣，做哪一侧的鼻中隔黏膜瓣，或者是否需要做其他类型的黏膜瓣来修补颅底。

手术禁忌证及思考

内镜经鼻入路手术通常不适合需要整块切除的恶性肿瘤。但是，无论是整块切除或达到肿瘤切缘阴性的分块切除，术后再进行分割放疗，目前没有证据证明整块切除方法优于分块切除[7, 10-14]。生长超过眼眶部位或颈内动脉外侧或者颈内动脉后部的肿瘤，通过 EEA 是非常困难的。尸体解剖研究显示，在眶纸板之间的蝶骨平台，平均宽度为（26±4）mm，到达鞍结节后部时，平均宽度只有（16±3）mm[7, 15]。这些测量指标决定了 EEA 入路的手术通道，能够显露双侧神经管内侧部分[7]。除了以上解剖边界的限制，即使有角度镜的帮助，有一些在角落里的病灶也难以切除[9]。虽然肿瘤包绕着神经血管不是 EEA 的手术禁忌证，但是术者必须考虑自己是否有能力可以将肿瘤跟这些重要结构安全地解剖分离，同时也应该考虑无法切除时，残留肿瘤可以辅助放射外科或分割放疗[9]。海绵窦侵袭也不是绝对禁忌证，但是术者应该评估手术目的，必须考虑这区域手术导致的血管神经

损伤风险[16]。同样，大脑前动脉A2段被肿瘤包绕也非绝对禁忌证，但是也应该进行上述情况的考虑。

脑内水肿或第三脑室底水肿不是手术绝对禁忌证，但若肿瘤（如颅咽管瘤）侵犯下丘脑等重要结构，要以保留重要脑组织结构功能为主，这部分肿瘤可以残留。还有重要的一点就是大腺瘤的鉴别诊断，如下丘脑错构瘤、颅内大动脉瘤和生殖细胞瘤，这几类疾病可能不适用该入路。术前应进行详尽完备的影像学检查，明确诊断并加以鉴别以排除这几类病变[16]。

5.4 外科技术操作

设备准备及选择细节

现如今鼻内镜器械与标准的经颅显微外科器械在设计上存在差异。在内镜中主要应用长而直的枪握式器械，而经颅显微外科的刺刀样器械在内镜中并不适用。单极电刀用于鼻和蝶窦黏膜出血，而双极电凝用于硬脑膜和颅内结构。鼻内病变切除多应用组织刨削器或微吸切钻，颅内病变需要更精密的器械，如NICO Myriad（Indianapolis, IN）或柔性的可双手操作的吸引器。18cm和30cm内镜，最好配齐0°、30°和45°镜头。在手术中，可冲洗和清洁镜头的镜鞘能使手术效率最大化。虽然助手人工扶镜有灵活的优势，但机械臂及气动臂能够有助于保持一个固定的、稳定的视野。大的并且分辨率高的显示器，清晰度增高，能够提供给外科医生清晰的术野和更好的手术舒适度[16]。

手术入路

手术一般采用全身麻醉。当蛛网膜被打开时，常规使用头孢唑林或三联抗生素（万古霉素、第二代头孢菌素和甲硝哒唑）预防颅内感染。术前

常规放置腰大池引流管，10mL脑脊液稀释0.25mL 10%荧光素（AK-Fluor®；Akorn, Buffalo Grove, IL，美国）并注入腰大池引流管中观察脑脊液漏情况[17, 18]。4%可卡因4mL浸泡棉药用于收缩鼻黏膜血管。Mayfield头架固定头部，颈部过伸右转各15°更有利于暴露额下前颅底区域。头部高于心脏以利于静脉回流。在腹部和大腿外侧取脂肪和阔筋膜用于颅底重建，先用0°、长度18cm、直径4mm硬质内镜（Karl Storz, Tuttlingen, Germany）探查，蝶腭动脉、筛前动脉、筛后动脉周围黏膜和中鼻甲黏膜注射1%利多卡因和肾上腺素（1：10万）混合液减少出血[19]。在切除脑膜瘤时首选双鼻孔入路，增加操作空间。内镜放置在左侧鼻孔顶部，常规切除左侧上鼻甲以增加空间。若预估到术后硬脑膜和颅底缺损面积大，可在鼻腔内操作前制作一侧或双侧带蒂鼻中隔黏膜瓣。这样可以使得黏膜瓣最大化，可以保留黏膜瓣的血管蒂，黏膜瓣手术中置于口咽部，最终用于颅底重建[19]（图5.1）。

定位蝶窦开口，然后扩大开口以暴露蝶窦（图5.2）。用组织刨削器切除邻近犁骨及上颌嵴的后1/3的鼻中隔。至此，可以完全暴露蝶窦腔，并实现双人四手的手术操作。完全暴露蝶嘴，将蝶窦的底壁和侧壁向下磨除，以便在手术结束时将

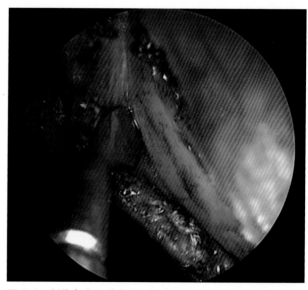

图5.1 制作鼻中隔黏膜瓣，将黏膜瓣从鼻中隔处分离

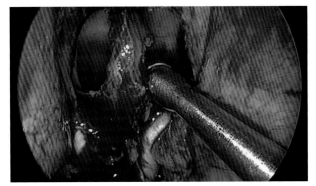

图 5.2 定位蝶窦开口，扩大开口以暴露蝶窦

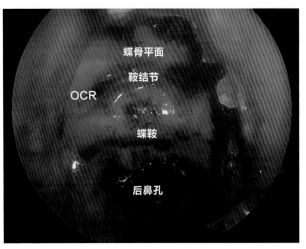

图 5.3 后鼻孔、OCR、蝶鞍、鞍结节、蝶骨平台的全景视野，仔细了解每名患者颅底的骨性解剖结构

鼻中隔黏膜瓣平整铺在这个平面上。建议切除蝶窦前壁，以便在手术过程中为内镜和器械操作提供足够空间。筛板很薄，要避免骨折，此处是医源性脑脊液漏的好发部位。切除蝶窦分隔并完全切除蝶窦黏膜，以防止鼻中隔瓣下形成黏液囊肿。一定要切除蝶嘴，这样能使黏膜瓣贴合度比较好地安置在鞍底，而不是黏膜瓣有张力情况下去颅底重建。

温生理盐水冲洗，加上或单独使用凝血酶浸泡的明胶海绵，适当加压可达到止血目的。蝶窦腔准备阶段完成后，就可以用气动臂或机械臂置入并固定内镜，一般使用 0°、直径 4mm 的硬质内镜。术中需确认颈动脉隆起、视神经隆起、内侧及外侧视神经颈内动脉隐窝（OCR）等重要解剖标志（图 5.3）。神经导航有助于评估蝶窦开口的前外侧暴露范围。鞍底切除向外到达内侧视神经颈内动脉隐窝，下方到达斜坡隐窝。应用金刚钻并持续冲洗达到精准非创伤性骨切除。用高速磨钻、刮匙、Kerrison 咬骨钳打开鞍底的上 1/3。再根据肿瘤病理类型的不同来确定鞍底前壁切除水平，是否要暴露到鞍隔上方，是否要切除蝶骨平台。一些病例可能需要切除双侧后组筛窦以获得蝶骨平台前部最佳的暴露。通过识别并电凝筛后动脉的方式来避免筛后动脉的损伤。这一手术阶段推荐在导航辅助下操作。根据病理情况，如需扩大暴露范围，可应用金刚钻蛋壳化内侧视神经颈内动脉隐窝的骨质，然后用刮匙打开视神经管

顶部。视神经内侧部分的骨质去除要避免使用枪状咬骨钳，因为在狭窄的视神经管内枪状咬骨钳的前端部分很容易损伤视神经导致视力下降乃至失明。推荐术中使用多普勒超声探头定位颈内动脉和眼动脉位置，降低重要血管损伤的概率[19, 20]。

硬膜内手术操作

视交叉前肿瘤以蝶骨平台脑膜瘤和鞍结节脑膜瘤最为多见，打开硬脑膜即可直视。切开硬脑膜前需用多普勒超声确定颈内动脉位置。术中一旦损伤颈内动脉，应立即电凝或压迫止血，急诊进行血管内介入评估及必要的介入治疗[16]。用钩刀水平方向切开上海绵间窦上下的硬脑膜，海绵间窦电凝后切开到达海绵窦内侧部分。切开上海绵间窦时，使用镰状钩刀沿中线切开，然后用钝头剥离子分离硬脑膜可以防止误伤颈内动脉，这也是一种比较安全的方法。由于颅底重建时，不再需要颅底硬脑膜，所以可以将其切除，可以使用电凝，或是枪状咬骨钳咬除。用吸引器、NICO Myriad®（Indianapolis，IN，USA）、环形单极（Elliquence，Baldwin，NY，USA）或显微剪刀进行瘤内减压，也可用垂体取瘤钳进行肿瘤内减压，但应避免对肿瘤过度牵拉，以免对神经血管结构

造成额外损伤。经鞍结节－蝶骨平台入路因为入路的先天优势，可直接离断肿瘤血供，可直接进行肿瘤内减压，避免在颈内动脉及视神经周围操作。瘤内充分减压后，肿瘤变薄，很容易进行牵拉移位，有利于锐性解剖前交通复合体及其穿支动脉。在肿瘤的后方及下方可以清晰地观察到视神经及垂体柄，予以解剖分离并且避免破坏蛛网膜界面。尽可能全切肿瘤囊壁及包膜。肿瘤切除后，瘤腔及视神经入视神经管的通路上用 45°、长度 18cm、直径 4mm 的硬质内镜观察有无肿瘤残留。鞍结节脑膜瘤，其鞍隔通常为肿瘤的起源位置，应在手术结束时切除鞍隔以保证肿瘤的全切[20]。

视交叉后的肿瘤常见为颅咽管瘤或 Rathke 囊肿，这些肿瘤起源于垂体柄后部，在视交叉后向第三脑室生长。因为这类肿瘤通常向后，即第三脑室内方向生长，所以没必要切除整个蝶骨平台。虽然有时需要用到 30° 内镜观察，但绝大多数情况下，使用 0°、30cm 长、直径 4mm 的硬质内镜进行手术操作足够了。硬脑膜打开以后，继续打开鞍上蛛网膜池，可以获得一个以垂体在下方，视交叉在上方的一个手术通道。视交叉－垂体通道（CPC）就是通往这些病变的路径，这个通道的大小并不影响暴露肿瘤及安全切除肿瘤的能力。如果肿瘤就在术野前方并将视交叉上抬，这个手术通道就会变大。但如果不是这种情况，轻轻上抬视交叉及下压垂体，以获得手术空间，都是可以的。

垂体柄可以位于肿瘤前部、中部或后部。术前患者下丘脑－垂体功能评估、手术目的决定了垂体柄术中处理的应对策略。如果患者已经出现垂体功能低下及尿崩现象，手术就可以牺牲切除垂体柄。有些情况下，可能会使用到垂体移位技术或者垂体下方再开一个骨窗形成双骨窗入路[6]。瘤内减压，或者瘤内囊肿囊液的引流，尤其在切除巨大肿瘤时，特别有助于肿瘤的移位及锐性解剖分离。肿瘤实质性成分要非常小心地从视交叉及垂体柄上分离下来。能够直视下操作并保护好重要的神经血管结构非常重要，譬如颈内动脉、

大脑前交通动脉复合体。如果浸润下丘脑，建议残留肿瘤或肿瘤囊壁部分，术后进行放疗，而非强行切除导致下丘脑功能损伤。最后，可以通过 45°、18cm 长、4mm 直径的硬质内镜进行瘤床、第三脑室及脚间池的观察，若有残余肿瘤，可予以切除[20]。

颅底重建

巨大肿瘤切除后，颅底缺损会比较大，大脑下面也会留下较大的无效腔。我们不推荐使用脂肪来填塞那个无效腔，一方面好的重建技术，并不需要脂肪，另一方面也因为使用脂肪术后会影响影像学检查。硬膜下硬脑膜补片（DePuy Synthes，West Chester，PA，USA）虽然不一定要用，但还是可以使用。我们推荐使用"垫圈密封"（Gasket-Seal）重建技术[21, 22]。

根据颅底缺损范围，取 2 倍大小于颅底缺损的阔筋膜瓣，置于缺损的骨窗位置，再取一片 Medpor（Porex，Fairburn，GA，USA）塑形成骨窗大小，在阔筋膜外楔形嵌入骨窗，形成垫圈密封（图 5.4）。取出置入鼻咽部的鼻中隔黏膜瓣，在颅底缺损处，铺在阔筋膜外面，边缘部分要求超过阔筋膜的外缘，并与颅底骨面相接触。最后在鼻中隔黏膜瓣外面覆盖聚合水凝胶（DuraSeal®；Confluent Surgical，MA，USA）固定黏膜瓣。蝶窦

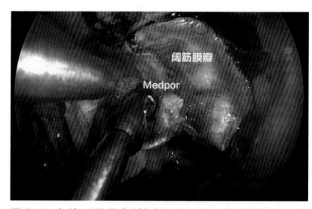

图 5.4 密封，"垫圈密封"（Gasket-Seal）适用于 EEA 术后颅底缺损重建术，自体阔筋膜和修剪后 Medpor 支撑颅底缺损部位

腔、筛窦、鼻腔顶部使用注入凝血酶的流体明胶（FloSeal；Baxter，IL，USA）进行止血[19, 20]。切除巨大垂体腺瘤时，鞍底骨窗开口比较大，我们不用"垫圈密封"技术，因为从鞍底到蝶骨平台的弯曲度不适合容纳硬质的硬膜下镶嵌物。这种情况下，我们会在鞍内置入脂肪，用 Medpor 支撑好脂肪，再覆盖上鼻中隔黏膜瓣和 DuraSeal[16]。

5.5　常见病变

垂体腺瘤

垂体腺瘤起源自垂体前叶的腺垂体细胞，约占颅内肿瘤的 7%~17%。虽然组织学性质为良性，但依然可以生长并侵袭周围的结构[23, 24]。根据有无激素分泌功能，垂体腺瘤可分为功能性垂体腺瘤与非功能性垂体腺瘤。催乳素瘤是最常见的功能性垂体腺瘤，多采取多巴胺激动剂药物治疗，而对于药物治疗失败或不能耐受药物治疗的患者可采取手术治疗。经蝶手术目前仍然是促肾上腺皮质激素垂体腺瘤（ACTH，库欣病）和生长激素垂体腺瘤（肢端肥大症）的主要治疗方法，其生化缓解率与肿瘤大小和侵袭性显著相关[25]。无功能性垂体微腺瘤（直径＜1cm）通常无临床症状，而大腺瘤则常表现为占位效应，包括视野缺损和激素缺乏，以及海绵窦受累引起的颅神经功能障碍。手术通常适用于视力受损或影像学随访中肿瘤生长的患者[25, 26]。

对于鞍上方向明显生长，尤其是延伸至蝶骨平台以上的肿瘤，切除鞍结节和部分蝶骨平台通常是有益的。从而可以进行包膜外分离，以确保肿瘤完全切除。尽管一些术者建议采取经颅与经蝶联合的入路，但我们认为内镜下经鞍结节、蝶骨平台入路可以为切除这一类肿瘤提供充足的空间而无须行开颅手术[9]。EEA 的优势主要是提供了腹侧中线方向通道，在重要神经和血管之前显露病变，从而在肿瘤切除过程中使这些结构的损伤风险降至最低。而切除鞍结节和部分蝶骨平台，暴露腹内侧海绵窦，则使外科医生不仅可以实现瘤内减压同时还可以进行包膜外操作，从而实现肿瘤全部切除[27, 28]。

EEA 对切除各种大小和侵袭性的、向外侧生长不显著超过颈动脉分叉的垂体腺瘤均安全有效。经鼻入路治疗这些病变的总切除率明显较高，视力预后较好，复发率较低，同时脑脊液漏和脑膜炎发生率均低于经颅入路[28]。经鼻入路在鞍上延伸和海绵窦浸润的肿瘤中优势最为显著[29]。

颅咽管瘤

颅咽管瘤起源于垂体柄，一般位于视交叉后方并向第三脑室延伸，可引起脑积水、视力丧失、垂体功能障碍和尿崩症。扩大的经蝶骨平台入路可以在视交叉和正常垂体之间提供一个理想的手术通道（图 5.5）。尽管一些术者主张在进行次全切除后行放射治疗，从而降低对功能的影响，但全切除术尤其是经蝶手术则为肿瘤治愈提供了更高的可能性[20, 30, 31]。由于入路的解剖性质，经蝶骨平台、经鞍结节入路确实有较高风险损伤垂体柄，从而造成术后尿崩症和垂体功能低下。但经颅入路同样可能损害垂体功能，术后垂体功能低下的发生率高达 70%~80%[32, 33]。通过移动或部分切除垂体来扩大手术通道，可以尽可能减少对垂体和垂体柄的损伤[9]。内镜下经蝶骨平台、经鞍

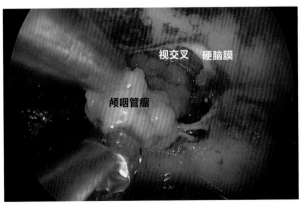

图 5.5　颅咽管瘤切除：切除的肿块大小可超过视交叉与垂体之间的间隙。视交叉向上轻微牵拉提供解剖与切除肿瘤的空间

结节入路的另一个优势是可以从下方显露整个第三脑室，这一视角是经颅显微镜入路无法获得的，从而可以增加肿瘤全切的机会，并降低 EEA 的致残率[9]（图5.6）。全切术后发生食欲过盛和下丘脑损伤的风险，很大程度上取决于肿瘤的侵袭程度，而与手术入路或显露方法无关。因而，内镜下经蝶和显微镜下经颅入路总体风险相当。如果手术的目的是部分切除和囊肿减压，也可通过内镜经蝶窦、经鞍结节入路实现[20]。

脑膜瘤

蝶骨平台和鞍结节脑膜瘤，以及特定位置小的嗅沟脑膜瘤，都可以采取内镜经鼻、经鞍结节、经蝶骨平台入路进行切除。但向颈动脉外侧延伸的肿瘤可能不适用 EEA。鞍结节和蝶骨平台脑膜瘤多位于视交叉前，最常见的表现为视力丧失。额下入路和翼点入路均需牵拉脑组织，将视神经和颈动脉处于肿瘤与术者之间，增加了相关损伤风险[34, 35]。与之相反，EEA 则可以在重要的神经血管结构之前先通过内部减瘤降低损伤风险[9, 20]，不仅可以在通常情况下实现肿瘤全切除，而且对于术后放疗或观察过程中视力下降的虚弱或老年患者，经鞍结节、经蝶骨平台入路也可以减少视通路减压术中的损伤。从下方切除脑膜瘤

的另一个优点是可以在手术早期阻断肿瘤的硬膜来源血供，这对于无法进行术前栓塞的病例尤其重要。此外，因为硬膜与骨骼等被肿瘤浸润的结构在入路中可以被切除，而双侧视神经管的广泛显露也可提高经颅入路中难以处理的位于视神经下方的肿瘤残余的切除率[9]（图5.7），所以经鞍结节、经蝶骨平台入路相对于经颅入路治愈脑膜瘤的可能性更高。

经鼻切除脑膜瘤的潜在劣势包括操作空间狭窄和手术器械的自由度降低，硬脑膜附着和脑膜尾征也可能因为无法完全显露而难以切除。然而，随着对经鼻内镜邻近解剖结构的了解增加，以及角度内镜和成角器械的运用，可以通过建立适当的手术通道，在内镜下进行双手显微操作，加以细致的病例选择，以降低肿瘤的残余。此外，考虑到从下方重建硬膜和颅底的难度，理论上经鼻手术颅内感染和脑脊液漏风险较高。但实践中，EEA 术后感染率却极低。同时，术者对内镜技术的熟悉程度同样会显著影响手术时间，以及患者的预后[19, 36]。

Rathke 囊肿

Rathke 囊肿（RCC）是一种良性的先天性病变，起源于 Rathke 囊的残余组织。Rathke 裂是垂体腺形成后，位于前叶和中叶之间的残余腔隙结构。Rathke 裂进一步扩大后，细胞增殖，分泌物

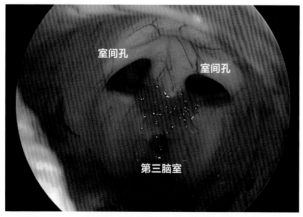

图5.6 45°内镜显露第三脑室。可见双侧室间孔结构，其中右侧室间孔旁可见脑室外引流管穿入第三脑室。对于术前脑积水的患者，我们更倾向于脑室引流而非腰大池引流

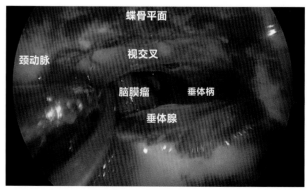

图5.7 骨质磨除后瘤内减压显露视交叉与垂体；图中右侧为脑膜瘤，左侧为垂体柄

积聚可最终产生 RCC[37]。

在常规尸检中，RCC 可出现在 12%~33% 的正常垂体中[38]，通常位于鞍区，1/3 可同时有鞍上部分，单纯的鞍上病变很少见。临床表现为头痛、视力障碍和内分泌功能障碍。在 MRI 上，可以观察到囊肿壁周围垂体结构的增强，从而出现"杯中有卵"的典型征象[39]。RCC 的治疗以手术为主。为避免术后垂体功能减退或尿崩症，经蝶入路加以囊肿引流及囊肿壁活检通常是首选治疗方法[38, 40]。

脊索瘤

脊索瘤是起源于脊索细胞的罕见肿瘤（占颅底肿瘤的 0.1%）[37, 41]，临床表现取决于病变的大小和范围，最常见的是以复视为主的视觉症状。间歇性或部分外展神经麻痹是斜坡脊索瘤常见的初始症状，与侵犯海绵窦后部及 Dorello 管有关。脊索瘤易复发和转移，长期预后差。根治性切除和积极的辅助放射治疗是这些病变的推荐治疗方法[37, 41, 42]。EEA 正成为切除颅底脊索瘤的标准术式[37, 42-45]。孤立性鞍上脊索瘤非常罕见，而当病变起源斜坡并向鞍上延伸时，通常需在经斜坡入路中补充蝶骨平台磨除以切除肿瘤[16]。

5.6　术后管理及并发症

手术完成后，拔管需尽量平顺以减少重建材料移位。术后 24h，以 5mL/h 的速率腰大池引流脑脊液以保持低颅压。密切关注患者术后尿崩症。术后可给予患者小剂量糖皮质激素。当垂体 – 下丘脑轴明显受损或术前已知皮质醇降低的情况下，患者需在住院期间继续使用糖皮质激素，出院后由内分泌科专科医生调整减量。另一种方案是在术后第 2 天的早晨测量空腹皮质醇水平，当水平异常低时进行皮质醇替代。术后感染性并发症很少见，尤其是在术后没有脑脊液漏的情况下。围

手术期常规使用抗生素 24~48h。在术后第 2 天和术后 3 个月时进行 MRI 复查[9, 19]。

5.7　手术要点

· 垂体和垂体柄的早期显露识别很重要。切断垂体柄可引起垂体功能减退，细致的手术切除保留垂体柄和周围血管结构可预防术后尿崩症。如有可能，应识别并保留垂体上动脉。尽管上方有供应视交叉的侧支循环，但依然应尽量保留供应视交叉的分支，以避免视觉功能损害。

· EEA 手术中骨窗不宜过小，以免术者为了处理视野盲区的病变而损伤肿瘤背侧的血管。当术者处理颅底较大缺损能力提高后，可以进一步扩大骨窗开口。也可以通过导航进一步确定肿瘤显露所需骨窗开口的大小。

· 较大的肿瘤和扩大的入路手术中可移除中鼻甲，以提供额外的空间。瘤内减压和包膜外解剖可以使术者避免盲目地将肿瘤拖拽入术区造成周围结构损伤[16]。

参考文献

[1] Patel CR, Fernandez-Miranda JC, Wang WH, Wang EW. Skull Base Anatomy. Otolaryngol Clin N Am. 2016;49(1):9–20.

[2] McCrea HJ, George E, Settler A, Schwartz TH, Greenfield JP. Pediatric Suprasellar tumors. J Child Neurol. 2016 Oct;31(12): 1367–1376.

[3] Patel SG, Singh B, Polluri A, Bridger PG, Cantu G, Cheesman AD, et al. Craniofacial surgery for malignant skull base tumors: report of an international collaborative study. Cancer. 2003;98(6):1179–1187.

[4] Origitano TC, Petruzzelli GJ, Leonetti JP, Vandevender D. Combined anterior and anterolateral approaches to the cranial base: complication analysis, avoidance, and management. Neurosurgery. 2006;58(4 Suppl 2):ONS-327–ONS-336; discussion ONS-36-37.

[5] Schwartz TH, Fraser JF, Brown S, Tabaee A, Kacker A, Anand VK. Endoscopic cranial base surgery: classification of operative approaches. Neurosurgery. 2008;62(5):991–1002; discussion –5.

[6] Silva D, Attia M, Kandasamy J, Alimi M, Anand VK, Schwartz TH. Endoscopic endonasal transsphenoidal "above and below" approach to the retroinfundibular area and interpeduncular cistern – cadaveric study and case illustrations. World Neurosurg. 2014;81(2):374–384.

[7] Khan OH, Raithatha R, Anand VK, Schwartz TH. Endoscopic surgery of the Sella and Suprasellar region. In: Sataloff RT, editor. Sataloff's comprehensive textbook of otolaryngology: head and neck surgery, vol. 2. New Delhi: Jaypee Brothers

Medical Publishers; 2015. p. 805–821.

[8] McCrea HJ, Yang T, Schwartz TH. Controversies: endoscopic resection. In: Evans JJ, Kenning TJ, editors. Craniopharyngiomas. Cambridge, MA: Academic Press; 2015.

[9] Schwartz TH, Anand VK. The endoscopic endonasal transsphenoidal approach to the suprasellar cistern. Clin Neurosurg. 2007;54:226–235.

[10] Harris AE, Lee JY, Omalu B, Flickinger JC, Kondziolka D, Lunsford LD. The effect of radiosurgery during management of aggressive meningiomas. Surg Neurol. 2003;60(4):298–305; discussion.

[11] Kreil W, Luggin J, Fuchs I, Weigl V, Eustacchio S, Papaefthymiou G. Long term experience of gamma knife radiosurgery for benign skull base meningiomas. J Neurol Neurosurg Psychiatry. 2005;76(10):1425–1430.

[12] Paravati AJ, Heron DE, Gardner PA, Snyderman C, Ozhasoglu C, Quinn A, et al. Combined endoscopic endonasal surgery and fractionated stereotactic radiosurgery (fSRS) for complex cranial base tumors-early clinical outcomes. Technol Cancer Res Treat. 2010;9(5):489–498.

[13] Pollock BE, Stafford SL, Utter A, Giannini C, Schreiner SA. Stereotactic radiosurgery provides equivalent tumor control to Simpson grade 1 resection for patients with small- to medium-size meningiomas. Int J Radiat Oncol Biol Phys. 2003;55(4):1000–1005.

[14] Milker-Zabel S, Zabel-du Bois A, Huber P, Schlegel W, Debus J. Fractionated stereotactic radiation therapy in the management of benign cavernous sinus meningiomas: long-term experience and review of the literature. Strahlenther Onkol. 2006;182(11):635–640.

[15] Jho HD, Ha HG. Endoscopic endonasal skull base surgery: part 1 – the midline anterior fossa skull base. Minim Invasive Neurosurg. 2004;47(1):1–8.

[16] Schwartz TH, Anand VJ. Endonasal transplanum approach to the anterior cranial fossa. In: Snyderman C, Gardner P, editors. Master techniques in otolaryngology-head and neck surgery. Philadelphia: Lippincott Williams & Wilkins; 2014.

[17] Placantonakis DG, Tabaee A, Anand VK, Hiltzik D, Schwartz TH. Safety of low-dose intrathecal fluorescein in endoscopic cranial base surgery. Neurosurgery 2007;61(3 Suppl):161–165; discussion 5–6.

[18] Banu MA, Kim JH, Shin BJ, Woodworth GF, Anand VK, Schwartz TH. Low-dose intrathecal fluorescein and etiology-based graft choice in endoscopic endonasal closure of CSF leaks. Clin Neurol Neurosurg. 2014;116:28–34.

[19] Woodworth G, McCoul E, Anand V, Greenfiled J, Schwartz T. Endoscopic management of anterior cranial fossa meningiomas. Oper Tech Otolaryngol Head Neck Surg. 2011;22(4):Issue 4.

[20] Laufer I, Anand VK, Schwartz TH. Endoscopic, endonasal extended transsphenoidal, transplanum transtuberculum approach for resection of suprasellar lesions. J Neurosurg. 2007;106(3):400–406.

[21] Leng LZ, Brown S, Anand VK, Schwartz TH. "Gasket-seal" watertight closure in minimal-access endoscopic cranial base surgery. Neurosurgery. 2008;62(5 Suppl 2):ONSE342–ONSE343; discussion ONSE3.

[22] Patel KS, Komotar RJ, Szentirmai O, Moussazadeh N, Raper DM, Starke RM, et al. Case-specific protocol to reduce cerebrospinal fluid leakage after endonasal endoscopic surgery. J Neurosurg. 2013;119(3):661–668.

[23] Kovacs K, Horvath E. Pathology of pituitary tumors. Endocrinol Metab Clin N Am. 1987;16(3):529–551.

[24] Hofstetter CP, Mannaa RH, Mubita L, Anand VK, Kennedy JW, Dehdashti AR, et al. Endoscopic endonasal transsphenoidal surgery for growth hormone-secreting pituitary adenomas. Neurosurg Focus. 2010;29(4):E6.

[25] Messerer M, De Battista JC, Raverot G, Kassis S, Dubourg J, Lapras V, et al. Evidence of improved surgical outcome following endoscopy for nonfunctioning pituitary adenoma removal. Neurosurg Focus. 2011;30(4):E11.

[26] Farrell CJ, Nyquist GG, Farag AA, Rosen MR, Evans JJ.

[27] Kouri JG, Chen MY, Watson JC, Oldfield EH. Resection of suprasellar tumors by using a modified transsphenoidal approach. Report of four cases. J Neurosurg. 2000;92(6):1028–1035.

[28] Komotar RJ, Starke RM, Raper DM, Anand VK, Schwartz TH. Endoscopic endonasal compared with microscopic transsphenoidal and open transcranial resection of giant pituitary adenomas. Pituitary. 2012;15(2):150–159.

[29] Hofstetter CP, Shin BJ, Mubita L, Huang C, Anand VK, Boockvar JA, et al. Endoscopic endonasal transsphenoidal surgery for functional pituitary adenomas. Neurosurg Focus. 2011;30(4):E10.

[30] Fahlbusch R, Honegger J, Paulus W, Huk W, Buchfelder M. Surgical treatment of craniopharyngiomas: experience with 168 patients. J Neurosurg. 1999;90(2):237–250.

[31] Yaşargil MG, Curcic M, Kis M, Siegenthaler G, Teddy PJ, Roth P. Total removal of craniopharyngiomas. Approaches and long-term results in 144 patients. J Neurosurg. 1990;73(1):3–11.

[32] Honegger J, Buchfelder M, Fahlbusch R. Surgical treatment of craniopharyngiomas: endocrinological results. J Neurosurg. 1999; 90(2):251–257.

[33] Chakrabarti I, Amar AP, Couldwell W, Weiss MH. Long-term neurological, visual, and endocrine outcomes following transnasal resection of craniopharyngioma. J Neurosurg. 2005;102(4): 650–657.

[34] Benjamin V, Russell SM. The microsurgical nuances of resecting tuberculum sellae meningiomas. Neurosurgery. 2005;56(2 Suppl):411–417; discussion −7.

[35] Buslei R, Nolde M, Hofmann B, Meissner S, Eyupoglu IY, Siebzehnrubl F, et al. Common mutations of beta-catenin in adamantinomatous craniopharyngiomas but not in other tumours originating from the sellar region. Acta Neuropathol. 2005;109(6): 589–597.

[36] Schaberg MR, Anand VK, Schwartz TH, Cobb W. Microscopic versus endoscopic transnasal pituitary surgery. Curr Opin Otolaryngol Head Neck Surg. 2010;18(1):8–14.

[37] Bresson D, Herman P, Polivka M, Froelich S. Sellar lesions/pathology. Otolaryngol Clin N Am. 2016;49(1):63–93.

[38] Frank G, Sciarretta V, Mazzatenta D, Farneti G, Modugno GC, Pasquini E. Transsphenoidal endoscopic approach in the treatment of Rathke's cleft cyst. Neurosurgery. 2005;56(1):124–128; discussion 9.

[39] Zada G, Lin N, Ojerholm E, Ramkissoon S, Laws ER. Craniopharyngioma and other cystic epithelial lesions of the sellar region: a review of clinical, imaging, and histopathological relationships. Neurosurg Focus. 2010;28(4):E4.

[40] Aho CJ, Liu C, Zelman V, Couldwell WT, Weiss MH. Surgical outcomes in 118 patients with Rathke cleft cysts. J Neurosurg. 2005;102(2):189–193.

[41] Tzortzidis F, Elahi F, Wright D, Natarajan SK, Sekhar LN. Patient outcome at long-term follow-up after aggressive microsurgical resection of cranial base chordomas. Neurosurgery. 2006;59(2): 230–237; discussion −7.

[42] Chibbaro S, Cornelius JF, Froelich S, Tigan L, Kehrli P, Debry C, et al. Endoscopic endonasal approach in the management of skull base chordomas – clinical experience on a large series, technique, outcome, and pitfalls. Neurosurg Rev. 2014;37(2):217–224; discussion 24–25.

[43] Koutourousiou M, Gardner PA, Tormenti MJ, Henry SL, Stefko ST, Kassam AB, et al. Endoscopic endonasal approach for resection of cranial base chordomas: outcomes and learning curve. Neurosurgery. 2012;71(3):614–624; discussion 24–25.

[44] DMS R, Komotar RJ, Starke RM, Anand VK, Schwartz TH. Endoscopic versus open approaches to the skull base: a comprehensive literature review. Oper Tech Otolaryngol Head Neck Surg. 2011;22(4):302–307.

[45] Komotar RJ, Starke RM, Raper DM, Anand VK, Schwartz TH. The endoscope-assisted ventral approach compared with open microscope-assisted surgery for clival chordomas. World Neurosurg. 2011;76(3–4):318–327; discussion 259–262.

Principles of pituitary surgery. Otolaryngol Clin N Am. 2016;49(1):95–106.

第六章　前颅窝病变

Luigi Maria Cavallo, Domenico Solari, Alberto Di Somma, Waleed A. Azab, Paolo Cappabianca
汪　璟/译

6.1 引言

前颅窝病变一般采用传统的标准前方或前外侧入路[1]，即便有很多基于此入路的改良入路可以减少脑组织的牵拉和入路相关不良后果的发生率。中线开颅处理前颅窝病变，有损伤视觉结构的风险，主要归因于肿瘤和视神经、视交叉的直接关系。

最近扩大经鼻入路快速发展，在经前内侧和下方入路到达肿瘤过程中减少脑组织牵拉同时提高视觉预后[2-11]。

在过去数十年中，经鼻扩大神经内镜处理前颅底病变的多用途性越来越被认可。尽管最初关于到达前颅窝的可能性和最终处理病变包括通过鼻腔，全内镜经鼻扩大入路到达鞍上区域和前颅窝的讨论最终证明都是有效和安全的[12]。

现今，涉及前颅窝的不同病变能够通过经鼻的方法进行处理[13]，通过这个入路可以处理脑脊液鼻漏和肿瘤中的嗅神经母细胞瘤[14]。此外，内镜经鼻入路能够有效地处理先天性或者继发性的脑膜脑膨出，尤其适合继发性的外科手术导致的颅骨 - 硬膜大缺损的颅底[15]。

然而，需要强调的是脑膜瘤是最常见的前颅窝病变，经鼻入路是处理这个区域这个病变的可选入路[16-22]。本章主要着重于经鼻神经内镜处理鞍结节和蝶骨平台脑膜瘤。

6.2 基本理论

前颅窝脑膜瘤可以通过经颅（冠状额下、侧方额下、半球间或者经典翼点侧裂）入路或者扩大经鼻入路采用显微镜或者内镜手术来处理。

随着微创神经外科理念的深入和现代神经导航技术的发展，神经外科医生能更准确地判断肿瘤的性质和肿瘤与周围结构的关系。内镜引入神经外科领域后能够通过经鼻入路到达颅底腹侧来处理深部病变而不牵拉脑组织。在过去的 10 年间，不同团队通过这个入路治疗前颅窝脑膜瘤的报道不断增加[22-26]。

鞍结节脑膜瘤的切除存在一定的挑战性，一部分是因为肿瘤毗邻的重要结构，包括视神经、颈动脉和大脑前动脉，垂体和垂体柄，以及下丘脑。内镜经鼻入路理论上避免了直接通过硬膜基底进入脑膜瘤的操作，从而将视神经的牵拉最小化并降低术后视力损伤的风险。但这个入路会有更高的脑脊液漏的发生率。由经验丰富的资深医生进行最新封闭技术后脑脊液漏的发生率处于低位，最新的数据报道提示内镜经鼻入路可能对于部分病变是个理想的选择，在不久的将来能够进一步拓展其的应用[27-28]。

按总的原则，外科医生选择入路的思路主要看入路是否能提供对肿瘤足够的暴露，包括肿瘤在脑膜的附着处，是否能在处理过程中尽可能早地阻断肿瘤血供。另外，脑组织牵拉和累及重要血管神经的操作应该尽量最小化，从而避免手术操作相关不良后果的发生。

最合适入路的选择取决于诸多因素，包括外科医生的偏好和经验，肿瘤的大小和部位，肿瘤硬膜附着处的范围和周围神经血管结构的关系。

6.3 患者选择

鉴于经鼻入路提供的狭窄的通道，患者的选择显得尤为重要。在矢状位上内镜经鼻可以从额窦向下到达颅颈交界处，然而解剖结构会阻碍这个移开中线的通路。

入路解剖结构限制下的适应证和禁忌证

对于经鼻内镜来讲，病变的大小没有绝对的限制。通道横向界线在鼻腔的筛板和蝶鞍海绵窦内颈动脉虹吸段水平的蝶窦下极之间，超过视神经管凹处和颈动脉分叉的横向连线以上，稍稍超过这个界线的肿瘤可以在充分的瘤内减压后向中线翻转（图6.1）。

经鼻内镜治疗包括位于蝶窦、鞍结节和鞍旁在内的前颅底脑膜瘤，要重点考虑[29]，与视交叉和垂体柄的相对位置、肿瘤鞍旁侵犯区域或者对神经血管的包裹、肿瘤的钙化程度。虽然最初累及视神经管被认为是经鼻内镜的禁忌证，但充分和安全地探查和切除颅内脑膜瘤已被证实[30]。事实上，当术前高分辨率磁共振成像显示视神经被累及时，探查和打开中间视神经管的程度要严格控制以确认完全肿瘤切除（图6.2）。

争论集中于是否需要肿瘤外的皮质袖套，皮质袖套指分隔肿瘤包膜与血管的脑组织。皮质袖套的存在对肿瘤切除确实有用，但皮质袖套的存在也不是必需的，从肿瘤包膜上仔细地显微分离包膜外血管也是可能的。总的来说，适合该方法处理的病变是那些较小和基本位于中线，保持着作为无脑水肿依据的蛛网膜界面，没有包裹神经血管结构，具有气化良好便于进入和封闭的蝶窦。

图6.1 矢状位（A）、冠状位（B）和轴位（C）增强CT 3D重建（D）显示蝶骨平台脑膜瘤向侧方延伸到左侧

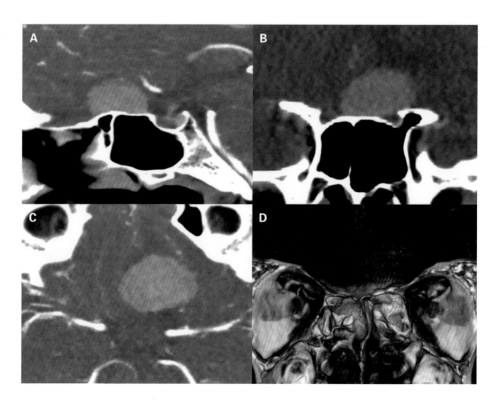

图6.2 矢状位（A）和冠状位（B）T1 MRI显示鞍结节脑膜瘤向后方推移视神经和垂体柄。矢状位（C）T1 MRI和冠状位（D）T2 MRI显示鞍结节脑膜瘤包绕大脑前动脉复合体

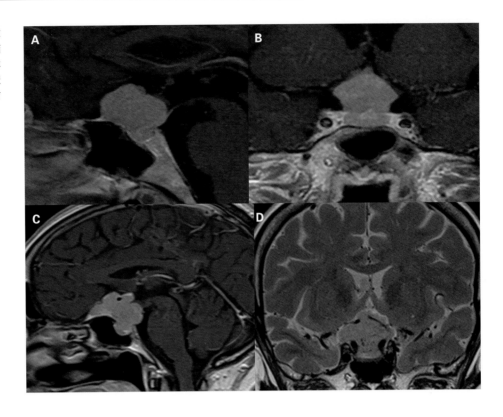

表6.1 适合扩大经鼻内镜的肿瘤

	肿瘤类别
原发肿瘤	脑膜瘤
	颅咽管瘤
	垂体瘤
其他	前颅底脑脊液漏
	脑膜膨出
	嗅神经母神经瘤
	转移瘤
	恶性颅底病变

表6.1列出了适合扩大经鼻内镜的肿瘤。

6.4 外科解剖

一旦内镜置入鼻腔，首先要明确两个解剖标志，鼻中隔和鼻腔外侧的3个鼻甲。在下鼻甲和鼻中隔之间向后移动，就可能发现后鼻孔。后鼻孔是鼻腔阶段的重要的标志，作为去往蝶窦前壁的通道。接下来的解剖标志是中鼻甲的头端。中鼻甲的尾端位于蝶腭孔水平，此处有蝶腭动脉进入鼻腔；随后，蝶腭动脉分成两支，中间的鼻中隔动脉和侧方的鼻后动脉。中鼻甲的尾端作为蝶窦切开术中出血最终控制出血位置的重要标志。此外，有或者没有为重建前颅底的带蒂鼻中隔黏膜瓣，必须要了解这个解剖。瓣包含鼻中隔的骨膜和软骨膜，蒂上有鼻后动脉，蝶腭动脉的一支分支。鼻后动脉来自蝶腭动脉，颌内动脉的一支分支，分为上、下两支，下支更粗一些。鼻后动脉的分支随后形成稠密的血管网沿着鼻中隔滋养下2/3鼻中隔和大部分鼻底的血供。中鼻甲的后、上和中间，有可能发现上鼻甲。

后鼻孔上方，蝶窦构成鼻腔的后壁。在其上部蝶窦开口就可被发现，形态、尺寸、位置变化各异，有时被上鼻甲遮盖。它代表着鼻腔和蝶窦的沟通。因此，在蝶窦平面，鼻中隔从蝶骨前壁的前端上分离，然后圆形开放。打开前壁允许内镜进入蝶窦腔，蝶窦腔常有一个或者更多的分隔。

蝶骨气化的程度是一个作为识别结节凸起和凹陷重要的因素。同样，蝶窦的结构必须要正确地定位。蝶窦在大小、形态，尤其是气化程度上变化极大。根据不同的气化程度，在后方和侧方

能发现一系列的凸起和凹陷。鞍底在中间，蝶骨平台在上方，斜坡在下方。斜坡和鞍底的侧方，可以观察到海绵窦内颈内动脉（斜坡胖和鞍旁ICA）和视神经的骨性凸起。在两者之间存在车外侧视神经 – 颈内动脉隐窝（OCR），前床突的视柱气化而成。颈内动脉外侧OCR上界部分被一层菲薄的硬膜和骨膜覆盖，形成远环，将视神经和床突段ICA分开。外侧OCR的下界也存在一层菲薄的硬膜和骨膜，构成近环，将颈内动脉海绵窦段和床突段分开。在鞍结节外侧有颈动脉的骨性凸起和视神经于中线处的交汇点（内侧OCR）。内侧隐窝没有外侧隐窝明显，但标志着不打开鞍上区域时骨质磨除范围的边界。

蝶鞍的上方是鞍隔，鞍隔为反折的硬膜，中间有一孔，孔内通过垂体柄及其供血动脉。鞍隔将垂体前叶和视交叉、鞍上池分开。一旦鞍底和蝶骨平台的骨质被去除，沟通着海绵窦的静脉窦就出现了。这些窦根据与垂体的关系而被命名：前窦、后窦，它们从前贯穿在垂体下方；后窦、下窦，它们贯穿在垂体后方。但是，这些窦可以沟通于垂体的前、下或后方，或者可以缺失。还有一个粗大的静脉窦（比如基底窦）从后到达鞍背和上斜坡，沟通双侧静脉窦上部和下部。鞍上位于鞍结节的鞍底和蝶骨平台的交汇处现在在经鼻视野下被新命名为"鞍上结节"（SSN），意为"角或V形凹陷"[29]。再向前，我们可以观察到蝶骨平台，外界为视神经隆起。在此处，我们可以向后前方去除鞍上结节和蝶骨平台的骨质1.5~2cm，侧方到达视神经隆起。然后打开鞍内和鞍上的硬膜可以探查到位于鞍隔上的神经血管结构。

从经鼻内镜的视角，鞍上区域可以被2个假想平面划分为4个区域，一个是通过视交叉前和乳头体的平面，另一个是视交叉后边界和鞍背的平面。这两条线可以划分出4个区域——视交叉上、视交叉下、蝶鞍后和脑室区域[31]。这个入路的重点是，我们只需关注视交叉上和视交叉下区域的解剖细节。

在视交叉上区域，视交叉池和终板池的相关结构可清楚显露。视交叉的前界和视神经的内侧部分有大脑前动脉、前交通动脉，Heubner回返动脉伴行，额叶直回也可看见。

我们需要重视与前颅底和周围结构相关视交叉解剖变异。一些解剖研究已发现有80%的患者视交叉位于鞍隔上，这些被称为正常型。剩下的20%患者均分为前置型（视交叉位于鞍结节上）和后置型（视交叉位于鞍背上）。

在视交叉下区域，垂体柄位于视交叉下视野中心，有垂体上动脉及其分支提供着视交叉下方和视神经的血供。垂体和鞍背的上方区域也可以观察到。垂体上动脉供血至视交叉、下丘脑底面和中央隆起。向下垂体下动脉分为内侧和外侧分支和对侧的相应血管发生吻合沟通，组成围绕垂体的血管环（图6.3）。

6.5 鼻腔通路的显微外科操作（包括鼻甲、鼻中隔的处理及重建）

手术配置

一间综合配套的手术室有助于带给手术团队良好的环境和患者更好的预后。手术室内的所有设备（如冷光源、摄像头、镜头和录像系统）需按符合人体工程学的要求放置在患者的头后，位于患者右侧的手术医生的前方。麻醉师及麻醉设备置于患者头端的左侧。手术助手位于患者的左侧，器械护士位于患者腿部水平区域。

设备

在我们研究所进行全内镜经蝶窦入路手术中，使用Hopkins®硬质内镜（Karl Storz, Tuttlingen, Germany）——无工作鞘。有几种不同长度、直径和角度的内镜：0°和30°内镜，长18cm，直径4mm；0°和30°内镜，长18cm，直径2.7mm；0°和30°内镜，长30cm，直径4mm。它们都是最常用

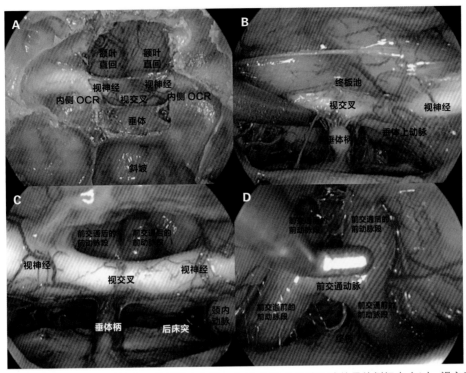

图 6.3（A~D）经鼻内镜解剖显示经鞍结节 – 蝶骨平台入路。内侧 OCR 作为该入路的最外侧标志（A），视交叉下区域（B）和打开终板池（C）后的血管神经结构（D）的局部放大

的。内镜与 Karl Storz 影像系统（Storz Professional Image Enhancement System，Tuttlingen，Germany）相连接。

内镜本质是个光学设备，一般不用于手术中。因此，外科设备被引入到内镜设备中。

一种特制的外鞘和吸引系统（Clearvision® II，Karl Storz，Tuttlingen，Germany）被用来冲洗远端视物镜头，从而避免了反复从鼻腔中撤出内镜擦拭镜头。

最常用的 0° 内镜（长 18cm、直径 4mm）通常可以在手术全程使用。在手术中蝶窦阶段，助手动态持镜调整，从而使主刀医生可以双手使用两个器械进行操作。30° 和 45° 内镜内镜也被选择性使用在某些病例或者是手术过程中的某个特定阶段，比如，肿瘤切除后鞍区的探查。

2、3 种手术器械（取决于特殊需求和环境），再加上内镜能经双鼻孔置入，从而增加了操作空间和操作可行性。

在标准内镜手术中神经导航的应用目前只限于部分病例，比如，甲介型的蝶窦，某些先前曾经蝶手术后复发的累及鞍旁和鞍上区域的巨大肿瘤。因此，在切除侧方侵犯海绵窦的垂体瘤时超声多普勒探头可以用来定位 ICA。

6.6 手术技术

我们将详细描述入路的细节，重点总结一下技术的变化。患者取仰卧位，根据是否需要颅内操作来选择使用固定器或头圈固定头部。全身麻醉诱导结束后，如果需要，可进行无框头架的 CT 或 MRI 导航数据注册。常规鼻腔黏膜准备和合适的修补组织提取区域［阔筋膜和（或）脐周脂肪］也要准备好。

一般来说，在助手综合使用 0° 和 30° 内镜并持镜动态调整下主刀医生可以经双鼻孔如经典显微外科般双手操作。

在鼻腔阶段经常采用 Hadad–Bassagasteguy 带血管蒂鼻中隔黏膜瓣。我们更愿意在结束阶段定位切口然后制作黏膜瓣。

在前颅底扩大入路中，一侧的中鼻甲需要切除以便于在鼻腔获得更大的空间。完全切除鹰嘴和蝶窦下壁的蝶窦扩大切除以便于放置鼻中隔黏膜瓣。双侧后方的筛骨也需要切除从而获得蝶骨平台前方清楚的视野。高速金刚钻磨除蝶鞍上前方的骨质，向上到上海绵窦的下方，向蝶骨平台扩展，外侧到内侧 OCR，向前沿着蝶骨平台到达肿瘤区域和肿瘤脑膜"鼠尾"附着处。

因此，除非肿瘤侵犯鞍区，涉及垂体的骨质尽量少去除。如果术前影像已经确认侵犯视神经管，需要钻开内侧视神经管以达到视神经管内的肿瘤前部区域。

在鞍结节和蝶骨平台脑膜瘤病例中，首先对硬膜附着处进行烧灼从而达到早期肿瘤断血供处理作为第一步（图 6.4）。继而可以进行安全的瘤内减压，最后将肿瘤包膜在蛛网膜外间隙从周围的微血管结构上游离下来（图 6.5 和图 6.6）。在这些特别的病例中，经鼻神经内镜的主要优势是可以达到早期的肿瘤断血供和在切除肿瘤过程中最小限度地不骚扰视神经通路。

在蝶骨平台脑膜瘤病例中，骨质尽量在眶顶上向前方和侧方磨除，同时要游离筛后动脉以便于明确肿瘤和脑组织的分离平面（图 6.4C、D）。

对于嗅沟脑膜瘤，骨质磨除范围根据肿瘤范围而定。在嗅沟脑膜瘤病例中，在前筛和后筛根治性切除术后双侧切除中鼻甲。鼻中隔的上半部要先前扩大切除以便于明确额窦的后界。分隔两侧眼眶之间的前颅底骨质也要磨除，从而获得一个根据肿瘤范围的双侧内眶壁之间和额窦与蝶鞍之间垂直径的宽阔的手术通路。一旦打开硬膜，

图6.4 （A~D）经鼻 – 蝶骨结节、经鼻 – 蝶骨平台内镜治疗前颅底脑膜瘤。在打开硬膜前电凝一支肿瘤硬膜附着处的一支供血动脉。暴露眶骨膜和在肿瘤内解压前电凝后筛动脉

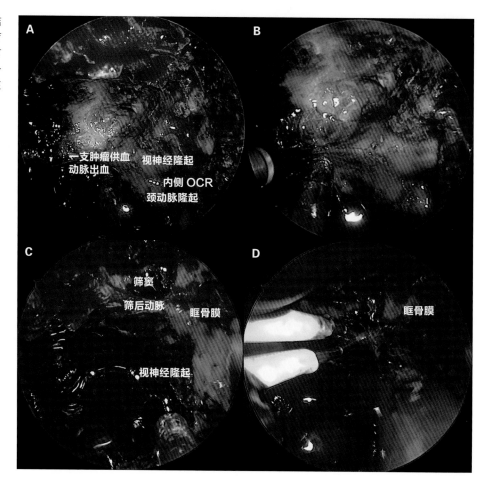

图 6.5　（A、B）经鼻内镜治疗鞍结节脑膜瘤中显露的肿瘤累及的硬膜（A）和潜水技术下视交叉下方的近处观（B）。一旦打开硬膜，就可以显露肿瘤

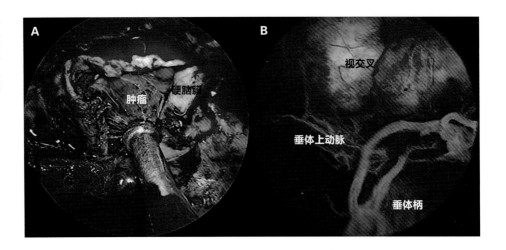

图 6.6　（A~D）内镜术中显露肿瘤从主要血管神经结构上分离的细节情况。超声刀进行肿瘤的内解压（A）。从左侧视神经分离的抵近观（B）和前动脉复合体（C）。肿瘤切除后的全景观（D）

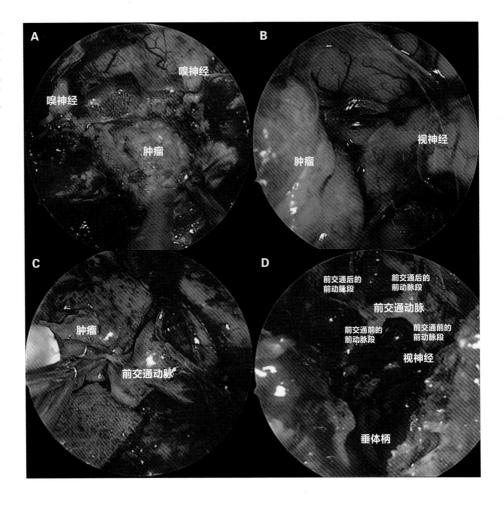

肿瘤可以按前面描述的步骤进行切除。内镜下可以烧灼硬膜附着处和切断肿瘤的早期血供。

在扩大经蝶入路中，尤其对于鞍上区域，骨窗和硬膜需要打开得更大，脑池经常被更大地分离。要预见到术中出现明显的脑脊液漏。无论如何，都需要进行有效的水密封闭以预防术后的脑脊液漏。

笔者更喜欢选择所谓的"三明治"技术，即脑池用一层外裹纤维蛋白原和凝血酶的明胶海绵覆盖，手术操作腔隙用一层缝合到内层三层的阔颈膜或者人工脑膜的脂肪进行填充。第一层放置在硬膜内，第二层在硬膜和骨质之间，第三层覆盖在骨质上。为了支撑那些重建颅底薄弱区域的

材料，需要制作带血管蒂的鼻中隔黏膜瓣，鼻中隔黏膜瓣后界从鼻中隔的鼻后孔处到鼻中隔软骨处，上界到中鼻甲吻部[32, 33]。

随着黏膜从鼻中隔游离下来，黏膜瓣的带血管蒂位于蝶颚孔，术中黏膜瓣放置在后鼻孔。手术结束后，用黏膜瓣覆盖蝶窦的后壁。Foley 管球囊充满 7~8mL 生理盐水放置在蝶窦用来支撑鞍底重建（图 6.7）。

6.7 术后管理及并发症

经鼻内镜处理肿瘤后患者需要进行重症监护。新发的尿崩（DI）需早期诊断和使用去氨加压素（DDAVP）处理。

患者需卧床并将头抬高 30° 以促进静脉回流和脑脊液流向椎管蛛网膜下腔。另外，患者需要适应术后的习惯从而预防颅内压增高和最终取代颅底重建。咳嗽和（或）打喷嚏时最好要把嘴张开，尽早假设保持站立位和行走。需避免弯腰和下蹲动作，可以使用大便软化剂。术后第 1 天常规进行 CT 检查来评估神经外科并发症和明确肺炎程度。根据以往经验，额部和脑室内积气和术后脑脊液漏不是必然联系的。但是，"可疑"类型的积气，如凸面积气、半球间积气、鞍内积气、鞍旁

积气或者中脑积气，明确与术后的脑脊液漏发生明显相关。因此，这类患者需严密观察[34]。

基于以往经验，我们发现到术后两天的突然发热提示着隐匿的脑脊液漏。使用便携的 Tele Pack X Led（Karl Storz，Tuttlingen，Germany）可以在患者床边经鼻内镜下容易地观察和评估手术伤口和重建材料弹性的情况。

在本组研究中，轻微脑脊液漏的患者可以不进行二次手术。如果必要，可以反复在病床边或门诊内镜下进行纤维蛋白胶注射，比如所谓的"清醒密封技术"[35]。

然而，在严重的脑脊液漏病例中，重建材料移位和（或）明显蝶窦 – 硬膜内沟通，都需立即进行经蝶二次手术。

6.8 手术要点

· 在鞍结节脑膜瘤病例中，蝶骨平台充分打开至视神经隆起上方对于正确处理硬膜附着处和确认肿瘤分离平面是必要的。

· 术后必须使用所谓的"三明治"技术进行有效的水密封闭前颅底缺损处，从而预防脑脊液漏。

· "清醒密封技术"能用来处理轻度到中度的脑脊液漏，最终在手术结束即刻就进行强化重建。

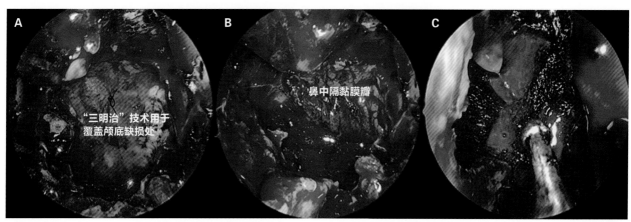

图 6.7（A~C）使用多种材料行颅底缺损处重建。颅底首先使用人工脑膜和纤维蛋白胶进行封闭（A）。鼻中隔黏膜瓣用来覆盖硬膜 – 骨质缺损处（B），并使用 Surgicel 止血纱和纤维蛋白胶固定（C）

参考文献

[1] Morales-Valero SF, Van Gompel JJ, Loumiotis I, Lanzino G. Craniotomy for anterior cranial fossa meningiomas: historical overview. Neurosurg Focus. 2014;36(4):E14.

[2] Weiss MH. The transnasal transsphenoidal approach. In: Apuzzo MLJ, editor. Surgery of the third ventricle. Baltimore: Williams & Wilkins; 1987. p. 476–494.

[3] Mason RB, Nieman LK, Doppman JL, Oldfield EH. Selective excision of adenomas originating in or extending into the pituitary stalk with preservation of pituitary function. J Neurosurg. 1997;87(3):343–351.

[4] Kato T, Sawamura Y, Abe H, Nagashima M. Transsphenoidal-transtuberculum sellae approach for supradiaphragmatic tumours: technical note. Acta Neurochir. 1998;140(7):715–719.

[5] Kim J, Choe I, Bak K, Kim C, Kim N, Jang Y. Transsphenoidal supradiaphragmatic intradural approach: technical note. Minim Invasive Neurosurg. 2000;43(1):33–37.

[6] Kouri JG, Chen MY, Watson JC, Oldfield EH. Resection of suprasellar tumors by using a modified transsphenoidal approach. Report of four cases. J Neurosurg. 2000;92(6):1028–1035.

[7] Kitano M, Taneda M. Extended transsphenoidal approach with submucosal posterior ethmoidectomy for parasellar tumors. Technical note. J Neurosurg. 2001;94(6):999–1004.

[8] Cook SW, Smith Z, Kelly DF. Endonasal transsphenoidal removal of tuberculum sellae meningiomas: technical note. Neurosurgery. 2004;55(1):239–244.

[9] Couldwell WT, Weiss MH, Rabb C, Liu JK, Apfelbaum RI, Fukushima T. Variations on the standard transsphenoidal approach to the sellar region, with emphasis on the extended approaches and parasellar approaches: surgical experience in 105 cases. Neurosurgery. 2004;55(3):539–547; discussion 47-50.

[10] Dusick JR, Esposito F, Kelly DF, Cohan P, DeSalles A, Becker DP, et al. The extended direct endonasal transsphenoidal approach for nonadenomatous suprasellar tumors. J Neurosurg. 2005;102(5):832–841.

[11] Laws ER, Kanter AS, Jane JA Jr, Dumont AS. Extended transsphenoidal approach. J Neurosurg. 2005;102(5):825–827; discussion 7-8.

[12] Laufer I, Anand VK, Schwartz TH. Endoscopic, endonasal extended transsphenoidal, transplanum transtuberculum approach for resection of suprasellar lesions. J Neurosurg. 2007;106(3):400–406.

[13] Silva LR, Santos RP, Zymberg ST. Endoscopic endonasal approach for cerebrospinal fluid fistulae. Minim Invasive Neurosurg. 2006;49(2):88–92.

[14] Castelnuovo PG, Delu G, Sberze F, Pistochini A, Cambria C, Battaglia P, et al. Esthesioneuroblastoma: endonasal endoscopic treatment. Skull Base. 2006;16(1):25–30.

[15] Zoli M, Farneti P, Ghirelli M, Giulioni M, Frank G, Mazzatenta D, et al. Meningocele and meningoencephalocele of the lateral wall of sphenoidal sinus: the role of the endoscopic endonasal surgery. World Neurosurg. 2016;87:91–97.

[16] Dehdashti AR, Ganna A, Witterick I, Gentili F. Expanded endoscopic endonasal approach for anterior cranial base and suprasellar lesions: indications and limitations. Neurosurgery. 2009;64(4):677–687; discussion 87-89.

[17] Kaptain GJ, Vincent DA, Sheehan JP, Laws ER Jr. Transsphenoidal approaches for the extracapsular resection of midline suprasellar and anterior cranial base lesions. Neurosurgery. 2008;62(6 Suppl 3):1264–1271.

[18] Kulwin C, Schwartz TH, Cohen-Gadol AA. Endoscopic extended transsphenoidal resection of tuberculum sellae meningiomas: nuances of neurosurgical technique. Neurosurg Focus. 2013;35(6):E6.

[19] Mascarella MA, Tewfik MA, Aldosari M, Sirhan D, Zeitouni A, Di Maio S. A simple scoring system to predict the resectability of skull base meningiomas via an endoscopic endonasal approach. World Neurosurg. 2016;91:582–591. e1.

[20] Mortazavi MM, Brito da Silva H, Ferreira M Jr, Barber JK, Pridgeon JS, Sekhar LN. Planum sphenoidale and tuberculum sellae meningiomas: operative nuances of a modern surgical technique with outcome and proposal of a new classification system. World Neurosurg. 2016;86:270–286.

[21] Ottenhausen M, Banu MA, Placantonakis DG, Tsiouris AJ, Khan OH, Anand VK, et al. Endoscopic endonasal resection of suprasellar meningiomas: the importance of case selection and experience in determining extent of resection, visual improvement, and complications. World Neurosurg. 2014;82(3-4):442–449.

[22] Schroeder HW. Indications and limitations of the endoscopic endonasal approach for anterior cranial base meningiomas. World Neurosurg. 2014;82(6 Suppl):S81–S85.

[23] Gardner PA, Kassam AB, Thomas A, Snyderman CH, Carrau RL, Mintz AH, et al. Endoscopic endonasal resection of anterior cranial base meningiomas. Neurosurgery. 2008;63(1):36–52; discussion -4.

[24] Van Gompel JJ, Frank G, Pasquini E, Zoli M, Hoover J, Lanzino G. Expanded endonasal endoscopic resection of anterior fossa meningiomas: report of 13 cases and meta-analysis of the literature. Neurosurg Focus. 2011;30(5):E15.

[25] Fatemi N, Dusick JR, de Paiva Neto MA, Malkasian D, Kelly DF. Endonasal versus supraorbital keyhole removal of craniopharyngiomas and tuberculum sellae meningiomas. Neurosurgery. 2009;64(5 Suppl 2):269–284; discussion 84-86.

[26] de Divitiis E, Cavallo LM, Cappabianca P, Esposito F. Extended endoscopic endonasal transsphenoidal approach for the removal of suprasellar tumors: part 2. Neurosurgery. 2007;60(1):46–58; discussion -9.

[27] Mascarenhas L, Moshel YA, Bayad F, Szentirmai O, Salek AA, Leng LZ, et al. The transplanum transtuberculum approaches for suprasellar and sellar-suprasellar lesions: avoidance of cerebrospinal fluid leak and lessons learned. World Neurosurg. 2014;82(1-2):186–195.

[28] de Divitiis E, Esposito F, Cappabianca P, Cavallo LM, de Divitiis O. Tuberculum sellae meningiomas: high route or low route? A series of 51 consecutive cases. Neurosurgery. 2008;62(3):556–563; discussion -63.

[29] de Notaris M, Solari D, Cavallo LM, D'Enza AI, Ensenat J, Berenguer J, et al. The "suprasellar notch," or the tuberculum sellae as seen from below: definition, features, and clinical implications from an endoscopic endonasal perspective. J Neurosurg. 2012;116(3):622–629.

[30] Shrivastava RK, Sen C, Costantino PD, Della Rocca R. Sphenoorbital meningiomas: surgical limitations and lessons learned in their long-term management. J Neurosurg. 2005;103(3):491–497.

[31] Cavallo LM, de Divitiis O, Aydin S, Messina A, Esposito F, Iaconetta G, et al. Extended endoscopic endonasal transsphenoidal approach to the suprasellar area: anatomic considerations – part 1. Neurosurgery. 2008;62(6 Suppl 3):1202–1212.

[32] Hadad G, Bassagasteguy L, Carrau RL, Mataza JC, Kassam A, Snyderman CH, et al. A novel reconstructive technique after endoscopic expanded endonasal approaches: vascular pedicle nasoseptal flap. Laryngoscope. 2006;116(10):1882–1886.

[33] Kassam AB, Thomas A, Carrau RL, Snyderman CH, Vescan A, Prevedello D, et al. Endoscopic reconstruction of the cranial base using a pedicled nasoseptal flap. Neurosurgery. 2008;63(1 Suppl 1):ONS44–ONS52; discussion ONS-3.

[34] Banu MA, Szentirmai O, Mascarenhas L, Salek AA, Anand VK, Schwartz TH. Pneumocephalus patterns following endonasal endoscopic skull base surgery as predictors of postoperative CSF leaks. J Neurosurg. 2014;121(4):961–975.

[35] Cavallo LM, Solari D, Somma T, Savic D, Cappabianca P. The awake endoscope-guided sealant technique with fibrin glue in the treatment of postoperative cerebrospinal fluid leak after extended transsphenoidal surgery: technical note. World Neurosurg. 2014;82(3-4):e479–e485.

第七章 海绵窦和 Meckel 腔

Georgios A. Zenonos, Stefan Lieber, Juan C. Fernandez-Miranda
朱玉辖 / 译

缩写

CN. 颅神经

CS. 海绵窦

EEA. 内镜经鼻入路

ICA. 颈内动脉

7.1 引言和基本理论

　　海绵窦（CS）和 Meckel 腔传统上被认为是最为困难进入的外科手术区域之一。随着内镜和微创手术技术的出现，从内侧到外侧和从前至后的外科手术通道已被添加到外科医生的方案库中。已有大量文献讨论了从外侧视角开放显露海绵窦和 Meckel 腔的相关外科解剖和手术入路，然而，近年应用内镜经鼻入路的经验还在不断增长、积累中。在本章中，分析了我们选择内镜经鼻入路治疗海绵窦和 Meckel 腔病变的指征和标准，重点从经鼻内镜的视角研究这些区域复杂的外科解剖，并根据我们的手术经验和体会提供相关的外科手术指南。此外，讨论我们的手术设置和设备应用，以及术后护理和并发症防治。

7.2 患者选择：适应证 / 禁忌证

　　经鼻内镜手术与所有外科手术入路一样，选择合适的患者对于降低发病率和最大限度地提高手术确诊率至关重要。海绵窦和 Meckel 腔在解剖学上是密切相关的。尽管它们在空间上存在密切的毗邻关系，但海绵窦和 Meckel 腔之间存在的分隔使相关病变往往会局限于一个解剖区域而不侵入另一解剖区域，也就是说海绵窦和 Meckel 腔更多地受到不同病变的侵袭。由此可知，海绵窦和 Meckel 腔病变应区分开来进行分别考虑（表 7.1）。患者的选择在很大程度上取决于：预判的病理学类型和病变与周围结构的解剖学关系。

选择患者时应考虑病理因素

　　患者选择的最重要的因素是诊断预判和确定手术目标。如果组织诊断不能获得，则需要根据影像学和病史进行鉴别诊断。如何组织进行鉴别诊断不在本章的讨论范围。然而，当诊断不明确时，组织活检可能是手术的主要目的。内镜入路经中线 – 侧方手术通道是获得海绵窦、Meckel 腔

表 7.1　海绵窦和 Meckel 腔病变的病理学

海绵窦病变的病理学	
原发性	继发性
脑膜瘤	
神经鞘瘤	垂体腺瘤（迄今为止，最常见）
动脉瘤	
血管瘤	脑膜瘤
炎症（如结节病、Tolosa–Hunt 综合征）	鼻旁窦恶性肿瘤的扩展（如腺样囊性癌、鳞状细胞癌、腺癌等）
感染性疾病（如脑囊虫病、感染性血栓性静脉炎）	脊索瘤
血栓形成	软骨肉瘤
动脉静脉瘘	颅咽管瘤
淋巴瘤	青少年鼻咽血管纤维瘤
皮样囊肿	

Meckel 腔病变的病理学	
原发性	继发性
神经鞘瘤（迄今为止，最常见）	鼻旁窦恶性肿瘤的扩展（如腺样囊性癌、鳞状细胞癌、腺癌等）
脑膜瘤	
神经中轴钙化性假瘤	脑膜瘤
炎症状态（如结节病）	脊索瘤
感染（如脑囊虫病）	软骨肉瘤
淋巴瘤	青少年鼻咽血管纤维瘤

潜在影响海绵窦和 Meckel 腔的病理学
脑膜瘤（最常见的是岩斜区）
脊索瘤
鼻旁窦恶性肿瘤的扩展（如腺样囊性癌、鳞状细胞癌、腺癌等）
软骨肉瘤

病变的组织学诊断的理想手术入路（如在考虑是 Tolosa–Hunt 综合征或肉瘤而难以确定时），可以最小化手术创伤，同时也尽可能地减少了对更具侵入性的手术的需求。

迄今为止，最常见海绵窦内手术的适应证是切除垂体腺瘤[1-3]。尽管在垂体显微手术时代，严重侵袭海绵窦的手术被认为是相当大的挑战，但随着内镜术式的出现与发展，手术切除明显侵袭海绵窦的肿瘤变得更加有效。在治疗功能性垂体腺瘤时，这一进步尤其重要。然而，尽管内镜的光学性能和设备功能有了重大的改进，肿瘤的硬度和均质性仍然是决定其可切除率的最重要因素。目前，软质肿瘤（如大多数的垂体腺瘤、脊索瘤和软骨肉瘤）通常可以完全从海绵窦内切除，同时能避免神经、血管的损伤。另一方面，浸润海绵窦的纤维化肿瘤（如接受过药物治疗/放射治疗的腺瘤或脑膜瘤）的手术切除更加困难，并且神经、血管损伤（特别是外展神经和 ICA 的损伤）的风险也显著增加。在这种情况下，为了在随后的放射外科/放射治疗肿瘤时降低垂体功能低下的风险，手术目标通常调整为最大限度地安全切除肿瘤和从正常垂体上解剖分离肿瘤。后者一般通过在正常垂体和海绵窦内病变之间填充脂肪移植物来实现（图 7.1）[4]。

Meckel 腔的原发性病变多是三叉神经鞘瘤[5]。虽然脑膜瘤可以源发于 Meckel 腔的脑膜袖套，但通常情况下脑膜瘤是从后颅窝通过三叉神经孔进入 Meckel 腔，实际上并不累及海绵窦。此部位脑膜瘤大多表现为三叉神经痛或神经功能损害，手术切除肿瘤可有效缓解症状。

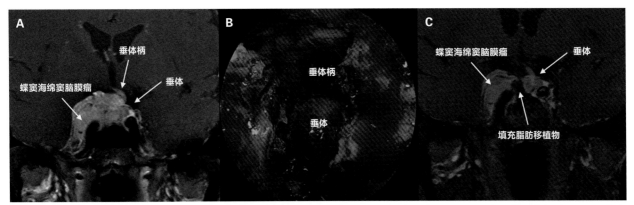

图 7.1　（A~C）垂体与海绵窦的分离。一例侵犯鞍区的蝶窦海绵窦脑膜瘤患者，腺垂体（Pit Gland）及其垂体柄（Pit Stalk）向左移位（A），切除内侧海绵窦和鞍区肿瘤后（B），在海绵窦内的残余肿瘤和垂体之间填充脂肪移植物，以便降低随后的放射治疗导致的垂体功能减退的风险（C）

同时侵及海绵窦和 Meckel 腔的病变包括岩斜区脑膜瘤和前面已经述及的脊索瘤。脊索瘤有经基底静脉丛和硬膜静脉窦生长扩散并以此为入口进入海绵窦的趋势，同时在静脉窦系统外扩张生长的肿瘤则可进入三叉神经孔和 Meckel 腔。岩斜区脑膜瘤通常纤维成分较多，往往较韧，而脊索瘤与岩斜区脑膜瘤正好相反，它常较软，易于切除。此外，源于前方鼻旁窦或翼腭窝的恶性肿瘤可向后扩展侵袭，通过圆孔（进入 Meckel 腔）和眶上裂（进入海绵窦）累及这两个区域。对于这样的病例，手术的目标的通常是姑息性的，重点是在放射治疗前解决难治性三叉神经病变或尽可能多地安全减瘤；在某些特定情况下，手术也可以达成治愈性的目标，为此需要摘除部分眼眶和牺牲三叉神经分支。

解剖学考量

无论病理如何，病灶的解剖结构关系对于确定最佳手术入路和认识手术入路的局限性至关重要。内镜经鼻入路提供的自中线侧到外侧的手术通道允许外科医生在海绵窦的内侧壁到外侧壁之间进行手术操作，这个手术空间中有颅神经Ⅲ、Ⅳ和 V1 从后向眶上裂走行。如此的解剖学特点使得内镜经鼻入路非常适合处理中线并向侧方扩展的病变。尽管这样的术式使颅神经Ⅵ处于危险之中，但外展神经的位置本身并不构成手术入路的限制。通过内镜经鼻入路暴露 ICA 水平段外侧的空间（海绵窦外侧间隙将在解剖学部分讨论）是最具挑战性的操作。然而，充分的颅底骨质磨除可以完成对海绵窦内 ICA 的手术操作并能扩大手术通道。在极少数情况下，超越海绵窦外侧壁和上壁的肿瘤仍然可以通过内镜经鼻入路显露，但这一操作通常极具挑战性。从外侧向内侧扩展进入海绵窦的肿瘤，如蝶骨嵴内侧脑膜瘤，因为颅神经位于肿瘤和中线之间，所以最好还是选择海绵窦外侧入路，传统入路（如经颅眶颧入路）或微侵袭/锁孔入路（如外眦切口的经外侧眶入路）。根据笔者

的经验，海绵窦的顶并不构成内镜经鼻入路手术的障碍，利用海绵窦顶腹侧的手术通道可以安全、有效地切除经海绵窦顶壁扩展到脚间池和环池的肿瘤。对肿瘤解剖学的深入理解可以帮助外科医生在保护重要神经、血管结构的同时，利用肿瘤占位空间建立手术操作通道。

牵涉三叉神经根并扩展到半月神经节的病变（如三叉神经鞘瘤），关于 Meckel 腔的手术，认为内镜经鼻入路不能提供最佳的手术显露，通常选择侧方入路（如乙状窦后入路、中颅窝伴或不伴岩前磨除的手术入路，抑或经岩后入路）。正好相反，当源于三叉神经的任一分支（V1~V3）病变扩展进入 Meckel 腔时，内镜经鼻入路能够提供更大的手术径路，同时避免了牵拉颞叶。这在处理左侧（即优势半球）病变时可能更为重要。另一决定最佳手术入路的要素是三叉神经节及其3个分支的移位后的推定位置。占据 Meckel 腔内下部的良性病变最常将三叉神经顶着中颅窝硬脑膜向上外侧移位。因此，内镜经鼻入路的从内侧到外侧的手术通道对此类病例更为适合。反之，神经节偶尔也可被外侧的病变推挤向内侧移位。这种情况下，某些特定的病例，应用内镜经鼻入路通过中颅底的前内侧三角（V1~V2之间）和前外侧三角（V2~V3之间）建立手术通道可以到达 Meckel 腔的外侧部；其他情况需要选择外侧入路[5]。

7.3 外科解剖

掌握海绵窦和 Meckel 腔的复杂解剖通常被认为是具有一定挑战性的课题。尽管已有大量的文献从外侧手术视角详细地阐述了这些解剖结构，但从经鼻内镜视角解释这一解剖结构的知识还在不断积累中。在本节，我们只对海绵窦和 Meckel 腔的经典解剖进行简要阐述，主要侧重于讲解通过内镜经鼻入路下获得的从前到后和从内侧到外侧的与内镜手术通道密切相关的解剖学细节。经鼻内镜手术相关的重要解剖学标志显示见图 7.2。

图 7.2（A~H）蝶窦和鞍周内镜解剖概况。（A）鼻中隔、中鼻甲和筛窦切除后的蝶骨前视图。注意鼻中隔黏膜瓣供血的鼻中隔后动脉分支。（B、C）蝶窦腔分隔及其内壁上的重要神经、血管突起。（D）中床突，它是海绵窦顶和 ICA 海绵窦段到床突旁段的过渡标志。（E）硬膜的骨膜层显露，（F）硬膜的脑膜层显露，（G）垂体囊（包膜），即覆盖垂体前叶的 3 层不同的膜。（H）前内侧至海绵窦顶的床突间隙详图（A~H，福尔马林固定，硅胶灌注尸体标本）

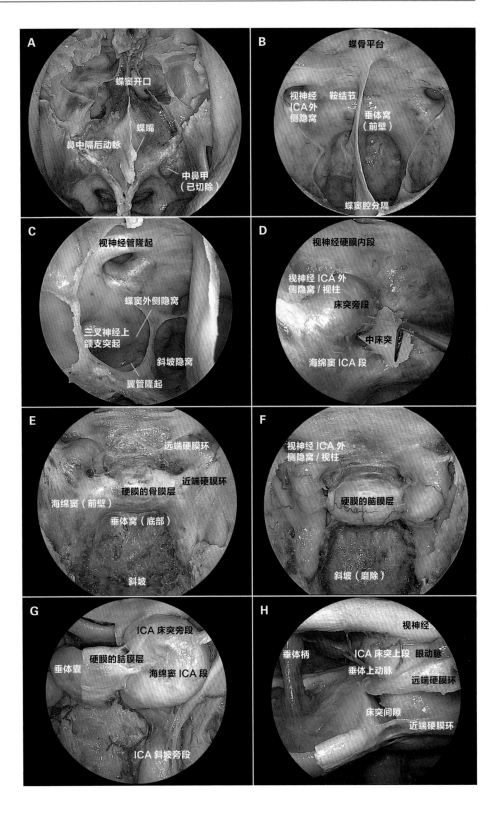

海绵窦

经颅的颅底入路提供了通过海绵窦的上壁和外侧壁的安全进入区域，有 4 个不同的三角通道：上壁有床突三角 / 动眼神经三角，外侧壁有滑车神经上三角 / 滑车神经下三角[6-11]。经典的海绵窦解剖如图 7.3 所示。与经颅入路正好相反，内镜经鼻入路是通过海绵窦的内侧壁（鞍区）和（或）前

图7.3（A~I）海绵窦及中颅窝的外科三角。（A）床突／前内侧三角，由视神经、动眼神经和天幕缘围成，内含前床突和ICA床突段。（B、C）在前床突岩尖韧带下方逐步显露动眼神经池。（D）动眼神经／内侧／Hakuba三角，由前床突岩尖韧带、后床突岩尖韧带和床突间韧带围成，包含动眼神经和海绵窦ICA水平段。（E）海绵窦向眶尖过渡部的解剖细节。（F）垂体和中颅窝、后颅窝的轴位解剖视图。（G）滑车上／旁内侧三角，由动眼神经、滑车神经和天幕缘围成。滑车下／Parkinson三角，由滑车神经、三叉神经眼支和天幕缘围成，包含ICA海绵窦段和外展神经。前内侧／Mullan三角，由三叉神经眼支、上颌支和眶上裂与圆孔连线围成，包含外展神经和眼静脉。（H）前外侧三角形，由三叉神经的上、下颌支和圆孔与卵形孔连线围成。后外侧／Glasscock三角，由三叉神经下颌支、岩浅大神经和棘孔至弓状隆起的连线围成。后内侧／Kawase三角，也称菱形区（中颅窝菱形区内侧部），由三叉神经下颌支、岩浅大神经、弓状隆起和岩上窦围成。（I）斜坡上后面和三叉神经压迹；注意岩舌韧带和岩蝶韧带以及外展神经的走行（A~H，福尔马林固定，硅胶注入尸体标本）

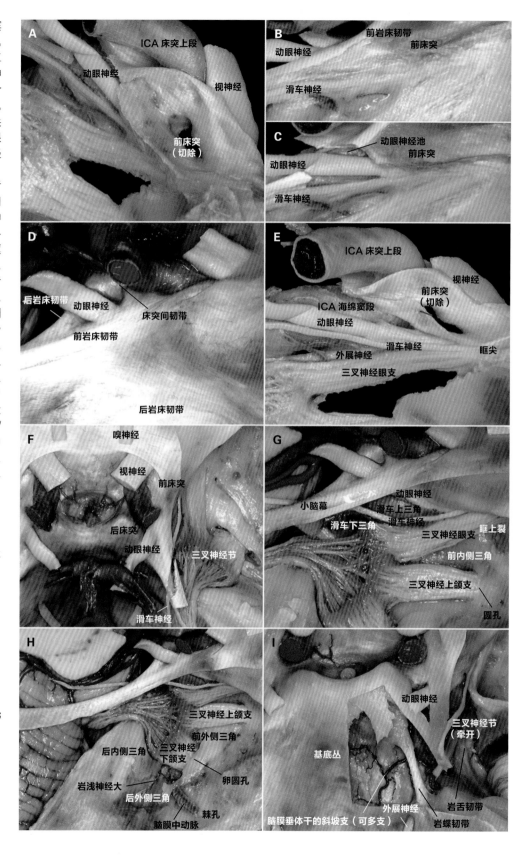

壁（蝶窦区）建立手术通道。在此，根据 ICA 在海绵窦内的走行位置关系将海绵窦分为 4 个间隙的理论，我们规划了一个实用且与鼻内镜外科手术相关的解剖分类方案（图 7.4）[12]。这里提出的分类方案的部分改编自 1976 年 Harris 和 Rhoton 描述的静脉窦间隙（"隔室"）理论[6]。

经鼻内镜视角下的 ICA 解剖

　　掌握鞍旁和斜坡旁的 ICA 解剖对于从经鼻内镜视角下理解海绵窦的解剖结构至关重要[13]（图 7.2 和图 7.4）。它分为两个部分：海绵窦段和床突旁段。海绵窦段 ICA 从近端到远端的亚段可分为短垂直段（ICA 斜坡旁段的延续）、水平段和前膝段，后膝段位于短垂直段和水平段之间。ICA 床突旁段是海绵窦 ICA 前膝段从海绵窦中穿出向远端的延续。它位于海绵窦顶和前床突间隙内，被近端和远端的硬脑膜环固定，上外侧方受外侧视神经 ICA 隐窝（或视柱）限定。中床突出现

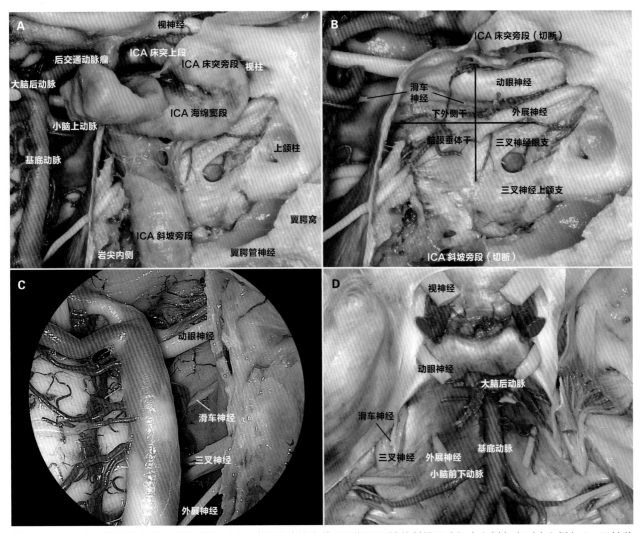

图 7.4（A~D）内镜下的海绵窦间隙概览。（A）半切标本中海绵窦和邻近区域的斜视图（标本左侧）。（B）（左侧）ICA 已被移除，以显示相应隔室中的神经血管结构（详情见正文）。（C）经斜坡内镜视角：显示脑池内颅神经进入硬膜 / 海绵窦。（D）后方显微视角图（可用于比较）（A~D，福尔马林固定，硅胶灌注尸体标本）

时，它可作为海绵窦 ICA 段和床突旁段之间的过渡标志，位于鞍结节外侧的内侧视神经 ICA 隐窝正好位于 ICA 床突旁段 – 床突上段过渡区的内侧[14, 15]。

海绵窦上间隙（图 7.5 和图 7.6）

海绵窦上间隙位于海绵窦 ICA 水平段的上方、ICA 前膝段的后方。上方和外侧方受海绵窦顶限定，前外侧到床突三角内的 ICA 床突旁段的腹侧面，后外侧是动眼神经三角的硬脑膜。海绵窦上间隙的后方，它的下界是海绵窦 ICA 后膝段，也是过渡到下文阐述的海绵窦后间隙的标志。

动眼神经是海绵窦上间隙的关键结构，它从海绵窦顶壁的后部进入，即为动眼神经三角，然后动眼神经在海绵窦的外侧壁内向前走行。在动眼神经进入海绵窦的入口处，动眼神经三角区的硬脑膜内陷一小段距离，然后硬膜附着在神经上。硬膜的内陷形成了充满脑脊液的动眼神经池。在形成动眼神经池壁的两层硬脑膜之间走行的这段动眼神经也称为动眼神经硬膜间段[16]。动眼神经在海绵窦的外侧壁内向前、下和外侧走行。值得注意的是，动眼神经进入海绵窦外侧壁

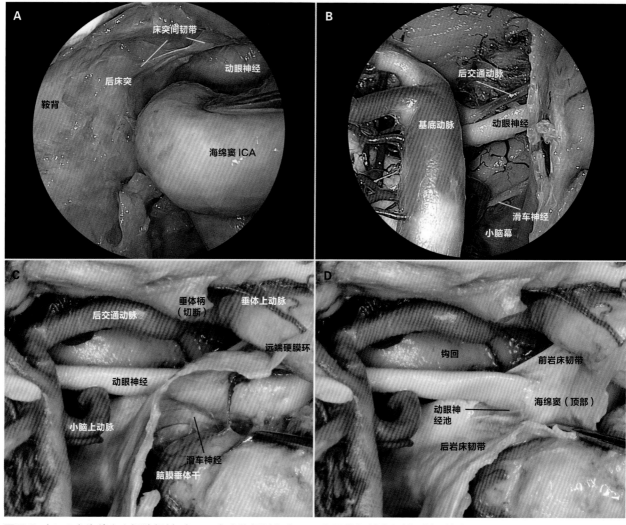

图 7.5 （A~D）海绵窦上间隙解剖。（A、B）内镜解剖和（C、D）显微解剖（左侧；详细信息见正文）（A~D，福尔马林固定，硅胶灌注尸体标本）

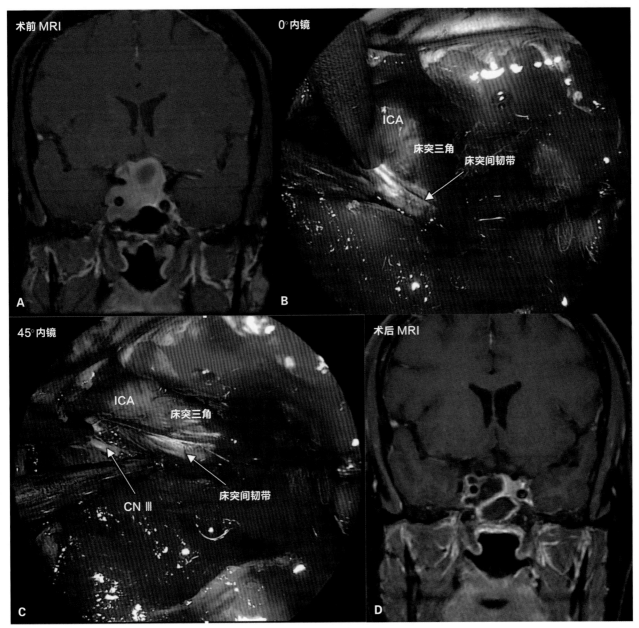

图 7.6（A~D）侵袭海绵窦上间隙的垂体大腺瘤病例。（A）大腺瘤的术前 MRI，侵袭海绵窦（上、下间隙）。（B）术中 0°内镜观察床突间韧带 – 辨识动眼神经（CN Ⅲ）的重要解剖标志。（C）使用 45°内镜，确认 CN Ⅲ。（D）术后 MRI 显示（肿瘤）全切。术后患者无颅神经损害

的过渡区大致位于海绵窦 ICA 前膝段的外侧。从经鼻内镜的角度来看，一个非常重要的解剖关系就是床突间韧带和动眼神经的相对位置关系。床突间韧带是前、后床突之间延续的硬膜形成的坚韧硬膜带，构成了海绵窦后顶壁（动眼神经三角）的内侧界，前部与构成床突三角的前、内侧界的海绵窦前部顶壁相分离。内镜经鼻入路手术

中，当从内侧到外侧的路径进入海绵窦时，首先遭遇到的是床突间韧带，常会误判为动眼神经，因为床突间韧带也是一条与动眼神经同向走行的清晰的白色带状结构。因此，需要牢记的是动眼神经正好位于床突间韧带的外侧，并与之大致平行走行，同时 ICA 床突旁段正好走行在床突间韧带的内侧和前部。

海绵窦后间隙（图7.7和图7.8）

海绵窦后间隙位于海绵窦ICA短垂直段的后方，形成海绵窦后壁的外侧岩斜硬膜的前面。如前所述，将ICA的短上升段和水平段分隔开的海绵窦ICA后膝段既是海绵窦后间隙的上界，也是海绵窦后间隙向海绵窦上间隙过渡部的标志。

海绵窦后间隙相关的重要解剖结构是外展神经和脑膜垂体干。起源于海绵窦ICA后膝段的后壁的脑膜垂体干对内镜经鼻入路手术非常重要，它通常有3个已命名的分支，这3个分支动脉都可以直接起源于ICA：垂体下动脉，脑膜背动脉，

以及小脑幕动脉（也称为Bernasconi-Cassinari动脉）。小脑幕动脉（可为多支）为岩斜脑膜瘤等肿瘤供血时可明显扩张增粗，早期辨别、确认和双极电凝有助于阻断肿瘤血供。垂体下动脉从ICA后膝段发出后向内、朝向鞍底硬脑膜走行。尽管垂体下动脉被认为是垂体后叶的供血动脉，但在一组3名接受硬膜间垂体转位手术的患者中，双侧选择性地结扎了这些血管后并没有导致任何永久性的垂体功能障碍[17]，提示人类垂体的血液供应对垂体下动脉的依赖性较小。最后，脑膜背动脉向后、下和内侧支向鞍背硬脑膜走行。需要注

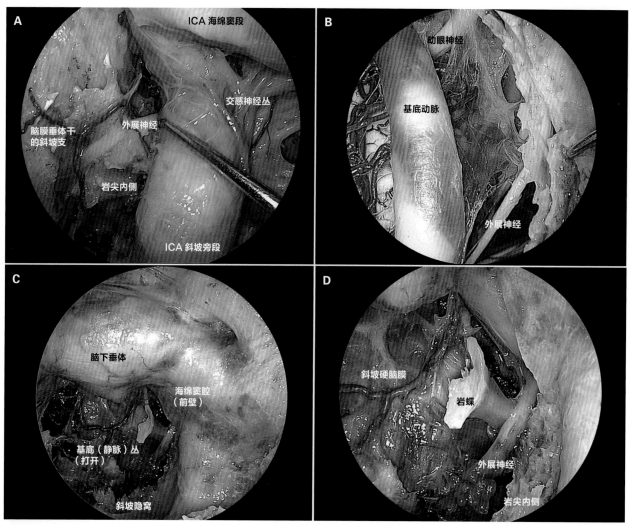

图7.7 （A~D）海绵窦后间隙，外展神经在硬膜下、脑池和海绵窦内走行的内镜解剖图（左侧；详情见正文）（A~D，福尔马林固定，硅胶灌注尸体标本）

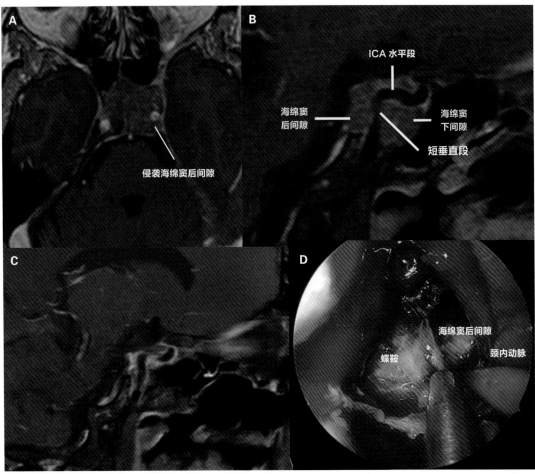

图 7.8 （A~D）侵袭海绵窦后间隙的垂体腺瘤病例。一巨大腺瘤，侵袭了海绵窦后间隙（Post Comp）和下间隙（Inf Comp）（A、B）。肿瘤完全切除无颅神经损害（C）。肿瘤切除术后海绵窦后间隙的术中图像，通过神经电生理监测证实了颅神经Ⅵ的解剖定位（D）

意的是脑膜背动脉及其分支通常正好位于外展神经硬膜内段的内侧，因此，在经中、上斜坡入路中电凝硬膜出血时应格外小心。

外展神经的 Gulfar 段走行在 ICA（斜坡段）的后方，通过 Dorello 管进入海绵窦后间隙的最下部[18]。该段神经走行在内侧岩尖的上方、岩蝶韧带或 Gruber 韧带的下方，正好位于岩上窦、岩下窦和基底丛（也称为静脉海湾）的汇集处[18]。特别重要的是，需牢记外展神经在穿过斜坡硬膜处，它被包裹在下陷的两层硬脑膜内（很像动眼神经在动眼神经池中的模式），但当外展神经抵达海绵窦后间隙时，它不被任何硬膜层覆盖，所以，此处的外展神经更容易受到损伤[18]。

海绵窦下间隙（图 7.9）

海绵窦下间隙位于海绵窦 ICA 水平段及其前膝段的下方、短垂直段的前方。这个间隙的前壁就是海绵窦前壁。包绕 ICA 血管外膜的交感神经丛合并成一根或多根界线清晰的神经束，称为交感神经，它从海绵窦 ICA 短垂直段开始向远端走行在海绵窦 ICA 水平段的下方和外侧，在海绵窦下间隙和外侧间隙的过渡处与外展神经海绵状段的远侧部相融合。交感神经从初始的垂直到近水平的走行呈弧形轨迹。值得注意的是，外展神经正好走行在海绵窦外侧间隙内的三叉神经第一支（V1）的内侧，后面章节将会描述海绵窦外侧间隙。

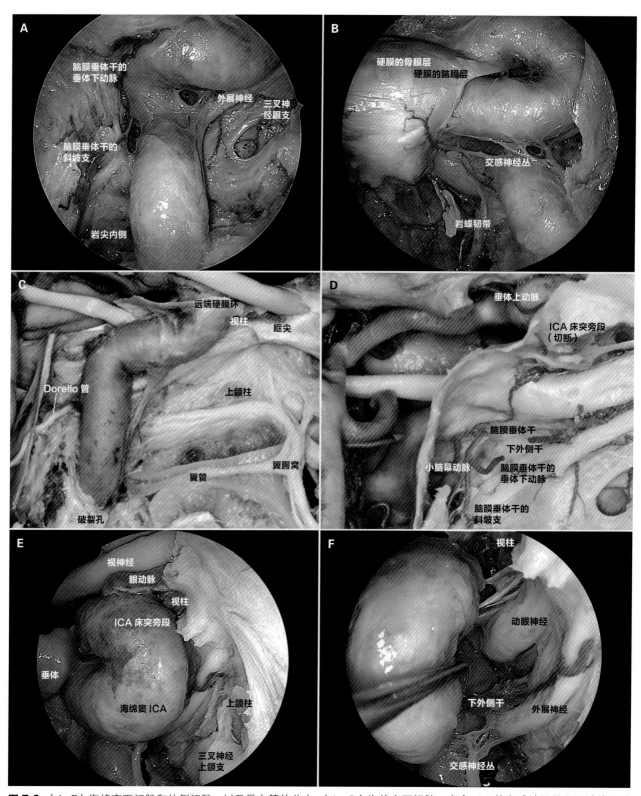

图7.9（A~F）海绵窦下间隙和外侧间隙，以及微血管的分布。（A、B）海绵窦下间隙，内含ICA的交感神经丛和远端外展神经。（C）矢状切面的显微图像，说明下方的翼管和上方的ICA水平段之间的空间位置关系。注意辨识视柱、上颌柱以及重要的内镜解剖标志。（D）微血管细节图：脑膜垂体干和下外侧干的海绵窦分支。（E）海绵窦外侧间隙。（F）ICA前膝部向内侧牵开后观察海绵窦外侧间隙（A~F，福尔马林固定，硅胶灌注尸体标本）

海绵窦外侧间隙（图 7.9 和图 7.10）

海绵窦外侧间隙占据着海绵窦 ICA 的外侧、ICA 后膝段之前的海绵窦空间。在尾侧，海绵窦外侧间隙从覆盖视柱下表面的近环向上扩展至上颌神经突起和上颌柱的下缘。视柱和上颌柱分别将眶上裂与视神经管和圆孔分隔开。在视柱和上颌柱的前界，颅神经已经离开海绵窦、进入眶上裂。

海绵窦外侧间隙包含有走行在海绵窦外侧壁的颅神经Ⅲ（动眼神经）、颅神经Ⅳ（滑车神经）和三叉神经第一分支（V1，眼支）。如上所述，外展神经的海绵窦段的远侧部位于海绵窦下间隙和外侧间隙之间的过渡部，并正好位于 V1 的内侧。起源于海绵窦 ICA 水平段的下外壁的下外侧干动脉的分支在外展神经和 V1 之间向下、向外走行，最终沿海绵窦外侧壁分布供血。

Meckel 腔和三叉神经（图 7.11）

源于脑桥中部外侧的三叉神经后根前行经三叉神经孔进入 Meckel 腔、达中颅窝的半月神经节（Gasserian 神经节）。三叉神经孔的底是三叉神经压迹，岩尖内侧和岩下窦为其内侧壁，三叉神经隆起为外侧壁，岩上窦作为其顶壁[5, 19]。硬膜的脑膜层通过三叉神经孔陷入 Meckel 腔内，使蛛网膜下腔在 Meckel 腔内向前延伸，大概向前至半月神经节的中部。三叉神经在半月神经节的前缘分成 3 个分支。眼支走行在海绵窦的前下部。上颌神经正好走行于海绵窦下方，进入圆孔前其内侧在蝶窦外侧壁上形成（骨性）突起，然后经圆孔进入翼腭窝。下颌神经朝卵圆孔走行并经卵圆孔进入颞下窝。值得注意的是，只有 Meckel 腔内侧壁的上 1/3 直接与海绵窦外侧相对。上颌神经不像眼支那样在海绵窦的外侧壁的硬膜套内走行，而是位于中颅窝硬膜下方、海绵窦内侧壁和外侧壁结合部平面之下，并与眼神经下缘结合。实际上，几乎整个 Meckel 腔都位于海绵窦后部的下方和外侧[19]。

Meckel 腔和 ICA 岩骨段、破裂孔段和海绵窦上升段有着非常重要的解剖学关系。ICA 岩骨段的水平部正好在 Meckel 腔的内侧走行。ICA 岩骨段的前膝部和到 ICA 破裂孔段的移行区，它被蝶骨舌突和岩舌韧带与 Meckel 腔之间相隔离。（内镜经鼻入路下）去除这一通常菲薄的骨质结构后可以获得进入 Meckel 腔的通道。翼管神经的组成有两部分来源：①在 Meckel 腔下方的后部和侧方走来的岩浅大神经的副交感神经纤维；②源于 ICA 岩骨段的交感神经丛的岩深神经发出的交感神经纤维。这两部分神经纤维在岩骨 ICA 的前膝部的外侧组合而成。翼管动脉是进入翼管的源自 ICA 岩骨段的一个不恒定动脉分支，在供应肿瘤（如青少年鼻咽部血管纤维瘤）时可以明显增粗。岩舌韧带是 ICA 破裂孔段向海绵窦上升段过渡区的标志。这一血管过渡区非常重要，因为海绵窦 ICA 的硬膜鞘与 ICA 破裂孔段的血管外膜相融合。

7.4 外科技术

海绵窦

根据海绵窦间隙分类理论，我们将分别讨论这些海绵窦间隙各自的细微差别。

海绵窦上间隙的外科精要

海绵窦上间隙的（手术）探查需要切除覆盖在 ICA 床突旁段和海绵窦前壁的骨质。尽管这种积极的骨质切除最初看似乎是不必要的，但事实证明了允许 ICA 侧方移位对于在海绵窦上间隙内进行直接外科操作至关重要。通常情况下，肿瘤侵蚀海绵窦内侧壁进入海绵窦，从而形成了由内侧鞍区到外侧的自然性状的延续性手术通道，使经鼻内镜手术进入海绵窦上间隙变得便利。为处理侵袭海绵窦的病例，用吸引管轻柔地将 ICA 从内侧向外侧移位，同时使用另一件手术器械去切除肿瘤。我们倾向于使用两个 6 Fr 和（或）8 Fr

图 7.10 （A~H）肿瘤侵袭海绵窦外侧间隙的临床案例。大型侵袭性巨腺瘤病例（A）。下外侧干电凝和切断后允许颈内动脉向内侧移位（B）。神经电生理监测确认第Ⅵ颅神经在外侧间隙内的位置是必要的（C）。术后影像显示肿瘤全切除。为避免颅神经损伤，海绵窦外侧壁肿瘤不能切除。患者没有永久性颅神经功能缺损（D）。海绵窦外侧间隙内的皮样囊肿病例（E）。术中图像显示在神经刺激解剖器的帮助下切除肿瘤（F）。术中证实囊肿完全切除（G）。术后影像学检查（H）

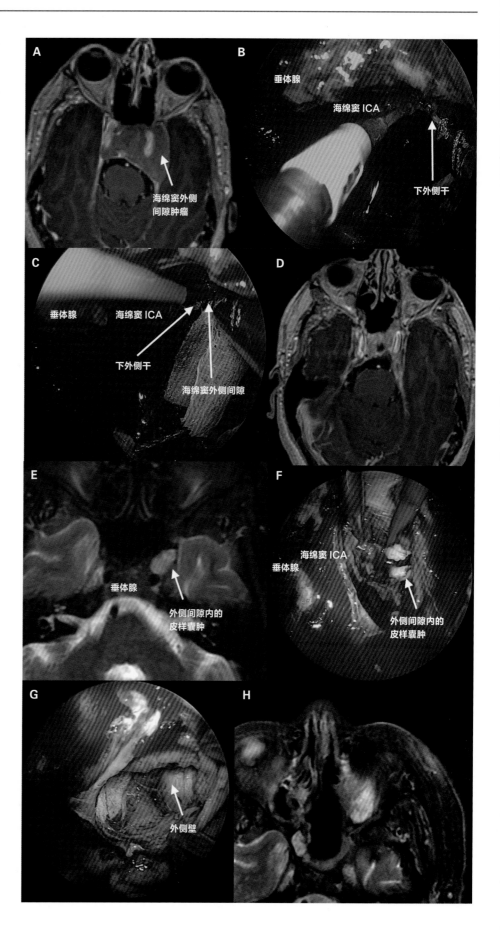

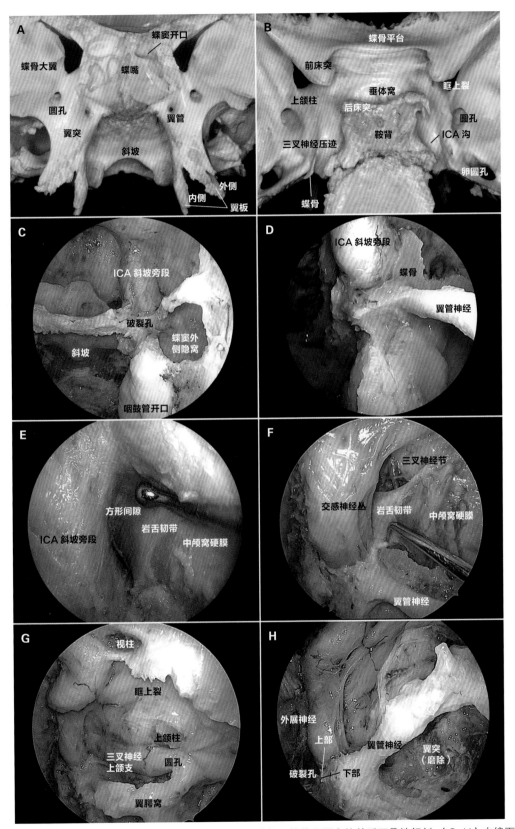

图 7.11（A~H）内镜下经翼突入路进入 Meckel 腔。（A、B）蝶骨、枕骨和翼突的前后面骨性解剖。（C~H）内镜下逐步解剖显露 Meckel 腔。（C）翼管神经及其邻近区域。（D）舌突，进入方形间隙的门户。（F）内镜下显露岩舌韧带和覆盖三叉神经节的中颅窝硬膜。翼管上经翼突入路至 Meckel 腔的上视图（G）和下视图（H）（A、B，干燥的颅骨标本；C~F，福尔马林固定，硅胶灌注尸体标本）

的泪滴形的吸引管，这使得外科医生在吸引操作时有更大的便利性。大多数这种解剖操作可以在0°内镜下完成，但是使用角度镜有助于获得最大范围的手术显露，对显露 ICA 前膝段的背侧面特别有效。只要病变未侵犯并扩展到海绵窦的顶部和侧壁以外，动眼神经的硬膜间段就能得到保护。也就是说，有时肿瘤可以经动眼神经三角扩展生长进入脚间池和环池。虽然肿瘤造成的通道也有助于进入这些区域，但这种海绵窦后顶部的裂口可能很狭小，所以经此通道进行扩展手术需要对动眼神经三角的解剖关系有深入的理解和把握。床突间韧带作为动眼神经（位于韧带外侧）的解剖标志应在手术中被反复辨别和确认。神经生理学也能帮助识别该区域的颅神经Ⅲ和Ⅳ。我们的电生理学研究显示，典型情况下高电流（2mA）刺激后颅神经Ⅲ和Ⅳ呈阳性反应；但在 ICA 膝部之后的靠前位置刺激时，仅需低电流（0.5~1mA）就可呈阳性反应。这是因为随着 CN Ⅲ 向前移位，动眼神经三角部的内层硬膜会变得更为菲薄。动眼神经最为脆弱的部分正好位于 ICA 前膝的外侧区域，经鼻内镜手术的从内侧到外侧的操作轨迹不容易到达这一区域（也就不易造成动眼神经的损伤）。同样重要需要牢记的是海绵窦上间隙经常是被压缩而不是被侵袭，在这种情况下，CS 的内侧壁是向外侧移位，但它仍然会覆盖海绵窦 ICA 和床突间韧带[20]。

海绵窦后间隙的外科精要

为了获得进入海绵窦后间隙的通道，需要广泛切除 ICA 海绵窦短上升段后方的骨质，以便暴露海绵窦前壁以及 ICA 斜坡旁段上部，这个部位正好是 ICA 进入海绵窦的入口。尽管影像导航和多普勒超声有助于识别 ICA 斜坡旁段，但在进行 ICA 表面骨质蛋壳化之前，先将硬膜从内侧向外侧从鞍底分离并抬高以确定颈内动脉下行点始终是一种安全的策略。为了进入海绵窦 ICA 的后方，需要将 ICA 短垂直段和后膝段向侧方轻柔移位。为了安全地向海绵窦后间隙推进，有必要对垂体下动脉进行电凝和横断。这一处置是极为重要的，以避免术中将垂体下动脉从 ICA 起始处撕脱，因为这可能会造成海绵窦 ICA 后膝段上出现破口，其出血是难以控制的。ICA 短垂直段是定位外展神经的最佳解剖标志，根据肿瘤在海绵窦后间隙内扩张程度的不同，外展神经的位置也会有相应的变化。电刺激 ICA 后方的海绵窦后间隙的下壁可证实外展神经的存在。分别在外展神经的后方和上方，经常会遭遇岩下窦和岩上窦的静脉性出血，处理时需要谨慎地完成止血操作，以防止过度填塞或不必要的凝血造成神经损伤。

海绵窦下间隙的外科精要

进入海绵窦下间隙要求充分暴露蝶窦的侧隐窝和侧壁，这可以通过保留翼管神经的经翼突入路和翼管上入路来实现[1]。积极的骨质切除是必不可少的，包括去除覆盖海绵窦前壁的骨质、并扩大到海绵窦 ICA 的外侧、循之再向上一直到标志中颅窝硬膜和鞍旁硬膜之间过渡的硬膜褶皱处。进入圆孔的上颌神经的辨识有助于此硬膜褶皱的定位。这部分的骨质去除允许扩大 ICA 前膝段和水平段的外下方以及海绵窦 ICA 短上升段的前方的硬膜开口。肿瘤对海绵窦下间隙的浸润常常会导致海绵窦下间隙的扩张，这也方便了硬膜切开。术中切开硬膜前应用多普勒超声确定 ICA 走行的准确位置是非常重要的。我们偏好使用钝口的直角刀进行硬膜切开。如上所述，当沿着从内侧到外侧的手术通道进行操作时，首先遇到的是交感神经。在海绵窦下间隙，电生理刺激有助于识别在 ICA 水平段的外下方并与之平行走行的外展神经，并使其与交感神经区别开来。

海绵窦外侧间隙的外科精要

鼻内镜手术视角下海绵窦外侧间隙是最不容易到达的区域，因为海绵窦 ICA 正好在它从内侧到外侧的手术通道上形成了遮挡。只有在某些选择性病例中才可以直接进入海绵窦外侧间隙完成手术操作，以避免颅神经损伤的风险。要进入海绵窦外侧间隙，需要充分暴露 ICA 前膝和床突旁段，以及海绵窦的前壁，侧上方直至眶上裂。视柱和上颌柱分别是暴露范围的上界和下界的理想解剖标志。硬膜切口应在 ICA 前膝段之前，用直角钝口刀从海绵窦下间隙开始向前、向上切开硬膜。特别注意：在远、近硬膜环与前床突围成床突间隙处，硬膜黏附于 ICA。使用多普勒超声和神经导航可对 ICA 进行精准定位。手术通道需要在 ICA 前膝段 / 水平段和走行在海绵窦外侧壁中的颅神经之间建立并推进。正常情况下，此手术通道非常狭窄。然而，浸润海绵窦外侧间隙的肿瘤可使颅神经向外侧移位，海绵窦 ICA 向内侧移位，从而扩大了手术通道。外展神经通常是个例外，尽管它也会发生侧方移位，但因为它不在窦壁内走行，可能嵌入了肿瘤内，使其有更高的损伤风险。在建立这一外侧手术通道过程中，会遇到下外侧干的动脉分支，应予谨慎地电凝和切断。为了游离（从外侧向内侧）ICA 海绵窦段和床突旁段，近环的外侧部（在 ICA 床突旁段和视柱下部之间）需要部分切开。在电生理监测的辅助下识别动眼神经、滑车神经，尤其是外展神经后，就可以在 ICA 海绵窦段和颅神经之间小心地切除肿瘤。不幸的是，海绵窦外侧间隙的肿瘤通常会累及海绵窦外侧壁，对于这样的病例，肿瘤完全切除而无颅神经损伤是不可能的。

海绵窦间隙的外科局限性

回顾 98 例侵袭海绵窦垂体腺瘤的治疗经验，发现 29 例仅为海绵窦单一间隙侵袭，69 例为多间隙侵袭。最常被侵袭的是海绵窦上间隙（79 例），其次是后间隙（64 例）、下间隙（45 例）和外侧间隙（23 例）。按海绵窦间隙划分的肿瘤残留率分别为外侧间隙（79%）、后间隙（17%）、上间隙（14%）和下间隙（11%）。这一结果是由随后的术后影像学检查确定而不是据术中评估获得的。其中 2 例患者接受了进一步的手术，获得肿瘤的完全切除：1 例患者是后间隙残留的促肾上腺皮质激素分泌性腺瘤，影像学上显示肿瘤生长；另有 1

例患者是下间隙残留的非分泌性腺瘤，再次手术探查海绵窦下间隙、获得肿瘤全切。27 例肿瘤残留病例（74%）接受了放射外科治疗。

内镜 Meckel 腔入路的外科精要

文献描述了经鼻和上颌入路都可获得进入 Meckel 腔的入路[21]。一般来说，要进入 Meckel 腔，经翼突入路是必需的。蝶腭动脉的电凝和离断使得翼腭窝内容物向外侧显露和移位、翼管和神经的识别成为可能[22]。翼管侧上方是圆孔和穿行的上颌神经（V2）。骨质显露到鞍旁 ICA 的外侧、视神经 ICA 外侧隐窝下方，如此可显露眶上裂，获得到达 V1 的手术通道。眶上裂和圆孔之间的骨质（又称上颌柱）可以切除，获得到达 V2 的圆环形通道。去除 ICA 破裂孔段外侧的舌突骨质就可进入 Meckel 腔。外科医生可以利用硬膜间平面总是汇入 Meckel 腔的解剖特点，在循 V2 向后方继续扩大解剖。这项技术可用于 V2 切断时尽可能地靠近 Meckel 腔，以避免神经周围肿瘤侵犯时引发的脑脊液漏（如腺样囊性癌）。去除破裂孔和颈动脉外侧直到 V2 下方的骨质（下颌柱），可获得进入卵圆孔和 V3 的手术通道。连接海绵窦和翼丛的韦氏静脉（Vesalius 静脉，通过蝶骨卵圆孔内侧的小骨孔的静脉）或蝶骨导静脉偶尔可以在这里被发现，并且可能是静脉出血的来源之一，通过温和地填塞很容易控制。为到达病变需要使 ICA 内侧移位或需要对其近端和远端控制时，应该完成对 ICA 斜坡旁段进行完全轮廓化的操作[5]。

这些入路中常常牺牲从 ICA 岩骨段的前膝部外侧向后走行的翼管神经。保留翼管神经可以避免潜在的干眼症的并发症，尽管这样会限制 V3 的尾侧和外侧的显露。为了获得进入 Meckel 腔的手术通道，应该可靠地确定以下解剖标志：ICA 斜坡旁段的内侧面、V2 的外缘，以及 ICA 岩骨段水平部下界。手术通道其上缘由外展神经构成，外展神经在海绵窦内从 V1 神经的上方、斜行向内、向下走行进入眶上裂。手术操作保持在 V2 的上缘以下是避免外展神经损伤的一个好方法，硬膜切口应平行于 V2、从前切向后方 [5]。

7.5 手术室设置和仪器、设备

用于经鼻内镜手术的手术室设置始终遵循团队理念：如前所述的双人四手技术方案 [23, 24]，其中神经外科医生和耳鼻喉科医生都站在患者的右侧，内镜占据右鼻孔上部，右鼻孔下部是吸引管，其他器械在左鼻孔。我们的标准头位要求患者头部轻微伸展、向右侧旋转、左侧稍侧屈和轻度地向前和向右抬起。累及右侧海绵窦或 Meckel 腔的病变，头部可进一步向右侧转；而对于累及左侧的病变，头部可置于近中立位。

神经电生理监测是海绵窦和 Meckel 腔内手术的必不可少的配置。我们倾向于常规地手术全程使用体感诱发电位监测。如此确保手术头位不会导致任何明显的脊髓压迫或血管供血不足（尤其颈部僵硬的老年患者，颈椎病更为常见）。当仅海绵窦内侧壁受到局限性侵袭时，颅神经Ⅵ的肌电监测就已足够。对于海绵窦的大范围侵袭，我们通常对颅神经Ⅲ、Ⅳ和Ⅵ的肌电进行监测。Meckel 腔的探查手术需要肌电监测颅神经 V3 和Ⅵ。

影像导航是经鼻内镜手术的有益的辅助手段。除了在影像导航中可以比对 MRI 的图像外，我们还发现薄层 CT 血管造影在处理涉及海绵窦和 Meckel 腔的病例时特别有用，因为它们提供了与 ICA 有关的骨质形态结构的更准确的解剖学信息。

另一个海绵窦和 Meckel 腔入路手术的必不可少的工具是多普勒超声。解剖标志、影像导航和多普勒超声之间的互相参考与印证为显露 ICA 操作时增加了额外的保护，因为有时图像引导可能并不准确。

需要明显地侧方扩展显露时，角度内镜有助于显露这些有疑问的区域。我们通常选择 45°内镜，尽管有时可能需要 70°内镜。此外，尽管足够多的骨质去除可以允许 ICA 侧方移位，方便使用直杆器械，但弯曲的或可塑形器械（如吸引管）在角落处操作时通常非常有用。

此外，在所有病例中，我们常规使用市售的鼻腔保护鞘，以尽可能地减少鼻腔创伤，并减少血液对内镜镜头的污染。

7.6 围手术期护理 / 并发症

围手术期护理

通常情况下，如果肿瘤没有真正的硬膜内浸润，可以在没有脑脊液漏的情况下完成从海绵窦或 Meckel 腔的肿瘤切除手术。如果是这样，鞍底重建往往仅需要游离黏膜瓣移植和纤维蛋白胶。对于高流量脑脊液漏病例，需使用鼻中隔黏膜瓣。基于笔者所在医院完成的一项随机对照试验的结果 [25]，我们不再使用腰穿引流治疗鞍区和鞍周的小缺损。但是，进行大肿瘤手术中在斜坡或前颅窝出现大缺损时，我们使用多层重建技术：内层是胶原基质编织膜（人工脑膜）、阔筋膜移植层、脂肪移植层，最后用纤维蛋白胶覆盖鼻中隔黏膜瓣；然后腰穿引流大约 3 天。

术中显露了 ICA 和预期术后放疗的患者如何进行鞍底重建是存在争议的。毫无疑问，带蒂鼻中隔黏膜瓣可以提供最高等级的保护。不过，在没有脑脊液漏的情况下，通常使用游离黏膜瓣移植或一层纤维蛋白胶重建就已足够了，并且避免了鼻中隔黏膜瓣引发的鼻腔疾病。

在海绵窦或 Meckel 腔内手术时，术前给予 10mg 地塞米松，长时间手术时术中可重复给药，以减少因颅神经手术操作刺激引发的炎症。无论如何，只有在术后发现患者有颅神经损害时才可以持续使用类固醇激素。

围手术期常规使用第三代头孢菌素（代表药物：头孢曲松），对鼻腔有填塞的患者持续给予第二代头孢菌素（代表药物：头孢呋辛）口服，直到去除填塞物为止。

并发症

海绵窦内手术的并发症主要与颅神经Ⅲ、Ⅳ、Ⅴ1 和Ⅵ的损伤有关，Meckel 腔手术的并发症源于三叉神经节及其分支（Ⅴ1~Ⅴ3）和颅神经Ⅵ的损伤。在海绵窦内走行的外展神经被损伤的可能性最大。神经电生理监测和详尽的解剖学知识有助于降低这种损伤的风险。同样重要的是要记住，进入 Meckel 腔的手术应该权衡考虑翼管神经的功能保全。一系列Ⅴ1 功能障碍中翼管神经损伤引发的泪液减少会增加角膜病变的风险。

血管损伤也是关注点。总体上 ICA 损伤是罕见的，但纤维性 / 侵袭性肿瘤增加了这种风险。处理海绵窦内肿瘤时有一个非常重要的知识点：硬脑膜的骨膜层和脑膜层在紧靠远端硬脑膜环的 ICA 套环的上突部，它们与 ICA 的血管外膜相融合，此处存在于硬脑膜两层之间的静脉窦已消失，失去了其警示、保护作用。因此，在此区域，外科医生在肿瘤和 ICA 之间的界面操作时必须极端小心，因为暴力的解剖操作可能导致 ICA 壁的穿通伤。两个硬脑膜层和 ICA 血管外膜相黏附的情况也出现在破裂孔下缘，这一情况与进入 Meckel 腔的入路手术关系更密切。临床更常见的是，在海绵窦内的手术操作时，ICA 的一个分支，如下外侧干或脑膜垂体干，被从 ICA 的血管壁上撕下，导致难以控制的出血；事实上，术中完全显露起始于海绵窦 ICA 后膝段的后壁的脑膜垂体干是困难的。

需要牢记的是：一旦怀疑是海绵窦内的动脉性出血，应避免使用可注射止血剂（如 Surgifoam 或液体明胶），因为此类药物渗入 ICA 可招致灾难性中风。反之，止血不充分是术后出血的原因。正因为如此，海绵窦 ICA 的小分支血管均应仔细确认并电凝及离断，以避免此类事件的发生。

回顾我们近 5 年经手术证实侵袭海绵窦的 98 例垂体腺瘤的治疗经验，发现没有患者出现动眼神经或滑车神经的麻痹。2 例患者有短暂的外展神经麻痹。3 例患者在术后立即发生血肿，造成视交叉压迫症状，需要手术清除。这 3 例患者的肿瘤侵袭部位分别是下 / 上间隙、上 / 后间隙和所有的 4 个间隙。其中 2 例患者在血肿清除后视力立即显著改善，这 2 例患者在术后第一次复诊时均已恢复到术前水平。第 3 例患者术后出现双颞侧偏盲长达 6 个月，比术前更严重。1 例生长激素腺瘤术中从海绵窦 ICA 上切除肿瘤时出现了 ICA 血管壁损伤；局部填塞控制了出血，但术中体感诱发电位（SSEP）记录显示电位明显下降，提示缺血，如果牺牲血管，则有高风险出现卒中。使用覆膜支架成功地保存了血管，术后未出现任何神经系统后遗症。

我们还回顾了 17 例原发性海绵窦病变的治疗经验[26]。病例队列主要包括脑膜瘤（47%）、血管瘤（11.8%）和Ⅴ1 神经鞘瘤（11.8%）。肿瘤位于海绵窦并扩展至鞍区（35.3%）、Meckel 腔（29.4%）和眶上裂（11.8%）。临床表现主要是海绵窦内颅神经压迫所致，包括复视（64.7%）、三叉神经功能障碍（29.4%）、眶后疼痛（29.4%）和视力损害（17.6%）。其中 10 例手术的目的是活检和减压。在其他患者中，2 例实现了完全切除，2 例近全切除（＞95%），3 例次全切除（＞50%）。EES 治疗后，9 例（52.9%）症状改善，6 例（35.3%）无变化，1 例（5.9%）病情恶化，1 例术后 3 天死于术中 ICA 损伤后卒中。其他并发症包括新的颅神经Ⅵ麻痹（n=1）和癫痫发作（n=1）。没有患者出现脑脊液漏。

Raza 等报道了 4 例累及 Meckel 腔的三叉神经鞘瘤患者进行经鼻内镜治疗的经验。他们报告了一位后颅窝病变的患者，除了三叉神经病变恶化引起的角膜病变外，还出现了颅神经Ⅵ的麻痹。无脑脊液漏病例[27]。回顾我们用 EEA 治疗的 9 例累及 Meckel 腔的三叉神经鞘瘤经验，4 例患者出现干眼症，3 例出现角膜病变。其中 1 例出现颅神经Ⅵ麻痹，除 2 例外其余患者都有一定程度三叉神经的感觉或运动功能障碍[28]。

7.7 EEA 外科手术要点

· 充分的骨质切除可使颈内动脉和海绵窦壁具有活动度，从而获得通道进入原本无法进入的区域。

· 熟悉内镜视角下的解剖是必不可少的。理解硬膜的分层和 ICA 的分段至关重要。通常被忽视的床突间韧带是一个非常重要的解剖标志。

· 解剖标志、影像导航、神经电生理监测和多普勒超声之间的互相参考与印证对于避免神经血管损伤至关重要。

· 海绵窦和 Meckel 腔的内镜手术具有挑战性，只有经简单病例积累了合作手术经验的团队才能担当、开展。

参考文献

[1] Paluzzi A, Fernandez-Miranda JC, Tonya Stefko S, Challinor S, Snyderman CH, Gardner PA. Endoscopic endonasal approach for pituitary adenomas: a series of 555 patients. Pituitary. 2014;17(4):307–319.

[2] Koutourousiou M, Gardner PA, Fernandez-Miranda JC, Paluzzi A, Wang EW, Snyderman CH. Endoscopic endonasal surgery for giant pituitary adenomas: advantages and limitations. J Neurosurg. 2013;118(3):621–631.

[3] Shin SS, Tormenti MJ, Paluzzi A, Rothfus WE, Chang YF, Zainah H, et al. Endoscopic endonasal approach for growth hormone secreting pituitary adenomas: outcomes in 53 patients using 2010 consensus criteria for remission. Pituitary. 2013;16(4):435–444.

[4] Taussky P, Kalra R, Coppens J, Mohebali J, Jensen R, Couldwell WT. Endocrinological outcome after pituitary transposition (hypophysopexy) and adjuvant radiotherapy for tumors involving the cavernous sinus. J Neurosurg. 2011;115(1):55–62.

[5] Kassam AB, Prevedello DM, Carrau RL, Snyderman CH, Gardner P, Osawa S, et al. The front door to meckel's cave: an anteromedial corridor via expanded endoscopic endonasal approach- technical considerations and clinical series. Neurosurgery. 2009;64(3 Suppl):ons71–ons82; discussion ons-3.

[6] Harris FS, Rhoton AL. Anatomy of the cavernous sinus. A microsurgical study. J Neurosurg. 1976;45(2):169–180.

[7] Hakuba A, Tanaka K, Suzuki T, Nishimura S. A combined orbitozygomatic infratemporal epidural and subdural approach for lesions involving the entire cavernous sinus. J Neurosurg. 1989;71(5 Pt 1): 699–704.

[8] Inoue T, Rhoton AL Jr, Theele D, Barry ME. Surgical approaches to the cavernous sinus: a microsurgical study. Neurosurgery. 1990;26(6):903–932.

[9] Dolenc VV. A combined epi- and subdural direct approach to carotid-ophthalmic artery aneurysms. J Neurosurg. 1985;62(5): 667–672.

[10] Parkinson D. A surgical approach to the cavernous portion of the carotid artery. Anatomical studies and case report. J Neurosurg. 1965;23(5):474–483.

[11] Perneczky A, Knosp E, Matula C. Cavernous sinus surgery.

Approach through the lateral wall. Acta Neurochir. 1988;92(1–4): 76–82.

[12] Fernandez-Miranda JC, Gardner PA, Rastelli MM Jr, Peris-Celda M, Koutourousiou M, Peace D, Snyderman CH, Rhoton AL Jr. Endoscopic endonasal transcavernous posterior clinoidectomy with interdural pituitary transposition. J Neurosurg. 2015;122(2):479. https://doi.org/10.3171/2014.3.JNS131865.

[13] Labib MA, Prevedello DM, Carrau R, Kerr EE, Naudy C, Abou Al-Shaar H, et al. A road map to the internal carotid artery in expanded endoscopic endonasal approaches to the ventral cranial base. Neurosurgery. 2014;10(Suppl 3):448–471; discussion 71.

[14] Fernandez-Miranda JC, Tormenti M, Latorre F, Gardner P, Snyderman C. Endoscopic endonasal middle clinoidectomy: anatomic, radiological, and technical note. Neurosurgery. 2012;71(2 Suppl Operative):ons233–ons239; discussion ons9.

[15] Labib MA, Prevedello DM, Fernandez-Miranda JC, Sivakanthan S, Benet A, Morera V, et al. The medial opticocarotid recess: an anatomic study of an endoscopic "key landmark" for the ventral cranial base. Neurosurgery. 2013;72(1 Suppl Operative):66–76; discussion.

[16] Martins C, Yasuda A, Campero A, Rhoton AL Jr. Microsurgical anatomy of the oculomotor cistern. Neurosurgery. 2006;58(4 Suppl 2):ONS-220-ONS-227; discussion ONS-7-ONS-8.

[17] Fernandez-Miranda JC, Gardner PA, Rastelli MM Jr, Peris-Celda M, Koutourousiou M, Peace D, et al. Endoscopic endonasal transcavernous posterior clinoidectomy with interdural pituitary transposition. J Neurosurg. 2014;121(1):91–99.

[18] Barges-Coll J, Fernandez-Miranda JC, Prevedello DM, Gardner P, Morera V, Madhok R, et al. Avoiding injury to the abducens nerve during expanded endonasal endoscopic surgery: anatomic and clinical case studies. Neurosurgery. 2010;67(1):144–154; discussion 54.

[19] Rhoton ALJ. The supratentorial cranial space: microsurgical anatomy and surgical approaches. Neurosurgery. 2002;51(4):S1–iii.

[20] Micko AS, Wohrer A, Wolfsberger S, Knosp E. Invasion of the cavernous sinus space in pituitary adenomas: endoscopic verification and its correlation with an MRI-based classification. J Neurosurg. 2015;122(4):803–811.

[21] Van Rompaey J, Suruliraj A, Carrau R, Panizza B, Solares CA. Meckel's cave access: anatomic study comparing the endoscopic transantral and endonasal approaches. Eur Arch Otorhinolaryngol. 2014;271(4):787–794.

[22] Pinheiro-Neto CD, Fernandez-Miranda JC, Rivera-Serrano CM, Paluzzi A, Snyderman CH, Gardner PA, et al. Endoscopic anatomy of the palatovaginal canal (palatosphenoidal canal): a landmark for dissection of the vidian nerve during endonasal transpterygoid approaches. Laryngoscope. 2012;122(1):6–12.

[23] Snyderman CH, Kassam AB. Endoscopic techniques for pathology of the anterior cranial fossa and ventral skull base. J Am Coll Surg. 2006;202(3):563.

[24] Vaz-Guimaraes F, Rastelli MM Jr, Fernandez-Miranda JC, Wang EW, Gardner PA, Snyderman CH. Impact of dynamic endoscopy and bimanual-binarial dissection in endoscopic Endonasal surgery training: a laboratory investigation. J Neurol Surg B Skull Base. 2015;76(5):365–371.

[25] Zwagerman NT, Shin S, Wang EW, Fernandez-Miranda JC, Snyderman CH, Gardner PA. A prospective, randomized control trial for lumbar drain placement after endoscopic endonasal skull base surgery. J Neurol Surg B Skull Base. 2016;77(S 02):LFP-13-03.

[26] Koutourousiou M, George Z, Fernandez-Miranda J, Eric W, Carl S, Paul G. Surgical management of primary cavernous sinus tumors. J Neurol Surg B Skull Base. 2013;74(S 01):A230. https://doi.org/10.1055/s-0033-1336353.

[27] Raza SM, Donaldson AM, Mehta A, Tsiouris AJ, Anand VK, Schwartz TH. Surgical management of trigeminal schwannomas: defining the role for endoscopic endonasal approaches. Neurosurg Focus. 2014;37(4):E17.

[28] Shin SS, Gardner PA, Stefko ST, Madhok R, Fernandez-Miranda JC, Snyderman CH. Endoscopic endonasal approach for nonvestibular schwannomas. Neurosurgery. 2011;69(5):1046–1057; discussion 57.

第八章 斜坡和上颈椎

Moujahed Labidi, Shunya Hanakita, Kentaro Watanabe, Anne-Laure Bernat, Nouman Aldahak, Schahrazad Bouazza, Sébastien Froelich

施 炜 / 译

缩写

CCJ. 颅颈交界区

CN. 颅神经

CSF. 脑脊液

CT. 计算机断层扫描

EEA. 内镜经鼻入路

EMG. 肌电图

GTR. 全切除

HD. 高清

ICA. 颈内动脉

MEP. 运动诱发电位

MRI. 磁共振成像

NSF. 鼻中隔黏膜瓣

PPF. 翼腭窝

PPG. 翼腭神经节

PSA. 后中隔动脉

SSEP. 体感诱发电位

8.1 引言

因为斜坡和枕颈区域的位置较深，解剖结构复杂，难以获得水密性闭合，所以长期以来对这个部位的手术存在较多的并发症。为了能够达到这些深部的病变，就需要更加广泛地暴露颅底，这包括了 Heros 等介绍的"远外侧"枕下开颅术，

经 Menezes[1] 改进的经口入路，以及额下经基底、经颌骨、经下颌骨和耳郭前颞下入路，多年来这些都是有效的手术入路。

在过去的 20 年里，随着鼻内镜技术在神经外科中的改进和推广，其可以通过更局限的暴露、更直的手术视线和通道来治疗越来越多位于斜坡和高位颈椎的病变。Jho 和 Carrau 开创了内镜下经蝶窦入路手术治疗垂体病变[2]，同时也被认为是首次成功通过经鼻内镜切除斜坡脊索瘤[3]。2002年，Frempong Boaudu 首次描述了内镜在经口手术入路中的辅助应用[4]。Kassam 等随后在 2005年报道了第一例通过内镜经鼻入路切除齿状突的病例[5]。

2006 年[6]，随着带蒂鼻中隔黏膜瓣（Hadad–Bassagasteguy 瓣）或者鼻中隔黏膜瓣（NSF）的问世，使得内镜经鼻技术取得了最重要的进展。这种黏膜瓣容易获取，可大面积覆盖缺损，最重要的是能够减少脑脊液漏的发生率，这使得它成为大面积颅底缺损的血管化黏膜覆盖的首选。自此，关于其他带血管蒂重建的技术逐渐被认知，根据解剖位置和临床情况，人们对闭合技术的要求有了更好的理解。

在本章中，我们将讨论经鼻内镜、经颅显微镜和内镜辅助下经颅入路治疗下斜坡和上颈椎病变的最新进展。我们将重点关注斜坡和颅颈交界区脊索瘤的手术治疗，因为这些都是在该区域所能遇到的典型病变。

8.2 基本理论

关于斜坡和颅颈交界区（CCJ）的手术入路有很多，显然，并没有单一的入路可适用于这个区域的所有病变。然而，我们经常遇到涉及在斜坡和颅颈交界区的病变，通常会影响到腹内侧室，经鼻通道便成为更加直接的手术入路，其避免了更多对神经和血管结构的操作。这就部分解释了与后外侧入路[7]切除肿瘤相比，内镜经鼻可以在保留颅神经方面通常会更有优势。

对于高位颈椎病变，内镜经鼻技术发展背后的推动力是因为通过经口入路至颅颈交界区腹侧的"代价"相对较高。事实上，在许多病例中，经鼻入路可以避免经口暴露时所需要的腭部切口。另外，使用经鼻入路时，由于黏膜切口位于较高的位置，这可能就降低了感染的风险，加速了术后拔管的时间，允许更早地经口进食。由于该方法不需要牵拉舌头[8]，因此减少了术后的舌水肿。

然而，与经典的经颅入路相比，鼻内暴露颅颈交界区病变通常需要切除软组织和鼻内结构，而不是手法转位。所以经鼻涉及额外的并发症，至少暂时降低了生活质量。此外，即使现在重建技术已经降低了脑脊液漏的风险，特别是对于预期的大面积硬脑膜缺损、再次手术和既往放疗的患者，这仍然是一个重要的问题。因此，经典的经颅后外侧入路，包括远外侧入路，在处理颅颈交界区时仍保留了一些重要的优势。除了较低的脑脊液漏的风险外，后外侧入路不包括切除咽旁肌或咽鼓管，也不包括操作软腭，从而可以减少或避免诸如腭咽功能不全和慢性浆液性中耳炎等并发症的发生。

另一方面，由于该解剖区域位于中央深部，深至颈部肌肉软组织，很难通过类似于额下、小翼点或枕下锁孔这样的小切口和锁孔入路到达。然而，这并不意味着锁孔和内镜不能通过经典的远侧通道到达颅颈交界区的腹侧。因为"锁孔"并不是位于皮肤和颅骨凸面上，而是位于更深的枕髁区域（图 8.1）。通过在髁突水平钻孔或者已经被肿瘤形成的锁孔，我们利用内镜暴露和切除位于中下斜坡、椎前间隙以及浸润齿状突和 C1 侧块、C2 体部的病变。这使得可以通过更有限的暴露而进行同样效果的肿瘤切除或神经减压，进而有着更低的并发症发生率以及更短的住院时间。

在某些病例中，最好的方法是经鼻内镜结合经颅技术，可以利用二者的优势，并降低总体并

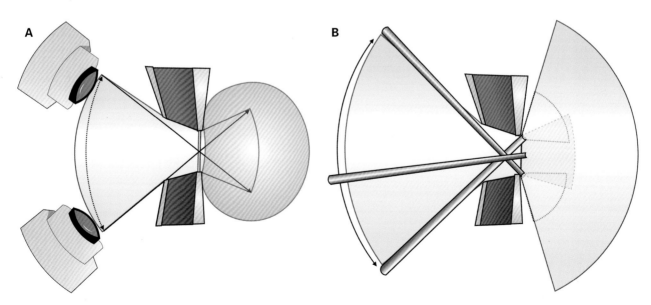

图 8.1（A、B）CCJ 后外侧入路的锁孔概念。（A）显微镜通过"锁孔"开颅术所提供的视野。软组织会对该区域的暴露造成明显障碍，并且在开颅术的边缘形成盲点。（B）在开颅手术中，"锁孔"内使用内镜可以增加视角和照明度

发症发生率。从本质上说，现代颅底外科医生必须利用多模态（显微镜和内镜）和多通道（经鼻和经颅）技术来提高临床疗效。

8.3 常见病变

神经外科医生必须会处理下斜坡和高位颈区的病变，最常见的是脊索瘤和退行性疾病（类风湿关节炎和扁平颅底）。然而，鉴别诊断是复杂的（表 8.1），临床医生必须能够在术前就鉴别出这些病变，因为不同的病变有着不同的手术处理方法。

脊索瘤

颅底脊索瘤是由于斜坡区残留的脊索组织引起的病变。通常在颅底的中线位置表现为轮廓清

表 8.1 斜坡和颅颈交界区病理的鉴别诊断

先天的
枕骨畸形（扁平颅底、髁突发育不全等）
颅底陷入症
不规则形态
炎症和退行性病变
类风湿性关节炎[a]
颅底凹陷症[a]
感染（骨髓炎、关节炎、Grisel 综合征）
肿瘤
脊索瘤[a]
软骨肉瘤
脑膜瘤
血管球瘤
后组颅神经鞘瘤
其他骨肿瘤（骨髓瘤，骨瘤等）
继发病变
血管
椎基底动脉瘤
创伤
慢性不稳定
腹侧压迫

a：最常见的病变

晰的多叶型病变，典型表现为 T2 高信号以及增强后强化。尽管其组织病理学为"良性"，但在随访过程中，这些病变往往会继续生长，导致其所嵌入的松质骨发生骨溶解，最终突破皮质骨并侵犯周围的结构，如硬脑膜和硬膜内间隔。它们也倾向沿软组织平面浸润生长，包括硬脑膜之间，这使得全切除肿瘤成为一个真正的挑战。临床上，斜坡脊索瘤最常表现为颅神经Ⅵ麻痹，后组颅神经功能障碍也常见于颅颈交界区水平[9]。

尽管过去的文献也存在一些矛盾，但如今有大量证据表明，全切除肿瘤可提高颅底脊索瘤患者的总生存率和无进展生存率[10, 11]。另一个需要考虑的重要预后因素是第一次切除肿瘤的质量。事实上，在大多数病例中，相比第一次手术而言，全切除残余和复发的肿瘤将会更难实现。因此，应在第一次手术时尽一切努力最大限度地切除肿瘤。颅颈交界区脊索瘤的预后较颅底或颈椎[9]其他部位的脊索瘤差。这些可能与颅颈交界区的脊索瘤位置较深以及其对周围软组织的浸润有关，导致了较低的全切除率和随后较高的复发风险。

软骨肉瘤

软骨肉瘤在颅颈交界区是罕见的，但值得一提的是，对于它们的手术治疗更加复杂。事实上，它们通常更靠外侧方，更加坚韧并且经常发生钙化。大多数研究者认为由于这种肿瘤生长缓慢，全切除并不像脊索瘤那么重要，必须优先考虑预后的功能。一些全切除肿瘤的病例，可以考虑密切随访。然而，在不完全切除肿瘤的情况下，前期质子束辅助治疗可能会更加安全。这些治疗方案还必须要考虑到软骨肉瘤的级别。

退行性疾病和颅颈交界区畸形

虽然有一些颅颈交界区的退行性疾病可以用内科治疗，颈椎牵引或单独的后路减压，但前路减压的一些适应证仍然是明确的，包括齿状突切

除术。Menezes 等发表并提倡了一种基于算法的治疗方案，其一线方法通常是采用颈椎牵引[12]复位来治疗这些病变。此外，对于伴有前路炎性关节翳的类风湿关节炎，通过后路枕颈融合术，术后的前路压迫症状也通常有了显著改善。

8.4 患者选择：适应证 / 禁忌证

对于影响下斜坡和颅颈交界区的病变，特别是脊索瘤，首要考虑的是选择最佳的手术入路。虽然这个部位的脊索瘤通常位于中线，但它们也向外侧延伸并侵犯颅底周围不同的间隔和解剖结构。与其他病变相比，颅颈交界区水平的脊索瘤表现为不对称的生长模式，通常由多个部位组成。有时这就意味着更直的手术通道可能就达不到完整地切除肿瘤（图 8.2）。

术前图像应由经验丰富的多学科颅底团队给予详细的研究。在肿瘤病例中，我们描绘并记录所有需要切除的病变范围。需要特别注意的是，放射治疗不能够解决的神经结构如脑干和视交叉受压的问题，以及那些已经延伸到骨质或者接近

金属重建材料的病变。为了建立一个适用于完整切除和（或）充分神经减压的经鼻内镜通道（图8.3），在术前 CT 扫描上，许多重要的因素需要考虑在内。首先，必须标识腭线以及齿突尖端水平线。在大多数患者中，齿状突的尖端位于腭线上下 ±3mm 左右的间距。位于鼻缝点和硬腭后界之间的鼻腭线或卡桑线最初被认为接近暴露鼻内空间的下界。然而，鼻腭线并没有考虑到软组织的收缩，这是获得下界空间视角所需要的，因此鼻腭线通常高估了所暴露空间的下界。我们使用鼻轴线（连接硬腭后缘和鼻缝点与前鼻棘之间的中点），通过内镜经鼻入路[13]可以更好地预测解剖的下界。

病变与颈静脉孔水平的后组颅神经之间的关系，即颅神经Ⅸ、Ⅹ、Ⅺ及在舌下神经管中的颅神经Ⅻ，是术前建立手术方案的另一个关键因素。事实上，这些标志定义了经鼻通路冠状位扩张的解剖界线。在考虑经后外侧入路时，这些后组颅神经也是十分有用的，原因是当位于腹内侧病变暴露较困难时，特别是对于从硬膜内延伸至后组颅神经内侧的病变，需要对这些颅神经进行解剖和松解。尤其是当病变已经侵犯到了颅神经以及

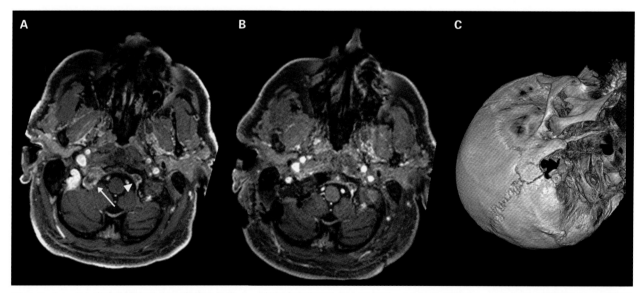

图 8.2（A~C）脊索瘤表现为不寻常的生长模式，并通过锁孔远外侧入路切除。（A）59 岁患者，MRI 显示后期复发的右侧颈静脉区脊索瘤（箭头），延伸至对侧舌下神经管（箭头）。临床表现为完全右侧舌下神经麻痹。（B）在内镜辅助下通过右侧锁孔远外侧入路实现次全切除。颅骨切除到对侧舌下神经管水平，但肿瘤在该位置有所残留，以避免不可接受的双侧舌下神经麻痹。（C）锁孔入路颅骨的三维重建

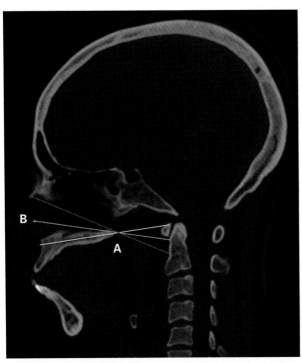

图 8.3 （A、B）对内镜经鼻入路范围的术前评估。大多数患者齿状突尖端在腭线（黄线）上方或下方约为 ±3mm 的间距。鼻腭线（蓝线）接近鼻腔内可暴露范围的下界，介于鼻缝点和硬腭后缘之间（A）。鼻轴线（绿线）连接硬腭后缘（A）和鼻缝点与前鼻棘之间的中点（B）

那些被认为功能恢复潜力较差的神经时，我们必须考虑到神经功能缺陷所带来的问题，从而避免灾难性的双侧颅神经功能缺陷，如双侧舌下麻痹（参见图 8.2 所示的病例）。

手术方案必须考虑到患者个体的血管解剖和脑血流动力学。在某些情况下，特别是当主要血管被肿瘤包裹或怀疑已经受到肿瘤侵犯时，手术前应进行椎动脉或者颈动脉闭塞试验。

在所有退行性病例和一些肿瘤病例中，术前需要动态评估颅颈交界区水平的不稳定性。即使评估术前颅颈交界区是稳定的，有许多经鼻和后外侧入路处理颅颈交界区部位的脊索瘤，肿瘤部分侵犯了髁突，由于需要额外的切除髁突和齿状突韧带，因此需要进行后路稳定和融合手术。在脊索瘤病例中，最好应与放射肿瘤科团队讨论融合手术计划，因为金属重建材料可能会阻碍合适的放射治疗。对于一些患者，在接受肿瘤质子放射治疗完成后，我们会推迟第二阶段的固定手术，

而是利用在肿瘤质子放射治疗期间使用的刚性颈圈来外固定颅颈交界区。另一种可选择的是使用碳非金属材料，同样也可用于此类适应证。

8.5 手术解剖

虽然手术导航、颅神经监测和多普勒超声等技术辅助设备在此类手术中是有用的，符合标准化的治疗，但不能取代对前颅底和鼻窦解剖结构的全面和深入的了解。

骨学

斜坡由枕骨基底部形成，斜坡上 1/3 由蝶骨体构成。这两部分在蝶枕软骨联合处相接，位于鞍背下方。斜坡由岩 - 枕裂（或岩 - 斜坡裂缝）从颞骨岩部的侧面分开。它在下外侧方与枕骨的髁突部分相连，共同形成枕骨大孔的前外侧边缘（图 8.4A）。传统上，斜坡骨被分为 3 个部分——上、中、下。但是，不同研究者对其有不同的划分。从经鼻角度来看，我们发现根据通过鞍底和蝶窦底的水平线来划分斜坡是最有用的（图 8.4B）。因为这种划分方式将斜坡区域重要的神经血管和颈动脉、颅内结构联系了起来，与手术密切相关。

在斜坡的颅外侧面，咽结节位于枕骨大孔前缘中线的上方约 1cm 处。另一个可靠的骨标志是髁上沟，这是头前直肌附着的凹陷，通常位于咽结节水平以下几毫米处。这对于判断靠近舌下神经管和其外孔的高度是有用的，它们刚好分别位于髁上沟的后部和外侧部[14]。枕髁与寰椎（C1）的侧块相连，它们的长轴指向前内侧方，关节面呈椭圆形并指向前外侧方。

枕髁包含了舌下神经管以及其同名神经。舌下神经管的颅内开口位于枕髁的中 1/3 处，该管指向前外侧，但略微向上，使得颅外开口刚好位于枕髁上方。颅颈交界区的韧带在维持连接处的

图 8.4（A、B）斜坡和颅颈交界区解剖

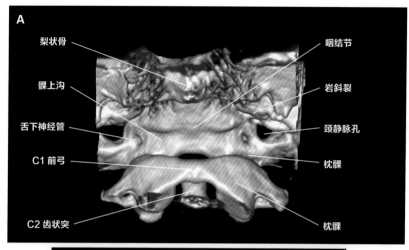

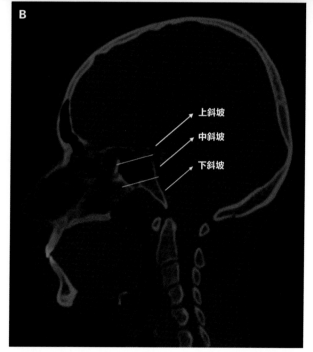

运动稳定性方面十分重要。由前至后依次可见前纵韧带（C1 和 C2 的前表面向下延伸）、寰枕前膜（C1 与枕骨大孔之间）和齿状突尖韧带（齿状突尖与枕骨大孔之间）。翼状韧带向两侧连接齿状突和枕骨髁。第三层韧带由十字韧带形成，有垂直部分和水平部分，也称为横韧带，附着在每一侧的 C1 侧块上。

鼻腔内标志物

术前利用 CT 成像仔细研究鼻腔的解剖结构有助于术者预测患者的特定解剖结构，确定一些与手术相关的解剖学变化（如蝶窦的气化程度、筛房的存在或颈内动脉的距离）。在手术过程中，首先要识别的鼻内标志物是后鼻孔弓和中下鼻甲。而钩突、筛泡和基板可分别提示上颌窦、眼眶内侧壁（筛骨内纸板）和后组筛窦的方向。

当沿着鼻中隔向后时，可触及蝶窦和犁骨。蝶窦开口位于后鼻孔上方约 1.5cm 处。下面是蝶腭动脉的后隔支，沿此可以追溯到蝶腭孔。咽鼓管开口位于鼻咽侧壁上，位于咽鼓管环的前方和下方（图 8.5A）。并且咽鼓管上缘之间的连线接

近枕骨大孔的水平。在中线，头长肌的肌肉插入（位于头直肌前上方和上方）可被视为黏膜表面下方的 V 形突起。突起的中心正对咽结节[15]。

神经血管结构

在神经内镜手术中，了解颈内动脉（Internal Carotid Artery，ICA）的精确定位是非常重要的。颈内动脉的岩段（C2 段）、破裂孔段（C3 段）和床突段（C5 段）固定于骨性结构中，但在颈段（C1 段）和海绵体段（C4 段）可移动且容易被肿瘤或其他病理过程推移。此外，颈内动脉的解剖变异是常见的，包括成环和位置异常，特别是在颈段（C1 段），它位于颈部软组织的深处，在扩大

经鼻入路时有被损伤的危险的可能。因此，术前在 CTA 上识别血管的解剖变异至关重要[16]。许多病例中在鞍下有明确的斜坡隐窝，斜坡旁颈内动脉很容易识别。视神经在岩段（C2 段）和海绵窦段（斜坡旁）之间，寻找颈内动脉破裂孔段的下外侧缘，可用于确定颈内动脉破裂孔段（C3 段）的深度和位置。咽旁颈内动脉，或颈内动脉的远侧颈段，在进入岩骨之前，通常位于咽隐窝最深部分的后外侧。虽然它是一个存在被损伤风险的节段，但咽旁颈内动脉在术中很难精确定位。它位于咽鼓管软骨部分最外侧的后部，腭帆提肌的后部[17]。咽旁颈内动脉的位置也可以用一条穿过翼外板前后轴的线来类比，这也可以在术前 CTA 上得到证实。

外展神经（CN Ⅵ），是神经内镜手术中有被损

图 8.5（A、B）内镜解剖（尸体解剖）

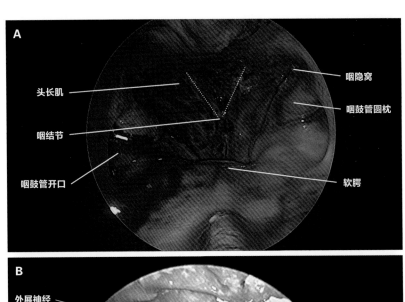

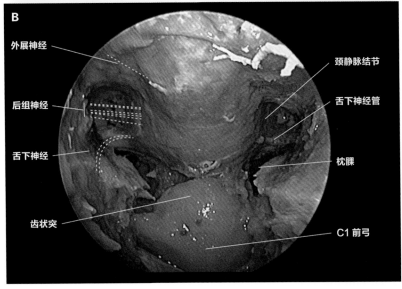

伤危险的主要神经结构。外展神经出现在脑桥延髓沟内侧，经过上外侧池后，进入一个名为颞骨外展神经管的硬膜间间隙。神经走行于腓侧韧带（Gruber 韧带）下方，向海绵状颈动脉后升段或斜坡旁段的外侧走行，进入海绵窦，在海绵窦中再次向颈内动脉前升段的下方和外侧走行。舌咽神经（CN Ⅸ）在颈静脉孔的一个单独的分隔中走行，位于迷走神经（CN Ⅹ）和副神经（CN Ⅺ）、前内侧神经部和后外侧血管。舌下神经（CN Ⅻ）起源于前橄榄沟，向上和侧向运动于舌下神经管。从舌下神经管颅外端出颅后，沿着头直肌前肌的外侧缘走行（图 8.5B）。

8.6 外科技术

内镜经鼻入路

与其他复杂的外科干预一样，明确的手术策略是获得熟练程度和提高手术安全性的关键因素。术前要确定的要素可分为以下 3 点：①暴露；②切除；③重建。如前所述，内镜经鼻入路的主要难点是对颅神经Ⅵ、Ⅻ以及两侧的颈内动脉的把控。暴露的优化是通过建立对于病变区域最适合手术通道来实现的（在本章"患者选择：适应证 / 禁忌证"中有所介绍），也可通过规划改善肿瘤暴露和神经血管把控方法的扩展方式来实现。这是"模块化"或"积木"哲学的一部分，对于内镜经鼻入路来说是很好的描述。

为了实现更完整的切除，必须根据某些解剖标志（即颈动脉旁、舌下神经管、齿状突等）来确定肿瘤的所有延伸。我们通常在术前准备一个目标列表，并结合相关的手术操作或扩大手术入路以达到肿瘤的完全暴露。

重建通常是导致术后最严重的并发症的一个步骤，因此必须仔细计划与实施。重要的是要考虑是否为二次手术，如果是二次手术，要考虑重建是如何实现的，黏膜瓣是否可以重新利用等问题。在某些情况下，需要一个横向延伸的方法，NSF 不能在该侧使用，必须在对侧收获。在蝶腭动脉受损的情况下，应寻找和计划替代的血管化移植材料。例如，在某些情况下，如果有多次既往的手术和（或）放射治疗，则最好的重建方法材料是颞顶筋膜瓣，这要求不同的定位和术前准备。这个特定的皮瓣需要上颌窦造口术和经腭突的解剖，也可用于增加鼻腔内的工作空间。但是，在那些情况下，闭合可能很困难并且需要额外的骨质切除，在这种情况下，经典的经颅方法也应予以考虑。

手术设置和患者定位

患者的位置应使两个外科医生都能感到舒适，且符合人体工程学的姿势。理想的设置是由两个高清（HD）屏幕组成，每个屏幕都面对一个外科医生，通常位于患者的右侧（对于右利手的外科医生）。我们还希望将器械护士安置在患者另一侧并在手术团队的前面，以便安全，轻松地操作仪器。麻醉小组通常在患者的脚侧。

头部放置在固定的头部固定器上，以避免外科医生迷失方向并失去最佳定位。更重要的是，头部弯曲，旋转并向手术团队一侧倾斜。通过旋转和倾斜使头部位于术者视野和操作的中心尤为重要。还有外科医生的行动。估算倾斜度的实用经验方法是估算患者的头部与同侧乳头连线的角度。强烈建议轻微屈曲，因为它可以更好地暴露下斜肌和 CCJ 病变（除非颞顶筋膜襟翼是必需的）。为了确保良好的静脉流出并减少静脉出血，除了在手术台上略微反转特伦德伦伯卧位，我们通常还会抬高头部和胸部。准备腹部和（或）大腿前外侧，以获取脂肪和（或）筋膜移植物以修复骨质和硬脑膜的缺损。

仪器仪表

在我们的实践中，我们习惯于在内镜病例中几乎只使用 4mm 30° 和倒置 30° 示波器（Karl Storz™）。从手术一开始便使用成角镜头时，需要外科医生对成角视野下的解剖学有几乎本能的理解。这样可以使他可以充分利用内镜在全景曝光方面的优势，并为器械远离角度镜留出了更多空间。45°、70°和EndoCAMeleon®内镜（Karl Storz, Tuttlingen, Germany）具有可调节的视角，也非常有助于到达通常位于ICA的水平部之后下方或侧面的病变。倾斜和长度合适的器械是扩大内镜经鼻入路必要的条件。倾斜的内镜提供可视化效果，而倾斜的器械，尤其是可延展的可旋转吸头，可提供必要的可操作性以切除侧向病变部位。长角和自灌式钻头也可用于到达下斜坡和上颈椎区域。在所有内镜经鼻入路的病例中，我们都采用MRI（T2加权或CISS/FIESTA和T1加权）和CT成像融合。同样，微血管超声多普勒探头被系统地用于准确定位颈内动脉和蝶腭动脉。导航系统的精度应在手术过程中定期确认，并且必须谨慎使用，同时需与解剖标志结合使用。内镜经鼻入路中必不可少的另一个技术辅助工具是对颅神经的肌电图（EMG）监控。在脊索瘤病例中，我们通常至少监测颅神经Ⅵ。此外，通常在翼突入路的一侧监测颅神经Ⅴ以及颅神经Ⅻ（双侧）和后组颅神经Ⅹ、Ⅺ，具体取决于肿瘤的侵犯范围和计划的手术暴露范围。EMG肌电图监测支配眼外肌神经的另一种方法是应用眼电图（EOG），它可用于监测垂直和水平方向眼球的运动。

技术

在许多下斜坡病例中，使用了双人四手技术。这种术式的明显优势是可以用两种仪器完成更精细的解剖。双鼻孔入路和广泛的鼻中隔切除术和蝶窦切开术可以为两名外科医生的手术操作带来足够的机动性。然而，我们现在也正在努力尽可能地限制鼻内并发症，并且在大多数（即使不是大多数）最近的经鼻下斜坡病例中也采用了非侵入性入路（在下面的微创鼻腔内入路和黏膜保存手术中进行详细说明）。

与每个经鼻病例一样，第一步是确定相关的解剖结构和关键标志，包括软骨弓、中鼻甲和下鼻甲以及蝶窦开口。可以在一侧（通常在右侧）进行中鼻甲切除术，因为这样可以为内镜和吸引器提供了更大的空间，但并非总是需要的。在大多数情况下，下鼻甲得以保留，但针对较低的病灶，将下鼻甲向下骨折以扩大鼻腔通道可能是有用的。如果没有NSF，下鼻甲的黏膜对于带血管皮瓣重建术[19]可能是有价值的。在中鼻甲切除术之后，进行上颌窦造口术，方法是识别并切除沟突的下缘来完成。然后用反咬钳从上至下切除上颌窦内壁。

后组筛窦切除有助于识别与鼻中隔皮瓣的获取相关的解剖标志，并且当要治疗的病变位于斜坡的较高位置或侵入蝶窦时，该方法将非常有用。切除筛泡，并打开中鼻甲的基底层，以进入后组筛骨。蛋壳化薄层是筛泡的侧壁，并作为筛窦切除术的外侧界限。在切除基底瓣之前识别蝶窦口对于为NSF保留后间隔动脉（PSA）和较大的黏膜蒂是很有价值的。

以标准方式收获NSF，尤其要注意嗅觉黏膜的保护。根据预期的硬脑膜缺损和要覆盖的结构来尝试和调整皮瓣也很重要。在手术的这一阶段，必须考虑和准备通过包括鼻底黏膜和下鼻道黏膜来扩展NSF的范围，并准备好对侧鼻底黏膜瓣。如前所述，当计划进行翼突切除术时，NSF通常是在对侧收获的。否则，在切开翼管神经后，有必要沿翼腭窝游离皮瓣，以便能够使皮瓣充分伸向侧方。所收获的NSF被放置在上颌窦内，并借助大棉片的帮助下保持就位。在这一点上，进行了广泛的后鼻中隔切除术，然后用钻头或咬骨钳切除蝶骨的鹰嘴，这可以为颅底修复提供骨质材料带来额外好处。探索蝶骨解剖结构并扩大开口以利于识别双侧蝶骨的隐窝，颈内动脉（ICA）斜坡旁段，蝶鞍和视神经，颈动脉隐窝和斜坡隐窝。

然后，可以使用大型的粗金刚钻头对蝶窦和斜坡的底部进行快速的扩大的磨除，同时持续地定位两个ICA的确切位置，并了解硬脑膜平面的深度。在ICA和硬脑膜上进行钻探时，应使用金刚钻头并进行连续冲洗，最好使用大钻头。

要进入斜坡的下 1/3 和小脑延髓，必须部分 / 全部切除向下附着在斜坡上的肌肉，即长头肌和前直头肌。在脊索瘤病例中，这些肌肉中经常包含肿瘤，因此部分切除斜坡前软组织可以更好地实现肿瘤总切除。在这个区域，最可靠的标志是咽鼓管，代表了手术暴露的横向极限，并有助于确定中线。两侧咽旁的 ICA 通常位于咽鼓管的后外侧，但必须在术前血管造影上进行检查，以免在手术期间因遇到血管环而感到惊讶。

硬脑膜的打开和切除取决于病理的位置和类型。在脊索瘤手术中，通常能够使用 MRI 上的 T2 加权图像来预测是否存在硬脑膜侵犯。在手术过程中，当硬脑膜侵犯不明显时，间接迹象是在完成了斜坡磨除和分离后，没有斜坡丛静脉通道的静脉出血。目前尚不清楚切除硬膜边缘是否必要，或者是否带来生存获益。当没有明确的硬脑膜穿透时，需要进行附着部位的电凝，同时避免对外展神经的热损伤。在某些情况下，可以在脊索瘤浸润的硬脑膜骨膜层和完整的脑膜层之间找到一个解剖平面，这可以在不破坏硬脑膜的情况下进行完全切除。只有在硬膜内延伸部分完全切除的情况下，硬膜的根治性切除术才是合理的，但由于脑干浸润，情况并不总是如此。在这些情况下，最好保持硬膜开口尽可能小，以便于闭合。

脊索瘤切除术（图 8.6）

脊索瘤是一种柔软的、容易抽吸的分叶状肿瘤。超声吸引器的使用通常是不必要的，尽管旋转吸引器尖端可能被证明是有用的，特别是如果在成角度的内镜观察下使用。因为在大多数脊索瘤中没有"真正的"肿瘤包膜，所以并不总是需要进行包膜外剥离。分块切除相较于完整切除是更安全的肿瘤切除方式。被识别的假包膜通常是肿瘤周围的结膜炎症反应，可随肿瘤一起被吸出。在脊索瘤被发现是纤维性的罕见情况下，我们发现 GTR 很难安全地实现，因为这些病变也更容易附着于颈内动脉和颅神经。

在肿瘤切除过程中，应采取一切预防措施来限制肿瘤在脑脊液中的播散，在通过手术通道时更是如此。事实上，已知这些肿瘤有通过两种途径转移的倾向，总的原则是，在硬膜内探查之前，必须最大限度地进行瘤内减压。我们还试图在处理病损的硬膜内部分时限制冲洗。至于手术通道的播散，当重建已经令人满意并且硬膜内腔被有效地密封时，通过在手术结束时进行仔细的检查和充分的冲洗，这种播散可能被最小化。同样，为了减少可避免的肿瘤播散的发生，在大多数情况下，当影像学特征高度怀疑是脊索瘤时，应避免斜坡病变的活检。

由于脊索瘤起源于斜坡松质骨中的脊索残余物，尽可能多地切除受累骨是很重要的。这一部分的切除常常被忽视。有理由假设 GTR 后的延迟复发可能是由于脊索瘤细胞留在初始"可见"肿瘤周围的松质骨中。

微侵袭鼻内入路和黏膜保护手术

手术在某些情况下，可以通过非侵入性技术和对鼻内解剖结构的最小破坏来实现全切除（图 8.6 和图 8.7）。虽然真正的"空鼻"综合征很少发生，但限制鼻内发病率可以明显改善患者术后的生活质量。毫无疑问，对于鼻内解剖来说，经双鼻孔入路可能是"侵犯性最大"，并且在大多数情况下不需要这样大范围的扩大切除。尽管如此，通过单鼻孔和限制一个人的方法不能以牺牲肿瘤切除的质量为代价。

尽管在外科手术的某些阶段（例如钻孔和精细解剖），控制吸引器的第三只手可能是有用的，但是非侵入性通道通常只为一名外科医生提供有效的空间。在非侵入式操作中，操纵内镜的手也可以用来握持和控制可旋转的吸头，让优势的手控制另一个器械。虽然资深术者需要通过一定时间的适应和学习曲线后才能使用这项技术，但它在微侵袭经鼻暴露时特别有用。使用这种技术，其他器械和内镜之间的冲突是有限的，并且保持完整的鼻内结构，对于内镜而言就像漏斗一样。手术通道越窄，操纵仪器越容易。另一个优点是

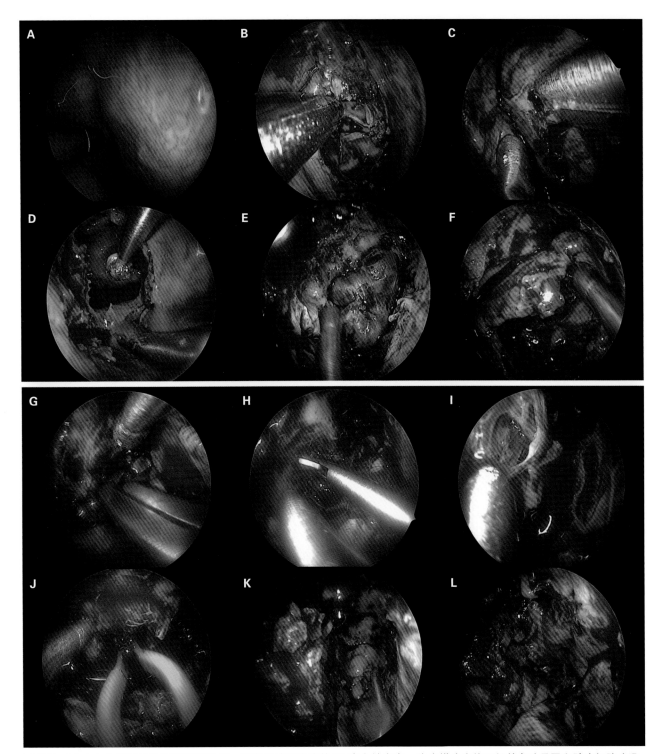

图 8.6（A~L）内镜下切除下斜坡脊索瘤。患有斜坡脊索瘤的 56 岁女性患者，分步描述内镜下经单鼻孔暴露和肿瘤切除步骤。（A）内镜下解剖确认并折断中鼻甲。（B）切除中鼻甲后刨削器打开后组筛窦。（C）保留对侧黏膜的鼻中隔后部切除。（D）使用大金刚磨头和 Kerrison 咬骨钳打开蝶窦。（E）广泛的磨除斜坡骨质，暴露肿瘤的囊壁。（F）刺破肿瘤，注意限制肿瘤溢出，避免手术通道的种植。（G）对于下斜坡脊索瘤，如本病例中，必须寻找延长头长肌和头直肌前肌肉延伸段。（H）两层硬脑膜完全打开以确保所有的侵犯肿瘤已经被切除。（I）与下面的蛛网膜一起暴露的小面积硬脑膜缺损。（J）全切除肿瘤后电凝硬脑膜和肌肉的边缘。（K）脂肪植入以填充磨除的斜坡骨质。（L）取对侧鼻中隔黏膜瓣，放置在脂肪上方，并补充纤维蛋白胶固定

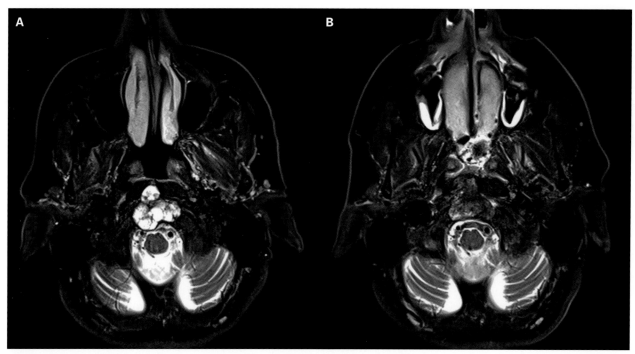

图 8.7 （A、B）定制内镜下斜坡脊索瘤鼻内切除术。内镜下脊索瘤斜坡下 1/3 鼻内切除术的术前（A）和术后（B）影像，全切术采用左鼻入路，保留双侧鼻中隔前 2/3 黏膜及除左中鼻甲外的所有鼻甲

内镜非常靠近仪器的尖端。

　　病变对侧轨迹优先在一侧延伸可能是一个有价值的选择。为了通过单鼻孔获得足够的空间处理下斜坡病变，中鼻甲切除通常是必要的。鼻中隔的后部骨质可以部分切除，但沿着对侧黏膜在鼻中隔的另一侧做简单的推压通常就足够了。然而，为了给内镜和器械提供更大空间，蝶窦前壁的广泛的开放是不可避免的。后组筛窦磨除可以获得额外的空间使术者在操作器械不受内镜干扰。如果需要鼻中隔黏膜瓣，必须在暴露的一侧进行获取，这也意味着如果要保留蝶腭动脉，经翼腭窝入路是不可行的。

横向延伸手术通路

　　横向延伸通路意味着 ICA 将被暴露，必须在更长的部分进行管理。经翼入路有助于获得侧位可视化，以更好地确定 ICA 进程。上颌窦造瘘口后，上颌窦后壁被切除。翼腭神经节（PPG）及周围软组织骨膜内部分被保留，两侧被切开，确认腭大神经后下行。这条神经有一个可预测的下行

轨迹，可以从骨管中取出，以增加翼腭窝（PPF）的活动。失去它会导致硬腭不适的感觉迟钝，应该尽可能地避免，尤其是如果只需要切除翼状肌的上半部分时。确认蝶腭支，将蝶腭孔前黏膜抬高后，在蝶腭孔出口处凝固并分段。在侧移 PPF 后，逐渐识别 Vidian 管束。Vidian 神经分段可以增加 PPF 的侧向活动。通常，在确定 VN 之前，会看到另一束由腭鞘动脉和神经组成的束，其方向更居中，它不应该与 Vidian 管束相混淆。然后钻取翼状肌的根部和内侧板，以增加蝶骨下外侧通路，露出破裂孔。

　　经翼入路可以更好地识别 ICA 的破裂孔段，并在斜坡中部和岩尖区获得侧向工作空间。然而，要想在斜坡低处或 CCJ 处获得外侧暴露，必须向下移动或切除咽鼓管外加钻取翼状肌内侧板。确定破裂孔后，并用显微多普勒明确了 ICA 前膝的界线之后，在破裂孔段下方进行咽鼓管软骨部分的开口。

向下延伸手术通路

　　为了增加斜坡下 1/3 和上颈部的暴露，可以

做一些简单的操作，如下鼻甲外展，软腭缝线轻微回收。然而，为了达到减压和切除 CCJ 病理的目的，一些特定的标志物有助于将骨切除延伸到其神经血管边界。其中一个标志是髁上沟（或下斜坡线），它标志着舌下神经管的大致高度。为了更好地描绘这个沟，要么在骨膜下解剖分离肌肉，要么切除。钻取髁突的前内侧，缩减舌下神经管通向颈静脉结节下轮廓，把舌下神经管和颈静脉孔分离。虽然舌下神经管可以通过中线通路显露，但要将颈静脉孔去顶，通常需要进行经蝶窦入路的侧切除术，并切除咽鼓管。在某些病例中，髁突骨已经受到侵犯，这种暴露已经由肿瘤完成了，简单的内部减瘤术就足以暴露下颅神经和硬膜鞘中的颅神经Ⅻ。钻骨和硬膜内暴露的外侧界线是岩下窦，当钻至 C1 和 C2 时，沿着岩斜裂的颅内面和椎动脉走行。

内镜下齿状突切除术

为了进入齿状突并进行内镜下高颈椎前路减压，微创鼻内入路通常就足够。通过双鼻孔入路，我们从下鼻甲和中鼻甲外展开始。在某些病例中，可能需要部分后中隔切除术，以获得足够的后部和鼻后孔弓下的暴露。为了增加下部的角度，在软腭上缝一针，然后通过口腔缩回。

鼻咽黏膜和下部的肌肉可以倾斜成 U 形皮瓣，也可以在中线切开并横向分离。在我们看来，中线切口可能是最直接和创伤最小的选择，暴露充分，关闭满意。如果情况需要，它也很易扩展。咽结节是接近枕骨大孔水平（1cm 以下）的可靠标志。在头长肌下，寰枕前膜可侧切或切除。在这点上，C1 前弓可见，可在被钻后暴露齿槽。把齿状突从韧带上断开后，用"蛋壳"技术将其去除。然后切除顶、鼻和横韧带，特别注意保留下面的硬脑膜。仔细止血后，如果没有脑脊液（CSF）漏出，用可吸收的止血剂（例如 Surgicel©，Ethicon，Somerville，NJ，USA）填充手术腔通常就足够。如果有脑脊液漏出，多层缝合后，取出 NSF 并放置在硬脑膜缺损处 [TachoSil©（Baxter Healthcare Corp, Deerfield，IL，USA）以及脂肪移植]。

重建

经过深思熟虑的重建是术前手术策略的重要组成部分。只要有硬脑膜缺损就需要重建，采用多层技术。我们首先把阔筋膜作为一个嵌体或联合"垫片密封"技术。纤维蛋白胶和 TachoSil© 可用作密封剂和支持材料。在斜坡区，几乎每个病例中都放置了脂肪移植物来填充斜坡钻孔留下的空隙。这可能会减少远期脑膨出的发生，在脑干或椎基底系统前移位的位置上，这是非常引人注目的。最后，在脂肪移植上放置血管化皮瓣，作为促进长期不透水闭合的主要元素。

血管移植的支柱显然是 NSF。然而，如果鼻中隔因先前的手术或放疗而受损，还有其他选择。在某些情况下，我们使用 U 形鼻咽黏膜瓣，位于副脑膜动脉咽部升支和咽鼓管支下方，高达蝶窦口，向外侧延伸至蝶腭孔。如果黏膜足够厚，下鼻甲瓣可以用来代替 NSF。作为最后的手段，我们使用了颞顶筋膜瓣，它可以通过翼腭窝进入鼻腔。在大多数患者中，我们不赞成鼻腔填塞，尽管在某些病例中，我们使用硅橡胶补片来固定带血管的移植物。

后外侧入路至下斜坡和高颈区中的锁孔（Keyhole）概念

锁孔概念也适用于斜坡和 CCJ 的后外侧入路，包括远侧开颅和高侧颈椎入路。在这些颅底暴露中，由于要解剖的中间肌肉层和要管理的血管解剖结构，不可能总是使用有限的皮肤切口。然而，最小的侵入不仅仅限制在皮肤切口。必须记住，锁孔不一定是放在表面。在"曲棍球棒"切口、枕骨和髁突的暴露，一个深锁孔，位于髁窝，例如，在内镜的帮助下，可以进入大段的中、下斜坡和 C1、C2 椎骨（图 8.1）以观察该区域。我们最近对下斜坡病变的手术策略进行了回顾，特别是在硬脑膜缺损较大且脑脊液漏风险较高的病例中。在某些修正病例中，重建的选择可能会受到限制。根据影像学研究，对于那些颅内病变部分似乎附着在脑干或神经血管结构上、显微外科分离阶段很复杂的情况，我们也倾向于采用经颅入路。在这种情况下，后外侧经髁入路是一个很好的选择。在需要枕颈融合术的情况下，这种方法也具有使用中线皮肤切口的优点。相反，融合程序也可以作为一个机会，从不同的轨迹进行另外的肿瘤切除。

技术

后外侧经髁入路既可以微创，又可以最大限度地暴露病变部位。根据手术路径的不同，我们采用了有限的皮肤切口（Lazy S 形和 C 形）和经典的"曲棍球棒"切口。我们发现"曲棍球棒"切口对那些椎动脉受累的肿瘤（被包埋或被移位）和斜坡向上延伸的肿瘤有益。通过精心设计的方法，外科医生可以达到延伸至斜坡上 1/3 和位于蝶窦内的肿瘤。当需要枕颈融合术时，我们也使用"曲棍球棒"切口。如果使用小的皮肤切口，手术切除的肌肉部分需要提供一个平坦的外科术野。在某种程度上，乳突后和髁状窝肌肉的解剖与翼点或眶颧骨开颅术时颞肌的解剖相似。为此，我们首先从乳突分离并倾斜胸锁乳突肌，然后是头夹肌和头最长肌。在下面，二腹肌的后腹和枕下三角肌可以被识别。上斜肌可与枕骨分开，露出髁后窝。在这点上，重要的骨骼标志应该被识别，乳突尖和二腹肌沟在前面，枕髁和 C0~C1 关节以及枕骨大孔分别在中间和后面。第三段椎动脉位于这个部分。然后进行一个位于乙状窦后下方的小开颅术，随后钻取乳突后部，以增加乙状窦至颈静脉球的暴露。除了传统的颅底技术如钻颈静脉结节和椎动脉松解术，内镜辅助的使用也被证明是一个非常宝贵的工具，可以增加这些方法可到达的范围（图 8.1）。内镜应作为一种工具，在由下颅神经定义的三角形深度中进行导航和操作。在脊索瘤病例中，这是在硬膜外腔、髁突和颈静脉结节钻孔或肿瘤性骨溶解留下的间隙、颅

神经Ⅻ上方和颈静脉球下方、颅神经Ⅻ下方和第三段椎动脉上方安全完成的（图 8.8）。内镜增加了这些深部位置的照明和可视性，可以通过髁突锁孔到达岩尖和蝶窦。在软性肿瘤中，外科医生一只手拿着内镜，另一只手拿着一个可延展的吸头，就可以很容易地将肿瘤腔减除。

神经电生理学监测

除了对颅神经Ⅵ、Ⅸ、Ⅹ和Ⅻ进行肌电图（EMG）监测外，在脑干压迫的病例中，还可使用运动和感觉诱发电位。在一些肿瘤病例中，包括脊索瘤，斜坡骨被侵蚀，骨标志物丢失。在这种情况下，用肌电图探针直接刺激可用于颅神经的识别和保存（尤其是颅神经Ⅵ）。体感诱发电位（SSEP）和运动诱发电位（MEP）的神经电生理监测在不稳定高颈病变的手术定位中也起着关键作用。

8.7 术后管理及并发症

在术后，必须监测患者是否出现脑脊液漏、脑膜炎和神经系统症状。我们不会在手术后常规保留腰椎引流管或继续使用抗生素，尽管我们偶尔会在患者抱怨头痛或术后影像学上出现心室扩张的病例中进行腰椎穿刺。所有患者应在肿瘤手术后的前 48h 内进行 MRI 检查，以评估切除范围，并在必要时允许讨论第二个手术阶段或立即计划进行质子治疗。下斜坡和 CCJ 病变 EEA 的具体并发症包括腭咽关闭不全（尤其是软腭裂分离）、脑脊液漏出、脑膜炎、伤口裂开和感染[20]。

在初次住院期间必须定期进行内镜随访，以控制黏膜愈合、皮瓣摄取和血管化以及结痂的清除，直到记录到满意愈合为止。如果脑脊液漏发生在术后即刻，我们的一线治疗路线通常是卧床休息和腰椎引流，除非漏液被认为是"高流量"的。在这种情况下，立即进行外科重新探查，并进行移植物复位或置换。在内镜下前齿状突切除

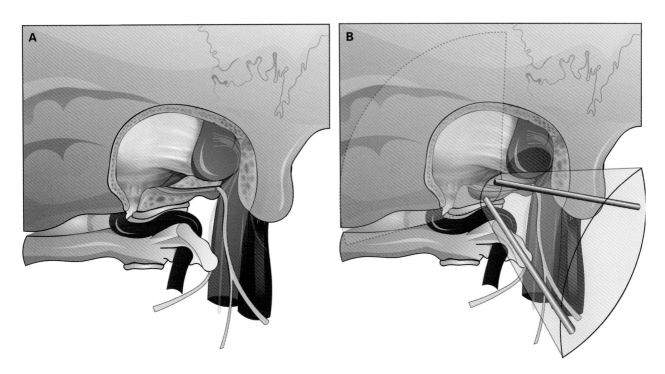

图 8.8　髁后窝硬膜外三角的解剖和内镜窗口（A），髁后窝显露及 C0~C1 关节、第三段椎动脉、乙状窦、颈静脉球、枕下及硬脑膜大孔的确认。在枕髁钻孔后，颅神经XII暴露在硬膜鞘内（B）在硬膜外腔，可以用两个窗口进入病变累及的斜坡下、中 1/3 和 C1 的齿侧部包块。第一间隙位于颅神经XII上方，颈静脉球内侧下方，并受到硬脑膜的限制。第二个窗位于颅神经XII的下方，第三段椎动脉的上方，也被限制在硬脑膜的内侧

术后，患者通过鼻胃管进食，在手术结束时放置在直接可视下 5 天，以便伤口愈合。

颈动脉损伤

术中颈内动脉损伤是下斜坡和 CCJ 病变 EEA 中最可怕的并发症。在这些病例中，应系统地考虑 CT 血管造影，因为它提供了对颅内外主要血管轨迹（颈内动脉各节段、椎动脉和基底动脉、后交通动脉和前交通动脉）及其与肿瘤关系的精确评估。在肿瘤切除前需要对 ICA 进行近端控制，尤其是当肿瘤向斜坡旁 ICA 的侧面和后方延伸时。在这种病例中，肿瘤切除前可能需要一个额外的经翼状窦入路，沿着翼管神经向后走向 ICA 的破裂孔段。重要的是要考虑到肿瘤的病理和侵袭性，以及先前的放疗，因为这些因素可能与动脉壁较弱和损伤风险较高有关。

最初反应应该是开始复苏工作，为麻醉的大量输血做准备，以及恢复术野和控制手术野，通常是打包。然后进行外科止血，包括用压碎的肌肉填塞、直接缝合修复或夹闭。一旦达到止血效果，应立即进行血管造影评估。紧急情况下的血管内选择是颈内动脉闭塞或腔内重建。决定选择哪一种时要考虑的变量包括：ICA 损伤的程度和形态、出血的外科控制、患者因素（年龄、并发症等）、血管造影结果参考（活动性出血、假性动脉瘤宽度和形态等）、血管解剖和侧支血管，最重要的是，抗血小板治疗的预期耐受性。

颅颈交界不稳

在大多数情况下，术前动态评估 CCJ 稳定性是必要的，无论病因如何。当斜坡切除术和完整的髁状突切除术或齿状突切除术完成后，必须考虑后方稳定性。在髁突部分切除术的病例中，笔者们对在不稳定发生之前可以切除的枕髁量有不同

的看法。最近的一项尸检研究表明，75% 的前髁切除阈值可能与临床上显著的过度活动有关 [21]。韧带切除也可能导致 CCJ 不稳定，尤其是当鼻翼韧带或横韧带功能不全时。在大多数病例中，在前阶段的早期进行后稳定是我们的实践。一些研究者主张在同一手术位置进行后路融合术，而另一些研究者甚至建议在前路减压之前进行融合。在某些脊索瘤病例中，我们甚至更喜欢在质子束治疗后进行融合，因为来自器械的伪影对放射治疗的计划和交付有重大影响。神经监测，包括下颅神经，MEP 和 SSEP，在第二个手术阶段的定位过程中是有用的。

8.8 手术要点

· 术前影像学的详细研究对于安全的内镜鼻内镜手术至关重要。它可以识别解剖变异（包括 ICA），所有要切除的肿瘤部分的汇总，以及重建材料的规划。

· 在鼻内镜手术过程中，对颈内动脉解剖的准确理解至关重要。确定其位置的关键标志是翼管神经和咽鼓管。

· 在许多治疗斜坡病变的内镜鼻内入路中，可以通过单侧入路实现大体全切除，并且对鼻内解剖结构的破坏最小。

· 锁孔概念可应用于斜坡和 CCJ 的后外侧入路，包括在内镜辅助下的远侧开颅术和高侧颈椎入路。

参考文献

[1] Dlouhy BJ, Dahdaleh NS, Menezes AH. Evolution of transoral approaches, endoscopic endonasal approaches, and reduction strategies for treatment of craniovertebral junction pathology: a treatment algorithm update. Neurosurg Focus. 2015;38(4):E8.

[2] Jho HD, Carrau RL. Endoscopy assisted transsphenoidal surgery for pituitary adenoma. Technical note. Acta Neurochir. 1996;138(12):1416–1425.

[3] Jho HD, Carrau RL, McLaughlin MR, Somaza SC. Endoscopic transsphenoidal resection of a large chordoma in the posterior fossa. Acta Neurochirurgica. 1997;139(4):343–347; discussion 7–8.

[4] Frempong-Boadu AK, Faunce WA, Fessler RG. Endoscopically assisted transoral-transpharyngeal approach to the craniovertebral junction. Neurosurgery. 2002;51(5 Suppl):S60–S66.

[5] Kassam AB, Snyderman C, Gardner P, Carrau R, Spiro R. The expanded endonasal approach: a fully endoscopic transnasal approach and resection of the odontoid process: technical case report. Neurosurgery. 2005;57(1 Suppl):E213; discussion E.

[6] Hadad G, Bassagasteguy L, Carrau RL, Mataza JC, Kassam A, Snyderman CH, et al. A novel reconstructive technique after endoscopic expanded endonasal approaches: vascular pedicle nasoseptal flap. Laryngoscope. 2006;116(10):1882–1886.

[7] Komotar RJ, Starke RM, Raper DM, Anand VK, Schwartz TH. The endoscope-assisted ventral approach compared with open microscope-assisted surgery for clival chordomas. World Neurosurg. 2011;76(3–4):318–27; discussion 259–262.

[8] Liu JK, Patel J, Goldstein IM, Eloy JA. Endoscopic endonasal transclival transodontoid approach for ventral decompression of the craniovertebral junction: operative technique and nuances. Neurosurg Focus. 2015;38(4):E17.

[9] George B, Bresson D, Bouazza S, Froelich S, Mandonnet E, Hamdi S, et al. [Chordoma]. Neuro-Chirurgie. 2014;60(3):63–140.

[10] Labidi M, Watanabe K, Bouazza S, Bresson D, Bernat AL, George B, et al. Clivus chordomas: a systematic review and meta-analysis of contemporary surgical management. J Neurosurg Sci. 2016;60(4):476–484.

[11] Stacchiotti S, Sommer J. Building a global consensus approach to chordoma: a position paper from the medical and patient community. Lancet Oncol. 2015;16(2):e71–e83.

[12] Menezes AH. Clival and craniovertebral junction chordomas. World Neurosurg. 2014;81(5–6):690–692.

[13] Aldana PR, Naseri I, La Corte E. The naso-axial line: a new method of accurately predicting the inferior limit of the endoscopic endonasal approach to the craniovertebral junction. Neurosurgery. 2012;71(2 Suppl Operative):ons308–ons314; discussion ons14.

[14] Fernandez-Miranda JC, Morera VA, Snyderman CH, Gardner P. Endoscopic endonasal transclival approach to the jugular tubercle. Neurosurgery. 2012;71(1 Suppl Operative):146–158; discussion 58–59.

[15] Funaki T, Matsushima T, Peris-Celda M, Valentine RJ, Joo W, Rhoton AL, Jr. Focal transnasal approach to the upper, middle, and lower clivus. Neurosurgery. 2013;73(2 Suppl Operative):ons155–ons190; discussion ons90–ons91.

[16] Cebula H, Kurbanov A, Zimmer LA, Poczos P, Leach JL, De Battista JC, et al. Endoscopic, endonasal variability in the anatomy of the internal carotid artery. World Neurosurg. 2014;82(6):e759–e764.

[17] Labib MA, Prevedello DM, Carrau R, Kerr EE, Naudy C, Abou Al-Shaar H, et al. A road map to the internal carotid artery in expanded endoscopic endonasal approaches to the ventral cranial base. Neurosurgery. 2014;10(Suppl 3):448–471; discussion 71.

[18] Cappabianca P, Cavallo LM, De Divitiis O, Esposito F. Midline skull base surgery. New York: Springer Science; 2016. xviii, 373 pages.

[19] Harvey RJ, Parmar P, Sacks R, Zanation AM. Endoscopic skull base reconstruction of large dural defects: a systematic review of published evidence. Laryngoscope. 2012;122(2):452–459.

[20] Shriver MF, Kshettry VR, Sindwani R, Woodard T, Benzel EC, Recinos PF. Transoral and transnasal odontoidectomy complications: a systematic review and meta-analysis. Clin Neurol Neurosurg. 2016;148:121–129.

[21] Perez-Orribo L, Little AS, Lefevre RD, Reyes PR, Newcomb AG, Prevedello DM, et al. Biomechanical evaluation of the craniovertebral junction after anterior unilateral condylectomy: implications for endoscopic endonasal approaches to the cranial base. Neurosurgery. 2013;72(6):1021–1029; discussion 9–30.

第二部分　锁孔颅脑手术

第九章　微创锁孔手术的原则

Varun R. Kshettry, Tyler J. Kenning, James J. Evans, Christopher J. Farrell

兰　青 / 译

9.1 引言

Axel Perneczky 是公认的锁孔神经外科理念的先驱，其目标是通过病变特性选择个体化的最佳途径来减少入路相关的手术并发症[1]。最初的眶上锁孔开颅采用眉部手术切口，锁孔的位置在解剖上有所不同，以手术靶点沿前颅窝和鞍旁的位置为基础，获得更内侧的额下路线或更外侧的翼点路线。随后的变化包括切除眶缘以获得更低的入路，选择其他切口以改善外观美容，增加新的锁孔入路以进入不同位置的病变，包括松果体、桥小脑角、颞下和皮质下区域（图 9.1）。尽管变化多样，锁孔神经外科的理念和目标仍然保持不变。

虽然通常认为锁孔手术微创，但其首要目标是通过避免不必要的暴露来获得最大的手术效率[2]。选择到手术靶点的最佳通道可以获得更少的皮肤、肌肉损伤，更小的骨窗，并减少暴露不当对神经结构造成附带损害的可能性。减少了暴露相关损伤，患者可以体验到更快、更完全的康复，由此可减少感染并提高美容效果。Cheng 等对锁孔概念定对锁孔概念定量验证表明，眶上锁孔与额颞"翼点"入路的暴露面积相似，锁孔入路的主要缺点是手术自由度有限[3]。如果不能个体化设计最佳通道的开端，可能会导致解剖标志物的丢失，增加对大脑牵拉的需求，并降低对血管的控制力。

由于骨孔的局限，校正次优路线和改变操纵角度将更加困难。因此，经验丰富的神经外科医生更适合使用这些入路，他们对外科解剖学有透彻的理解，有能力预测特定病变的最佳工作角度，并具备在有限空间内有效工作的技能。

为了更充分地体现锁孔神经外科的优势，扩大其应用范围，手术照明系统和手术器械得到了迅速的发展。影像引导系统缩短了手术过程的学习时间，有助于减少手术时间及避免手术常见并发症。使用单轴状器械可以在有限的空间内提高手术操作性，而使用不同角度的内镜可以在狭窄的手术通路内增加照明和多角度观察。此外，以骨、血管和神经结构三维成像技术为基础的术前计划能够对手术入路做出调整和优化。随着手术模拟技术的不断进步，其与术前计划的融合将有助于增强对目标病灶关键结构的预测。同样，手术机器人技术的进步将会使锁孔入路的器械操作得到提升，并进一步减少对非病变解剖结构的损伤。随着这些技术的广泛应用，神经外科医生有必要通过对锁孔入路和传统入路的短期及长期并发症、神经认知改变、美容效果和功能康复时间的前瞻性比较，进一步明确手术适应证。

在本章节中，我们将简要概述标准的锁孔入路，包括适应证与优缺点。与任何外科手术入路一样，这里讨论的锁孔入路是一个基础，应该根据个人情况量身定做，以便更好地到达目标病灶。

图 9.1 （A）眶上锁孔入路。阴影区域表示开颅手术的大小和位置，向内侧延伸至眶上神经。该入路可以通过眉毛切口（宽阴影线）或眼睑切口（虚线）进行。（B）小翼点（橙色）、颞下（绿色）和乙状窦后（红色）锁孔入路的大小和位置

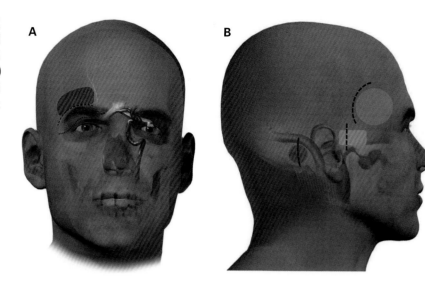

9.2 眶上锁孔入路

　　眶上锁孔入路（图 9.2）是传统翼点入路和双额入路的一种替代方法，主要用于沿前颅窝底和鞍旁区域以及累及前额叶的小脑内病变切除。另外切除小蝶骨翼可以提供更偏外侧的额下通路，这是通常被称为外侧眶上锁孔入路的改良入路。每一种入路都是通过眉毛上方或眉上切口进行的。另一种可供选择的经眼睑切口被认为可以避免横切额肌，而这可能导致眉毛不对称（图 9.3）[4]。这种入路可能需要眼整形外科医生的协助，不幸的是，目前还没有关于不同手术切口之间美容效果的客观评估。

　　眶上锁孔入路的步骤在本书的专门章节中有更具体的讨论。虽然通过小骨瓣和小切口可以明显减少软组织和骨质破坏，但为实现真正的微创，该入路不能以增加脑组织牵拉为代价。因此，患者的最佳体位和精准的术前定位至关重要。我们通常会使头部稍微背曲，使得额叶在重力的作用下后坠，并根据病灶的位置和额窦外侧延伸的程度，让头部向对侧旋转 10° ~45°，同时利用神经导航来规划手术路线。切口可以从眶上切迹向外侧延伸，必要时可延伸至眉毛之外的皮肤褶皱。条件允许的情况下，骨瓣切除时可以向额窦外侧倾斜，并与前颅窝底平齐。骨瓣可以覆盖眶缘，以扩大工作入路；然而，对于大部分病例而言，自眶顶钻孔，打开蛛网膜下腔，释放脑脊液可以提供足够的操作空间。眶上入路可以很好地显露起源于嗅沟、蝶骨平台和鞍结节的脑膜瘤。虽然颅底重建可以移植带蒂筋膜，但筋膜层对于钛板贴附和改善外观十分必要。如果肿瘤向内延伸至同侧视神经，或者向下延伸至嗅沟和鞍区，可能需要内镜辅助才能扩大手术视野，完整切除病灶。该手术入路还可以对前交通动脉复合体进行检查、操作，同时暴露双侧大脑前动脉和同侧颈内动脉 A1 段[5]。

　　手术入路相关的并发症包括眶上神经损伤导致永久性额部麻木，面神经损伤导致额肌瘫痪，以及形成额窦迟发性黏液囊肿、继发感染。尽管在任何该入路的回顾性研究中都没有发现视力的减退，但对于延伸至视神经管的肿瘤，眶上锁孔入路早期骨性减压非常困难，这可能会导致视力恶化。

9.3 小翼点锁孔入路

　　小翼点锁孔入路是标准额颞骨瓣开颅的改良入路。该入路的主要目的是减少颞肌损伤，缩短皮肤切口，同时充分探查前、中颅窝、鞍旁和海

图 9.2 经眶上锁孔入路切除蝶骨平台脑膜瘤。(A)患者头位旋转 30°,头顶伸展,额叶因重力后倾。眉部切口,眶上神经(黑色箭头),颞上线(白色箭头),以及面神经额肌分支使用 Pitanguay 线的预期路线走行。(B)术后 6 周愈合。术前(C)和术后(D)矢状位 T1 增强,对比显示蝶骨平台脑膜瘤全切除

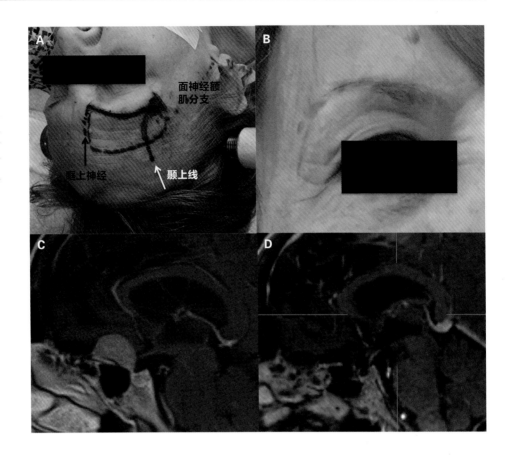

图 9.3 经睑眶额开颅。(A)标明的切口。(B)初步皮下解剖,眼轮匝肌纤维铺展(白色箭头),显示眶中隔及其下包含提肌腱膜和 Muller 肌的脂肪。(C)暴露锁孔、额颧缝(箭头)、额骨和眶缘。(D)取下的骨瓣

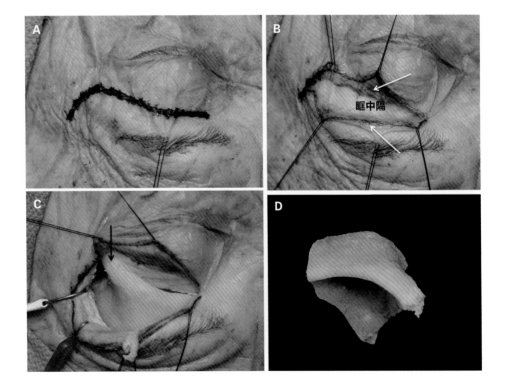

绵窦区。该入路主要适用于大脑中动脉、颈内动脉床突上段动脉瘤，以及蝶骨平台、蝶骨嵴和海绵窦周围的局灶性病变。小翼点锁孔入路通常位于颞上线以下，而一种改良的锁孔可以使手术入路前移，而无须暴露颞叶，称为眶外侧入路。由于额叶和颞叶开颅手术的数量有所减少，额下入路和颞下入路也就随之减少。

小翼点锁孔入路（图9.4）切口位于发际线前方，起于颧骨上方约1cm，正好位于颞上线上方。利用筋膜间间隙或筋膜下间隙将皮瓣向前方剥离。分离颞肌与额颧突，向后方、下方翻转。对肌肉的后上部进行局部切开，以拓宽手术入路。因为颞肌的下部没有被切断，所以神经血管受损、萎缩的可能性较小。以翼点为中心直径2.5~3cm的开颅手术，范围完全位于颞上线以下。骨瓣一旦打开，手术将根据目标病灶以标准术式进行。由于切口所限，经常在眶颧入路或眶颅入路需要行骨质切除的时候，无法充分暴露眶缘。

小翼点锁孔入路是治疗大脑中动脉分动脉瘤的理想锁孔入路。然而，在破裂的动脉瘤病例中，如果颅内压升高，需要更大的入路才能减压。外科医生还必须准备好使用各种动脉瘤夹和角度夹施加器，因为小骨瓣开颅手术的骨缘可以减少直夹施加器所需的角度，特别是在颞叶侧裂突出的情况下。该入路可很好地进入眼动脉、颈动脉动眼神经、鞍旁和海绵窦区。累及蝶翼、蝶骨后平台、鞍结节或海绵窦的中小型肿瘤可通过此入路治疗。由于额下入路的减少，一般不对位于前平面或筛状区的肿瘤使用此入路，如果想采用外侧入路的话，通常会选择一种包括更靠前的开颅手术的改良入路以求获得更好的额下通路。

与眶上锁孔入路相似，虽然理论上人们可能期待最大限度地减少软组织的破坏，但没有研究充分证明与标准额颞入路相比，小翼点锁孔入路具有客观的美容优势。

9.4 颞下锁孔入路

颞下锁孔入路可以被认为是锁孔入路的一种，

图9.4 小翼点锁孔入路。（A）切口从颧骨上方1cm沿发际线开始，延伸至颞上线（虚线）上方。（B）切开后筋膜下剥离，也可采用筋膜间剥离。切口顶部上方的虚线标志着典型翼点开颅至瞳孔中线的切口。（C）筋膜下剥离后，颞肌可以脱离额颧突，向后活动，而不是切断颞肌。（D）暴露翼点（Pt）。开颅手术的大小和确切位置取决于目标病灶

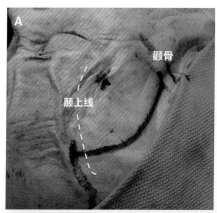
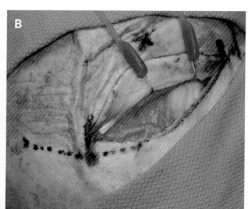
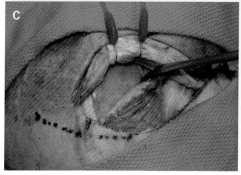
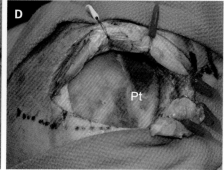

因为 2.5~3cm 的小骨瓣可以对前床突到内耳道的中、后颅窝进行完整探查。该入路可用于治疗中、后颅窝肿瘤和后循环动脉瘤。

皮肤切口有多种，包括弧形切口、直切口和马蹄形切口。如果中颅窝病灶需要更多地暴露前端，弧形切口更为合适。腰大池引流对于降低脑组织张力很有必要。颞下锁孔入路可根据目标病灶进行调整。对于海绵窦前区、三叉神经和岩尖部病灶，手术入路稍微偏前方，而对于内耳道和被盖区病灶，手术入路稍微偏后方。棘孔可以用来剥离硬脑膜，以避免硬脑膜撕裂，并帮助手术医生精确定位中颅窝水平线，使切口下缘沿着基底尽可能降低。对于延伸至天幕游离缘以上或累及海绵窦的病变，需行颧骨部分切除，使得颞肌向下方调整，改善其由下到上的活动度。然而，这种做法通常被认为是不必要的，因为其可能会增加术后疼痛，但这取决于患者颧骨中段位于中窝底上方 9~13mm 范围之间的个体解剖结构 [6]。颧骨部分切除可能对"高耸"颧骨更有用。无论是锁孔入路还是标准颞下入路，颞叶的牵拉只能达到暴露病变所需的程度，因为过度牵拉可能导致颞叶损伤、癫痫发作和静脉阻塞。锁孔入路和颧骨部分切除有助于减少颞叶外侧的牵拉 [7]。另外，内镜在颞下入路中可能更多地应用于硬膜内的操作部分。在硬膜外经常会有明显的静脉渗出，这可能会影响到内镜的视野，而且该环节不需要"环顾四周"。与此相反，在硬膜内，特别是在基底池周围操作时，内镜可以使手术视野更加清晰。

9.5　改良乙状窦锁孔入路

经典的乙状窦后入路是桥小脑角（CPA）区域的"主力"入路，但该入路需要进行大量的肌肉解剖才能得到足够的视野显露，由此导致术后头颈部疼痛、感觉障碍和脑液漏的发生率相对较高。随着三叉神经微血管减压术的入路组织切开范围逐渐减少，并在内镜的辅助观察下，乙状窦后锁孔入路的应用逐渐增加，其中包括颅神经微血管减压术、肿瘤和非肿瘤病变（如表皮样瘤、蛛网膜囊肿）的切除，以及后循环动脉瘤夹闭术。第十一章对内镜和锁孔入路的详细介绍表明，通过对乙状窦后锁孔入路的精确设计，可以很好地进入小脑幕至枕骨大孔之间的区域。

在我们的经验中，乙状窦后锁孔入路主要用于治疗血管压迫综合征，我们发现内镜辅助可以改善颅神经前部和根部（REZ）区域的视野，减少患者术后不适感，加速康复。对于三叉神经微血管减压术，可以利用神经导航来定位横窦 – 乙状窦交界处，准确的切口及开颅位置是微创手术的关键。如果不能完整切除静脉窦边缘的骨质，将限制内镜的安放，并需要增加小脑牵拉以提供足够的暴露。此外，具备不同长度和超薄头端的双极电凝（SilverGlide® Bipolar Forceps，Stryker，Kalamazoo，MI，USA）及微创设计的枪刺状可旋转微型器械（Evans Rotatable Instruments，Mizuho America Inc. UnionCity，CA，USA）在进行小骨瓣手术时可以提高操作性。虽然动态的内镜使用有助于确定视野深度，并且是鼻内镜检查的首选技术，但 CPA 区有限的解剖空间更适合使用固定臂固定内镜。此外，虽然内镜镜头可能会模糊，但手术过程中我们不使用镜头清洁剂，因为该设备会增加内镜的周径，并进一步限制操作区域。通常会取一个大约 2cm 的耳后弧形切口（图 9.5），在横窦 – 乙状窦交界处形成直径 14mm 的锁孔骨瓣进行手术。

对于皮肤、肌层较厚的患者，与直切口相比，弧形切口可以使得软组织通过鱼钩辅助向前方充分翻转，由此对内镜插入角度的限制最小。硬脑膜打开以后，通常无法进入枕大池；然而，通过分离面部 – 前庭 – 耳蜗神经复合体上方的蛛网膜和缓慢的释放脑脊液有利于小脑回缩。然后用 0°~30° 内镜对三叉神经从 REZ 区到 Meckel 腔进行全程探查，了解是否有血管受压的征象。因为没有显微镜下引起的硬膜热损伤或挛缩，一旦在 REZ 区明确问题血管并进行减压，硬脑膜通常可以得到修复。

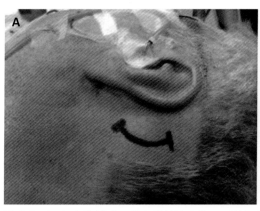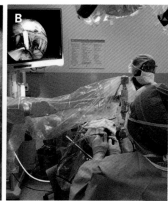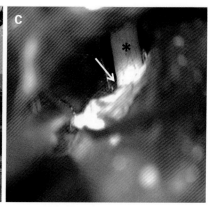

图 9.5（A）内镜辅助乙状窦后锁孔入路三叉神经微血管减压术，在横窦 – 乙状窦交界处应用解剖标志和神经导航，切口为 2cm。（B）使用气动内镜支撑臂将 2.7mm 内镜沿小脑幕放置在与岩后嵴平行的位置。（C）三叉神经内镜切面（＊）和神经根入口区血管受压部位（箭头）

除了 CPA 入路相关的通常并发症外，乙状窦后锁孔入路的潜在并发症还包括重复的内镜置入"盲操作"导致腔镜视野后方的小脑表面损伤。此外，内镜视野可因突出的内听道上结节影响，需要使用有角度的内镜或磨除结节以进行安全地解剖。

9.6 松果体区锁孔入路

松果体区位于距颅骨表面较深的位置，非常适合锁孔入路。该区域的锁孔手术入路是对传统的开放入路的改进。包括中线幕下小脑上入路、侧方小脑上入路和枕部经小脑幕入路。无论锁孔和传统入路，均可采用坐位、半坐位、侧卧位、公园长凳位或俯卧位。坐位和半坐位在小脑幕下入路中可以发挥借重力牵引小脑的优势，但代价是少许的静脉栓塞风险和增加外科医生的疲劳感。这些入路的锁孔化旨在通过较小的入路开放减少软组织损伤。因为大部分手术都是在内镜控制下进行的，显微镜照明所需的更大的入路开放并不需要。尤其是对于富含血管或纤维的肿瘤，要在这些敏感区域处理这类肿瘤，纯内镜控制下进行

肿瘤切除的舒适和感受都是必要的。此外，锁孔入路需要更精确的特定患者体位和足够的脑组织松弛度，如果果术中出现明显的出血或脑肿胀，容错的空间将会更小。

9.7 经皮质锁孔入路

经皮质锁孔入路并非是单一标准的手术入路，而是使用最短的通路，在切除深层实质内病变的过程中减少皮质和白质的损伤。虽然这种损伤很大程度上是由入路选择造成的，但固定牵拉可导致脑水肿和血管受损，从而引起缺血，加剧损伤。与颅底入路的脑组织牵拉相似，动态牵拉被认为可以减少半暗带区损伤，但可能会对视野造成一定的影响。近来，一些外科医生对于他们使用管状牵开器切除深层病变的经验进行了相关报道，包括胶质瘤、转移瘤、海绵状血管瘤、脑室肿瘤和颅内出血（图 9.6）。这些管状牵开器可以在立体定向引导下放置，其优点是产生均匀分布的径向牵开力，维持周围组织的血液流动，减少缺血性损伤。使用管状牵开器切除丘脑胶质瘤最初由 Kelly 等于 1989 年提出，目前有几种商用

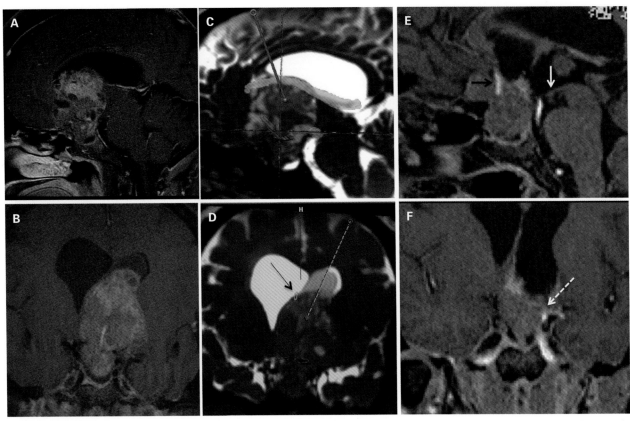

图9.6　术前矢状位（A）和冠状位（B）MRI T1加权图像显示大型复发性垂体腺瘤包裹大脑前动脉，沿蝶骨平台延伸，侵犯额叶，填满第三脑室前部，并延伸至左侧脑室顶部。（C、D）术前计划，显示管状牵开器的手术途径（蓝线）。选择左侧较小脑室插入，在肿瘤切除过程对穹隆（箭头）损伤的可能性较小。大脑前动脉（红色）；乳头体（黄色）。术后矢状位（E）和冠状位（F）MRI T1加权图像显示肿瘤的脑室直至鞍上池部分被切除。所示为大脑前动脉（黑色箭头）、乳头体（白色箭头）和大脑内动脉末端（虚线白色箭头）。患者后期接受第二阶段鼻内镜残留肿瘤切除术

的立体定向管状牵开系统，直径12~28mm，有各种长度可供选择[8]。牵开器外的视野通常用显微镜、内镜或外视镜予以扩展（图9.7）。牵开器可以通过皮质切口或脑沟予以放置，并经常结合弥散张量成像（DTI）的白质定位图，以进一步减少神经损伤。虽然与标准的固定牵开器相比，这些牵开器确实能够以较小的创伤到达皮层下病变，但同样能够观察到入路周围局部的扩散变化，这表明存在一些与牵拉相关的缺血因素[9]。在第十四章，Pradilla及其同事在白质束状解剖学背景下，出色地阐明了他们应用经皮质锁孔入路的经验。

9.8 结论

虽然锁孔的概念在20世纪90年代已经普及，但手术入路的改进一直持续发展，这在很大程度上得益于对手术解剖学的理解和包括可视化、神经导航和手术器械在内的技术进步。锁孔手术的基本理念是将手术入路减少到取得理想手术效果所需的最小程度。成功实行锁孔手术的关键是要认识到：尽管手术入路减小，手术原则必须与"传统"的神经外科入路保持一致，包括避免过度牵拉和在直视下进行精细的显微操作。

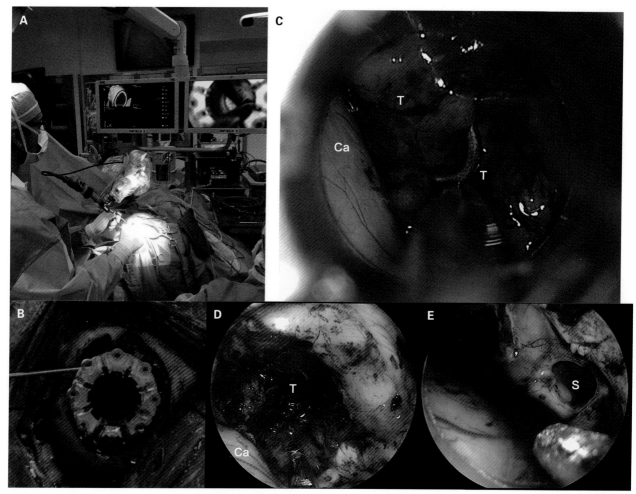

图 9.7 （A~E）术中图观。（A）气动臂控制外视镜的手术室设置。（B）开颅及 13mm 管状牵开器插入。（C）外视镜用于最初的肿瘤（T）切除，Ca：尾状头部。（D、E）最后以内镜切除肿瘤，显示经神经导航和微型多普勒确认的鞍上区包绕 ACA 的残留肿瘤（T），并行中隔造瘘术（S）

参考文献

[1] Perneczky A, Fries G. Endoscope-assisted brain surgery: part 1 – evolution, basic concept, and current technique. Neurosurgery. 1998;42(2):219–224; discussion 224-225.

[2] Reisch R, Stadie A, Kockro RA, Hopf N. The keyhole concept in neurosurgery. World Neurosurg. 2013;79(2 Suppl):S17.e9-e13.

[3] Cheng C-M, Noguchi A, Dogan A, Anderson GJ, Hsu FPK, McMenomey SO, et al. Quantitative verification of the keyhole concept: a comparison of area of exposure in the parasellar region via supraorbital keyhole, frontotemporal pterional, and supraorbital approaches. J Neurosurg. 2013;118(2):264–269.

[4] Abdel Aziz KM, Bhatia S, Tantawy MH, Sekula R, Keller JT, Froelich S, et al. Minimally invasive transpalpebral "eyelid" approach to the anterior cranial base. Neurosurgery. 2011;69(2 Suppl Operative):ons195–ons206; discussion 206-207.

[5] Yeremeyeva E, Salma A, Chow A, Ammirati M. Microscopic and endoscopic anterior communicating artery complex anatomy as seen through keyhole approaches. J Clin Neurosci Off J Neurosurg Soc Australas. 2012;19(10):1422–1425.

[6] Dayoub H, Schueler WB, Shakir H, Kimmell KT, Sincoff EH. The relationship between the zygomatic arch and the floor of the middle cranial fossa: a radiographic study. Neurosurgery. 2010;66(6 Suppl Operative):363–369.

[7] Ercan S, Scerrati A, Wu P, Zhang J, Ammirati M. Is less always better? Keyhole and standard subtemporal approaches: evaluation of temporal lobe retraction and surgical volume with and without zygomatic osteotomy in a cadaveric model. J Neurosurg. 2016;2016:1–8.

[8] Kelly PJ. Future perspectives in stereotactic neurosurgery: stereotactic microsurgical removal of deep brain tumors. J Neurosurg Sci. 1989;33(1):149–154.

[9] Bander ED, Jones SH, Kovanlikaya I, Schwartz TH. Utility of tubular retractors to minimize surgical brain injury in the removal of deep intraparenchymal lesions: a quantitative analysis of FLAIR hyperintensity and apparent diffusion coefficient maps. J Neurosurg. 2016;124(4):1053–1060.

第十章　眶上锁孔开颅术：眼睑入路和眉毛入路

Gordon Mao, Nouman Aldahak, Khaled Abdel Aziz
朱　卿 / 译

10.1 引言

到达前颅底的微创手术（Minimally Invasive Surgery，MIS）入路在过去几十年不断发展。鞍旁和鞍上区的解剖特征更适于经前方入路手术。可达鞍上区的后外侧间隙以中脑为后界、以颞叶为外侧界；因而该方向的入路需额外牵拉脑组织或更广泛地解剖侧裂。与之不同，前方入路有一些无须明显牵拉脑组织的操作间隙（如视交叉下间隙、颈内动脉 – 视神经间隙、颈内动脉后间隙）[1]。

历史上，到达前颅底中线区病灶的入路包括双额冠状切口或"3/4 Souttar"切口，以及单额或双额开颅。也报道了许多其他入路及其颅底变异，包括额颞开颅、翼点开颅、眶颧开颅[2]。这些入路被设计用于减少脑组织牵拉及其相关性并发症。但往往需要大切口，从而造成明显的手术后不适感、永久性局部头皮脱发，并带来嗅神经断裂和面神经损伤。另一种通常与翼点开颅甚至迷你翼点开颅相关的重要并发症是颞肌萎缩，在高达 25% 的患者中引起严重、明显的外观畸形[3]，同时合并颞颌关节功能障碍或疼痛。

采用各种眶上锁孔微创手术入路除到达病灶外，更强调美观。这类技术还具有手术时间缩短、住院时间减少、手术后并发症发生率低的优点[4-9]。尽管开颅范围小，但隐于发际内的额颞切口形成的皮瓣非常大，还可能需要帽状腱膜下引流、剃

发（尽管也可保留头发），或对秃发或发际线后移的患者切开前额[10]。

经眉毛切口的眶上锁孔入路最初被当作一种处理包括血管性、感染性、肿瘤性病灶的"锁孔"入路，目前已成为到达前颅底病灶最常用的微创手术入路之一。解剖学研究发现，更小的眶上锁孔入路对鞍旁区的显露范围与更大的翼点入路和眶上入路类似[11]。锁孔手术通常旨在限制对周围结构如皮肤、颅骨、硬膜和脑组织的医源性损伤。附加眼眶骨质切除已成为越来越流行的一种前颅底手术补充方式，这种额下入路可减少对正常解剖结构的牵拉；提供了利用额下通道到达前颅底和鞍旁区的宽广入路。一些解剖学和临床报道描述了其优越性，包括显露范围增加、脑组织牵拉减少（额底牵拉伤发生率降低）、避免解剖侧裂（另一种手术性脑损伤的潜在原因）。迷你额眶开颅能达到与标准额颞开颅相同的显微手术显露范围。

目前有 3 种主要的优化眶上锁孔入路美容效果的切口：经眉毛切口、眉毛上切口、经眼睑切口。经眉毛切口会引起毛囊脱发，但若避免烧灼则一般不会发生[12]。眉毛上切口规避了毛囊脱发，但会在眉毛上方遗留一个可见的瘢痕。这二种切口均会切断额肌，引起眉毛不对称，而局部毛囊损伤会导致局部脱发。

过去 10 年，切口在上睑皮肤自然皱褶内的经眼睑（又名睑板上皱襞）入路可获得相似的手术效果，并降低了额肌麻痹或眉毛脱毛的风险。经

眼睑入路的切口位于眼睑皱褶内，从而避免了毛囊脱发，但通常需另一位有眼睑手术经验的专家进行手术[6]。眼睑切口用于美容性眼睑整形术，隐蔽性好。标准的经眼睑入路可实现从蝶骨关键孔向内至眶上切迹或孔外侧缘的独立额眶骨瓣，附加眶骨切除将极大地改善从一侧视神经向对侧视神经的观察和显露视角[6]。所有这3种切口若发生感染都将变得棘手，但入路的感染风险低（2%~7%）[13]。

10.2 历史观点

立体定向影像引导和内镜鼻窦手术的最新进展有助于微创颅底外科的发展。与开放式入路一样，内镜颅底和颅内手术都是从经蝶窦到达鞍区这一技术发展而来的。尽管内镜下扩大经蝶窦入路已广泛应用于前颅底病灶的处理，但缺乏直接操作角度，且重建手段有限。

经眉毛切口最早由 van Lindert 等在 1998 年推出，用于处理颅内动脉瘤[1]。Czirjak 等在 2001 年[14]和 2002 年[15]发表了他们的相关经验。Ramos-Zuniga 展示了采用所谓的改良经眶上入路来扩大入路范围[16]。

内镜在经眉毛眶上锁孔入路中的应用增加了颅底微创手术的可能性，提供了从筛板到颞叶内侧更宽阔的入路，无须额外牵拉脑组织。处理前颅底和中颅底病变时，该入路是经典的经眉毛显微手术和内镜经鼻入路的一种有价值的替代方案，可减少手术后脑脊液漏的风险，更好地控制侧方生长的肿瘤同时，能避免鼻腔并发症[17]。H.D. Jho 首先在 UPMC 描述了一种到达前颅底病灶的内镜眶顶开颅术[18]，作为 1913 年 Frazier 所行手术的改良方式[19]。

最新采用的经眼睑入路来源于眼眶整形外科医生用于切除眼眶肿瘤和修复眼眶骨折的方法。利用其皮肤自然皱褶，上睑切口也常用于眼睑成形术[8, 20]。眼睑的解剖层面保留了所有功能性眼睑结构，从而减少了手术后并发症。与眉毛上锁孔入路相比，经眼睑入路利用眼睑自然皱褶内的切口，消除了分布到眉毛提肌的面神经分支的损伤风险，保留了前额部的感觉神经支配，能将眶嵴与额骨作为一个骨瓣取下。切除眶嵴的效果特别好，因为增加了 Schwartz 等在尸体解剖研究中描述和量化的显露改善效果[21]。Ohjimi 在 1996 首先利用经眼睑切口代替范围大得多的扩大双侧冠状切口用于修复创伤性眶顶骨折[22]。Andaluz 在 2008 年首先描述了采用眼睑切口治疗前循环动脉瘤和鞍上区肿瘤的个人经验[10]。Aziz 在 2011 年发表了第一个重要的病例系列预后数据[6]。最近的解剖学研究已用扩大经眶锁孔开颅来扩展经眼睑切口，涉及后部眶顶和邻近眶缘，比眶上入路的额叶牵拉更少[23]。

10.3 适应证

眶上入路作为一种前外侧入路，颅底的显露范围宽广，可从筛板到颞叶内侧和脑干腹侧。可到达的解剖区域和结构包括同侧前颅底、额叶底面和额极、颞叶内侧、海绵窦侧壁、同侧近端侧裂、视神经颈动脉池、鞍上区、蝶鞍上部、终板、中脑/脚间池、对侧视神经内侧或上面、视交叉、颈内动脉。导入颅内镜后，也能显露海绵窦侧方、垂体窝、对侧 Willis 环、同侧眶后间隙的病灶。

显微手术的特定适应证是前颅底和中颅底区域的肿瘤性病变，主要是小到中等体积的筛板以及蝶骨平台和鞍上脑膜瘤（4~5cm）、视交叉前间隙的颅咽管瘤、鞍上区垂体腺瘤残留以及血管性病变，包括前循环动脉瘤、动静脉畸形和海绵状血管瘤[12]。

采用该入路处理各种同侧和对侧 Willis 环动脉瘤的研究已有很多。特别是能充分显露对侧眼动脉、颈内动脉内侧壁、大脑中动脉 M1 段、大脑前动脉 A1 段、后交通动脉、大脑后动脉 P1 段、小脑上动脉[1]（图 10.1）。此外，对于侧裂内的远

图 10.1　尸体解剖显露视交叉和 Willis 环前部。L，左侧；R，右侧

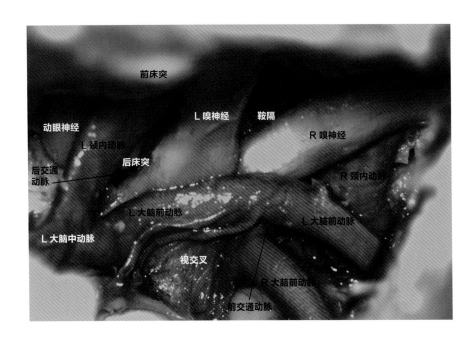

前床突

L 嗅神经　鞍隔

动眼神经　　　　　　　　　　　　R 嗅神经

L 颈内动脉

后床突　　　　　　　　　　　R 颈内动脉

后交通
动脉

L 大脑前动脉　　　　　　　　L 大脑前动脉

L 大脑中动脉

视交叉　　　　　　R 大脑前动脉

前交通动脉

端动脉瘤和病灶，最近也详细报道了更靠外侧的蝶骨嵴锁孔入路[24]。

　　眶上入路对各种前颅底肿瘤也有关键性优势。有人注意到，明显侧方生长的嗅沟脑膜瘤是适合采用眶上入路治疗的理想病灶，而处理极前部的嗅沟脑膜瘤需成角内镜和成角工具来直视观察肿瘤在前颅底中线凹陷处的附着点[25]。肿瘤向蝶窦内明显生长者常需经鼻入路。

　　联合扩大经鼻入路（Extended Endonasal Approach，EEA），眶上入路是切除鞍结节脑膜瘤的一种有效替代方案[26-28]。肿瘤和皮质血管间没有皮质袖套阻隔时，眶上入路为从肿瘤上分离重要血管提供了优越的显微手术控制。此外，最大径超过30mm 的鞍结节脑膜瘤采用经眶上或翼点入路通常比经鼻入路更好。肿瘤向侧方生长至一侧或双侧视神经或床突上段颈内动脉时，通常也选择眶上入路[25]。

　　颅咽管瘤往往采用扩大经鼻或眶上入路。视交叉后型颅咽管瘤一般最好采用扩大的经鼻入路，可直接到达视交叉后下方和第三脑室。主要在中线向上方生长是眶上入路的一个相对禁忌证，因为沿额底的平坦通道无法到达向上方生长的肿瘤。侧方生长超过床突上段颈内动脉或生长在前

颅底的大型颅咽管瘤一般最好经眶上或翼点入路手术[26, 29]。垂体腺瘤通常采用扩大经鼻入路治疗。但眶上入路对与周围神经血管结构粘连的纤维型腺瘤或明显向上外侧或前方生长跨越蝶骨平台的肿瘤更好[30]。

　　最后，对于许多眶额区域、额极、颞叶内侧的轴内原发性或转移性肿瘤，眶上入路往往能提供最直接的手术通道，仅需切开表浅皮层且很少或无须脑牵拉。此时，导航和术中超声是很有用的辅助手段[25]。

10.4　面部解剖和美观因素

　　解剖软组织时需考虑一些神经血管结构和神经肌肉结构。须注意保留通常位于眉毛内 1/3 和外 2/3 交界处的眶上神经及其血管，以避免额部头皮麻木。眉毛内面的延长线位于颞肌附着于眶颧突和颞上线处的前上角。

　　面神经额支向前走行进入额肌和眼轮匝肌，在眶周和眉毛区域手术时容易损伤。额支纤维的起始部在到达外眦和眉毛时水平走行。因此，该区域的切口应尽可能水平。Schmidt 等的研究确定

了神经分支的相对"安全区域"（图 10.2A）位于外眦外侧 2.5cm 以上[31]。

上睑通常被眶隔分为 2 个板：前板和后板（图 10.2B、C）。前板包含皮肤、眼轮匝肌。后板包含上睑提肌筋膜、Muller 肌、睑结膜。眶隔发自眶缘上部，起源于弓状缘，是骨膜的一层增厚带，上部与额骨骨膜延续，其他部位延续为眶筋膜。眶隔后方是前筋膜脂肪垫。该脂肪垫是上睑手术的重要标志，上睑提肌筋膜就位于其后方。保持在该标志前方操作可避免损伤上睑提肌 /Muller 复合体。

上睑皱襞位于睑缘上方 8~11mm；由皮下组织中眶隔结合部下方的上睑提肌筋膜附属物形成。上睑皱襞前部在眶隔和皮肤 / 眼轮匝肌复合体之间有一个潜在间隙；该间隙形成了一个自然、无血管的平面，可用于分离至眶缘而不损伤后板。

10.5 局限性

自 20 世纪 80 年代采用该入路以来，多数缺点均已解决。也许最大的局限性是使用手术显微镜在如此狭窄的通道中到达深部病灶时的照明问题。此外，该入路的视角狭窄，可能需频繁调节手术床和显微镜来充分观察病灶。与显微镜经蝶窦手术类似的成角手术器械也适用于处理角落周围的病灶，特别是隐藏在同侧视神经后方者。

内镜极大地改善了该入路对鞍旁或视交叉病灶的观察，通过这种小切口，通常仅在显微镜下

图 10.2 （A）照片显示标记在患者面部的"安全区域"。安全区域是外眦外侧 2.5cm 的区域，没有面神经分支。实线标记了面神经颞支的走行。虚线标记了眼睑切口的范围。（B）眼睑的矢状断面显示上睑切口切开后遇到的解剖层次。（C）矢状断面显示眼睑分离的层次。沿眶隔上方的眶缘中点锐性分离骨膜。从眶顶至眼眶分离眶筋膜，尽可能地向后扩展至眶尖肌肉

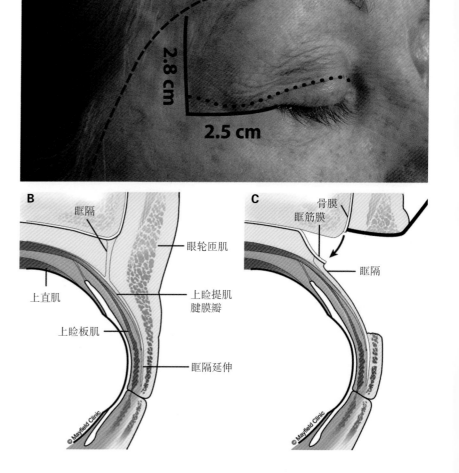

就能更好地观察、更安全地解剖。眶上锁孔入路从没有一种标准，因为病灶不总是位于相同部位，也不总是体积相等。治疗动脉瘤时，对每个不同的患者应评估该入路是否可实现近端血管控制、分离动脉瘤、放置动脉瘤夹。由于开颅范围小，手术中有意外情况时，更改手术计划的机会小。只能在手术中使用内镜来实现多方向的观察[1]。

最后，对于血管性病变，同时用 2 个吸引器来处理动脉瘤未成熟破裂或获得近端控制会有些困难[11, 32, 33]。因此，有人甚至反对采用该入路处理相关性病灶[33]。

10.6 技术

美观因素

最初的切口应仅在皮肤和真皮层。向头侧分离眼轮匝肌、颅骨膜和颞肌表面对于形成关颅时覆盖锁孔开颅骨窗的独立组织瓣非常重要[10, 30, 32, 34]。达到良好美观效果的其他因素是恰当的骨瓣复位。须注意确保入路过程中眶上嵴外侧皮层的完整性。使用骨孔填充物和方形钛板来防止骨瓣复位后出现或触及骨瓣与完整自然骨间的缝隙。

体位

全身麻醉和经口气管插管后，用 Mayfield 头架（OMI, Inc., Cincinnati, OH）在仰卧位固定头部。计划眶上入路时须根据手术前影像评估额窦的气化程度：若额窦开放，脑脊液鼻漏和感染的风险会增加。手术床的头端抬高 15°~20° 以改善静脉回流，并便于重力牵开额叶。然后轻度伸展，使颧突位于面部的最高点，并根据解剖目标向对侧旋转不同角度[30, 35-37]。根据病灶的部位，头部向对侧旋转 10°~45°（鞍上区和颞叶内侧面 10°~15°，蝶骨平台 30°，筛板 45°[12]）。随后向对侧轻度伸展，以利于额叶垂离前颅底；但不应超

过 10°，否则有遮挡部分颅底的风险。对于血管性病灶，Berhouma 强烈主张扩大皮瓣显露包括经典额颞皮肤切口的术野，以便在血管损伤的情况下转换成翼点入路[12]。

经眼睑入路

2% 利多卡因与 1:100 000 肾上腺素 +0.75% 布比卡因以 1:1 混合后行局部浸润麻醉以利于止血。生理盐水稀释成一半浓度的聚维酮碘准备上睑和下睑以降低眼毒性。角膜和巩膜用透明罩保护，鼻、前额和颧突用氯己定准备。

注意切口不要向深部跨越眼轮匝肌，然后从眶隔处上提眼轮匝肌，用 Westcott 剪刀分离。眼睑切口向外侧越过外眦（鱼尾纹）；与眉毛切口向外侧延伸相比，眼睑切口损伤面神经额支的风险更小；因为眉毛切口外侧毗邻额支。

沿眶外侧上提骨膜，注意保留眶上神经血管束至其越过额颧缝处。需要时切口可延长 1~1.5cm，沿鱼尾纹越过外眦角。若没有鱼尾纹，切口线从外眦沿眼睑皱襞线外延。

经眼睑锁孔入路的一个相对局限性是在某些患者中需越过额窦，伴随的额窦炎和迟发性黏膜囊肿形成的风险将增加。为了减少这些风险，黏膜保留技术非常重要，特别是在额窦流出道区域[38]。

第一步在蝶骨大翼侧壁和眶顶移行处的额蝶缝和蝶鳞缝，额颧交界处后方约 1cm 行蝶–眶钻孔；应显露额部和颞部硬膜以及眶筋膜（图 10.3A）。这样就能经额部开颅建立额眶入路（图 10.3B、C），单一骨瓣从终止于眶缘前部的骨孔额侧部分开始向侧方至眶上切迹，以免打开额窦。第二步（图 10.3D）为第一步的延伸，跨越眶上缘。第三步（图 10.3E）从骨孔的眼眶部分延伸穿越颧骨额突。用定制的 KA 凿子（Axon Medical, Inc.）沿眶顶进行第四步（图 10.3F），同时用可塑形牵开器保护眶筋膜。用 KA 凿子从骨孔的眼眶部分向内侧延伸至第四步的后端连接处完成最后一步（图 10.3G）[6]。

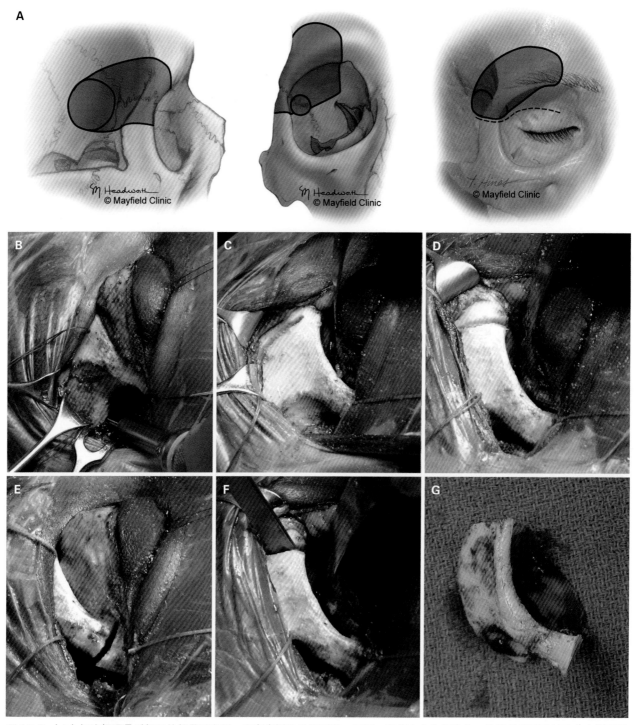

图 10.3 （A）标注额眶骨质切开的颅骨示意图。所有病例的骨质显露、切开、开颅大小均标准化。骨瓣从蝶骨关键孔向内侧至滑车上切迹或孔的外侧缘；距眶上嵴的前后范围是 2.5cm。骨瓣包括眶顶的前 2/3。（B~G）手术中的静态照片。（B、C）额骨从蝶骨关键孔的额骨部分切开，终止于滑车上切迹外侧的眶上嵴。（D）切开眶上嵴。（E）切开颧骨。（F）用 KA 凿子切开眶顶，进行该步骤时用柔软可塑形的牵开器叶片保护眶筋膜。（G）单一额眶骨瓣

残余的蝶骨嵴用 4mm 的粗糙金刚砂头磨除，以显露额部和颞部硬膜。骨瓣从蝶骨关键孔向内侧至滑车上切迹或孔的外侧缘；距眶上嵴的前后范围是 2.5cm。

切开骨质时，用 Desmarres 皮肤牵开器保护皮瓣。开颅时用塑料橡胶覆盖的钝头鱼钩保护眼睑，

并在手术中间断性释放。以眶筋膜为基底瓣状切开硬膜，向前方翻转。

颅内操作完成后，水密缝合硬膜，有时用合成人工硬膜。用钛板和微型螺钉固定骨瓣，避免直接放置在颧突或眶上突上。用骨水泥填塞眶上嵴和颧骨的切口，同时用钛网覆盖蝶骨关键孔。跨越颞上线和额骨颧突做一些加固钻孔，用来复位颞肌。用 4-0 薇乔线将额骨骨膜仔细地连续缝合复位于眶筋膜，以建立恰当的解剖对位，用 6-0 可吸收缝线连续缝合皮肤。切口仅用抗生素眼药膏覆盖，手术后最初 3 天内每小时用冰袋冷敷切口 15min[6]。

眉毛入路

即便为避免术后感染，也无须剃除眉毛[30]。为了让瘢痕几乎看不见，应根据眉毛的形状和类型来设计眉毛内的切口。切口一般位于右侧，长 20~25mm，除非病灶位于左侧或要到达右侧视神经管内侧壁而需左侧入路。切口的内侧界为眶上神经血管束，外侧界为额颧缝的前部。切口直接做在眉毛内，稍向上呈斜面与毛囊平行以免直接切穿毛囊（图 10.4）。颞浅动脉和面神经分支不应跨越术野[30]。少数切开下，切口必须向更外侧延长以获得更靠上方和侧方的显露。若需这么做，可用眉毛外侧面 1cm 的"笑线"来隐藏切口。仔细从外侧附着的组织上游离眶上神经并予以保留。

在皮下分离额部皮瓣，显露额肌和眼轮匝肌。低功率单极电刀平行切口切开额肌以防止脱毛，同时从颞上线分离颞肌 1cm，向侧方牵开显露关键孔。为减少手术后眶周水肿的风险，应仔细解剖和精准轻柔止血[14, 35]。

开颅范围包括眶顶、额骨的一部分、约 1cm 的颧骨（图 10.5 和图 10.6）。一般宽度为 2~3.5cm，高度为 1.5~2cm[39]。在显露骨质的上面，大概骨瓣的中间钻一小孔。另一孔钻在关键孔，并在颧弓下方磨骨槽。随后在眶上切迹外侧形成一小骨槽，显露硬膜并磨平眶缘。用直角铣刀切开眶缘的内

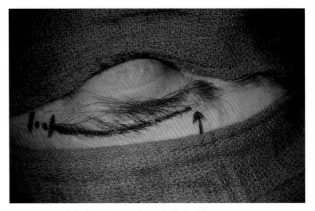

图 10.4　手术中照片显示标画出的眉毛切口

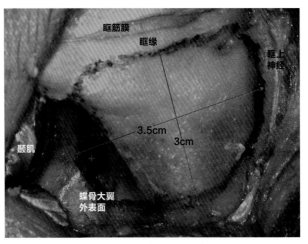

图 10.5　典型眉毛切口的尸体解剖显露额骨和眼眶，以及眶上开颅的范围

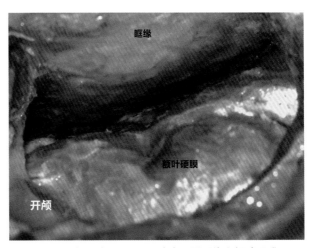

图 10.6　尸体解剖显示眶上入路中显露眶缘和额叶硬膜

外侧，外侧跨越颧骨朝向颞骨骨孔处切开。然后用铣刀连接各处钻孔，向下方返回铣开，跨越先前磨的两个骨槽切断眶顶。若打开额窦，切除其内容物，填塞颞肌。

Paladino 等推荐行骨质切除，手术后用甲基丙烯酸甲酯重建颅骨[5]。有几个原因：首先，额部硬膜薄，老年患者的硬膜与颅骨粘连，因而分块咬除可避免无法控制的硬膜撕裂，容易做到水密缝合。开颅必须与前颅底对齐；因此，为了减少牵拉脑组织，通常磨除颅骨在前颅底表面获得一条直接的通道。骨质切除后残留的骨槽会造成难看的前额部畸形，因此适合用甲基丙烯酸甲酯来重建。

皮肤缝合技术在不同机构间的差异很大。尽管许多外科医生提倡用不可吸收缝线间断缝合来减少可吸收缝线炎症反应所带来的瘢痕风险，但没有证据显示最终预后有差异[40]。

10.7 结果

眶上锁孔入路的临床验证始于 20 世纪 90 年代，个人和机构的眉毛入路经验主要源自颅内动脉瘤的手术治疗。早期的目标主要集中于血管性病灶，直到 21 世纪早期才逐渐认识到该入路可广泛应用于前颅底肿瘤。眼睑入路是神经外科团队近期所采用的入路，在过去 10 年逐渐得到了关注。其有效性已被一些研究者验证，与传统的开放式入路相同，优势与眉弓切口类似——颞肌萎缩的风险低，但眶上感觉异常或神经麻痹的发生率更低。

10.8 入路并发症

无论是经眉毛还是经眼睑眶上入路，都会引起各种神经血管和开颅相关并发症。

最初解剖软组织时，有牵拉或挤压眶上神经

的风险，导致额部头皮麻木。尽管通常情况下会有手术后短暂性前额部麻木，但永久性麻木的发生率低。Perneczky 最早在 2004 年的病例系列中报道了手术后麻木的发生率为 42%，永久性眶上神经麻痹为 13%；但其后续的更大型病例系列研究发现，发生率降低了 7.5%[30]。Gazzeri 和 Teo 近期报道的眶上感觉减退发生率仅 2%[4]。Czirjak 发现其 155 例患者中的发生率仅 1.3%[14]，而 Fischer 在其 793 例患者的病例系列中报道的发生率为 0[41]。到 2013 年的文献回顾发现，所有病例系列的平均发生率为 2.8%[13]。

面神经的额颞支同样也会损伤，引起前额部不对称，影响整体美观。暂时性额肌麻痹的报道并不罕见。此外，眉毛上抬乏力可因额肌进入眉毛本身的肌纤维断裂所致，或由于面神经额支损伤所致；若向外侧延长切口，面神经额支将非常接近切口线。Perneczky 在其 2004 年最早的 223 例眉毛切口患者的病例系列[42]中报道了总共 61 例手术后麻痹（27%），但仅 23 例（10%）为永久性麻痹。其后来的 450 例患者的病例系列中，永久性额肌乏力的发生率为 5.5%[30]。其他大型病例系列报道的额肌乏力发生率为 0~1%[1, 4, 41]，文献中的平均发生率为 3%[13]。眼睑入路的结果中，报道的额肌乏力发生率相似，为 0~7%[6, 9]。

根据患者的解剖特征和特定患者的最佳手术入路，眶上开颅时在某些情况下难以避免打开额窦。即便是翼点开颅，若患者的额窦大，也无法避免打开额窦。Pondé 等发现男性的额窦更大，因此眉毛锁孔入路中打开额窦的概率比女性高[43]。尽管随着入路使用越来越多，终究会遇到额窦，但文献中没有任何感染或黏液囊肿形成的记载。

眉毛入路和眼睑入路的美观效果一样好，患者满意度高。在最大的眼睑入路病例系列中，97.5%的患者对切口外观满意，40 例患者中仅 1 例有严重、明显的瘢痕而需整形。在 Perneczky 的系列中，157 例患者（70.4%）的美观效果极好[42]。

10.9 讨论

过去 20 年中，越来越多的文献支持眶上锁孔入路比传统的开放性入路具有许多美观和直接手术的优势。无论采用经眉毛还是经眼睑切口，面部的自然解剖特征都被用来掩盖本已非常小的切口，从而对整体美观产生很大的积极影响。更短的切口减少了创口愈合问题，平均感染率仅 1%~2%[13]。

此外，翼点或双侧冠状入路后经常存在的颞肌萎缩在眼睑入路和眉毛入路中可完全避免。颞肌萎缩常引起明显的美观性头皮缺陷和持续性颞颌关节不适。在眉毛入路中，仅需沿颞上线切开 1cm 的颞肌，因而无须从骨质剥离颞肌而导致萎缩和畸形。在大量已发表的眉毛入路和眼睑入路中，未曾有颞肌畸形的报道。

眶上入路也创造了到达前颅底和鞍区的最直接手术通道。该入路减少了额叶和颞叶的牵拉，也减少了相关性并发症，同时缩短了到达靶病灶的实际操作距离。Beretta 等进行了详细的形态测量尸体解剖研究，比较标准翼点开颅与眶上入路和经眶入路。根据主要解剖标志预先定义 6 个三角，如视神经孔和 ICA 分叉，用于量化分析操作区域。他们发现，眶上入路和经眶入路均优于翼点入路，手术骨窗到达解剖目标的深度缩短[44]。

巨大嗅沟脑膜瘤由于手术中极易出血且在传统入路中需牵拉皮层，因而切除困难。其血供丰富，常需早期控制供血的筛动脉来减少手术中出血。一般情况下，需双侧冠状皮瓣来实现开颅开始前到达眶内侧分隔。眶上入路容易在最早的眶部解剖时烧灼筛动脉。进一步显微镜下解剖近端侧裂能在减少额叶牵拉的情况下更广泛地进行额下分离，显露大型嗅沟脑膜瘤的对侧面，能完全切除直径大至 6cm 的肿瘤。

经眉毛切口的眶上入路也能提供一种到达病灶的非常有效和直接的入路。更小的切口能将从皮肤切口到硬膜切开的时间缩短至约 15min，潜在地缩短了手术时间[1]。平均少于 2h 内就能安全地完成鞍上区脑膜瘤、颅咽管瘤、Rathke 裂囊肿的全切除[45]。

经额下入路处理更大的中线病灶也会在牵拉额叶时造成嗅觉损伤。眶上入路能限制该并发症。Reisch 和 Perneczky 在其 450 例患者的眉毛入路病例系列中报道 27 例有嗅觉减退（6%），9 例为双侧嗅觉减退（2%）[30]。Fischer、van Lindert、Czirjak 的其他大型病例系列报道的嗅觉缺失发生率为 0~1.3%[1, 4, 41]。Aziz 在最早的 71 例眼睑入路患者中报道没有嗅觉缺失[46]。

眉毛入路和眼睑入路的总体美观和患者满意度都很好。多数情况下，眉毛很好地掩盖了切口，而上睑皱襞为眼睑切口提供了理想的隐藏。皱襞内极薄的眼睑皮肤可快速愈合而几乎看不到明显的瘢痕。

由于熟悉传统入路，特别是对于缺乏经验的神经外科医生，并且有损伤眶内容物的潜在风险，有人反对眶上入路和经眶入路[47]。眼睑入路前，外科医生应对解剖和所谓的"经典"入路有很好的理解，这可能看似简单，但对缺乏经验的外科医生来说是非常困难的[10]。

10.10 手术要点

·眼睑入路是处理各种直径大至 5~6cm 的前颅底肿瘤的理想选择，因为提供了到达病灶的直接通道。

·眶上入路能良好地手术显露除大脑中动脉瘤以外的各种前循环未破裂动脉瘤，因为大脑中动脉瘤一般太过位于外侧。我们不推荐对实际上破裂的颅内动脉瘤使用该技术，因为不同程度的脑水肿将造成显露和牵拉困难。

·恰当的皮肤切开和缝合需具备眼部整形外科医生的专业知识。轻柔地处理组织以及使用双极电凝或有 Colorado 头端的单极电刀止血可避免不必要的皮肤和软组织损伤，改善创口愈合。

·标准的五步法单一额眶骨瓣已用于所有病例。骨瓣从蝶骨关键孔由内向外到滑车上切迹外侧缘，在眶上嵴后部2.5cm。

·良好的创口愈合需使用无菌吸引引流系统如TLS引流来减少软组织的液体积聚，第1周每2~4h用冰袋冷敷切口。

10.11 结论

经眼睑、眉毛、眉毛上切口的眶上微创手术入路都是处理前颅底和鞍旁病灶的传统颅底入路的有效替代方案。更小的切口为患者减少了手术创伤和手术后不适，提供了优越的长期美观效果。合适的情况下联合显微技术和内镜技术，这类入路很安全；无论是动脉瘤还是肿瘤，一般比翼点入路和额部入路都更有效。

参考文献

[1] Van Lindert E, Perneczky A, Fries G, Pierangeli E. The supraorbital keyhole approach to supratentorial aneurysms: concept and technique. Surg Neurol. 1998;49(5):481–490.

[2] Chen HC, Tzaan WC. Microsurgical supraorbital keyhole approach to the anterior cranial base. J Clin Neurosci. 2010;17(12):1510–1514.

[3] Welling LC, Figueiredo EG, Wen HT, Gomes MQ, Bor-Seng-Shu E, Casarolli C, Guirado VM, Teixeira MJ. Prospective randomized study comparing clinical, functional, and aesthetic results of minipterional and classic pterional craniotomies. J Neurosurg. 2015;122(5):1012–1019.

[4] Gazzeri R, Nishiyama Y, Teo C. Endoscopic supraorbital eyebrow approach for the surgical treatment of extraaxial and intraaxial tumors. Neurosurg Focus. 2014;37(4):E20.

[5] Paladino J, Mrak G, Miklić P, Jednacak H, Mihaljević D. The keyhole concept in aneurysm surgery – a comparative study: keyhole versus standard craniotomy. Minim Invasive Neurosurg. 2005;48(5):251–258.

[6] Abdel Aziz KM, Bhatia S, Tantawy MH, Sekula R, Keller JT, Froelich S, Happ E. Minimally invasive transpalpebral "eyelid" approach to the anterior cranial base. Neurosurgery. 2011;69(2 Suppl Operative):ons195–206; discussion 206–207.

[7] Wilson DH. Limited exposure in cerebral surgery. J Neurosurg. 1971;34(1):102–106.

[8] Brock M, Dietz H. The small frontolateral approach for the microsurgical treatment of intracranial aneurysms. Acta Neurochir. 1978;21:185–191.

[9] Raza SM, Garzon-Muvdi T, Boaehene K, Olivi A, Gallia G, Lim M, Subramanian P, Quinones-Hinojosa A. The supraorbital craniotomy for access to the skull base and intraaxial lesions: a technique in evolution. Minim Invasive Neurosurg. 2010;53(1):1–8.

[10] Andaluz N, Romano A, Reddy LV, Zuccarello M. Eyelid approach to the anterior cranial base. J Neurosurg.

[11] Cheng CM, Noguchi A, Dogan A, Anderson GJ, Hsu FPK, McMenomey SO, Delashaw JB. Quantitative verification of the keyhole concept: a comparison of area of exposure in the parasellar region via supraorbital keyhole, frontotemporal pterional, and supraorbital approaches. J Neurosurg. 2013;118:264–269.

[12] Berhouma M, Jacquesson T, Jouanneau E. The fully endoscopic supraorbital trans-eyebrow keyhole approach to the anterior and middle skull base. Acta Neurochirurgica. 2011;153:1949.

[13] Ormond DR, Hadjipanayis CG. The supraorbital keyhole craniotomy through an eyebrow incision: its origins and evolution. Minim Invasive Surg. 2013;2013:296469.

[14] Czirják S, Szeifert GT. Surgical experience with frontolateral keyhole craniotomy through a superciliary skin incision. Neurosurgery. 2001;48(1):145–150.

[15] Czirják S, Nyáry I, Futó J, Szeifert GT. Bilateral supraorbital keyhole approach for multiple aneurysms via superciliary skin incisions. Surg Neurol. 2002;57(5):314–323.

[16] Ramos-Zúñiga R. The trans-supraorbital approach. Minim Invasive Neurosurg. 1999;42(3):133–136.

[17] Berhouma M, Jacquesson T, Jouanneau E. The fully endoscopic supraorbital trans-eyebrow keyhole approach to the anterior and middle skull base. Acta Neurochir. 2011;153(10):1949–1954.

[18] Jho HD. Orbital roof craniotomy via an eyebrow incision: a simplified anterior skull base approach. Minim Invasive Neurosurg. 1997;40:91–97.

[19] Frazier CH. An approach to the hypophysis through the anterior cranial fossa. Ann Surg. 1913;57(2):145–150.

[20] Eppley BL, Custer PL, Sadove AM. Cutaneous approaches to the orbital skeleton and periorbital structures. J Oral Maxillofac Surg. 1990;48:842–854.

[21] Schwartz MS, Anderson GJ, Horgan MA, Kellogg JX, McMenomey SO, Delashaw JB Jr. Quantification of increased exposure resulting from orbital rim and orbitozygomatic osteotomy via the frontotemporal transsylvian approach. J Neurosurg. 1999;91:1020–1026.

[22] Ohjimi H, Taniguchi Y, Tanahashi S, Era K, Fukushima T. Accessing the orbital roof via an eyelid incision: the transpalpebral approach. Skull Base Surg. 2000;10(4):211–216.

[23] Moe K, Ramanathan D, Sekhar L, Kim L. The extended transorbital upper lid crease craniotomy: a less invasive alternative to the supraorbital craniotomy. Skull Base. 2009;19:A088.

[24] Nathal E, Gomez-Amador JL. Anatomic and surgical basis of the sphenoid ridge keyhole approach for cerebral aneurysms. Neurosurgery. 2005;56(Suppl 1):178–185.

[25] Wilson DA, Duong H, Teo C, Kelly DF. The supraorbital endoscopic approach for tumors. World Neurosurg. 2014;82(1–2):e243–e256.

[26] Fatemi N, Dusick JR, de Paiva Neto MA, Malkasian D, Kelly DF. Endonasal versus supraorbital keyhole removal of craniopharyngiomas and tuberculum sellae meningiomas. Neurosurgery. 2009;64:269–284. [discussion 284–286].

[27] Romani R, Laakso A, Kangasniemi M, Niemela M, Hernesniemi J. Lateral supraorbital approach applied to tuberculum sellae meningiomas: experience with 52 consecutive patients. Neurosurgery. 2012;70:1504–1518.

[28] McLaughlin N, Ditzel Filho LF, Shahlaie K, Solari D, Kassam AB, Kelly DF. The supraorbital approach for recurrent or residual suprasellar tumors. Minim Invasive Neurosurg. 2011;54:155–161.

[29] Kassam AB, Gardner PA, Snyderman CH, Carrau RL, Mintz AH, Prevedello DM. Expanded endonasal approach, a fully endoscopic transnasal approach for the resection of midline suprasellar craniopharyngiomas: a new classification based on the infundibulum. J Neurosurg. 2008;108:715–728.

[30] Reisch R, Perneczky A. Ten-year experience with the supraorbital subfrontal approach through an eyebrow skin incision. Neurosurgery. 2005;57(4 Suppl):242–255; discussion 242–255.

[31] Schmidt BL, Pogrel MA, Hakim-Faal Z. The course of the temporal branch of the facial nerve in the periorbital region. J Oral Maxillofac Surg. 2001;59(2):178–184.

[32] Mitchell P, Vindlacheruvu RR, Mahmood K, Ashpole RD, Grivas A, Mendelow AD. Supraorbital eyebrow minicraniotomy for anterior circulation aneurysms. Surg Neurol. 2005;63(1):47–51.

[33] Heros RC. The supraorbital "keyhole" approach. J Neurosurg. 2011;114(3):850–851.

[34] Reisch R, Perneczky A, Filippi R. Surgical technique of the supraorbital key-hole craniotomy. Surg Neurol. 2003;59(3):223–227.

[35] Jane JA, Park TS, Pobereskin LH, Winn HR, Butler AB. The supraorbital approach: technical note. Neurosurgery. 1982;11:537–542.

[36] Kabil MS, Shahinian HK. Application of the supraorbital endoscopic approach to tumors of the anterior cranial base. J Craniofac Surg. 2005;16:1070–1074.

[37] Menovsky T, Grotenhuis JA, de Vries J, Bartels RH. Endoscope-assisted supraorbital craniotomy for lesions of the interpeduncular fossa. Neurosurgery. 1999;44(1):106–110.

[38] Owusu Boahene KD, Lim M, Chu E, Quinones-Hinojosa A. Transpalpebral orbitofrontal craniotomy: a minimally invasive approach to anterior cranial vault lesions. Skull Base. 2010; 20(4):237–244.

[39] Warren WL, Grant GA. Transciliary orbitofrontozygomatic approach to lesions of the anterior cranial fossa. Neurosurgery. 2009;64(5 suppl 2):324–329.

[40] Parell GJ, Becker GD. Comparison of absorbable with nonabsorbable sutures in closure of facial skin wounds. Arch Facial Plast Surg. 2003;5:488–490.

[41] Fischer G, Stadie A, Reisch R, Hopf NJ, Fries G, Böcher-Schwarz H, van Lindert E, Ungersböck K, Knosp E, Oertel J, Perneczky A. The keyhole concept in aneurysm surgery: results of the past 20 years. Neurosurgery. 2011;68(1 Suppl Operative):45–51; discussion 51.

[42] Perneczky A. Surgical results, complications and patient satisfaction after supra- orbital craniotomy through eyebrow skin incision. Paper presented at: Joint Meeting mit der Ungarischen Gesellschaft fuer Neurochirurgie Deutsche Gesellschaft fuer Neurochirurgie (DGNC); April 28, 2004; Koln, Germany.

[43] Pondé JM, Metzger P, Amaral G, Machado M, Prandini M. Anatomic variations of the frontal sinus. Minim Invasive Neurosurg. 2003;46(1):29–32.

[44] Beretta F, Andaluz N, Chalaala C, Bernucci C, Salud L, Zuccarello M. Image-guided anatomical and morphometric study of supraorbital and transorbital minicraniotomies to the sellar and perisellar regions: comparison with standard techniques. Laboratory investigation. J Neurosurg. 2010;113:975–981.

[45] Wiedemayer H, Sandalcioglu IE, Wiedemayer H, Stolke D. The supraorbital keyhole approach via an eyebrow incision for resection of tumors around the sella and the anterior skull base. Minim Invasive Neurosurg. 2004;47(4):221–225.

[46] Sabersky A, Alkhalili K, Darwish M, Alshyal G, Aziz KM. Minimally invasive transpalpebral "eyelid" craniotomy for anterior circulation aneurysms: experience with 71 cases. J Neurol Surg B. 2015;76:A121.

[47] Batjer HH. Comment on Steiger HJ, Schmid-Elsaesser R, Stummer W, Uhl E: Transorbital keyhole approach to anterior communicating artery aneurysms. Neurosurgery. 2001;48:347–352.

第十一章　微创翼点入路

Behnam Rezai Jahromi, Felix Göhre, Juhana Frösen, Danil A. Kozyrev, Juha A. Hernesniemi
黄国栋 / 译

缩写

A1/A2. 大脑前动脉的第一 / 第二分支

ACA. 大脑前动脉

ACoA. 前交通动脉

CSF. 脑脊液

ICA. 颈内动脉

LSO. 眶上外侧入路

M1/M2. 大脑中动脉的第一 / 第二分支

MCA. 大脑中动脉

MCAbif. 大脑中动脉分叉

PCA-P1. 大脑后动脉及其第一分支

PCoA. 后交通动脉

11.1 概述

　　围绕翼点的开颅术是处理涉及蝶骨翼、鞍旁、颈动脉和前循环近端病变的标准方法。1967 年，Yasargil 等描述了经典的翼点入路。直到今天，这仍然是上述区域的标准入路[1, 2]。然而，在过去的 20 年里，手术方法在现代医学的创始时期就已经发生了变化。

　　显微外科的理念使得手术向着尽量缩小手术切口、减少手术时间和软组织创伤的方向发展。对翼点入路的进一步改进而开创了创伤更少的眶上外侧入路（Lateral Supraorbital Approach，LSO）。

　　翼点是额骨、颞骨、蝶骨和顶骨之间的交界处，眶外侧入路偏向翼点的额侧。因此，其能更有效地利用额下空间，并为处理鞍旁区域、ACoA 复合体和侧裂提供有利的轨迹[3]。这种方法在 Helsinki 实施后，在世界范围内得到了广泛的推广[4, 5]。

11.2 基本理论

　　LSO 是翼状入路的进一步发展，其最大化地利用了蛛网膜下腔间隙，减少了手术通道导致的创伤。

11.3 患者选择

　　翼点入路是标准的神经外科手术，因此没有特定的禁忌证，除非是 ACA 远端的动脉瘤或 MCA 远端的动脉瘤等无法通过该方法到达的病变。与扩大翼点入路一样，LSO 也很适合用于邻近侧裂、Wills 环前方以及前颅窝底的病变。此外，几乎适用于所有在前床突周围的病变。适用 LSO 的病变总结如下：

　　（1）位于同侧 MCA（M1、MCAbif 和 M2）或 Wills 环的颅内动脉瘤，包括 ACA（A1、A2）、ACoA、同侧和对侧 ICA、基底动脉分叉和 PCA-P1。

　　（2）位于嗅沟、前床突、蝶骨平台或鞍结节的脑膜瘤。

（3）海绵窦内的病变。

（4）颅咽管瘤。

（5）垂体肿瘤[3-8]。

LSO 入路也可以处理对侧 MCA 动脉瘤[6-8]，但在过去的几十年中，我们已经了解到处理对侧 MCA 动脉瘤会导致明显的嗅觉神经损伤[6-8]。

11.4　手术解剖

颅外标志

眶上缘、额骨的颧骨突、颞上线和颧弓是皮肤切口的重要颅外标志。翼点是额骨、顶骨、颞骨和蝶骨融合的部位，本身并无法触及。其位于颧弓中点上方 40mm，额颧缝后方 32mm 处。颧骨突和颞上线是初始钻孔和后续开颅手术的关键标志。

11.5　手术技巧

器械装备

在开始手术之前，要检查手术显微镜的光学系统和平衡。手术过程中，我们建议使用嘴咬开关调节视野焦距和移动。手术显微镜可以放置在手术台的任何一侧，通常在左侧，而器械护士在右侧。

定位

患者取仰卧位，头部高于心脏水平约 20cm，以促进静脉回流，减少静脉性渗血，降低颅内压，术野更干净（图 11.1）。为了获得这个位置，可使用一个稳固的圆形枕头将患者的肩膀抬高到离手术台 5cm 左右。下一步是固定头部，我们倾向于使用 Sugita（Mizuho，Tokyo，Japan）头架。根据病变位置和手术入路确定头部位置。通常情况下，

头部向对侧旋转 30° 左右，略微向外侧倾斜，并根据所需的位置可以轻微地后屈或前屈。头部的确切位置由具体的病变决定，一般的原则是：

·为了观察侧裂近端，头只稍微向对侧部位旋转，否则会被颞叶阻挡。

·头部伸展的程度由病变距离前窝底的高度决定（病变越高，需要的伸展越多）。

·侧方倾斜有利于处理侧裂近端的中心。

完成头部定位后，最小限度地剃除头发和进行皮肤消毒后，用无菌手术笔在发际线后标出计划的切口，并沿画好的切口注射血管收缩剂和局部麻醉剂（利多卡因 5mg/mL 和肾上腺素 10μg/mL）（图 11.2）。

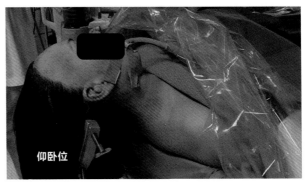

图 11.1　左眶上外侧入路（LSO）的患者体位。患者处于仰卧位。四点式的 Sugita 头架固定头部。头部抬高到心脏水平以上，并向对侧旋转 15°~30°。最后，头部略微向外侧倾斜，伸展或微微屈曲

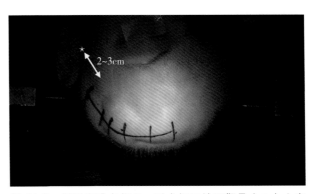

图 11.2　标记和准备切口。手术切口始于颧骨（★）上方 2~3cm，斜向颞部，在发际线后延伸根据病变的定位，切口止于中线前 2~4cm 处。在切口处注射 20mL 含有肾上腺素的局麻液

手术器械

使用标准器械（如手术刀、镊子、骨膜剥离器、双极、单极、弧形剥离器、Raney 头皮夹、持针器、注射器、吸头）做成皮肤切口，暴露软组织。用气动钻形成骨孔后分离硬膜，用铣刀做成骨瓣。通过"热钻"对颅骨边缘渗血进行处理，"热钻"是指在不使用水来冷却钻头的情况下用金刚石刀片铣开骨瓣。

技术

额骨颧骨突处形成弧形的额颞部皮肤切口。切口位于发际线后，止于颧骨上方 2~3cm 处（图11.3）。在切口的后缘放置 Raney 头皮夹进行止血。通常情况下，可以看到颞部肌肉与颞上线相连，短切口垂直切开肌肉，使用骨膜剥离器和单极分离颞肌，用牢固的弹簧钩将其与皮瓣一起拉向前下方。牵开肌肉后，可以暴露眶上缘、额骨颧骨突和一小部分颞骨（图 11.4）。

在颞上线下钻一骨孔。用一个弯曲神经剥离器将硬脑膜从颅骨上分离。骨瓣从 3 个方向铣开：①从骨孔朝向额底；②从骨孔朝向额骨和蝶骨嵴；③最后使用不带保护头的铣刀在蝶骨嵴上将两段切口连接。最后形成一个 3~4cm 的骨瓣（图11.5）。接着用铣刀头及金刚磨头磨除蝶骨嵴，在

硬膜开放前获得更多的硬膜外工作空间。可以通过"热钻"技术获得干净的术野（图 11.6）。弧形切开硬膜后，悬吊硬膜以避免硬膜外出血，并将

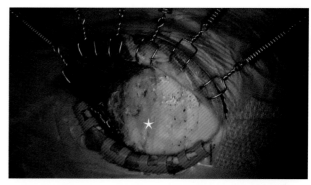

图 11.4 暴露骨头。用单极刀分离颞肌后，用弹簧钩牵开皮瓣和肌肉。在颞上线（★）2/3 和 1/3 的交界处钻一骨孔

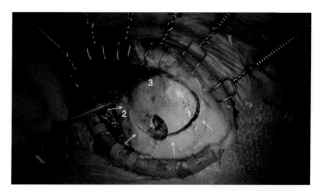

图 11.5 切开颅骨。形成骨孔后，用侧切刀头铣开左支（1）和左支（2）。然后用不带保护头的铣刀削薄两支之间的骨质来连接骨瓣（3）。在取出骨瓣之前，在骨瓣的周边形成 3~5 个微孔（白色箭头），留作连接骨瓣之用

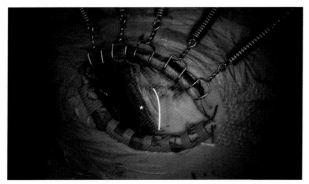

图 11.3 全层皮瓣。用全层切开的方法形成斜额颞部皮肤切口。用固定在 Sugita 头架上的弹簧钩牵开切口。头皮使用 Raney 夹止血。在切口中心可以看到颞上线（白线）和颞肌（★）

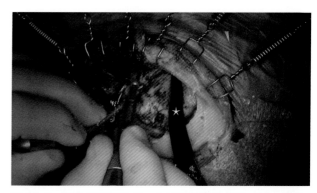

图 11.6 磨除蝶骨嵴外侧。为了充分暴露颅底、减少牵拉，需磨除蝶骨嵴外侧。为了减少硬膜损伤的风险，可以使用自动固定牵开器（★）。钻孔时先用铣刀切割，再用金刚石磨头，可通过"热钻"技术处理骨缘渗血

其掀向额底（图 11.7）。也可将硬膜向眶颞侧悬吊，以获得更多的手术操作空间[9]（图 11.8）。打开硬脑膜后，用脑棉和双极镊子轻轻牵拉额叶底部，打开侧裂或视神经 – 颈内动脉池以释放 CSF。释放 CSF 后既可以看到侧裂近端，也可到达视神经和颈动脉区域[3]。

前床突切除术

切除前床突可以暴露颈内动脉近端，我们倾向于在硬膜内操作，根据需要的工作空间大小来切除前床突。双极电凝前床突表面的硬膜，用 15 号手术刀切开硬膜。用微型剥离器分离前床突与硬膜，然后用 2~3mm 的金刚石磨钻磨除皮质骨。松质骨的出血可以用纤维蛋白胶或骨蜡来处理。剩余的薄层骨可以用剥离器或微型刮刀去除。

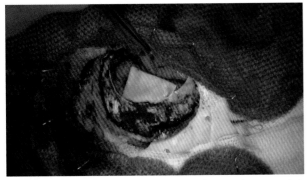

图 11.7 切开硬膜。在切开硬膜前，创面要彻底止血、冲洗干净，脑棉或棉垫覆盖软组织。弧形切开硬膜，翻向前外方

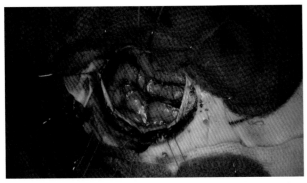

图 11.8 最后，紧密悬吊硬膜，可缝合于棉垫之上，可防止手术过程中硬膜外渗出

动脉瘤

一般技巧

利用 LSO 切开硬膜后，通过侧裂池和视神经 – 颈内动脉池释放 CSF 十分重要。这可使得大脑更加松弛，获得必要的工作空间，不必大力牵开额叶。在 CSF 充分释放后，不需要固定牵引。使用双极和吸引器在脑棉上轻轻地进行最小限度的牵引，足以暴露术野。我们倾向于使用 1mL 注射器和 18G 针头（即针刀）来打开侧裂近端的蛛网膜，再使用神经钩或双极来解剖基底池的蛛网膜。

MCA 动脉瘤

在侧裂做一 1~2cm 的切口，即可达到 MCA 分叉和 M1 段起始段的动脉瘤（图 11.9）。可以根据 M1 段的长度估算侧裂近端的切口位置[3, 6, 8]。

ACoA 动脉瘤

进入 ACoA 区的方法是先从视神经 – 颈内动脉池释放 CSF，然后进一步剥离视神经和内侧额叶之间的蛛网膜。然后找到同侧 A1 的起源，溯源至 ACoA。接下来确定对侧的 A1，并游离双侧 A1 的一小段，以便在需要时可以使用临时夹。游离时需保护来自 A1 段和 ACoA 的穿支，以及 Heubner 动脉。如果无法观察 ACoA 和 A2 近端，可以打开视交叉后方的终板，释放第三脑室 CSF 来获得更多空间。

ICA 分叉和 ICA-PCoA 动脉瘤

打开颈内动脉池释放 CSF，使大脑松弛，此时可沿 ICA 的床突上段追踪至分叉处。在解剖 ICA 分叉动脉瘤的颈部或顶部时需要非常小心，以免损伤 ICA 分叉处的穿支动脉和近端的 A1 和 M1。对于 ICA-PCoA 动脉瘤（图 11.10），采用眶上外侧入路时可将骨瓣向颞侧延伸。有时需要切除前床突才能良好地暴露 ICA 的近端。在夹闭 PCoA 动脉瘤时，需要注意保护脉络膜前动脉[7, 10]。

图 11.9 右眶上外侧入路夹闭未破裂的大脑中动脉（MCA）分叉动脉瘤。左上角是 CT 血管造影的三维重建，显示通往手术路径（白色箭头）。图中央显示精准侧裂暴露。白色箭头为 MCA 分叉处；白色★为动脉瘤

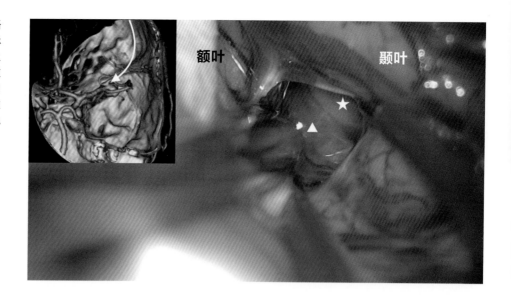

图 11.10 右眶上外侧入路夹闭破裂的后交通动脉（PCoA）- 颈内动脉动脉瘤。右下角是 CT 血管造影的三维重建，显示手术路径（白色箭头）。图中央显示已暴露的 PCoA-ICA 动脉瘤（白色★）

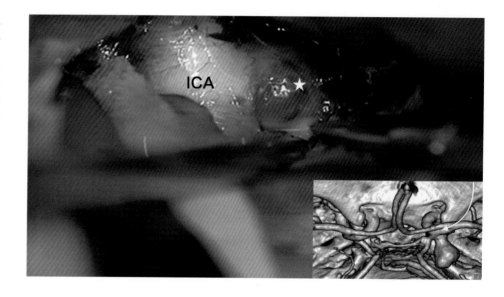

基底动脉分叉动脉瘤

眶上外侧入路适用于基底动脉分叉的动脉瘤。基底动脉分叉部通常位于后床突水平或更高的位置 [11]。可以通过颈内动脉 - 视神经及颈内动脉 - 动眼神经三角暴露基底动脉分叉 [11]（图 11.11）。

脑膜瘤

一般技巧

对于动脉瘤来说，为了获得足够的工作空间，不过分牵拉额叶，就必须从基底池释放 CSF。因此，第一个步骤是沿着蝶骨脊追踪视神经 - 颈内动脉池，可轻易地释放 CSF。第二个重要步骤是切断肿瘤的主要血管，电凝其硬膜附着处。第三步，对于体积大的肿瘤，没有足够的视野及操作空间，需要进行瘤内减压。此时可使用超声吸引器（CUSA），有助于切除肿瘤。最后，在肿瘤和脑组织之间的界面进行游离。注意要朝着肿瘤的表面进行操作，远离正常脑组织。在侧裂间隙内可以使用水解剖技术，更容易获得清晰的层次。水解剖一般在肿瘤与脑组织清晰的交界面使用，已分离的间隙可用小脑棉片铺垫。

前床突脑膜瘤

前床突脑膜瘤可侵犯 ICA、MCA、ACA、视神经和动眼神经。术中可用微型多普勒探头探查血管。难点在于如何在肿瘤中无损地分离视神经。如果肿瘤坚硬且粘连紧密，可考虑部分切除，降低神经损伤的风险。如肿瘤巨大，切口需在原基础上向颞部延伸。对于巨大的前床突脑膜瘤，可能需要切除部分肿瘤才能暴露基底池[12, 13]。

鞍结节脑膜瘤

电凝蝶骨平台及鞍结节的硬膜可切断肿瘤供血动脉，但邻近视神经管时必须谨慎操作。术中需辨认及保护 ICA、MCA、ACA、ACoA、视神经和垂体柄[12]。

嗅沟脑膜瘤

嗅沟脑膜瘤（图 11.12）的血供一般来自眼动脉的分支——筛动脉。必须处理筛动脉才能阻断肿瘤的血管。操作时需要首先辨别嗅神经，特别是对侧的嗅神经。这样才能保护双侧嗅神经。大的嗅沟脑膜瘤血供也可以来自大脑前动脉。前颅窝底可出现骨质增生，可予磨平，但如果不小心

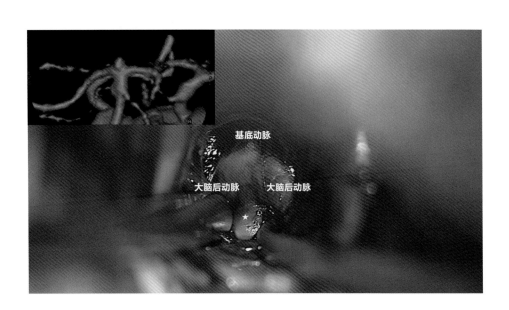

图 11.11 右眶上外侧入路夹闭破裂的基底动脉瘤。左上角为 CT 血管造影的三维重建，显示基底动脉瘤。图中央，通过视神经 – 颈内动脉三角暴露动脉瘤（★）

基底动脉

大脑后动脉　大脑后动脉

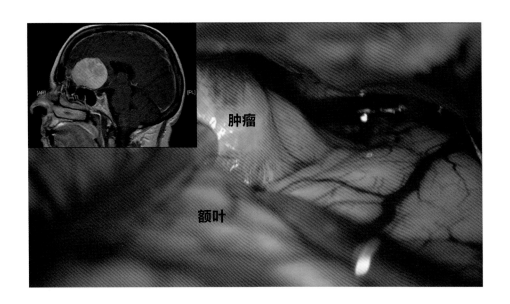

图 11.12 右眶上外侧入路切除嗅沟脑膜瘤。左上角为 MRI 增强矢状面图，显示巨大的肿瘤。图中央是暴露的脑膜瘤

肿瘤

额叶

开放了筛窦，必须仔细封闭瘘口，避免术后 CSF 漏[12, 14]。

11.6 并发症

手术切口向侧方延伸时，可能导致额窦开放。另一个潜在的并发症是在外侧钻孔时不小心打开了眶顶。对于上述两个并发症，在术中严密封闭即可解决。术中确切止血、严密悬吊硬膜可以避免硬膜外血肿的发生。此入路颞部肌肉切口较小，术后通常不会发生面神经损伤和颞部肌肉萎缩[15, 16]。

11.7 手术要点

· 应根据病变的三维可视化来进行头部定位。

· 以额骨的颧骨突为中心，形成一个短弧形切口。

· 全层切开皮肤与肌肉，用强力的拉钩将皮肌瓣牵向鼻侧。

· 在颞上线处钻一孔。

· 在硬膜外间隙，用金刚钻磨蝶骨嵴，可通过"热钻"技术减少骨缘出血。

· LSO 可以处理蝶骨翼、MCA、前颅窝、ICA、ACoA、鞍旁区域和基底动脉分叉的病变。

参考文献

[1] Al-Mefty O. Supraorbital-pterional approach to skull base lesions. Neurosurgery. 1987;21(4):474–477.

[2] Yasargil MG, Antic J, Laciga R, Jain KK, Hodosh RM, Smith RD. Microsurgical pterional approach to aneurysms of the basilar bifurcation. Surg Neurol. 1976;6(2):83.

[3] Elsharkawy A, Niemelä M, Lehečka M, Lehto H, Jahromi BR, Goehre F, Hernesniemi J. Focused opening of the sylvian fissure for microsurgical management of MCA aneurysms. Acta Neurochir. 2014;156(1):17–25.

[4] Hernesniemi J, Ishii K, Niemelä M, Smrcka M, Kivipelto L, Fujiki M, Shen H. Lateral supraorbital approach as an alternative to the classical pterional approach. In: New trends of surgery for stroke and its perioperative management. Vienna: Springer Science; 2005. p. 17–21.

[5] Hernesniemi J, Niemelä M, Karatas A, Kivipelto L, Ishii K, Rinne J, Lehecka M. Some collected principles of microneurosurgery: simple and fast, while preserving normal anatomy: a review. Surg Neurol. 2005;64(3):195–200.

[6] Andrade-Barazarte H, Kivelev J, Goehre F, Jahromi BR, Noda K, Ibrahim TF, Hernesniemi JA. Contralateral Approach to Bilateral Middle Cerebral Artery Aneurysms: Comparative Study, Angiographic Analysis, and Surgical Results. Neurosurgery. 2015;76(6):916–926.

[7] Andrade-Barazarte H, Kivelev J, Goehre F, Jahromi BR, Hijazy F, Moliz N, Hernesniemi JA. Contralateral approach to internal carotid artery ophthalmic segment aneurysms: angiographic analysis and surgical results for 30 patients. Neurosurgery. 2015;77(1):104–112.

[8] Andrade-Barazarte H, Belkhair S, Tymianski R, Tymianski M, Radovanovic I. The extended lateral supraorbital approach and extradural anterior clinoidectomy through a Fronto-Pterio-Orbital window. J Neurol Surg Part B Skull Base. 2016;77(S 02):LFP-04.

[9] Lazukova M, Andrade-Barazarte H, Makhamov M, Kivelev J, Goehre F, Jahromi BR, Hernesniemi JA. The orbitozygomatic stich: a technical modification of the lateral supraorbital approach. Surg Neurol Int. 2016;7:46.

[10] Goehre F, Jahromi BR, Elsharkawy A, Lehto H, Shekhtman O, Andrade-Barazarte H, Hernesniemi J. Lateral supraorbital approach to ipsilateral PCA-P1 and ICA-PCoA aneurysms. Surg Neurol Int. 2015;6:91.

[11] Tjahjadi M, Kivelev J, Serrone JC, Maekawa H, Kerro O, Jahromi BR, Hernesniemi JA. Factors determining surgical approaches to basilar bifurcation aneurysms and its surgical outcomes. Neurosurgery. 2016;78(2):181–191.

[12] Romani R, Laakso A, Kangasniemi M, Niemelä M, Hernesniemi J. Lateral supraorbital approach applied to tuberculum sellae meningiomas: experience with 52 consecutive patients. Neurosurgery. 2012;70(6):1504–1519.

[13] Sekhar LN, Nanda A, Sen CN, Snyderman CN, Janecka IP. The extended frontal approach to tumors of the anterior, middle, and posterior skull base. J Neurosurg. 1992;76(2):198–206.

[14] Romani R, Elsharkawy A, Laakso A, Kangasniemi M, Hernesniemi J. Tailored anterior clinoidectomy through the lateral supraorbital approach: experience with 82 consecutive patients. World Neurosurg. 2012;77(3):512–517.

[15] Romani R, Elsharkawy A, Laakso A, Kangasniemi M, Hernesniemi J. Complications of anterior clinoidectomy through lateral supraorbital approach. World Neurosurg. 2012;77(5):698–703.

[16] Romani R, Silvasti-Lundell M, Laakso A, Tuominen H, Hernesniemi J, Niemi T. Slack brain in meningioma surgery through lateral supraorbital approach. Surg Neurol Int. 2011;2:167.

第十二章 桥小脑角的内镜和锁孔入路

Melvin Field, Luke H. Pearson

桂松柏 / 译

12.1 引言

乙状窦后枕下入路（Retrosigmoid Suboccipital Approach，RSA）被认为是进入桥小脑角（Cerebellopontine Angle，CPA）的主要入路。100多年前，Sir Charles Balance 首次报道了经 RSA 成功进入颅后窝外侧部[1]。然而，在接下来的50年中，该入路的死亡率仍然高于 50%[2]。在 20 世纪上半叶，外科手术的目标是患者存活。在 20 世纪 30 年代和 40 年代，随着消毒技术和麻醉技术的进步，Dandy 和 Olivecrona 证明经 RSA 抵达 CPA 是安全可接受的，手术死亡率低于 20%。在 20 世纪下半叶，放大照明水平和仪器设备方面均有持续提升，所以治愈 CPA 区的病变就成为这一手术的目标。在过去的 25 年里，神经外科生理监测仪器的出现、改进和进一步提升的可视化水平，使神经功能保护也成为 CPA 区手术的期望目标。如今，治疗病变的同时保留众多神经结构的功能，包括颅神经功能、小脑功能和脑干功能，成为 CPA 区手术的手术理念。此外，患者、养护院和保险公司对住院时间、康复、重返工作、疼痛和残疾方面也有越来越高的期望。

完全内镜手术已迅速成为蝶鞍区病变微创治疗的标准术式。内镜一开始被用作为显微手术切除垂体病变的辅助设备。内镜提供的全景视图和成角视野，有助于神经外科医生观察显微镜的视野盲区——部分鞍旁区域。而在大脑的其他区域，例如 CPA，内镜并没有那么热切地被采用。在许多患者的 CPA 区显微镜手术中，内镜常被用作是显微镜的辅助设备。对于神经外科医生来说，内镜辅助的显微镜手术是一个有效开始，有助于未来只借助内镜手术就能实现微血管减压和肿瘤切除。在掌握了内镜手术技术后，如果同在 CPA 区进行手术，相对完全显微镜手术而言，完全内镜锁孔入路手术可以获得更佳手术效果和减少并发症。

自 RSA 入路首次被发现和报道以来，RSA 已经历了相当大的修改和调整，这种调整只是为了探索出安全性高、侵入性小的 CPA 区手术方式。因此，在处理小脑外侧、岩斜区、枕骨大孔、颈静脉孔和 CPA 区病变上，乙状窦后锁孔入路成为神经外科无与伦比的入路。本章详细介绍了 CPA 的乙状窦后枕下锁孔入路，包括使用该技术的分步指南。CPA 和周围区域包含重要的神经血管结构，这些结构受损时可导致严重的神经功能缺损。在采用该入路之前，必须深入了解后颅窝内众多结构之间的位置关系，包括颅神经、动脉、脑干和小脑等。

12.2 基本理论

偏外型的 RSA 可以最好地观察颅神经出脑

干的根部和进入颅底位点。乙状窦后锁孔入路是一种更安全、更可靠的CPA区进入方法。与显微镜相比，内镜的使用不仅能够以狭窄的手术通道获得更好的照明和更广的视野；而且在不增加牵拉或扩大颅骨的磨除范围的前提下，还能提高对CPA内侧结构和外侧结构的观察能力。

锁孔RSA的切口和开口均很小，兼具时间效率。该方法提供了对腹侧后颅窝的无与伦比的暴露。RSA入路结合内镜的使用，可以抵达和治疗腹侧后颅窝的绝大多数病变。入路相关疾病的发生率明显低于其他侵入性更强的腹侧后颅窝入路。

12.3 患者选择

适应证和禁忌证

通过乙状窦后锁孔入路，可以达到手术治疗CPA区多种病变的目的[3]（表12.1）。微血管减压术（MVD）可用于血管压迫综合征，包括三叉神经痛、面肌痉挛、舌咽神经痛、膝状神经痛、耳鸣和体位性眩晕。MVD可能是最适合采用锁孔开

表12.1 可以通过乙状窦后枕下锁孔入路治疗的疾病列表

前庭神经鞘瘤
三叉神经鞘瘤
颈静脉孔神经鞘瘤
脑膜瘤
表皮样肿瘤
颈静脉瘤
三叉神经痛
舌咽神经痛
面肌痉挛
后循环动脉瘤
膝状神经痛
脑干海绵状血管瘤
脊索瘤
蛛网膜囊肿
医学性眩晕

颅术、内镜辅助技术或单纯内镜技术的手术，因为它提供了相对正常的组织平面，并且操作的过程不会导致颅内压升高。通过内镜辅助或单纯内镜锁孔乙状窦后开颅手术，可以相对容易地切除CPA区小到中等大小的肿瘤；当然，也可以切除CPA区大的肿瘤。任何可以经RSA在显微镜下实现手术治疗的病变，都可以通过内镜辅助或单纯内镜技术进行有效的治疗。

伴或不伴内镜的RSA锁孔入路的相对禁忌证包括：延伸至外侧1/3内耳道的病变、超过Meckel腔入口前2cm的肿瘤、延伸至后外侧颅底的肿瘤。这包括显著扩展到颞骨的肿瘤，如扩展到颈静脉孔和舌下管超过5mm的病变和扩展到乙状窦或颈静脉球的病变。RSA锁孔入路的其他相对禁忌证包括超出小脑幕边缘10mm以上的病变或超出腹侧颅底中1/3的病变。超出这些边界的病变，虽然不能通过该手术入路完全切除，但可以实现肿瘤体积缩减或肿瘤取样活检。此外，对侧横窦和乙状窦不明显的患者也是该手术的相对禁忌证。手术特异性的全身禁忌证包括患有慢性中耳炎或乳突感染的患者，以及不能暂停抗血小板或抗凝治疗的患者。

12.4 手术解剖

枕下区的表面相对较小，CPA区的三角形空间结构非常适合锁孔或通道手术。大的切口和开颅术/颅骨切除术并不能显著改善头部该区域的可视化水平或者减少组织牵拉。因此，3个单独直径1~1.5cm的手术孔道或这三者的组合，可以实现对整个CPA区的手术解剖结构进行可视化和操作（图12.1）。3种锁孔变异体是基于前庭耳蜗复合体相对锁孔位置和前庭耳蜗复合体相对CPA区主要小脑动脉的位置来划分的[4]。偏上型锁孔能使前庭耳蜗复合体位于手术通道的底部，小脑上动脉则位于手术通道的顶部。中间型锁孔能使前庭耳蜗复合体和小脑前下动脉位于手术通道的

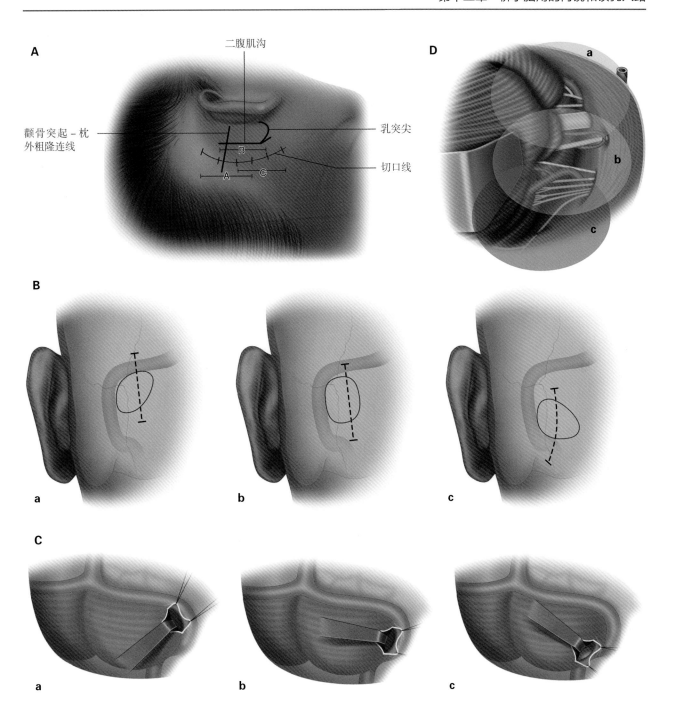

图 12.1 CPA 区偏上型、中间型和偏下型乙状窦后锁孔入路的皮肤、骨、硬脑膜的开放示意图。（A）各入路相对于颧骨突起 – 枕外粗隆连线的切口位置。（B）骨开口相对于横窦和乙状窦的位置。（C）硬脑膜开口相对于横窦和乙状窦的位置。（D）不同类型入路容易暴露和抵近的 CPA 解剖结构。a~c：a. 偏上型入路，位置靠近颅顶；b. 中间型入路；c. 偏下型入路，位置靠近足底

正中心，偏下型锁孔使前庭耳蜗束位于手术视野的顶部，小脑后下动脉和椎动脉则位于通道的中心。偏上型锁孔通道允许对 CPA 的上半部分进行可视化和直接操作，这上半部分包括从小脑幕切迹到前庭耳蜗复合体正下方的区域（图 12.2）。中间型锁孔通道允许可视化和直接操作 CPA 的中半部分，这中半部分区域向上至岩静脉、三叉神经，向下至第Ⅸ、Ⅹ、Ⅺ 对颅神经组成神经复合体

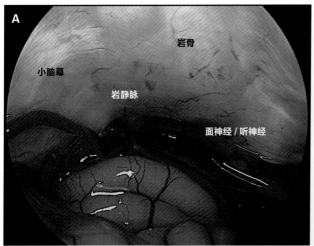
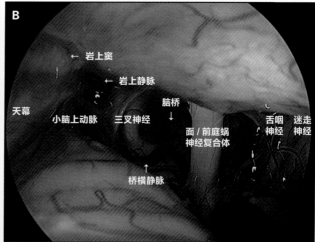
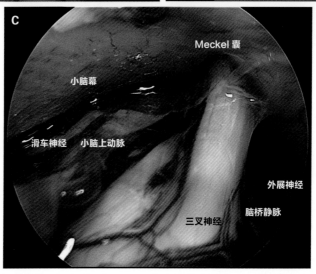

图 12.2 （A~C）偏上 CPA 区解剖结构。（A）外上部 CPA 区的内镜锁孔暴露。上部的可视化视野包括岩静脉复合体及其上方的小脑幕。下视野是前庭耳蜗复合体。（B）0°内镜下的偏上 CPA 区解剖，可以清楚地看到小脑幕和岩静脉向下至颈静脉孔结构的上部。（C）偏上 CPA 区的侧视图，可以清楚地看到远端三叉神经进入 Meckel 腔以及滑车神经在小脑幕切迹上方前进

（图 12.3）。最后，偏下型锁孔通道允许可视化和直接操作 CPA 的下半部分，该下半部分主要包括前庭耳蜗复合体向下至枕骨大孔上表面区域（图 12.4）。使用带有角度（30°~70°）和由此带来的手术舒适感提升有助于扩展可视化范围，并且随着术者运用内镜经验的增加，在某种程度上也可以提升术者对通道相邻结构的操作能力。例如，对于 CPA 脑膜瘤，在中央肿瘤被缩小并使用成角度的透镜和仪器的情况下，中间型锁孔 RSA 入路允许将肿瘤切除到小脑幕切迹或颈静脉孔下方。需要注意的一点是，手术选用的锁孔通道应处于病变中央的正上方。对于从小脑幕切迹向下延伸到

颈静脉孔以下的大肿瘤或病变，我们通常会将锁孔颅骨开窗范围扩大到直径约 2~2.5cm，以达到在不需要额外角度的内镜和不需要频繁改变视镜位置的情况下，也能尽可能地切除肿瘤。

12.5 手术技术

操作设置

正确的患者体位和手术室设置对后颅窝锁孔手术至关重要。影响手术设置的因素包括：①颈

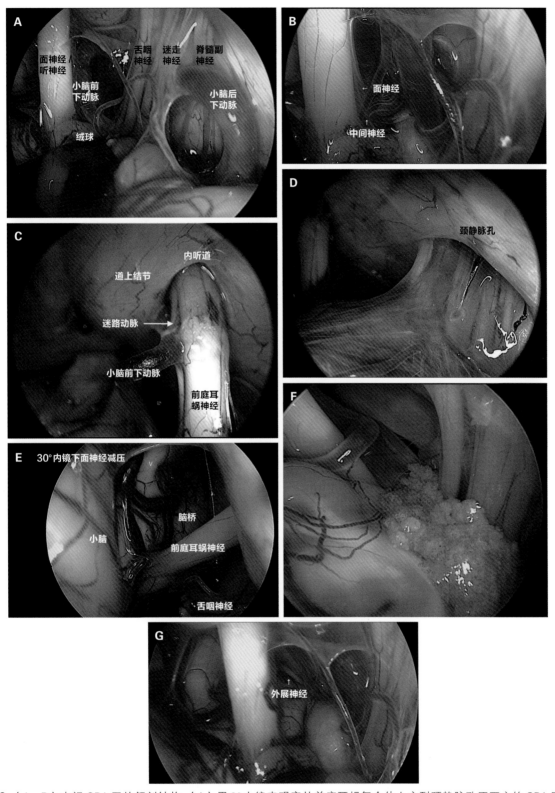

图 12.3（A、B）中间 CPA 区的解剖结构。（A）用 0° 内镜来观察从前庭耳蜗复合体上方到颈静脉孔正下方的 CPA 区结构。（B）图中展示了前庭耳蜗神经，内镜的放大率和分辨率足以使术者观察到该神经元件上的毛细血管流动。（C、D）使用 30° 的内镜，前庭耳蜗复合体在经内耳道进入颞骨岩层的上结节外清晰可见。从颈静脉孔外侧走行出来的第Ⅸ、Ⅹ和Ⅺ颅神经也清晰可见。（E~G）使用 30° 内镜向内侧看，三叉神经、前庭耳蜗神经和面神经的根部入口区很容易看到。Luschka 孔后外侧的脑桥、绒球和脉络丛也可通过中间型 CPA 锁孔入路看到

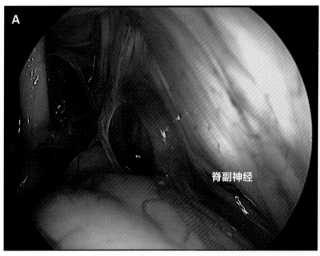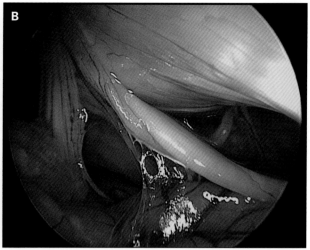

图12.4 （A、B）CPA 的下 1/3 区域。（A）使用 0° 内镜，术者可以清楚地看到从前庭耳蜗复合体向下到枕骨大孔正上方的视野。AICA 祥位于前庭耳蜗复合体下方，PICA 祥位于颈静脉孔神经下方。（B）将内镜稍微向尾部引导，可以看到椎动脉、舌下神经和向下延伸到枕骨大孔的脊柱副支

部活动范围；②患者体重；③病变位于哪一侧；④外科医生的手部操作习惯。

所有手术应在全气管全身麻醉下进行。在对侧耳后贴一个东莨菪碱贴片，以帮助减少术后恶心。进入手术室后，给予患者 50g 甘露醇静脉输注，并在全身麻醉下立即放置 Foley 导尿管。对于肥胖患者和常规服用利尿剂的患者，还给予 20mg 呋塞米静脉注射。我们更喜欢注入甘露醇，如果有必要的话，在硬脑膜打开前 60~90min 就注射呋塞米，以便于使手术中颅后窝最充盈和膨隆的时段，恰好落在脱水利尿剂效果最明显的时段（例如在引流脑池 CSF 之前）。一旦插管，麻醉呼吸机采取给患者轻度换气，使动脉 CO_2 分压达到 30mmHg。在手术开始时，临时轻度的过度通气和利尿是为了在打开硬脑膜时能最大限度地降低颅内压，并最大限度地减少对小脑牵拉的需要[5]。一旦打开后颅窝蛛网膜池，脑脊液引流将充分松弛后颅窝，然后动脉 CO_2 恢复正常。通过在暴露 CPA 之前使用轻度过度换气和利尿剂，腰椎引流或脑室 CSF 引流就变得几乎不需要了。对于术前有严重第四脑室梗阻和脑积水的患者，放置脑室外引流管，不是为了帮助进入 CPA，而是在围手术期处理脑积水。在皮肤切开 30~60min 内预防性

给予抗生素，手术期间每 4h 重新给药 1 次，并在手术后的前 24h 内继续使用。

手术室设备及人员的位置安排

无论是仰卧位还是侧卧位，麻醉设备都位于术者对面，患者头部朝向麻醉团队。一个与手术床成直角的托臂板朝向麻醉设备，以便于进入静脉或动脉管路，并用衬垫防止卡压性神经病变。在麻醉设备旁边是神经电生理监测团队的设备和工作人员的位置，便于在手术过程中与麻醉师和术者进行沟通。对于右利手的术者，器械护士位于术者的右侧；而对于左利手的术者，则位于左侧（图12.5）。对于 CPA 的显微镜锁孔入路，需要将手术显微镜底座放置在术者非优势侧背后（即器械护士对面的一侧）。对于右利手的术者，显微镜的手臂和镜头装置从术者的左肩方向进入手术区域。对于完全内镜和内镜辅助的手术入路，笔者使用气动内镜臂架。存在多种不同的内镜支架系统，包括床式机械和气动系统、落地式系统，以及现在的机器人和机器人辅助系统。笔者使用带有显微操作器（Karl Storz, Tuttlingen, Germany）附件的 Mitaka UniARM 落地式气动手术支持系统（Mitaka Kohki Co., Ltd., Tokyo, Japan）。该系统允许内镜

支架臂平衡，因此在释放或锁定气动臂时不会发生漂移，其氮气加压气动接头系统允许 6° 的运动自由度。我们将 UniARM 系统的底座放置在麻醉床与托臂板交界处的一侧，并将气动臂本身放在患者头部上方，以便内镜系统位于手术区域的 12 点钟方向（超外侧）并远离外科医生的操作区域（图 12.6）。内镜摄像头和光源线固定在支架系统的顶部以使其远离操作区域。内镜系统连接高清摄像头（至少 1080 像素），高清显示器放置在患者床头的另一侧，朝向术者，高度处于术者的视线水平。在硬膜内的手术部分，术者位于患者头部后方（图 12.5B）。

患者体位

后颅窝锁孔手术患者体位的目标是：①最大限度地减少病变部位的组织遮挡；②最大限度地减少患者的受压点的压力或由于体位引起的术后不适；③最大限度地增加外科医生的颈部、手臂

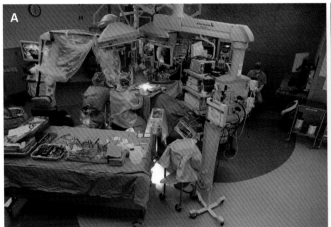
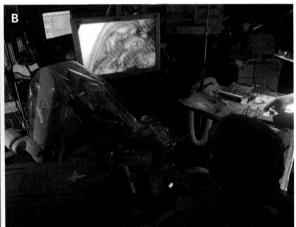

图 12.5　（A）右侧显微乙状窦后锁孔入路。患者处于侧卧位并面向麻醉团队。神经电生理监测人员位于麻醉师旁边，器械护士位于右利手术者的右侧，显微镜则从术者的非支配侧过来。（B）左侧内镜乙状窦后锁孔入路。患者面对麻醉团队，神经电生理监测医生紧挨着麻醉。助手在术者的右侧（对于惯用右手的外科医生）。注意手术助理（在外科医生的主导侧）、内镜支架和显示器相对于术者的关系

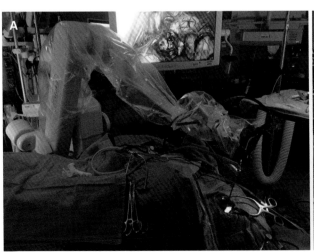
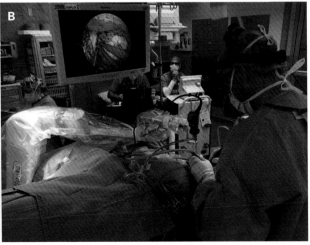

图 12.6　（A、B）内镜支架连接 / 定位在患者手臂正下方、胸部水平位置，并在 12 点钟方向穿过躯干进入手术区域。视频显示器位于麻醉师和患者面部之间，平术者的视线水平。（A）术者处于坐位的完全内镜左侧入路。（B）术者处于站立位的内镜辅助下的左侧入路

和手在手术过程中的舒适度。

　　对于经 RSA 进行 CPA 区手术的患者来说，体位是手术设置中最重要的环节之一。在体位固定之前，应固定患者的头部。我们更喜欢使用

Mayfield 三头钉固定架。患者应取仰卧位，头部朝向切口对侧并旋转 70°~80°。将患者置于仰卧位可确保患者肩部不会干扰器械通过锁孔所需的角度（图 12.7）。然而，这仅适用于颈部活动度极佳

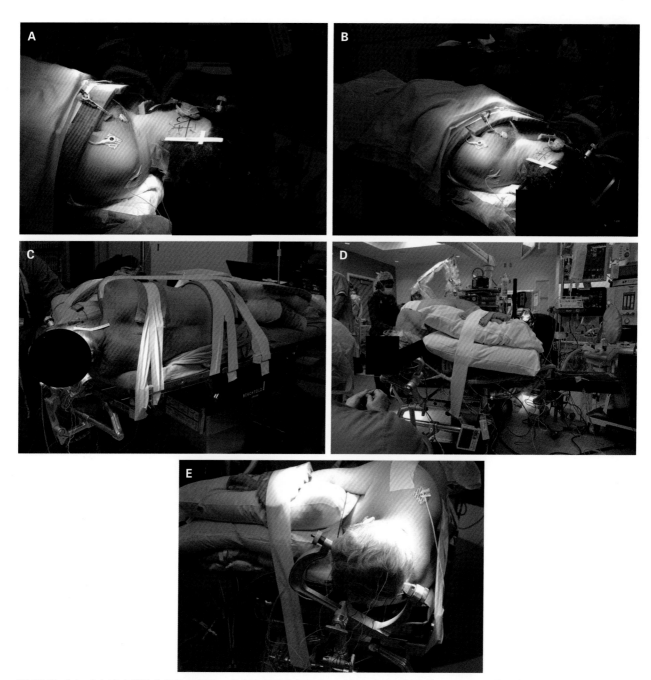

图 12.7（A、B）患者仰卧位但头颅侧转。患者头颅用头架固定，面部向术者对侧旋转 70°~80°，使乳突隆起是颅骨上相对于地面最高的骨性标志。衬垫放置在肩部和躯干下方，以最大限度地减少颈部的压力，并且患者被固定以防止在术中旋转手术台时发生移位。（C~E）患者处于侧卧位，膝盖弯曲，上肩部用胶带固定并使其稍微远离头部。头架固定患者头颅，头部旋转并面部略微向下倾斜，使乳突隆起成为颅骨的最高点。患者腋窝处放置枕头垫衬，并将手臂朝向麻醉师固定，这有助于麻醉师在手术过程中进行液路管理和气道管理，并最大限度地减少沿上肢的过度压力，降低压迫性神经病变的风险。患者在多个位置（躯干、臀部和大腿）有良好的衬垫和固定，以尽量减少手术床倾斜期间的移动

的患者，而在老年人群、退行性颈椎病患者和先前有颈椎融合术的患者中通常无法实现。由于仰卧位和头部旋转的手术体位有动脉闭塞和缺血的风险，因此一些中心将严重颈椎及椎动脉疾病也视为该手术体位的相对禁忌证。

另一种姿势体位——侧卧位，也是我们在实践中最常使用的体位。在侧卧位（又名公园长椅侧卧）中，患者侧卧于切口部位的对侧，使用手术枕或使用带泡沫衬垫的布带将患者固定在手术台上的位置。腿弯曲以使患者的臀部和膝关节屈曲。腋窝卷轴和枕头用于帮助垫患者（图 12.7）。患者的头部应朝向切口的对侧旋转 0°~20° 并略微弯曲。头部不应转动到会影响颈部静脉引流的程度。理想的体位需要将乳突隆起置于颅骨的最高点。我们还将同侧肩部向下贴，以最大化肩部和手术区域之间的空间，但我们要小心不要将肩部缩回太多，以免损伤肩部本身或引起压迫性神经病变（图 12.7）。备皮区域应延伸至耳后 2~3cm。患者应固定并垫在手术台上，以允许手术床能够旋转 20°~35°；保证在手术床平移过程中，无论手术床是远离还是靠近术者，均不引起患者的体位改变和患者相对于手术床的移位。旋转床有助于术者在手术过程中对内侧或者外侧的可视化程度。通过旋转患者，可以减轻对小脑的牵拉操作；旋转床通过减少术者头部、颈部和手臂不舒服的手术姿势，从而缓解手术疲劳并增加术者舒适度。出于这个原因，在固定体位时，我们通常更偏好绑带、枕头和泡沫垫而不是其他（如豆袋）。

神经电生理监测

在后颅窝手术中使用神经监测的主要作用是预防医源性神经功能缺损以及界定和识别手术部位神经结构的边界。表 12.2 列出了多种检测模式，这些模式的选定是根据锁孔入路来确定的。为了实现这些目标，我们监测以下模式：脑干听觉诱发反应（BAER）；针对颅神经（CN）Ⅴ、Ⅶ、Ⅷ、Ⅸ、Ⅹ、Ⅺ和Ⅻ的自由运行的肌电图（Electromyography，EMG）；CN Ⅶ、CN Ⅸ 和

表 12.2　锁孔 CPA 手术中监测的神经生理学方式

监测模式		偏上型锁孔	中间型锁孔	偏下型锁孔
双侧脑干听觉诱发电位		×	×	×
自由模式肌电位	CN Ⅴ	×	×	
	CN Ⅶ	×	×	×
	CN Ⅸ / Ⅹ		×	×
	CN Ⅺ		×	×
	CN Ⅻ			×
刺激诱发肌电位	CN Ⅶ		×	×
	CN Ⅸ		×	×
	CN Ⅹ		×	
正中 / 尺神经体感诱发电位		×	×	×

CN Ⅹ 的刺激触发 EMG；体感诱发电位（SSEP）。对于 BAER，我们同时刺激双侧耳朵。建立基线后，不再对过滤器设置或重复率进行任何更改。所有强制性峰（Ⅰ、Ⅲ和Ⅴ），只要出现就都会被识别出来。Ⅴ波潜伏期的延长超过 1ms 或幅度降低超过 50% 都会向术者发出警报。使用放置在同侧肌肉中的双极皮下电极来记录自由运行模式的 EMG，这些肌肉包括咬肌、眼轮匝肌、口轮匝肌、柱咽肌、斜方肌和舌头。我们还使用 EMG 气管内导管来记录 CN Ⅹ 的 EMG 活动。对于刺激触发的 EMG，我们使用美敦力 NIM 3.0 来刺激和记录眼轮匝肌、口轮匝肌、茎突和声带肌肉的反应。在整个肿瘤解剖过程中使用电刺激来识别靠近肿瘤包膜的重要神经结构。100μs 宽度的矩形阴极脉冲通过 Kartush 仪器以 4Hz 的频率传送。目标肌肉的反应显示在屏幕上并通过扬声器传递。我们在刚开始切除操作的时候，刺激强度设为 0.5mA，当视野中的神经结构被识别后，刺激强度可以降低到 0.05~0.1mA。正中神经和尺神经 SSEP 用于监测可能由腋窝受压或肩部牵引引起的神经功能缺损。

技术

在皮肤切开前要触摸确认的解剖标志包括

乳突尖端、二腹肌切迹、耳屏正前方的颧弓和枕外粗隆。连接颧弓根部和枕外粗隆的线接近横窦相对于切口的位置，二腹肌沟接近乙状窦的后缘（图 12.8）。皮肤切口通常在耳后皱襞后 2 指宽处，二腹肌线后 1cm 处，至于手术切口与颧骨线的位置距离则取决于要采用何种类型（偏上型、中间型和偏下型）的锁孔。应该在乙状窦和横窦交界处的后缘位置打一个直径约为 1cm 的钻孔。如果从钻孔处不能看到乙状窦的后缘，那么颅骨开窗范围应该向外侧扩展，直到该颅骨窗足以让你确

认自己是靠近外侧，并能通过很小的硬脑膜开口进入 CPA 区域。如果采用中间 CPA 锁孔入路，颅骨窗口的上外侧交界处应能看到横窦和乙状窦的交界处；如果采用偏上型 CPA 锁孔入路，则该开口就能看到横窦下缘，以及横窦和乙状窦的交界处（图 12.9）。一旦硬脑膜充分暴露并显露相关硬脑膜窦，骨缘和任何暴露的乳突气房都需要用骨蜡密封以防止术后脑脊液渗漏和鼻漏，并用大量抗生素盐水冲洗伤口以去除骨粉以及伤口上的任何松散组织。这可以防止异物在手术过程中进入硬膜内，从而降低术后慢性头痛的风险。然后调整我们的软组织牵开器，以尽量减少干扰 CPA 区手术器械的伸入。通常"鱼钩"头皮牵开器或单个脑室牵开器效果很好。做一个大约 8~10mm 的 C 形硬脑膜切口，硬脑膜瓣的基底部恰好是乙状窦。然后将硬脑膜用针脚向外侧固定，将硬脑膜向乙状窦方向反折。硬脑膜开口应尽可能靠外侧，直至窦的边缘，以减少为进入 CPA 而牵拉小脑的次数（图 12.9）。

通过内镜进入 CPA 区的第一步是定位内镜本身。笔者们使用 Karl Storz Hopkins 内镜系列（Karl Storz，Tuttlingen，Germany），尽管有几种不同的内镜系统可在市场上买到，并且也很容易适用于内镜 CPA 锁孔手术。由于对进入锁孔后的操作空

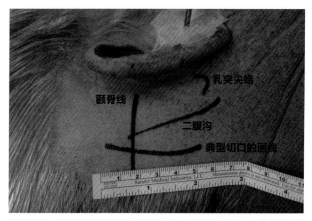

图 12.8　CPA 区 RSA 锁孔入路中，用于确定切口位置的皮肤标志。切口位置为耳后 2cm 或 1.5~2 个手指宽，切口长度为 4~5cm。连接颧骨根部的线接近横窦。乳突骨后面的二腹沟接近乙状窦的后缘

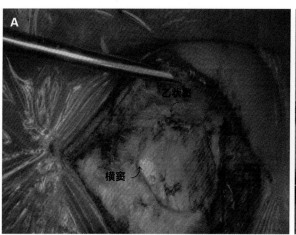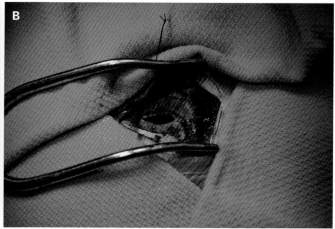

图 12.9　（A、B）右侧乙状窦后锁孔开颅术。标准入路进入上半部 CPA 区和中间部 CPA 区。（A）暴露横窦下缘和乙状窦内缘。我们建议用骨性结构对这些硬脑膜静脉结构进行定位，以识别它们的交界处。交界处被认作为硬脑膜开口的上边界。颅骨开口则位于静脉窦下方和内侧。然后使用咬骨钳向外侧和上侧扩大骨窗，直到静脉窦被暴露并识别。（B）硬脑膜的开放和牵开器的放置

间有一定需求，因此通常使用 0° 的 2.7mm 内镜代替 4mm 内镜。4mm 内镜可能适用于涉及 CPA 区的大肿瘤，其中钻孔和硬脑膜开口必须更大。对于需要联合多种锁孔开放的肿瘤，通常使用 4mm 内镜，因为它确实比 2.7mm 内镜能提供更好的分辨率。在后颅窝中不需要使用"冲洗泵"来防止血液或脑脊液对神经血管结构的遮挡，因为在这些方法中通常很少或没有"损坏"。此外，冲洗管道减小了术者操作空间，使组织操作更加受限。

打开硬脑膜后，手术台可以尽可能降低，让术者能够以舒适的坐姿查看手术窗。然后将床稍微旋转远离术者，以允许沿岩面朝向深 CPA 池暴露。将非黏性的棉垫放置在前下方，以防止对小脑造成创伤，并允许轻轻牵拉小脑。然后分离蛛网膜并释放脑脊液以缓慢松弛小脑。随着脑脊液引流和小脑变得更松弛，在内镜或显微镜观察下将棉垫进一步铺到小脑桥脑池蛛网膜平面。然后用蛛网膜刀打开蛛网膜，整个后颅窝松弛，并且几乎没有牵拉。虽然不是必需的，但笔者们现在经常沿着入路轨迹放置一个小型的可延展的小脑牵开器，不是为了牵拉组织而是为了保护小脑，也可以选用非黏性的棉垫。患者通过向远离术者的方向旋转，有助于进一步观察 IAC、颈静脉孔、岩尖或中线腹侧颅底等部位的外侧；或转向术者以观察脑干和根进入区的内侧。使用显微镜时，我们现在将光强度设置为 90%~100%，以最大限度地增加进入切口的光线。使用内镜时，我们将光强度设置为 50%，这样可以为 CPA 区提供足够的照明，同时最大限度地减少镜头尖端的发热。

内镜方法和显微镜方法之间的明显区别是器械神入。使用显微镜，从颅骨开口向下到 CPA 区目标解剖点，术者可以清楚地看到这完整路径上的器械伸入过程，并且整个路径都可以用于器械插入和移除。然而，与内镜相比，显微镜在 CPA 区相对更狭窄的平面视野，以及显微镜手术需要更频繁地变化镜头位置、变化手术床位置，以及牵拉更多的组织，才能从手术切口的中心看到更多的内侧、外侧、上方结构。相反，使用内镜，术者是无法观察到器械从硬脑膜开口伸进到相机尖端的正远侧这部分过程。因此，如果组织未受到保护或术者在器械操作过程中没有意识到这种可能性，从硬脑膜开口到内镜尖端这部分路径上仪器的插入或者移除，有可能造成近端组织（如小脑）的创伤[6]。出于这个原因，笔者们通常会使用一个薄的牵开器来保护从硬脑膜开口到内镜摄像头尖端的这段路径。然而，内镜对 CPA 区的可视化优于显微镜对 CPA 区的可视化。内镜的视野更大，也有非常好的镜头分辨率和放大倍数，足以仔细观察神经结构的供血毛细血管。更广的视野范围可以减少镜头移动，减少手术床的转动，以及更少的组织牵拉就能够看到更内侧、更外侧、更上方和更下方的结构。颅底常见的骨性突起会影响内耳道或 Meckel 腔的清晰可视化，但内镜允许对外侧颅底常见骨性突起之外的结构进行可视化（图 12.2 和图 12.3）。因此，对于已经进入 IAC 或硬膜内外侧颅底的病变而言，不太需要硬膜内钻孔就能够抵近这些病变。这降低了脑脊液渗漏、颅神经损伤和慢性头痛的风险。当需要进行硬膜内钻孔时，使用带有角度的内镜可以更好地观察气房，以确保在闭合前用骨蜡充分密封。对 CPA 区的显微镜和内镜乙状窦后锁孔入路，笔者们使用 Rhoton（V Mueller™，Becton，Dickenson，Co，Franklin Lakes，NJ，美国）、Janneta（KLS Martin，Jacksonville，FL，美国）、Kartush（Medtronic，Minneapolis，MN，USA）和 Storz Sepehrnia（Karl Storz，Tuttlingen，Germany）显微仪器。锁孔手术的肿瘤切除术或微血管减压术（MVD）的具体技术都是一样的，因为与传统的枕下开颅入路相同。需要在肿瘤内部进行小块分离和减压，对肿瘤包膜的明确分离切除。对邻近或附着于颅神经的 CPA 区肿瘤包膜切除，联合使用 Kartush 微型剥离子和刺激诱发的 EMG 监测可最大限度上降低束状神经损伤的风险。

内镜特定手术技术注意事项

应使用内镜支架来稳定内镜，从而防止损伤周围的神经血管结构。固定内镜，将允许术者使用两个器械而不是一个器械进行手术。后颅窝显微外科手术要求双手灵巧，同一区域的内镜手术也应如此。一般情况下，内镜应保持在可视化三角形的顶点（12点钟方向）。通常，非惯用手握4~7号大小的吸引器，惯用手握住微型剥离子、微型剪刀或双极。内镜和仪器的定位对于避免技术挑战至关重要，如CPA区空间拥挤时器械从内镜下方通过，并固定在锁孔的5—7点钟位置，以及停留在远端可视化三角形区域。通过将内镜保持在12点钟位置并将左侧手术器械保持在7点钟位置，将右侧手术器械保持在5点钟位置，术者可以轻松地将器械沿着锁孔通道伸入到CPA，并最大限度地减少器械碰撞和混乱[7-9]（图12.10）。

CPA的初始暴露和组织剥离应该在0°内镜下进行。对于大多数肿瘤切除术和内镜MVD手术，单独使用0°内镜就足以进行手术。如果剥离过程需要获得的更内侧、外侧、上方或下方结构的可视化，可以使用30°或45°内镜并旋转，以达到对感兴趣区域的可视化。这是不常见的，但允许对超出原定锁孔通道入路之外的结构和病变进行解剖和可视化。例如，当进行偏上型锁孔乙状窦后开颅切开术来切除三叉脑池脑膜瘤时，可以使用成角度的内镜来显露并切除任何延伸到CPA中部的病变，CPA的中部范围包括IAC或介于IAC和颈静脉孔之间的区域。

关颅或手术结束

一旦完成手术目标，任何暴露的硬膜内气房均需要在直视下打骨蜡封闭。然后，用温盐水冲洗硬膜下CPA空间以清除碎屑，尽量减少术后气脑，并观察是否有任何出血来源。谨慎并轻柔地冲洗，避免直接冲洗颅神经造成颅神经损伤。然后保证硬脑膜缝合后不出现渗漏。颅骨缺损处用一块钛网或骨水泥填补，以防止肌肉粘连到硬脑膜上，导致开颅手术后的头痛。筋膜和皮下层用可吸收缝线缝合，皮肤用3-0尼龙缝线缝合。不使用引流管。放置Telfa无菌纱布绷带。

12.6 术后管理及并发症

手术后，患者在神经重症监护室或恢复病房过夜观察。患者在最初的24h内继续使用抗生素，并保持东莨菪碱贴片，直到患者能够耐受正常饮

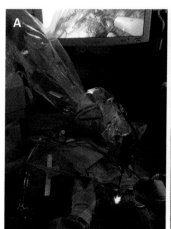
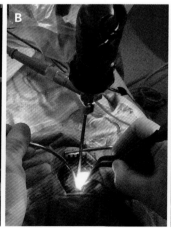
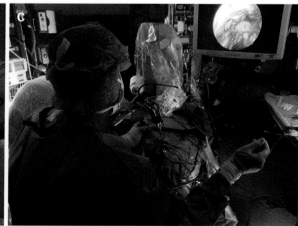

图12.10 （A~C）将内镜及双手的手术器械形成三角形结构，有利于仪器在内镜下的移动。内镜位于12点钟方向，左手工具位于7点钟方向，右手工具位于5点钟方向。（A）将连接内镜摄像头和光源的线固定在远离视野的地方，这样就不会在术者移除内镜下方的器械时，造成线与器械的缠绕。（B）在手术操作区内，手术器械相对于内镜的位置。术者的左侧器械位于7点钟方向，右侧器械位于5点钟方向（C）术者相对于内镜的位置。内镜来自患者的另一侧，位于12点钟位置

食。对于肿瘤患者，当晚对脑部进行有 / 没有钆剂强化的 MRI 扫描，以评估切除完整性、出血、中风和脑积水。对于 MVD 患者，执行头颅 CT 扫描。住院期间保持收缩压低于 160mmHg，而且地塞米松仅用于术后新出现神经功能缺损、严重头痛或持续恶心的患者。一旦患者清醒，饮食就按照可耐受的方式进行，并在患者到达他们的房间后立即鼓励下地活动。患者在术后第 1 天被转移到神经外科病房。大多数患者在术后第 2 天或第 3 天出院回家。手术后 3 天，允许取下绷带，允许手术切口沾水和淋浴。术后 7~10 天拆线，术后 2~3 周允许患者恢复正常活动。

CPA 区乙状窦后锁孔入路手术的特定并发症

· 定位不当的骨窗，不能抵近进入目标病变。

· 患者体位和垫放物体不当导致的外周压迫性神经病变。

· 由于颈部动脉受压或颈部静脉回流减少导致的脑卒中。

· 乙状窦或横窦损伤导致中风或出血。

· 脑脊液漏导致鼻漏或假性脊膜膨出。

· 颅神经损伤。

· 硬膜内动脉或静脉损伤导致后循环缺血或出血。

· 慢性头痛。

· 外观畸形。

· 小脑损伤伴共济失调。

· 脑积水。

12.7　手术要点

· CPA 的锁孔内镜或显微镜手术入路，应确保

乳突隆起位于颅骨的最高点。这将最大限度地减少床的转动，并允许术者在手术过程中保持最舒适的手部姿势。

· CPA 锁孔入路的骨性颅骨切除术应足够横向延伸以显示乙状窦边缘，硬脑膜开口应延伸至窦缘。这将最大限度地减少牵拉小脑的需要，并提供一个不被遮挡的 CPA 区视野。

· 在 CPA 的锁孔入路中，打开硬脑膜后最重要的初始步骤是识别和开放蛛网膜下腔以引流 CSF。这可以使小脑松弛，并消除对创伤性组织牵拉的需要。

· CPA 锁孔手术中，内镜和器械的位置应形成一个三角形。内镜应置于 12 点钟方向，左手器械应置于 7 点钟方向，右手器械应置于 5 点钟方向。

参考文献

[1] Stone JL. Sir Charles Ballance: pioneer British neurological surgeon. Neurosurgery. 1999;44(3):610–631; discussion 631–632.

[2] Perneczky A, Reisch R. Keyhole approaches in neurosurgery. Volume I: concept and surgical technique. Vienna: Springer; 2008.

[3] Mostafa BE, El Sharnoubi M, Youssef AM. The keyhole retrosigmoid approach to the cerebello-pontine angle: indications, technical modifications, and results. Skull Base: Off J N Am Skull Base Soc. 2008;18(6):371–376.

[4] Magnan JM, Elaini S, Deveze A. Endoscope-assisted retrosigmoid keyhole approach (RSA) for otoneurological surgery. Tuttlingen: EndoPress; 2010.

[5] Shahinian H. Endoscopic skull base surgery a comprehensive guide with illustrative cases. New York: Humana Press; 2008.

[6] Galzio RJ, Tschabitscher M. Endoscope-assisted microneurosurgery principles, methodology and applications. Tutttlingen: EndoPress; 2010.

[7] Bohman LE, Pierce J, Stephen JH, Sandhu S, Lee JY. Fully endoscopic microvascular decompression for trigeminal neuralgia: technique review and early outcomes. Neurosurg Focus. 2014;37(4):E18.

[8] Lee JY, Pierce JT, Sandhu SK, Petrov D, Yang AI. Endoscopic versus microscopic microvascular decompression for trigeminal neuralgia: equivalent pain outcomes with possibly decreased postoperative headache after endoscopic surgery. J Neurosurg. 2017;126(5):1676–1684.

[9] Lee JYK, Lang S-S. Fully endoscopic cerebellopontine angle surgery – a step-by-step guide for microvascular decompression and tumor resection. Tuttlingen: EndoPress; 2013.

第十三章　松果体区的内镜锁孔入路

Hasan A. Zaidi, Peter Nakaji

孙崇璟　张晓彪 / 译

缩写

CFS. 脑脊液

CT. 计算机断层扫描

ETV. 内镜第三脑室底造瘘术

FLAIR. 液体衰减反转恢复

hCG. 人绒毛膜促性腺激素

MRI. 磁共振成像

SCIT. 幕下小脑上

13.1　引言

　　松果体区位于颅脑的深处，被众多重要的神经血管结构所围绕。其上方为胼胝体压部，前下方为四叠体，两侧为丘脑枕。松果体是颅内中线区的小型神经内分泌腺体，主要由松果体细胞构成，其重要功能是分泌褪黑素[1]。视网膜神经元将周围光线的信息传递至下丘脑的视交叉上核；这些信息会通过交感神经丛的颈上神经节，最终到达调节昼夜节律与激素分泌的松果体。虽然原发性松果体内分泌功能障碍极为罕见，但是此处肿瘤的病理类型较多，故而引起了神经外科医生的兴趣。

13.2　概述

　　松果体区的手术入路种类繁多，各具优缺点[2-4]。其中，报道最多的是松果体区病变立体定向活检与后方入路手术。大多数松果体区手术入路都是在显微镜下完成的。在过去的20年中，内镜技术已经在以颅底手术为代表的神经外科众多领域中，发挥了卓越的作用。内镜改善了在深部狭窄的手术通道中的照明和视野暴露，从而降低了手术入路相关的并发症。在过去几年中，多个团队报道了内镜下后方入路到达松果体区的技术[3, 5]。随着内镜技术使用经验的积累，以松果体区为目标的内镜手术入路，已经从单纯的囊肿造瘘、肿瘤活检，发展到巨大肿瘤与血管性病变的切除。由于此区域内的病变位置较深，锁孔入路可以提供与大部分传统入路相当的暴露。在本章中，我们将介绍松果体区的解剖，松果体区常见病变的病理类型，以及传统的开放手术入路，然后我们会将我们应用内镜锁孔技术到达松果体区的经验，与之对比。

13.3 适应证

任何在松果体区产生症状的占位性病变都应该考虑手术切除。即便是对放疗反应良好的生殖细胞瘤，在并发症控制良好的前提下，也可以考虑手术。不管是否引起临床症状，任何不断进展的病变都应考虑手术切除。任何可以通过传统的枕下经天幕入路或幕下小脑上入路（SCITA）切除的松果体区病变，都可以经过内镜锁孔入路进行切除。对于 SCITA，一般采用半坐位。因为有增加静脉空气栓塞的风险，所有心脏卵圆孔未闭的患者禁忌使用此体位。

松果体区病变的病理类型

在所有的颅内肿瘤中，松果体区肿瘤在成人中占 0.1%~1%，在儿童中占 9%[6]。起源于松果体组织的肿瘤叫作松果体瘤，因其起源的细胞种类不同分为很多亚型。起源于松果体细胞的肿瘤，叫作松果体细胞瘤或松果体母细胞瘤。起源于胶质细胞的包括星形细胞瘤、少突胶质细胞瘤和胶质母细胞瘤。更为常见的是起源于异位胚胎生殖细胞的生殖细胞肿瘤，包括生殖细胞瘤、胚胎性癌、脂肪瘤、绒毛膜癌、畸胎瘤和卵黄囊癌。除了松果体起源的原发肿瘤，其他病变也可出现在此区域，需要鉴别诊断。需鉴别的病变包括转移性疾病、海绵状血管瘤、松果体囊肿、动脉瘤和脑膜瘤。接近 40% 的没有临床症状的成人，会出现松果体钙化，不应误认为肿瘤。可通过内镜锁孔入路进行处理的松果体区病变包括：

· 原发性松果体肿瘤（松果体细胞瘤，中间分化的松果体肿瘤，松果体母细胞瘤）。

· 生殖细胞肿瘤（生殖细胞瘤、胚胎性癌、脂肪瘤、绒毛膜癌、畸胎瘤和卵黄囊癌）。

· 胶质瘤（星形细胞瘤、少突胶质细胞瘤和胶质母细胞瘤）。

· 脂肪瘤。

· 脑膜瘤。

· 松果体囊肿。

成人松果体区病变最常见的病理类型为松果体囊肿，有些报道中其发病率高达 23%[7]。这些病变多不引起症状，在反复的影像学随访中保持稳定，因此对大多数患者应采取随访观察。在有些病例中，巨大的囊肿可以产生占位效应，压迫上丘、中脑导水管等周围结构。在我们中心，仅针对出现梗阻性脑积水或 Parinaud 综合征等确切由松果体区囊肿引起了神经功能障碍的病例，进行手术治疗。

最常见的松果体区肿瘤是生殖细胞肿瘤，约占所有松果体区肿瘤的 50%~75%[6]。这些病变在男性中更为常见，经常在青春期被诊断。在所有的生殖细胞肿瘤的亚型中，生殖细胞瘤最为常见，约占生殖细胞肿瘤的 50%。生殖细胞瘤往往对放化疗极为敏感。以往，在安全的手术治疗成为一个选项之前，许多松果体区肿瘤在未取得组织学诊断的情况下，就进行了放化疗，但这种治疗选择在当今已经不多见了。因为常常发生早期转移，所以其他亚型的生殖细胞肿瘤患者预后较差[8]。

松果体细胞瘤占原发性松果体肿瘤的 11%~28%[9]，其侵袭性可有很大差异。2 级松果体细胞瘤往往侵袭性低，边界清晰；4 级的松果体母细胞瘤可沿脑脊液（Cerebrospinal Fluid，CSF）播散，引起中枢神经系统内的远处转移。因此，松果体母细胞瘤需要进行全脑和全脊髓的放疗，并严密随访，以防远处转移的发生。

临床表现与诊断

松果体区病变的临床特征，可以因其内分泌状态、大小、血供和生长状况的不同而产生差异。巨大的肿瘤或囊肿常因继发于其占位效应、压迫周围的血管神经结构而起病。逐渐加重的对中脑内侧纵束头端间质核的压迫，会引起 Parinaud 综合征，其表现为纵向凝视障碍、眼睑回缩、假性

Argyll Robertson 瞳孔。中脑导水管的狭窄可引起梗阻性脑积水，表现为步态不稳、意识模糊和尿失禁。急性梗阻性脑积水的患者表现则更为严重，包括脑疝、反应迟钝、急性意识丧失，可能需要急诊行侧脑室外引流。易出血的病变或血管性病变，可表现为继发性出血，损伤周围神经结构，或造成脑室内出血进而引起脑积水。生殖细胞肿瘤可产生人绒毛膜促性腺激素（Human Chorionic Gonadotropin，hCG），可造成男性儿童患者性早熟和女性儿童患者闭经。

影像学检查对松果体区病变的鉴别诊断，以及手术路径的规划都有重要意义。基础的 CT 检查可作为全科医生的一线检查手段，可以对病变钙化、瘤周出血和梗阻性脑积水的情况提供有用的信息。生殖细胞瘤多为高密度，可掩盖原有的松果体钙化；相反，松果体母细胞瘤同为高密度病变，表现为周边或"爆炸型"钙化。混杂密度则往往提示病变为畸胎瘤。顶盖区胶质瘤多为没有钙化的低密度或等密度病灶[10]。

MRI 在诊断松果体区病变时是优先选择的检查方法，同时，它还对评估病变与周围血管神经的关系有参考价值。MRI 对评估病灶钙化意义不大，但可以为鉴别原发性松果体肿瘤与松果体旁病变提供详细的信息[11]。松果体属于脑室周围器官，因此可早期大量摄入钆制剂；同样，起源于松果体实质的病灶也可以表现为 MRI 上的早期明显强化。生殖细胞肿瘤多为 T1 低信号、T2 高信号。畸胎瘤是以 T1 显著高信号与多个钙化结节为特征的混杂信号病灶。松果体母细胞瘤多表现出更为显著的侵袭性，边界不规则或不清晰，松果体细胞瘤则不同，与周围组织界线清晰[11]。松果体囊肿在 MRI 上表现为圆形、边界光滑的病灶，在 T1、T2 加权像上与 CFS 信号相当[12]，在 FLAIR 序列上可见周围组织的少量水肿。血管性病变可以通过血管影像与其他松果体区病变相鉴别，尤其应当注意幼童静脉期 Galen 静脉的状况以便诊断 Galen 静脉畸形。

对于怀疑松果体区肿瘤的病例，血清与 CSF 肿瘤指标对术前诊断很有价值。与影像学检查类似，这些标志物仅能起到提示某些亚型的作用，但偶尔也会为临床医生带来有诊断价值的信息。生殖细胞肿瘤往往会保留原始细胞特性，在 CSF 和血清中都可以检查出其 hCG 和甲胎蛋白的表达。虽然不能确诊，但 hCG 和甲胎蛋白的升高提示侵袭性生殖细胞肿瘤，当 CSF 与血清浓度比值升高时则提示颅内病灶可能。这些标志物最大的作用体现在预测病变对手术、放疗或化疗的效果；然而，就其诊断价值，在文献中还有很大争议。最终，组织病理学仍是诊断松果体区肿瘤的"金标准"。

13.4 外科解剖

松果体区位于第三脑室后方；其上方为中间帆与第三脑室顶的大脑内静脉，外侧紧邻后联合与缰联合，再向外侧为丘脑枕。松果体位于顶盖之上，紧邻上丘。在背侧，以 Galen 静脉以及更靠后方的小脑山顶为界。对于前方经脑室入路，室间孔（Foramen of Monro）是必须考虑的解剖结构。对于前方经纵裂入路，则必须考虑纵裂与侧脑室脉络丛的解剖。脉络膜下入路会从后方打开脑室。对于内镜锁孔入路来说，本章最强调的是后方中线旁 SCIT（Paramedian SCIT，PM-SCIT）区域的解剖。枕外隆突与颧弓根部的连线，与横窦水平大致对应（译者注：由于儿童和女性患者枕外隆突常常不发达，体表定位横窦会出现误差，建议术中使用立体定向导航系统定位横窦）。横窦以下，硬膜内的空间除偶尔会有自小脑半球上表面向天幕引流的桥静脉外，较为开阔。除此之外，小脑表面朝松果体区，呈现出沿坡而上的趋势。在中线区域，小脑山顶和小脑前中央静脉成为阻挡（图 13.1）。但是，旁中线路径则没有阻挡（图 13.2）。

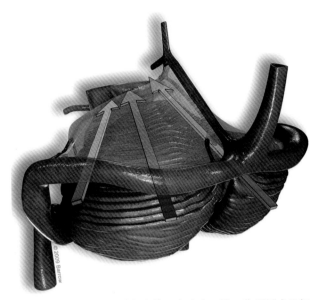

图 13.1 从乙状窦后到中线幕下小脑上入路。位于手术目标区域上方的天幕与目标区域下方的小脑上表面之间的空间，都可以加以运用。其中，中线旁幕下小脑上入路（中央箭头）暴露松果体区的优势最为明显

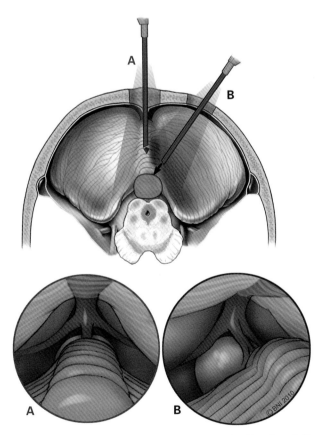

图 13.2 松果体区幕下小脑上入路（SCITA）。松果体区中线 SCITA（A）与中线旁 SCITA（B）。中线旁入路可以避免小脑蚓部与小脑前中央静脉的阻挡，对两侧的区域都能进行很好的暴露

13.5 手术技术

内镜前方入路

松果体区病变在进行诊断与辅助治疗时，必须有充分的组织病理学依据。对于引起梗阻性脑积水的巨大病变，内镜前方锁孔入路既可以进行组织学诊断，又可以进行 CSF 分流。与开放的显微手术相比，这些入路可降低手术相关的并发症，因此经常作为一线治疗手段[13]。内镜第三脑室底造瘘术（Endoscopic Third Ventriculostomy，ETV）就是这样的一种微创手术入路。该入路将内镜经皮层导入侧脑室内进行灰结节处造瘘，从而形成一个绕开第三脑室后部与中脑导水管病变的 CSF 分流。另外一个可供选择的方案是将 CFS 引流至基底池蛛网膜下腔来缓解脑积水，但罕有应用。松果体区肿瘤引起的相对短期的脑积水病例，天然的蛛网膜颗粒吸收 CSF 的功能完好，是此手术的理想适应证。对于长期梗阻的病例，术后脑积水缓解程度差异较大。

ETV 中应用的内镜套件包括内镜与一个单通道或双通道的引导鞘，通道内可以置入探针、球囊导管等器械，分别用以进行最初的造瘘与瘘口的进一步扩大。内镜的视频输出可以投影到平主刀医生视线水平的显示器，以增加操作的舒适性。助手也可以监视并控制冲洗泵，清除视野内的组织残渣与血液，以保持视野清晰[15]。手术首先于鼻根后方 13~15cm、中线旁开 2.5cm 处，做一长 1.5~2cm 的切口（图 13.3）（译者注：先定位中线冠状缝，为鼻根后 13cm，然后冠状缝前 1cm、旁开 3cm 定位切口；穿刺的假想目标位于双侧外耳孔连线的中点，术前画好假想线）。因穿刺路径的个体差异较大，推荐使用导航系统予以辅助。应特别注意置入点与冠状缝的相对位置关系，若置入点位于冠状缝后的距离过远，可能会损伤运动皮质。立体定向神经导航应按照如下步骤来精确定位置入点：自灰结节处的目标点反向经过孟氏

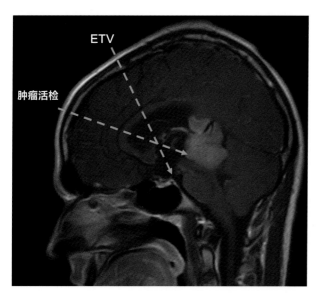

ETV

肿瘤活检

图13.3 病变活检和ETV手术路径。通过经侧脑室－经室间孔入路对松果体区进行活检的理想路径，与ETV相比明显偏前。因此，活检与ETV经常需要分别通过不同部位钻孔才能实现

孔，再投影至皮质，规划手术路径。最重要的是，要避免对穹隆的损伤（译者注：室间孔的前方和内侧由穹隆柱围成）。切开皮肤后钻孔，将引导鞘置入同侧侧脑室。通过流出的CFS确认引导鞘进入侧脑室后，置入内镜，辨认室间孔、穹隆柱、丘脑纹状静脉、隔静脉和丘脑。因为术中容易出现方向不清的情况，所以对脑室解剖的详尽了解，尤其是对长期脑积水导致脑室变形的病例来说，是安全和有效地完成手术所必需的。方向明确后，即可小心地将内镜越过室间孔，暴露第三脑室底。在脑室中，必须注意避免横扫式的移动，以免造成剪切损伤，同时避免血管、穹隆等敏感结构的损伤。对第三脑室解剖的理解对于接下来的几个步骤同样非常重要。第三脑室底，包括沟通第三、第四脑室的中脑导水管，可被松果体区病变堵塞。内镜进入第三脑室后，辨认乳头体、漏斗隐窝、前联合、鞍背和Liliequist膜。辨认在此两点之间大于2/3距离的区域，通过内镜内的引导鞘指向的，通常被认为是Liliequist膜上理想的开窗位置。Liliequist膜往往是薄而透明的，透过Liliequist膜可见基底池中的基底动脉。在我们中心，为了避免医源性损伤，我们尽量选取远离基底动脉的位置造瘘，

通常在识别鞍背后、紧邻鞍背在其后方造瘘。

内镜松果体区病变活检

ETV通常与内镜松果体区病变活检同时进行，这样既可以缓解脑积水，又可以为松果体区肿瘤的组织病理学诊断提供所需的组织。但是，大部分病变不能通过此入路安全地全切。在此手术中，为达到第三脑室后1/3，置入点需较ETV的置入点靠前5cm（图13.3）。更靠前方的置入点，可以在最小化穹隆牵拉的前提下，允许通过硬镜直接暴露松果体区。通常，应用硬镜活检与ETV需要分别做切口、钻孔。因为软镜不需要病灶与手术路径在同一条直线上，所以软镜可以通过同一个切口与骨孔来完成两个手术。但软镜的操作对经验不足的医生来说较为困难，因为其视野方向常常错乱，图像分辨率也不及硬镜。尽管如此，软镜还是可以为更有挑战性的病例提供更好的暴露[16]。

内镜后方锁孔入路

文献中报道过一些以松果体区为目标的后方入路[2-4]，这些入路被应用到不同病变的手术中。这些入路包括：①幕下小脑上入路（SCITA）；②天幕上经天幕入路；③后纵裂入路。入路的选择很大程度上取决于病灶的形态及其与深部静脉结构的关系。当病灶将Galen静脉向后推挤时，选择更靠前方的入路（如前纵裂入路和后纵裂入路）较为理想。当病灶将Galen静脉向前推挤时，选择SCITA和天幕上经天幕入路较为理想。每个入路都有其固有的优缺点。

Walter Dandy首先描述了后纵裂入路，此入路需暴露上矢状窦与中央沟附近的纵裂区域[17]。巨大的纵裂桥静脉会严重限制此入路的暴露。当骨窗更为靠后，类似于天幕上经天幕入路时，则有损伤枕叶视皮质的风险。后纵裂入路切除松果体区肿瘤时，需要持续或间断地牵拉枕叶，在我们中心中并不常用。当应用后纵裂入路时，往往在

开始阶段应用显微镜，然后将内镜置入术野辅助手术；因此，这并不是一个全内镜锁孔入路，仅仅是内镜辅助显微镜手术。

内镜在前方经脑室入路中的应用报道较多，多用于组织活检和脑积水的处理[13-15]。随着内镜技术在颅底外科中更多的被应用于前颅底病变，许多内镜技术的原则被逐渐应用于以松果体区为目标的后方入路中。在过去的 10 年中，多个团队报道了应用全内镜锁孔 SCITA 处理松果体区病变的经验[19, 20]。这些较新的入路逐渐被更多的人接受，其适应证已从单纯的囊肿造瘘扩展到胚胎性或实质性肿瘤的全切。内镜锁孔入路改善了松果体区病变手术视野的照明和全景暴露，在保持小切口、小骨窗的同时，减少了手术相关并发症的发生。

SCITA 虽是处理松果体区病变的优秀入路，但是操作路径长而狭窄，在应用显微镜时，需要大范围的暴露并对小脑进行显著的牵拉。因为光源位于颅外，向上牵拉横窦和天幕可改善深部术野的照明，因此，显微镜手术需要暴露横窦和窦汇，以便向上牵拉横窦和天幕，从而增加暴露[21]。开颅直接损伤或长时间显微镜光照形成静脉窦血栓，都可能造成静脉窦医源性损伤。此外，显微镜手术经常利用对小脑的持续牵拉来增加手术的操作空间、减少手术器械对术者视野的阻挡，这增加了对正常小脑组织造成牵拉相关损伤的可能。最后，显微镜下术者的视野，局限在光源的光线之中。对光线范围以外的重要血管神经结构进行操作，不是直视下的操作，进一步增加了医源性损伤的可能。相反，应用内镜时，摄像头与光源置入颅内，接近术野，不需要为了更好的光照和放大效果而扩大暴露范围。此外，成角度的内镜与器械的应用，扩大了暴露范围，使直线视野外的暴露成为可能。综上所述，内镜下幕下小脑上入路较显微镜下的开放入路更加安全。

手术布局、器械与技巧

除非患者存在卵圆孔未闭，应用侧卧位之外；内镜下锁孔 SCITA 处理松果体区病变时，通常使用半坐位（图 13.4）。

在应用此入路时，需考虑以下技术要点。手术室布局与显微镜手术不同。主显示器置于主刀医生的前方，以便主刀双手操作。子显示器置于主显示器旁边，这样助手持镜时不必歪斜头颈，提高了术者的舒适度，减轻了疲劳。我们不常规使用内镜冲水鞘。为了保证术中内镜使用的可靠性，使用内镜前，应对其进行检查；手术室需要准备备用内镜与显微镜，以防术中内镜故障。其他器械与显微镜下手术相同，无须另配器械。

无须牵拉，通过一系列方法可以为内镜下操作提供良好的幕下空间。这些方法包括在手术早期分离蛛网膜粘连而释放 CSF，静滴甘露醇，有时可以腰大池引流 CSF（译者注：根据我们的经验，可以通过同一手术骨窗，在下方牵开小脑半球，暴露枕大池，释放枕大池脑脊液，这样的方法更加便利、快速和高效）。此外，除非有卵圆孔未闭，我们中心所有内镜下 SCITA 手术的患者均取半坐位[3, 22]。此体位具有以下优点：第一，小脑半球的重力下陷，可以增加幕下操作空间；第二，在此体位下，术者的手可以舒适放置，更好发挥手术技术，与显微镜手术不同，显微镜下术者的手需悬空数小时，非常疲劳；第三，半坐位

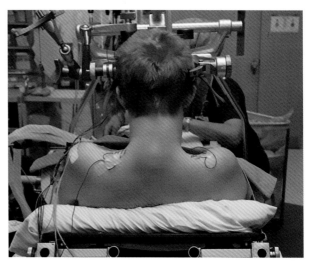

图 13.4　手术体位：半坐位。患者半坐位固定，手术床的背沿位于患者肩胛骨中部或更低水平，避免过高阻挡手术者双手

增加了静脉回流并降低了静脉压力，从而减少了术腔内的出血，并且出血会自然地从术野中引流，而不遮挡术野。但是，半坐位有几个值得注意的缺点：首先是增加了静脉空气栓塞的风险；因此，所有患者都应通过心超气泡试验排除卵圆孔未闭，以避免空气栓塞的发生；所有的患者术中都应进行心前区多普勒以及右心房中心静脉导管监测，从而及时发现和处理静脉空气栓塞。此外，若手术过程中，需要由内镜锁孔入路转为显微镜开颅手术时，此体位会让显微镜下的操作相当不适。

在我们中心，我们应用中线旁 SCITA。避免使用中线入路，是由于中线区由小脑向天幕引流的桥静脉较多，且中线部位的小脑山顶会阻挡松果体区暴露[23]。所有患者术前均行层厚为 1mm 的 MRI 扫描，导入导航系统中，并通过表面轮廓进行注册。通过立体定向导航系统规划中线旁长 4cm 的手术切口和相应骨窗，骨窗位于横窦下缘、大小 25mm（宽）×18mm（高），骨窗内缘距中线 12mm（图 13.5）[3]。当病灶大部分位于中线部位时，我们

采用左侧开颅，便于右利手术者的操作[24]。与显微镜开颅手术不同，内镜入路的光源与摄像头均置入颅内，小骨窗并不会牺牲手术暴露。但是，骨窗越小，器械相互干扰的风险也就越大[25, 26]。由于小于 20mm 的骨窗可能会阻碍手术的进行，我们推荐 25mm 的骨窗。然后，做一倒 U 形的硬膜切口，向上延伸至横窦水平；不论是否应用内镜，硬膜都应向上翻转牵开。

置入内镜后，充分打开蛛网膜和引流 CSF，以便增加操作空间。一般来说，应尽量保留可避开的静脉。当视角与天幕平行时，视角正对 Galen 静脉；视角稍向下移，即可看到松果体区（图 13.6）。大肿瘤一般会自行突出，易于显露。若未见肿瘤，需要打开阻挡肿瘤的又厚又白的四叠体池蛛网膜。术者的解剖认识是入路操作的关键，尤其在正常结构因肿瘤压迫而扭曲变形时。导航适配器连接至内镜后，可通过导航系统对内镜头端进行准确引导[24]。在手术的颅内阶段，为保障手术的安全性和有效性，需遵守内镜操作的一般原则。这些原则包括：始终显露置入颅内的器械头端，这样可以避免器械在视野外造成医源性损伤；内镜不应该从一侧横扫向另一侧，这样内镜镜体可能会在视野外造成灾难性的血管神经损伤；持镜助手应在手术过程中发挥主观能动性，在主刀医生将器械移入、移出颅内时，适时的将内镜推进或退出；术中采取精准的钝性与锐性操作，保持高标准的双手显微神经外科操作；肿瘤切除完成后，关闭硬膜一定要达到水密缝合标准，以避免假性脑膜脑膨出和 CSF 漏的发生。

13.6 术后管理及并发症

术后进行神经功能的评估至关重要。任何出现神经功能障碍或从镇静中苏醒缓慢的患者，都应立即行 CT 扫描，排除术区出血与脑积水。出现这些情况时，应回到手术室或在床旁行脑室外引流。在我们中心，当存在神经功能障碍而 CT 检查

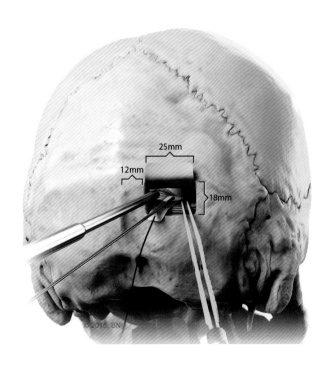

图 13.5 中线旁幕下小脑上入路示意图。横窦下骨窗，大小 25mm×18mm，内侧缘距离中线 12mm。内镜置于骨窗上方一角

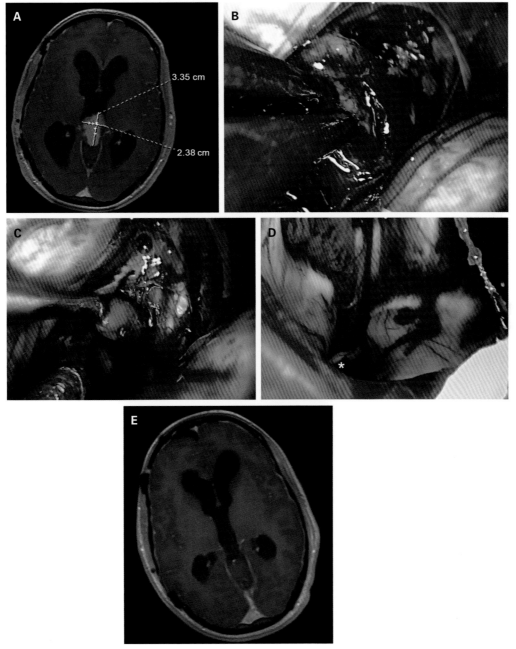

图 13.6　松果体区肿瘤术前、术后 MRI 和术中图片。术前轴位增强 MRI 显示：松果体区一个中等大小的增强肿瘤（A）。通过 3D 内镜左侧中线旁 SCITA，术中图像，左上方为天幕左下方为小脑，正在分离肿瘤（B）。肿瘤大部分已被切除，正在使用剥离子分离切除大脑内静脉下方的残余肿瘤结节（C）。切除肿瘤后，暴露第三脑室顶与前上部，可见双侧室间孔之间塌陷的穹隆柱（白色星号）和位于第三脑室顶部的脉络丛（D）。术后轴位增强 MRI 证实肿瘤已被全切（E）

为阴性时，应行 MRI 与血管成像（CTA 或 MRA）检查排除脑血管意外。神经功能稳定者可稍后行增强 MRI，来评估是否存在病变残余，并为进一步的治疗提供参考。所有接受这种手术的患者均应进入重症监护室，持续监测心功能与神经功能。一般情况下，我们会将床头抬高 2~3 天，以降低假性脑膜脑膨出发生的可能。我们很少在术前放置腰大池引流管。当放置腰大池引流管时，依据术中硬膜关闭的情况，一般于术后 1~2 天停止引流。在不存在凝血功能障碍的情况下，对卧床患者应用下肢加压仪或以预防剂量低分子肝素预防静脉血栓。

13.7 手术要点

· 实际上，对所有松果体区占位，应用幕下小脑上入路处理都有优势。

· 半坐位可通过小脑重力下陷在小脑与天幕之间创造操作空间。腰大池引流可作为有效的辅助手段。

· 术前应通过心超气泡试验来评估是否存在卵圆孔未闭，术中运用多普勒监测是否存在空气栓塞。

· 0°内镜与成角度的内镜下结合运用精巧的显微技术可有效切除松果体区病变。

13.8 结论

通过内镜锁孔入路，可以安全有效地处理多种松果体区病变。前方入路主要用于组织活检和病变堵塞中脑导水管或第三脑室时的 CSF 循环分流改道。当病变的解剖形态特征允许时，可应用后方 SCITA 切除松果体区肿瘤与囊肿。与传统入路相比，这些入路提供了更好的照明与放大效果。内镜锁孔入路的学习曲线较长，掌握这项技术，需要良好的团队配合和对松果体区重要血管神经结构的熟悉了解。

参考文献

[1] Arendt J. Melatonin and the pineal gland: influence on mammalian seasonal and circadian physiology. Rev Reprod. 1998;3(1):13–22.

[2] Bruce JN, Stein BM. Complications of surgery for pineal region tumors. In: Post K, Friedman W, McCormick P, editors. Postoperative complications in intracranial neurosurgery. New York: Thieme Medical Publishers; 1993. p. 74–86.

[3] Gore PA, Gonzalez LF, Rekate HL, Nakaji P. Endoscopic supracerebellar infratentorial approach for pineal cyst resection: technical case report. Neurosurgery. 2008;62(3 Suppl 1):108–109; discussion 109.

[4] Sanai N, Mirzadeh Z, Lawton MT. Supracerebellar-supratrochlear and infratentorial-infratrochlear approaches: gravity-dependent variations of the lateral approach over the cerebellum. Neurosurgery. 2010;66(6 Suppl Operative):264–274; discussion 274.

[5] Ruge JR, Johnson RF, Bauer J. Burr hole neuroendoscopic fenestration of quadrigeminal cistern arachnoid cyst: technical case report. Neurosurgery. 1996;38(4):830–837.

[6] The Committee of Brain Tumor Registry of Japan. Special report of brain tumor registry of Japan (1969–1990). Neurol Med Chir (Tokyo). 1999;39(1):59–107.

[7] Pu Y, Mahankali S, Hou J, et al. High prevalence of pineal cysts in healthy adults demonstrated by high-resolution, noncontrast brain MR imaging. AJNR Am J Neuroradiol. 2007;28(9):1706–1709.

[8] Jennings MT, Gelman R, Hochberg F. Intracranial germ-cell tumors: natural history and pathogenesis. J Neurosurg. 1985;63(2): 155–167.

[9] Lantos PL, VandenBerg SR, Kleihues P. Tumours of the nervous system. In: Graham DI, Lantos PL, editors. Greenfield's neuropathology, vol. 2. 6th ed. London: Arnold; 1997. p. 677–682.

[10] Ganti SR, Hilal SK, Stein BM, Silver AJ, Mawad M, Sane P. CT of pineal region tumors. AJR Am J Roentgenol. 1986;146(3):451–458.

[11] Korogi Y, Takahashi M, Ushio Y. MRI of pineal region tumors. J Neuro-Oncol. 2001;54(3):251–261.

[12] Mamourian AC, Towfighi J. Pineal cysts: MR imaging. AJNR Am J Neuroradiol. 1986;7(6):1081–1086.

[13] Pople IK, Athanasiou TC, Sandeman DR, Coakham HB. The role of endoscopic biopsy and third ventriculostomy in the management of pineal region tumours. Br J Neurosurg. 2001;15(4):305–311.

[14] Jallo GI, Kothbauer KF, Abbott IR. Endoscopic third ventriculostomy. Neurosurg Focus. 2005;19(6):E11.

[15] Feng H, Huang G, Liao X, et al. Endoscopic third ventriculostomy in the management of obstructive hydrocephalus: an outcome analysis. J Neurosurg. 2004;100(4):626–633.

[16] Warf BC. Comparison of endoscopic third ventriculostomy alone and combined with choroid plexus cauterization in infants younger than 1 year of age: a prospective study in 550 African children. J Neurosurg. 2005;103(6 Suppl):475–481.

[17] Hsu W, Li KW, Bookland M, Jallo GI. Keyhole to the brain: Walter Dandy and neuroendoscopy. J Neurosurg Pediatr. 2009;3(5):439–442.

[18] Liu JK. Endoscopic-assisted interhemispheric parieto-occipital transtentorial approach for microsurgical resection of a pineal region tumor: operative video and technical nuances. Neurosurg Focus. 2016;40 Video Suppl 1:2016. 2011 FocusVid 15450.

[19] Gu Y, Hu F, Zhang X. Purely endoscopic resection of pineal region tumors using infratentorial supracerebellar approach: how I do it. Acta Neurochir. 2016;158(11):2155–2158.

[20] Zaidi HA, Elhadi AM, Lei T, Preul MC, Little AS, Nakaji P. Minimally invasive endoscopic supracerebellar-infratentorial surgery of the pineal region: anatomical comparison of four variant approaches. World Neurosurg. 2015;84(2):257–266.

[21] Stein BM. The infratentorial supracerebellar approach to pineal lesions. J Neurosurg. 1971;35(2):197–202.

[22] Gonzalez LF, Nakaji P, Rekate HL. Endoscopic approach to the pineal region. Operat Tech Neurosurg. 2005;8(4):172–175.

[23] Ogata N, Yonekawa Y. Paramedian supracerebellar approach to the upper brain stem and peduncular lesions. Neurosurgery. 1997;40(1):101–104; discussion 104–105.

[24] Uschold T, Abla AA, Fusco D, Bristol RE, Nakaji P. Supracerebellar infratentorial endoscopically controlled resection of pineal lesions: case series and operative technique. J Neurosurg Pediatr. 2011;8(6):554–564.

[25] Elhadi AM, Almefty KK, Mendes GA, et al. Comparison of surgical freedom and area of exposure in three endoscopic transmaxillary approaches to the anterolateral cranial base. J Neurol Surg B Skull Base. 2014;75(5):346–353.

[26] Elhadi AM, Zaidi HA, Hardesty DA, et al. Malleable endoscope increases surgical freedom compared with a rigid endoscope in endoscopic endonasal approaches to the parasellar region. Neurosurgery. 2014;10(Suppl 3):393–399; discussion 399.

第十四章 经皮质通道手术

Anil Kumar Roy, Nefize Turan, Gustavo Pradilla

谢 涛 / 译

14.1 引言

皮层下深部和脑室内病变的手术治疗需要面临独特的技术挑战，包括：为手术区域提供恰当的照明和放大的能力；在不过度牵拉周围大脑的情况下保持无障碍的手术通道；双手精准操作显微外科技术的实施；术者位置更符合人体工学和可视化工具的合理布局；充分的组织分辨和收集高质量的病理标本的能力。我们克服这些技术挑战的能力说明了神经外科多个领域的进步和发展；然而，为了更好地保护脑功能，最近的目标集中在通过对脑白质解剖的精确认识和理解，最大限度地减少与手术入路相关的并发症，最大限度地保留功能。

既往文献报道了多个基于头颅标本脑白质解剖学研究进入皮层下和脑室内的手术通道[1, 2]。其中包括顶上小叶入路、经颞叶入路和经额叶入路[3, 4]。尽管这些传统入路中的脑白质被认为是"无功能"区域，但通过人类连接组项目（Human Connectome Project）和高场强功能磁共振成像（MRI）和弥散张量成像（DTI）的研究，增加了对白质解剖学和生理学的了解。此外在神经外科手术中，从术中神经电生理监测获得的知识进展和术后先进的神经心理学测试共同对这些区域的"无功能"分类提出了质疑，因此需重视术前准确的 DTI 分析和术中谨慎保护脑白质纤维[5]。

当皮层下病变较大时，脑白质纤维可能会出现广泛和不可预测的变形，从而导致潜在的重大纤维束损伤和功能障碍。如果要改善功能结果，准确地绘制可能的皮层下纤维轨迹，避免损伤正常的神经纤维是非常必要的。

虽然一些脑室内病变的治疗因神经脑室镜技术的进步而得到了极大的改善，但直到最近，对于深部实质病变的治疗仍处于停滞状态。在本章中，我们将讨论 DTI 的基本原理，回顾常见的经皮层手术相关的重要脑白质纤维，讨论全脑自动 DTI 的新技术，为常见的深部病变提出纤维束旁纤维分离通道，回顾可用的基于人工通道的手术入路治疗深部病变的方法，并凸显这些相关的技术的重要性。

14.2 弥散张量成像（DTI）

DTI 是一种基于水分子的三维弥散运动的 MRI 技术，是空间位置的功能分析[6]。DTI 已经在正常的大脑中被广泛研究，以阐明大脑的连接和结构，以及神经病理学状态。由于水弥散对中枢神经系统（CNS）的微结构变化非常敏感，一些神经疾病包括缺血性中风、神经退行性疾病如多发性硬化症和阿尔茨海默病、脑内肿瘤、神经精神疾病如精神分裂症、运动障碍如帕金森症和亨廷顿症，以及病理过程如炎症、老化和水肿等，都可使用弥散加权成像（DWI）和弥散张量成像（DTI）的来体现其临床价值[6, 7]。在神经外科手术中，DTI通过显示脑白质纤维束的信息在术前计划和术中指导起到了至关重要的作用[8-10]。

由于DTI背后的概念是水分子的热（布朗）运动，了解不同类型的弥散是至关重要的。原则上，各向同性的扩散在所有方向上都是一样的，而各向异性的扩散是不对称的，因为水分子更容易平行于轴突纤维而不是垂直于这些纤维移动。因此，各向异性更容易表现在脑白质纤维中，因为水分子的运动被限制在一个方向上；而在灰质和CSF中则很低，因为在这两者中水分子的扩散是在所有方向上，更具有各向同性。因此，DTI分析产生的数据产生了几种测量方法，如平均扩散率（MD）、各向异性分数（FA）、径向扩散率（Dr）和轴向扩散率（Da）。FA值从0（完全各向同性）到1（运动完全限制在同一个轴上），根据各向异性的差异来确定每个体素，然后用来制作灰度二维地图。然后根据扩散的总体方向，为每个体素添加颜色代码[11]。红-绿-蓝（RGB）颜色编码方案经常被使用，其中每种颜色代表不同的方向。在这个方案中，红色代表从左到右穿行的纤维，绿色代表从前到后穿行的纤维，而蓝色描述从下到上穿行的纤维[12]。有了脑白质纤维束三维方向的信息，诸如锥体束、胼胝体和上纵束（SLF）便得以重建。与DWI采集有关的一些最常见的伪影包括涡流失真和头部运动，可能导致不准确的记录和弥散图的错误[7]。在进行预处理以纠正这些失真后，DTI的数据处理和可视化通常由神经放射学家通过一种叫作"手动选择（Manual seeding）"的技术进行，即用手确定感兴趣区域（ROI），生成特定脑白质纤维束的图像，然后叠加到标准的T1或T2序列中。这种方法的一些缺点包括处理时间长，不同的神经放射学家之间的理解存在差异，以及每次评估一个束的子集获得的信息有限，这可能导致对其他重要结构过高或过低的评估[13-15]。为了克服其中的一些挑战，最近开发了自动选择和全脑纤维束成像（WBT）。这些技术可以从所有的体素中提取数据，并将三维图像可视化。虽然有各种自动DTI后处理软件包，这可能会导致不同供应商和中心的输出差异，但基于神经纤维束的分析通常优于ROI的分析[15, 16]。

然而，DTI数据的分析解释也有一定的局限性，因为数据处理是基于同一体素内的神经纤维是单向的这一假设，因此没有考虑到神经纤维的交叉、发散或接触，从而导致错误的估计[7]。DTI分析的另一个局限性，特别是在肿瘤切除术前计划的情况下，是病灶的周围水肿。水肿一般会导致FA的降低，因为每个像素的纤维束会减少。肿瘤可导致脑白质纤维束的破坏和肿瘤细胞的浸润，并诱发周围水肿。在这种情况下，很难确定FA的减少是由于水肿还是由于肿瘤浸润导致的神经纤维束数量的减少[12]。此外，在神经外科手术过程中，使用术中DTI的记录显示，术中向内和向外移动的幅度很大，为8~15mm，这表明术前DTI在手术中可能并不是那么可靠[17, 18]。因此，术中DTI是术前评估、计划和术中神经导航的重要工具，可以最大限度地减少白质损伤，但前提是外科医生要了解上述的局限性。

14.3 脑白质纤维束概述

在讨论何种病变可通过经皮层纤维束旁手术入路之前，需要对脑白质解剖进行简要概述。大脑中的脑白质纤维束可分为三大类：投射纤维、连合纤维和联络纤维。投射纤维沿垂直方向延伸，将信息从大脑传递到身体的其他部位。主要的投射纤维包括内囊和视放射。连合纤维可以被看作是水平纤维，在各半球之间传递信息，胼胝体是其中最大的纤维。其他连合纤维包括前连合纤维和后连合纤维。联络纤维连接同一半球内的不同区域，可以包括提供脑叶连接的长纤维和提供脑回连接的短U形纤维。主要的联络纤维包括弓状束（AF）、上纵束（SLF）、下纵束（ILF）、钩状束（UF）、下额枕束（IFO）和扣带束（CF）。内囊沿着侧脑室的外侧向外延伸,呈扇形展开,皮质延髓束和皮质脊髓束沿着侧脑室体的中间部走行。视放射线是沿着颞角的顶壁和侧壁走行。只有视放射的前部向后方的距状沟延伸之前,有一条被称为 Meyer's Loop 的纤维向前外侧走行。

尽管我们在观察脑白质解剖时通常会想到内囊和视放射,但了解它们在病理条件下的位移以及所涉及的重要联络纤维的位置是至关重要的。联络纤维损伤引起的缺陷在常规的床边神经检查中可能并不明显,但会有明显的长期神经心理后遗症。贯穿 U 形纤维深处的 SLF 将额叶的部分区域与枕叶和颞叶连接起来。意识运动性失用症和空间上忽视与 SLF 损伤有关[19]。UF 是一个钩状束,将颞叶的腹侧部分与额下回和额叶的下表面连接起来。UF 的中断可导致语言障碍、情感和行为变化[20]。ILF 连接颞叶和枕叶,并在视放射平面上从颞叶到枕叶区域运行。与它的损伤有关的缺陷包括物体视觉失认症和准视觉失认症[21, 22]。CF 从扣带回到内嗅皮质,在行为和工作记忆的动机和情绪方面起作用。IFO 顾名思义是一条从额叶到枕叶的联络纤维。它是腹侧语义通路的一部分,其功能障碍会导致传导性失语[20, 22]。AF 是额下区和颞后区之间的一条白质束,在语言中起着至关重要的作用,AF 的损伤会导致严重的语言困难,包括复述困难[20]。虽然语言功能主要与优势侧的 AF 有关,但在接受语言治疗的左半球病变患者中也出现了 AF 的右半球重塑[23]。

14.4 深部手术目标的可视化

传统的皮层下手术都是在显微镜下进行的。手术显微镜的设计是将光和放大率都传递到手术区域内的特定焦点(FP),可在 200~400mm 之间调整。手术显微镜的一个局限性是无法在整个工作区域内同时均匀地提供光线和聚焦,每次组织超出原来的 FP 时都需要移动和重新聚焦显微镜。这种 FP 和周围区域之间的光线和放大率的差异

可能导致"假性识别",这可能导致正常组织的人为伤害。此外,光线传递的会聚性质需要一个宽阔的近端通道,以便将光线传递到远端。扩大近端通道以适应更好的照明和放大效果并无法每次都实现,特别是当周围组织是功能区的时候。当利用手术显微镜治疗深部皮层下或脑室内病变时,这些局限会变得更加明显,并可能影响手术的安全性和有效性。

手术内镜的改进扩大了微创手术(MIS)在多个领域的作用。尽管一些研究已经评估了内镜在皮层下实质病变中的应用,但仍存在一些局限性。目前用于颅内的内镜被设计为在液体介质(CSF)内的脑室系统内进行。实质性病变要求内镜在空气介质中工作,而其杆状透镜的设计并不适合于此。这导致光线和放大率下降,使可视化和解剖具有挑战。用于皮层下或脑室内病变的 MIS 通道的径向操作空间有限。将内镜放置在 MIS 通道内会大大影响可用的操作空间,在大多数情况下会妨碍双手操作。脑室镜中的器械是通过长的工作通道引入和操作的,这提供了有限的可操作性,并排除了同时使用双极电凝和吸引器来进行恰当的止血。

应对这些挑战的一个解决方案,可使用高清晰度的外视镜系统,这些系统停留在工作通道外,能够为手术区域提供均匀的光线和放大率,从而形成一个单一形式的焦点区域或立方体的视野(VOV)。然后可以在一个高清(HD)屏幕上观看这个 VOV。有了这个系统,高清显示器的大小决定了放大率,而不是显微镜的组件,因此对手术通道的宽度没有影响。此外,与显微镜的"锥体效应"相比,外视镜的"手电筒效应"使通道的近端(可视化端)与通道的远端(工作端)保持一定比例,这对神经外科医生来说是一个特别有吸引力的方面。在用于微创神经外科手术时,外视镜的另一个好处是其相对较长的工作距离。最后,外视镜不会遇到镜头起雾和被血液污染的问题。外视镜的焦距为 15~31mm(相机变焦和聚焦),工作距离(与物体的距离范围)为

20~65cm。

外视镜可以安装在手动、气动或机器人支架上。气动支架使用一个气体动力的零重力机制，有一个按钮用于调动（即 Point Setter®，Mitaka Kohki 公司，Tokyo，Japan）。机器人支架可以根据接入口的位置进行立体定位（图 14.1）。建议使用增强的可视化工具［即数字成像过滤器，如 KARL STORZ（Ettlingen，Germany）SPIES Clara 和 SPIES Chroma］，可以防止出血组织对光线的过度吸收并提高精确度。

目前可用的外视镜包括 Vitom® HD（Optronics，Goleta，CA，USA）、Visionsense（Visionsense，Philadelphia，PA，USA）和 BrightMatter™ Vision（Synaptive Medical，Toronto，Canada）。第一代外视镜不提供立体视觉，这无疑是一个缺点；然而，目前所有可用的系统都有一个三维版本，或正在开发中，以规避这一问题。大多数经鼻内镜手术是在视频界面中使用二维可视化，接受过这些技术培训的外科医生对外视镜系统的学习曲线较短。

14.5 基于通道的入路

皮层下病变特别适合于基于通道的手术[24]。为了尽量减少对周围白质的牵拉，防止手术区域的"组织牵动"，Kelly 及其同事在 20 世纪 80 年代的开创性工作中提出了使用管状牵开器[25]。这些牵开器可以沿其管周均匀地分配力量，最大限度地减少对周围组织的创伤。第一代用于皮层下深部入路的商用牵开器是 Vycor 牵开器（Vycor Medical Inc.，Boca Raton，FL，USA），它提供了一个恰当的解决方案，在多项研究中都有使用它治疗多种疾病的报道[26]。该系统是为使用手术显微镜进行显微外科切除而设计的，其缺点包括难以立体定向引导下通道的插入，以及需要大面积的皮质或脑沟通道进行插入。一旦插入，管道的工作空间也较为狭小。UPMC Neuroendoport®（UPMC，Pittsburgh，PA，USA）开发增加了立体定向引导的能力，但是，文献中报道的临床经验较少[27]。

我们机构的经验主要源于使用 BrainPath® 系统（NICO Corporation，Indianapolis，IN，USA）（图 14.2）。BrainPath® 系统由一个中空的填塞器组成，可容纳用于神经导航的立体定向指针和一个透明的圆柱形鞘，在到达目标后保持原位。填塞器有一个直径为 2mm 的钝头，可扩张到直径为 13.5mm，长度为 15mm。该系统是为经皮层进

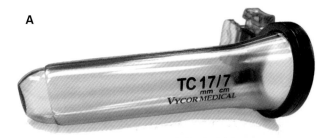

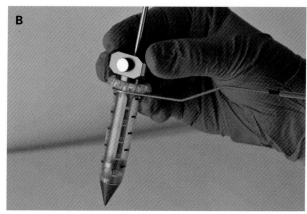

图 14.2 （A）Vycor 牵开器系统：ViewSite™ 脑通道系统。（B）BrainPath® 牵开器系统

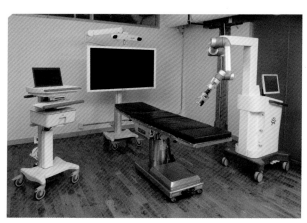

图 14.1 基于手术入路位置的自动立体定位的机器人支架

入而设计的，以尽量减少对皮层结构的损伤，并有不同的长度。除了立体定向功能外，鞘被固定在一个带有固定钩的牵开系统上，其表面经过磨砂处理，以减少摩擦反馈给操作者。在使用该系统的同时，我们还使用了自动全脑纤维成像系统（Synaptive Medical，Toronto，Canada）进行图像解读和轨迹规划，模拟外科通道并显示有损伤风险的纤维束（图 14.3）。在切除过程中，我们利用同一系统进行术中导航，并配合机器臂安装的外视镜，自动定位光学系统以保持同轴度。通道内的工作直径为 13.5mm，通过将外视镜置于手术视野之外，外科医生可以使用常规器械（吸引器、双极电凝等）进行双手技术操作。使用一些手术辅助设备，如自动切除装置（NICO Myriad，NICO，Indianapolis，IN，USA）、通道专用的超声探头和手术器械，使操作者的安全和效率最大化。

14.6 患者选择

脑出血

脑出血（ICH）占所有脑卒中的 10%~15%，早期死亡率为 35%~52%，在幸存者中只有 10%~25% 能恢复功能[28-32]。这会导致极高的社会生产力损失[33]。目前，随机临床试验还没有明确幕上

ICH 清除的作用[34]。一项系统的 Meat 分析比较了传统的有创开颅手术清除 ICH 与单纯保守治疗，发现 ICH 患者接受标准开颅手术的优势比为 0.74[35]。该综述包括 15 项随机对照试验。STITCH Ⅰ 和 Ⅱ 等个别临床研究的证据并不支持手术干预[36, 37]。对这些研究的进一步讨论超出了本章的范围，但应该注意的是，STITCH Ⅰ 的亚组分析表明，深部 ICH 在两组中的预后都较差，早期常规侵入性开颅手术（8~24h 内）并没有带来更好的预后。

在清除深部 ICH 时尽量减少手术损伤的微创方法被认为有可能使天平更倾向于手术治疗。Auer 等在 1989 年发表了第一个随机对照试验，即内镜下的 ICH 清除[38]。该研究对 100 例意识状态改变和自发性幕上脑出血的患者进行了随机抽样调查研究。

在 48h 内对大于 10mL 的出血量的患者行内镜血肿清除与内科治疗。与单纯内科治疗相比，内镜血肿清除在 6 个月内的死亡率明显下降，但只适用于术前精神状态良好和浅表血肿的患者。随后的试验，如 MISTIE Ⅱ，也主张以微创方式将导管置入血块，并注射溶栓剂，并显示 6 个月时改良的 Rankin 评分（mRS）有明显改善（mRS 0~3 分，手术组为 35%，内科组为 24%）[39]。

我们一直采用基于通道的传导束旁微创方法治疗深部 ICH，该方法适用于入院前改良 Rankin 评分为 0~1 分且入院时 GCS ≥ 5 分的部分患者，

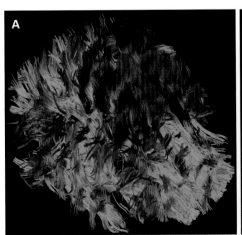
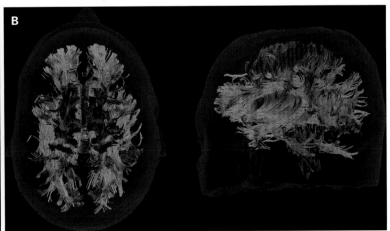

图 14.3 （A、B）使用自动选择生成的全脑纤维成像，可以极其有效地生成质量一致的图像，没有解读的偏差

体积＞ 30cm³。下文将详细介绍该手术技术。Labib 等在一项多中心研究中描述了我们使用这种方法治疗 ICH 的初步经验[24]，这些结果被克利夫兰诊所的单中心研究所重复[40]。Labib 等的研究纳入来自 11 个中心的 39 例患者，术后 GCS 取得了统计学上的显著改善，72% 的患者血块清除率≥ 90%。克利夫兰诊所的系列研究包括 18 例患者，平均血块排空率为 95.7%，GCS 中位数从术前的 10 分提高到术后的 14 分。根据这些经验，设计了多中心随机对照试验 ENRICH（脑内出血的早期微创清除术）。有关选择标准的其他细节，请访问 www.enrichtrial.com。

肿瘤

深部肿瘤特别适合经皮层的微创手术，因为它们可以在同一环境下进行活检和切除。一些中心已经报告了对这些病变进行基于通道的手术方法所取得的良好效果[41-44]。一般来说，皮层下的深部病变是指≤ 5cm 的深部皮层下病变，中等或较少的血供很适合采用这些技术（图 14.4）。利用 DWI 和其他 MRI 序列确定肿瘤的质地和密度可以帮助选择更适合这种方法的病灶。当使用 BrainPath® 时，对于质地较软的肿瘤，可以通过病灶进行通道的放置，从而实现由内向外、由深到浅的切除，如果 MRI 显示病灶的质地较硬，则只需在病灶表面放置。通过考虑白质纤维束和选择沿有风险的白质纤维的长轴的轨迹，而不是从皮质表面的最短距离进入，一些与手术方法有关的并发症可以在理论上最小化。我们建议手术者只有在有了 ICH 清除的初步经验后再尝试基于通道的皮层下病变切除，以积累足够的面对 2D 视频操作的流程及经验以及手术室布局和效率方面的经验。所有传统的显微外科技术仍然适用于基于通道的病变切除，尽管我们发现后面讨论的非烧蚀性切除技术在这些狭窄的通道中效果最好，并使周围的功能组织不受伤害。

14.7 手术考虑因素和技术

手术通道

在对白质纤维进行 DTI 重建后，外科医生必须仔细研究前面提到的联络纤维、投射纤维和连合纤维的位移。任何潜在的手术入路都需要尽量减少纤维的挤压，最好是与主要的相关纤维平行进入。

根据目标的位置，有 3 个基本通道：前部、后部和外侧（图 14.5）。ICH 患者可以采用标准化的方法，因为多维的 DTI 重建显示了可预测的脑白质移位模式，而对于肿瘤患者，手术入路往往需要大量的额外设计。尽管治疗 ICH 的方法通常会沿着血肿的长轴进行，但关键是外科医生要回顾全脑纤维束成像数据，以确保无创伤的手术通道。

前部通道是所有基底节出血的主要途径。这通常使 CF 向内侧位移，SLF 向外侧位移。如果使用传统的经额入路，SLF 可能会被横切。一个安全的额部前下通道是沿着 SLF 和扣带回这两束纤维的长轴之间的空间，这是我们最常用的针对基底节出血的手术方法。

对于这些患者，我们不常规地等待 DTI 重建，因为清除时间的拖延可能对患者的预后造成影响。后部通道沿着顶枕沟，可以安全地到达脑室三角区旁的皮质下区域，而不需要经过视放射、弓状束或 SLF 的垂直分支。在 DTI 重建完成验证这个通道是在主要感觉纤维之后是非常关键的。我们认为外侧通道并不理想，因为它经常导致联络纤维被损伤。优势半球的经颞叶入路可能会导致明显的语言区域的损伤，在这种情况下，较长的后通道的方法实际上可以减少脑白质纤维的受累。外侧入路对倾向于表层的脑叶出血效果最好，皮质的保护需要最小化的创伤以尽量减少功能损失。

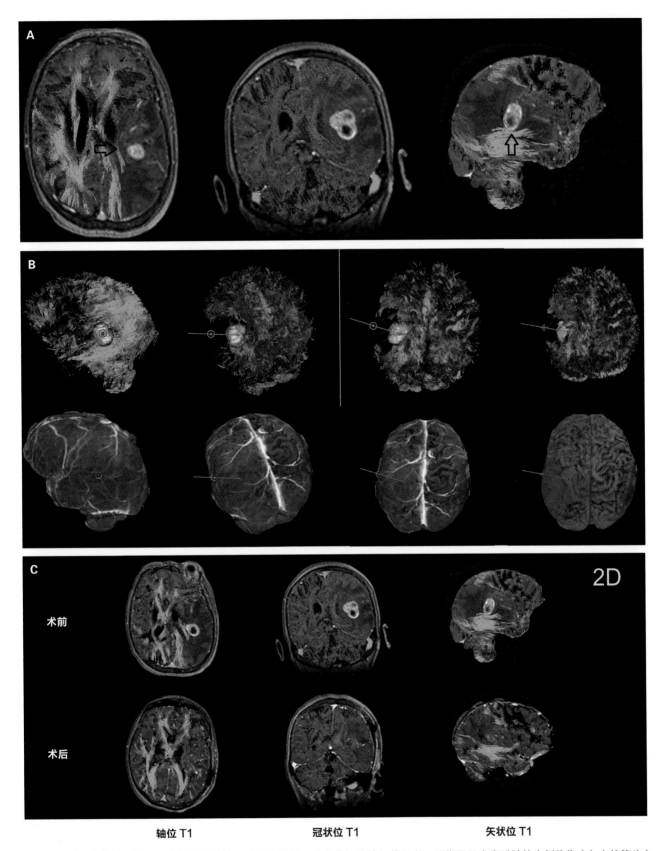

轴位 T1　　　　　　　冠状位 T1　　　　　　　矢状位 T1

图 14.4 （A）术前图像显示左侧颞部肿块，对比度增强，并有叠加的神经传导束。图像显示内囊后肢的内侧移位（向右的箭头）和视放射的下方移位（向上的箭头）。（B）规划阶段可以构建一个明确避开关键脑白质纤维的手术入路。（C）术后图像显示肿块被完全切除，保留了所有关键的脑白质束

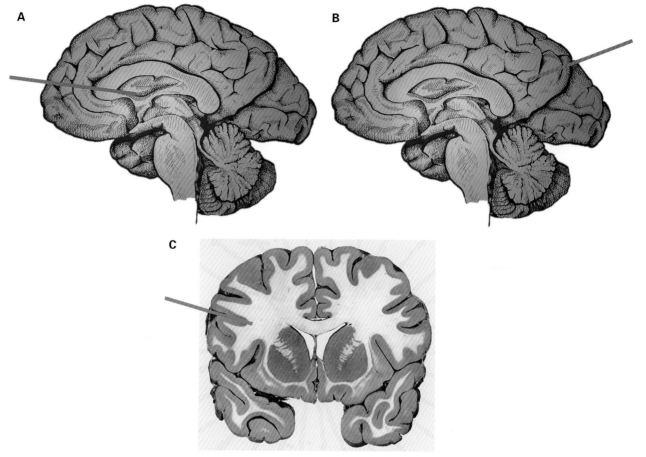

图 14.5 （A~C）前部、后部和外侧的进入通道

手术配置

经皮层入路的手术配置需要以下的基本工作流程和设备，下面将进一步详细讨论（图 14.6）。

（1）术前计划、脑纤维束成像、靶区选择和手术通道选择。

（2）手术设备。

（a）导航平台。

（b）基于通道的进入系统。

（c）照明显像设备（显微镜、内镜，或外视镜）。

（d）大型高清晰度显示器。

（e）标准的脑瘤开颅手术包。

（f）切除平台可包括各种超声吸引设备或非烧蚀性切除设备（如 NICO Myriad，NICO，Indianapolis，IN，USA）。

（g）长的枪状双极电凝。

术前影像学

经皮层通道的基本前提是以无创伤的方式进入靶区，并有良好的视觉效果，以实现安全和有效的切除。这个过程的第一步包括获得术前的结构 MRI，并与术前的全脑纤维束成像图融合。随后，根据前面讨论的原则，明确界定的靶区，并选择创伤最小的手术通道。虽然我们使用 Synaptive 平台进行初始重建，但任何导航平台都可以用于这个工作流程。

患者体位、开颅及通道定位

根据进入的部位，用头架对患者头颅进行适当的固定。对于大多数前部通道，保持头部仰卧和略微伸展的位置效果很好。对于外侧和后部通

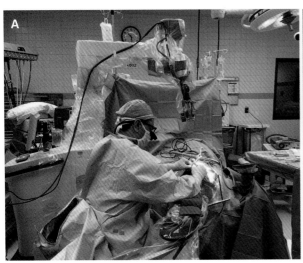
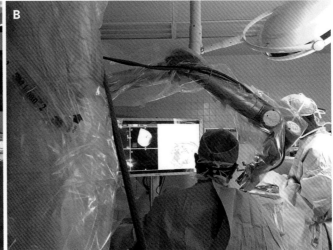

图 14.6 （A、B）手术配置布局应允许可视化通道可充分调动，同时保持双手显微操作技术和能直视显示屏

道，肩部抬高或 3/4 侧俯卧位都很好。前额额纹和眉毛切口可以快速进入前部通道，对于发际线较后或秃头的患者，通常与选择的切入点一致。对于脑叶出血，受累的脑叶决定了其位置。在可能的情况下，将选择解剖区域内现有白质纤维的长轴作为计划轨迹的加载向量。开颅可以按照术前规划的切入点进行。我们使用的通道直径是 13.5mm，长度为 50mm、60mm 和 75mm。可以在计划阶段确定使用的适当通道。

做一个小的切口（通常是 4~5cm），沿着术前计划的轨迹下执行开颅手术，使通道周围有足够的操作空间。建议做十字形的硬脑膜切口，以利于控制邻近的脑实质水肿。硬膜开口应等于或略小于所选择的通道的直径，以促进通道鞘周围的密封（图 14.7）。在外窥镜或放大镜的观察下，在蛛网膜上开一个小口（大约 2mm），尽力保留表面静脉。如果在放置过程中需要移位一个大的血管结构，则应充分游离该血管的蛛网膜，以利于血管位移减少不必要的张力。

麻醉计划

颅内压升高在麻醉过程中是有利的，可以为放置通道提供足够的阻力，将血肿或病灶送入通道内。因此，在插管过程中不建议使用甘露醇、

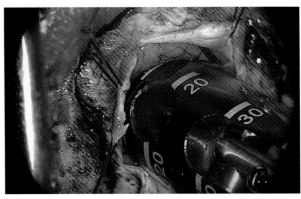

图 14.7 打开蛛网膜后的放置。硬膜开口的大小应允许通道有足够的移动性，但也要保持其周围的密封性

皮质类固醇、高渗盐水和其他降低 ICP 的方法，但在神经外科医生认为必要时，可以在血块排空后进行。建议将血压控制在收缩压 < 160mmHg，或对于长期高血压患者控制收缩压 < 180mmHg。对于诱导前相关检查良好的患者，可术后立即拔管。

切除技术、术中辅助工具和止血剂

虽然可以使用手动或自动手术器械进行切除，但在非常接近正常神经组织的地方使用基于能量平台的烧蚀器械可能会导致意外的损伤，因为很难预测能量在病变部位的消散方式。因此，我们已经不再在手术走廊的狭窄范围内放置超声刀了。为此，我们使用了一种自动的非烧蚀性切除装置

（NICO Myriad，NICO Corp，Indianapolis，IN，USA）。它是一种马达驱动的抽吸装置，与管状牵开器配合使用时非常合适。建议使用枪状的长双极电凝和标准的外科止血剂，如 Surgicel®（Ethicon，Somerville，NJ，USA）、fibrillar、Gelfoam®（Pfizer，New York，NY，USA）、FloSeal®（Baxter Healthcare，Deerfield，IL，USA）或 SurgiFlo®（Ethicon，Somerville，NJ，USA）。适当的长头涂抹器对保持可视性和提高准确性很有用。一旦血块/病变的最深部分被排空，就以 1cm 的间隔进行移出，并进行细致的止血，直到移除鞘。

14.8 术后管理及并发症

所有接受 ICH 清除术的患者都要做术后头颅 CT，接受肿瘤切除术的患者要做平扫或增强的脑部 MRI。我们希望所有接受 MIS 手术的患者收缩压＜180mmHg，同时保持平均动脉压≥80mmHg，或在有 ICP 监测时≥60mmHg。如果出现明显的脑室内出血或患者术后精神状态不佳（GCS≤8 分），我们会常规增加 ICP 监测和 CSF 引流。

所有患者在术后 48h 开始进行深静脉血栓/肺栓塞的预防，除非中期影像显示有再出血的情况。癫痫使用左乙拉西坦预防并持续到术后 7 天，除非患者出现癫痫发作，这时要向神经科会诊长期治疗。

14.9 手术要点

·所有的颅内微创手术都需要仔细评估术前的全脑纤维束成像。随着经验积累，ICH 清除术不一定需要术前的全脑纤维束成像，以减少术前等待时间。

·外科医生在开始进行基于通道的手术时，首先应以 ICH 清除术为主，然后再进一步过渡到肿瘤的切除。

·保留表面静脉和实现无创伤的经脑沟手术，对于患者获得最佳疗效是至关重要的。

参考文献

[1] Yasargil MG, Ture U, Yasargil DC. Impact of temporal lobe surgery. J Neurosurg. 2004;101(5):725–738.

[2] Goga C, Ture U. The anatomy of Meyer's loop revisited: changing the anatomical paradigm of the temporal loop based on evidence from fiber microdissection. J Neurosurg. 2015;122(6):1253–1262.

[3] Akiyama O, Matsushima K, Gungor A, et al. Microsurgical and endoscopic approaches to the pulvinar. J Neurosurg. 2016;09:1–16.

[4] Gungor A, Baydin S, Middlebrooks EH, Tanriover N, Isler C, Rhoton AL Jr. The white matter tracts of the cerebrum in ventricular surgery and hydrocephalus. J Neurosurg. 2017;126(3):945–971.

[5] Sanai N, Berger MS. Mapping the horizon: techniques to optimize tumor resection before and during surgery. Clin Neurosurg. 2008;55:14–19.

[6] Alexander AL, Lee JE, Lazar M, Field AS. Diffusion tensor imaging of the brain. Neurotherapeutics. 2007;4(3):316–329.

[7] Soares JM, Marques P, Alves V, Sousa N. A hitchhiker's guide to diffusion tensor imaging. Front Neurosci. 2013;7:31.

[8] Jones DK, Knosche TR, Turner R. White matter integrity, fiber count, and other fallacies: the do's and don'ts of diffusion MRI. NeuroImage. 2013;73:239–254.

[9] Jellison BJ, Field AS, Medow J, Lazar M, Salamat MS, Alexander AL. Diffusion tensor imaging of cerebral white matter: a pictorial review of physics, fiber tract anatomy, and tumor imaging patterns. AJNR Am J Neuroradiol. 2004;25(3):356–369.

[10] Flores BC, Whittemore AR, Samson DS, Barnett SL. The utility of preoperative diffusion tensor imaging in the surgical management of brainstem cavernous malformations. J Neurosurg. 2015;122(3):653–662.

[11] Huisman TA, Bosemani T, Poretti A. Diffusion tensor imaging for brain malformations: does it help? Neuroimaging Clin N Am. 2014;24(4):619–637.

[12] Assaf Y, Pasternak O. Diffusion tensor imaging (DTI)-based white matter mapping in brain research: a review. J Mol Neurosci. 2008;34(1):51–61.

[13] Potgieser AR, Wagemakers M, van Hulzen AL, de Jong BM, Hoving EW, Groen RJ. The role of diffusion tensor imaging in brain tumor surgery: a review of the literature. Clin Neurol Neurosurg. 2014;124:51–58.

[14] Ozturk A, Sasson AD, Farrell JA, et al. Regional differences in diffusion tensor imaging measurements: assessment of intrarater and interrater variability. AJNR Am J Neuroradiol. 2008;29(6):1124–1127.

[15] Brandstack N, Kurki T, Laalo J, Kauko T, Tenovuo O. Reproducibility of tract-based and region-of-interest analysis of long association tracts. Clin Neuroradiol. 2016;26(2):199–208.

[16] Christidi F, Karavasilis E, Samiotis K, Bisdas S, Papanikolaou N. Fiber tracking: a qualitative and quantitative comparison between four different software tools on the reconstruction of major white matter tracts. Eur J Radiol Open. 2016;3:153–161.

[17] Nimsky C, Ganslandt O, Hastreiter P, et al. Intraoperative diffusion-tensor MR imaging: shifting of white matter tracts during neurosurgical procedures – initial experience. Radiology. 2005;234(1):218–225.

[18] Nimsky C, Ganslandt O, Merhof D, Sorensen AG, Fahlbusch R. Intraoperative visualization of the pyramidal tract by diffusion-tensor-imaging-based fiber tracking. NeuroImage. 2006;30(4):1219–1229.

[19] Jang SH, Jang WH. Ideomotor apraxia due to injury of the superior longitudinal fasciculus. Am J Phys Med Rehabil. 2016;95(8):e117–e120.

[20] Ivanova MV, Isaev DY, Dragoy OV, et al. Diffusion-tensor imaging of major white matter tracts and their role in language processing in aphasia. Cortex. 2016;85:165–181.

[21] Grossi D, Soricelli A, Ponari M, et al. Structural connectivity in a single case of progressive prosopagnosia: the role of the right inferior longitudinal fasciculus. Cortex. 2014;56:111–120.

[22] Pescatori L, Tropeano MP, Manfreda A, Delfini R, Santoro A. Three dimensional anatomy of the white matter fibers of the temporal lobe: surgical implications. World Neurosurg. 2017;100:144–158.

[23] Schlaug G, Marchina S, Norton A. Evidence for plasticity in white-matter tracts of patients with chronic Broca's aphasia undergoing intense intonation-based speech therapy. Ann N Y Acad Sci. 2009;1169:385–394.

[24] Labib MA, Shah M, Kassam AB, et al. The safety and feasibility of image-guided BrainPath-mediated Transsulcul hematoma evacuation: a multicenter study. Neurosurgery. 2017;80(4):515–524.

[25] Kelly PJ, Goerss SJ, Kall BA. The stereotaxic retractor in computer-assisted stereotaxic microsurgery. Technical note. J Neurosurg. 1988;69(2):301–306.

[26] Recinos PF, Raza SM, Jallo GI, Recinos VR. Use of a minimally invasive tubular retraction system for deep-seated tumors in pediatric patients. J Neurosurg Pediatr. 2011;7(5):516–521.

[27] Engh JA, Lunsford LD, Amin DV, et al. Stereotactically guided endoscopic port surgery for intraventricular tumor and colloid cyst resection. Neurosurgery. 2010;67(3 Suppl Operative):ons198–204; discussion ons204–195.

[28] Macellari F, Paciaroni M, Agnelli G, Caso V. Neuroimaging in intracerebral hemorrhage. Stroke. 2014;45(3):903–908.

[29] Cheung RT, Zou LY. Use of the original, modified, or new intracerebral hemorrhage score to predict mortality and morbidity after intracerebral hemorrhage. Stroke. 2003;34(7):1717–1722.

[30] Clarke JL, Johnston SC, Farrant M, Bernstein R, Tong D, Hemphill JC 3rd. External validation of the ICH score. Neurocrit Care. 2004;1(1):53–60.

[31] Hemphill JC 3rd, Bonovich DC, Besmertis L, Manley GT, Johnston SC. The ICH score: a simple, reliable grading scale for intracerebral hemorrhage. Stroke. 2001;32(4):891–897.

[32] Ruiz-Sandoval JL, Chiquete E, Romero-Vargas S, Padilla-Martinez JJ, Gonzalez-Cornejo S. Grading scale for prediction of outcome in primary intracerebral hemorrhages. Stroke. 2007;38(5):1641–1644.

[33] Ziai WC, Melnychuk E, Thompson CB, Awad I, Lane K, Hanley DF. Occurrence and impact of intracranial pressure elevation during treatment of severe intraventricular hemorrhage. Crit Care Med. 2012;40(5):1601–1608.

[34] Hemphill JC 3rd, Greenberg SM, Anderson CS, et al. Guidelines for the management of spontaneous intracerebral hemorrhage: a guideline for healthcare professionals from the American Heart Association/American Stroke Association. Stroke. 2015;46(7):2032–2060.

[35] Prasad K, Mendelow AD, Gregson B. Surgery for primary supratentorial intracerebral haemorrhage. Cochrane Database Syst Rev. 2008(4):CD000200.

[36] Morgenstern LB, Frankowski RF, Shedden P, Pasteur W, Grotta JC. Surgical treatment for intracerebral hemorrhage (STICH): a singlecenter, randomized clinical trial. Neurology. 1998;51(5):1359–1363.

[37] Mendelow AD, Gregson BA, Rowan EN, Murray GD, Gholkar A, Mitchell PM. Early surgery versus initial conservative treatment in patients with spontaneous supratentorial lobar intracerebral haematomas (STICH II): a randomised trial. Lancet. 2013;382(9890):397–408.

[38] Auer LM, Deinsberger W, Niederkorn K, et al. Endoscopic surgery versus medical treatment for spontaneous intracerebral hematoma: a randomized study. J Neurosurg. 1989;70(4):530–535.

[39] Mould WA, Carhuapoma JR, Muschelli J, et al. Minimally invasive surgery plus recombinant tissue-type plasminogen activator for intracerebral hemorrhage evacuation decreases perihematomal edema. Stroke. 2013;44(3):627–634.

[40] Bauer AM, Rasmussen PA, Bain MD. Initial single-center technical experience with the BrainPath system for acute intracerebral hemorrhage evacuation. Oper Neurosurg. 2017;13(1):69–76.

[41] Eliyas JK, Glynn R, Kulwin CG, et al. Minimally invasive transsulcal resection of intraventricular and periventricular lesions through a tubular retractor system: multicentric experience and results. World Neurosurg. 2016;90:556–564.

[42] Scranton RA, Fung SH, Britz GW. Transulcal parafascicular minimally invasive approach to deep and subcortical cavernomas: technical note. J Neurosurg. 2016;125(6):1360–1366.

[43] Nagatani K, Takeuchi S, Feng D, Mori K, Day JD. High-definition exoscope system for microneurosurgery:use of an exoscope in combination with tubular retraction and frameless neuronavigation for microsurgical resection of deep brain lesions. No Shinkei Geka. 2015;43(7):611–617.

[44] Kassam AB, Engh JA, Mintz AH, Prevedello DM. Completely endoscopic resection of intraparenchymal brain tumors. J Neurosurg. 2009;110(1):116–123.

第十五章 脑室内入路

Rafael Uribe-Cardenas, Mark M. Souweidane

杨 坤 / 译

15.1 引言

当神经外科仍然是一个新生领域时，脑室手术需要大范围开放脑室，容易导致高并发症发生率和死亡率。技术和显微外科技巧的改进使得开放入路能够进入主流神经外科[1-3]。然而，随着该领域的发展，人们越来越希望实施微创、组织破坏最小而结果最成功的手术。神经外科医生慢慢拿起内镜、发展内镜外科的时候，内镜外科在其他领域已经有开创性使用。来自芝加哥的泌尿科医生 Victor Darwin Lespinasse（1878—1946）于1910年进行了首次成功进行脑室内镜手术，使用膀胱镜凝固 2 名脑积水婴儿的脉络丛，第一例婴儿死亡，第二例手术后存活[4-6]。然而，在脑的最深隐窝处进行手术仍然伴有显著并发症和死亡率。成功的最大限制之一是缺乏足够的手术技巧。现代透镜和照明方法的发展，使得通过细小的工作通道进行复杂手术的想法可以实现。新的技术发展为现代脑室内手术铺平了道路。目前，早期的先驱们所设想的大部分技术已实现。

15.2 基本理论

脑室系统内或周围的手术极具挑战性并且非常复杂。损伤与脑室室管膜表面直接连续的重要的脑干、间脑和皮质下结构可能产生毁灭性临床后果。因此，神经外科医生了解这些入路的技术的细微差别以获得成功的手术结果是至关重要的。内镜脑室内手术可作为获取用于病理分析的诊断组织、切除单纯脑室内病变、治疗各种形式脑积水的 CSF 分流，或治疗同时合并这些病变的手段。尽管现代内镜技术应用广泛，但了解其局限性和潜在缺陷非常重要。

15.3 患者选择

内镜入路几乎适应所有脑室内病变的患者。内镜可用于治疗多种疾病，从脑室内出血的新生儿的脑积水到患有占位病变的老年人。内镜入路患者的选择取决于多种因素，包括病变的病理类型、外科医生使用内镜设备的舒适度水平以及手术本身的总体目标。

15.4 适应证 / 禁忌证

脑室内手术主要治疗 3 类病变（表 15.1）：占位性病变[7-14]、脑积水[15-18]和先天性畸形[19, 20]。这些情况可能同时存在，单一手术可能解决其中一种以上的问题（例如，ETV 可以在计划对病变进行活检的同一手术中进行）[21]。

表 15.1 可以通过内镜方法治疗的脑室内病变

肿瘤
顶盖 / 中脑胶质瘤
丘脑胶质瘤
松果体区肿瘤
脉络丛肿瘤
胶样囊肿
视路胶质瘤
颅咽管瘤
SEGA
朗格汉斯细胞组织细胞增生症（LCH）
脑积水
中脑导水管狭窄
包裹性脑积水（出血后或感染后）
第四脑室出口综合征
孔闭锁
先天性病变
蛛网膜囊肿
下丘脑错构瘤

内镜方法也可以用于某些病变的确定性治疗之前，如脉络丛肿瘤。如果怀疑病变可能是高级别的肿瘤，内镜活检可能有助于明确诊断，并在尝试开放、完全切除之前计划是否需要新辅助化疗。内镜检查也可作为其他形式治疗的辅助手段。在复杂脑积水病例中，一些植入分流管的患者可能无法通过一根导管引流两侧脑室系统，可以使用内镜连通不同的脑室腔，并帮助把近端分流导管放置到适当位置。

神经内镜手术没有绝对禁忌证，但必须尽量选择可能从中获益的合适的患者。小脑室不一定是禁忌证，但是由于误差允许的空间减小，对于导航来说可能是一个挑战。在手术开始时缓慢滴注少量等份无菌生理盐水有助于增大脑室，为即将进行的手术提供更大空间。脑室解剖结构严重变形（如感染后或出血后脑室炎）的患者手术中可能难以导航，并且始终存在损伤关键神经血管结构的风险，这些结构可能移位而远离其正常位置。

15.5 手术解剖

脑室系统是脑白质深部的复杂结构。为了更好地掌握本节内容，我们将重点关注侧脑室和第三脑室的解剖结构，大多数内镜手术位于侧脑室和第三脑室。

侧脑室由额角、体部、房部、枕角和颞角组成[22]。侧脑室通过室间孔与第三脑室相通。侧脑室围绕着丘脑和尾状核。额角前上界由胼胝体膝部的纤维组成，后部受到经由室间孔前方下行的穹隆柱的限制，底部由胼胝体嘴的纤维构成。内侧壁以透明隔为界，外侧壁由尾状核头部组成。侧脑室体上方是胼胝体体部纤维，向后延伸至透明隔消失、胼胝体与穹隆接合部。尾状核体形成外侧壁，底由丘脑组成。丘脑和尾状核由尾丘脑沟分隔，尾丘脑沟是组成终纹的纤维束穿过的地方。这些纤维连接下丘脑和杏仁核。沿尾丘脑沟走行的是丘脑纹状静脉，这是一个重要的解剖标志，一旦进入脑室就必须识别（图 15.1）。房部和枕角呈金字塔形。房部的前壁由丘脑的后面即丘脑枕形成。前壁内侧与穹隆脚接壤，外侧与丘脑接壤。房部在丘脑上方与侧脑室体部延续，在丘脑下方与颞角相连。房部的内侧壁有两个突起：上突起由胼胝体压部的纤维形成，下突起（称为禽距）相当于与外部距状沟相对应的内凹部分。房部的顶部由胼胝体体部、压部纤维和毯层组成，外侧壁由尾状核和毯层纤维形成，底壁是侧副三角，侧副沟的后部形成的隆起。枕角是房部向后的延伸，具有相同的解剖边界。颞角在丘脑枕下向下延伸至颞叶。颞角前壁以杏仁核为界，底面内侧是海马，外侧是侧副沟上方的侧副隆起。颞角的顶部内侧由丘脑和尾状核的尾部组成，外侧由向外侧和向前延伸的毯的纤维组成。颞角内侧壁较小，受脉络膜裂的限制，脉络膜裂是将丘脑与穹隆间的裂隙。

脉络膜裂呈 C 形，从室间孔后缘向下延伸至

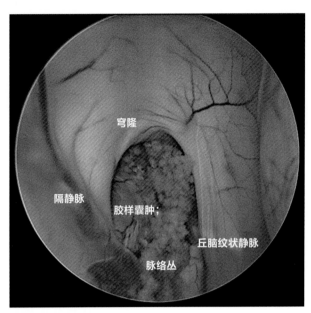

图 15.1 右侧脑室的内镜视图

颞角末端，终止于下脉络膜点，即脉络膜前动脉进入脑室处[23]。脉络丛沿位于丘脑和穹隆之间脉络膜裂走行。丘脑和穹隆都具有脊状边缘，分别称为丘脑带和穹隆带，在穹隆侧的颞角尖处，称为穹隆伞。连接这些脊状边缘的就是脉络丛所附着的脉络膜组织。脉络丛从颞角的内侧壁延伸，向前和向上直至到达室间孔水平，然后进入第三脑室，即位于第三脑室顶的两股脉络丛。在房部水平，脉络丛扩大形成簇，称为脉络球。

第三脑室位于脑室系统的中心，是进行大多数脑室内内镜手术的部位。它受到非常重要的神经和血管结构的限制，因此了解其解剖结构对于神经内镜医生至关重要。为了理解第三脑室，可以将其设想为一个有 6 个面的盒子。其经室间孔与侧脑室相通，经脑导水管与第四脑室相通；其顶由穹隆体构成的前部及后脚和海马连合构成的后部组成构成。它有 3 层额外的：两层脉络膜层和之间的血管层，大脑内静脉、脉络膜后内侧动脉及其属支在它们之间穿过。第三脑室顶从室间孔延伸至松果体上隐窝。两层脉络膜组织的两侧沿脉络膜裂的内侧缘走行。沿第三脑室顶走行的两股脉络丛附着在两层脉络膜组织的下层。第三

脑室底从前方的视交叉延伸到后方的中脑导水管开口。视交叉的后面是下丘脑漏斗部、灰结节、乳头体、后穿质（从脑底面可见）和中脑被盖。视交叉的上缘标志着第三脑室前壁的下部，下表面标志着第三脑室底的前界。其后面是向蝶鞍下降与神经垂体相连的漏斗。漏斗的后面是灰结节，是下丘脑灰质的相对无血管的部分，也是第三脑室造漏的部位。乳头体位于灰结节后方，它们是通过穹隆与海马体连接的成对核团。第三脑室前壁从室间孔延伸至视交叉，由一层薄薄的灰质形成的，把视交叉与胼胝体嘴相连称为终板。在室间孔下面是穹隆柱。前连合（连接额叶的白质纤维束）在胼胝体嘴的尾侧，通过终板与视交叉相连。终板附着在视交叉的中部，形成一个称为视隐窝的小空间。

第三脑室后壁由松果体上隐窝组成，这是两层脉络膜的下层与松果体之间的间隙。松果体向后突入四叠体池。松果体有上、下叶两叶。缰连合是连接缰核的白质纤维束，附着在松果体的上叶。最后，第三脑室外侧壁以被下丘脑沟分隔的丘脑和下丘脑为标志。中间块是连接两侧丘脑的白质纤维束。

15.6 外科技术

手术方案

大多数脑室内手术，患者取仰卧位。通常采用头钉固定头部；必须根据正在处理的病情调整颈部屈曲或伸展的程度。头部应该高于心脏水平，以保证充分的静脉回流，并减少脑室插管后 CSF 的流出量。手术床必须尽可能降低，以避免器械过于靠近外科医生的面部。在大多数情况下，头部长轴和躯体保持一致；患者所有受力点必须充分衬垫，安全地固定在手术台上。手术应该录像以供回顾。只有当预计手术持续时间较长或预期存在潜在失血风险可能需要积极液体复苏时，才

留置 Foley 导尿管。除非手术的复杂性需要密切监测患者，否则不使用动脉通路。在制作皮肤切口 1h 内给予静脉广谱抗生素，以确保适当的组织浓度。导航系统放置在床尾，参考阵列放置在手术入路的对侧，以保持外科医生的空间清爽（图15.2）。内镜塔以一定的角度放置在床尾，显示器应该为外科医生提供的正面、无遮挡的画面（图15.3）。对于枕骨或枕下入路，监护仪更适合放置在手术床头侧。麻醉团队位于患者另一侧，洗手护士应在他们的对面放置器械台。在外科医生和洗手护士之间放置 Mayo 支架，以便于递送器械。以标准方式完成准备和铺巾。可以使用开颅骨手术铺巾，但对于大多数内镜手术，我们实际是使用 Ioban™（3M，St. Paul，MN，USA）和较小的甲状腺铺巾，在其顶部的边缘放置 Ioban 铺巾。我们还放置了一个收集袋，确保 Ioban 铺巾的边缘与收集袋重叠，以便任何流下的液体都会进入袋内，

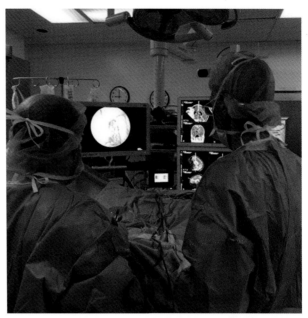

图 15.3　内镜塔和导航系统放置在床尾，为外科医生和助手提供不受遮挡的视野

而不是在铺巾下。收集袋与引流系统连接，以避免过多的液体积聚，其有时会对铺巾或皮肤切口施加张力。可在床头放置吸水垫以保持局部清洁干燥。在开始手术之前，必须检查所有设备，确保其功能正常。必须调整内镜纠正白平衡和图像定义。手术过程中有大量的电缆和管道：内镜照明、摄像机、冲洗管、吸引管、单极和双极镊等。必须小心，确保电缆和管道有足够的松弛度，以自由移动不同的设备部件，但不能在操作过程中缠结。在手术开始前几分钟注射局麻药和肾上腺素是一种积极的做法，能提供更好的皮肤止血，可以在手术暂停后立即完成，同时助手准备和组装设备。

手术开始前测试所有内镜的镜头，这很重要，即使预期像大多数内镜下第三脑室切开术一样只使用一个镜头。针对变形的解剖结构，手术过程中准备可能要使用不同角度的镜头，是一种安全的做法。

仪器

市场上有各种适用于脑室内手术的内镜，不同产品各有利弊，这不在本章讨论范围。内镜可

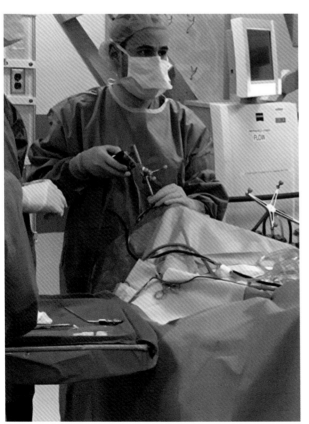

图 15.2　右额叶内镜入路。注意将参考阵列放置在外科医生对侧

以是柔性或者刚性的，但就本章而言，我们只指后者。大多数内镜由连接到光纤摄像机的镜头、光源和具有可变工作端口数量的工作鞘组成（取决于制造商和型号）。除内镜外，基础神经内镜手术包还包含单极和双极电凝、剪刀和抓钳。这些器械具有可旋转的尖端，以适应特殊的工作角度，也使得外科医生及其助手在手术过程中不必连续移动双手工作（图15.4）；重要的是，任何移动都会传递到内镜的轴杆，产生图像失真，并可能损伤深部神经血管结构。在手术过程中，将冲洗管连接到其中一个工作通道上连续冲洗可清晰视野，有助于小的出血血管的止血。

根据手术的不同，外科医生希望有效的辅助手术工具，包括3 Fr或4 Fr带有可充盈球囊头端的取栓导管、连接1mL鲁尔锁注射器以及6 Fr气管内吸引导管。Peel-away鞘是一种有用的辅助工具，可以在手术期间为内镜创建固定的工作通道。

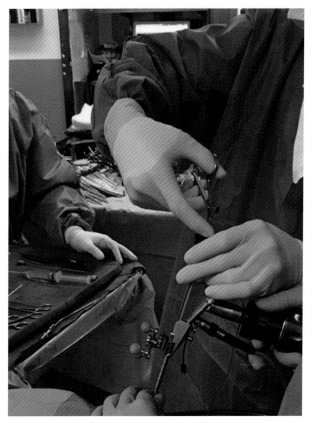

图15.4 使用头端可旋转的器械可使外科医生适应脑室形态，而不会失去人体工学姿势或向内镜轴传递过度运动

需要注意的是：脑脊液突然大量从脑室流出可能会扭曲解剖结构，所以放置鞘管后给予更大量的灌洗液以减少影响。

骨孔位置的区别

如手术方案章节中所述，一旦患者摆好体位，身体所有受力点已经被衬垫，导航系统已经配准，外科医生就必须设计最合适的骨孔位置。标准ETV一般使用通常用于脑室穿刺的标准额叶入路。再次阅读术前影像资料，外科医生必须先行评估内镜的路径，这将最大化手术的效果，也把内镜在脑室内移动对解剖结构损伤的风险降至最低。如果该手术的目标是对第三脑室底开窗，理想的路径是沿着平行于蝶骨嘴斜坡的线。一旦进入第三脑室，骨孔位置应该比标准额部脑室切开术更靠前，这将最大限度地降低内镜在AP线上移位可能损伤穹隆等结构的程度。如果设计的进入部位位于传统入路的稍前方，则在手术开始时将患者头部置于轻微后伸位是很重要的。这种骨孔位置设计的相同原则适用于其他病变，提示使用更不常规的方法如使用皮肤折痕设计切口把骨孔放在前额（图15.5）。这种方法对于第三脑室后部或上部的病变尤其有用，否则难以观察和操作。如果外科医生计划进行不止一个上述手术（如ETV+活检），可能需要设计一个以上的骨孔，这取决于这两个问题是否可以通过相同的手术途径解决。偶尔，松果体区大肿瘤患者可以使用同一的手术入路进行ETV和活检；如果病变较小且不在中间块前方，这可能是不可能的。在手术计划中，始终需要确认路径不会侵犯大脑凸面或半球间区域的任何脑沟边缘。如果在硬膜切开时识别出脑沟，应谨慎扩大骨，而不是将内镜鞘管插入软脑膜界面。

避免和应对脑室内结构损伤

一旦确定了骨孔位置，应设计适当的皮肤切

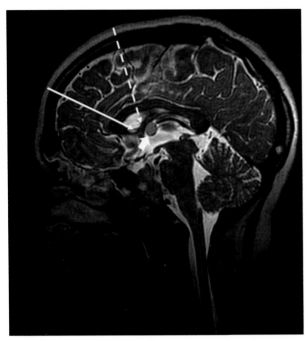

图 15.5　T2 加权矢状位图像显示第三脑室胶样囊肿（小箭头）。计划将用于 ETV 的轨迹（虚线箭头）可能会限制视野，并迫使术者对内镜做不必要的扭转。更靠前的轨迹（长实线箭头）将提供直接视野。术前骨孔设计是手术成功的基础

航引导下插入脑室导管。通过导管缓慢滴入约 5mL 无菌生理盐水（图 15.6）；可重复 2~3 次，必须缓慢进行，注意患者的心率，确保不因颅内高压继发心动过缓。在拔出导管之前，外科医生可以用它引导置入内镜（图 15.7）。如果手术需要内镜导航，则必须在手术开始前注册设备。需要考虑的一个重要注意事项是参考阵列必须连接在内镜的最近端，以确保其不会妨碍内镜的工作路径，从而限制鞘管可以插入的深度。要记住，所有的工作通道必须在内部放置闭孔器。然后将内镜缓慢推进到脑实质内，同时注意导航系统和视频显示器。一旦内镜的头端穿过室管膜表面并进入脑室，连接并打开冲洗。乳酸林格氏液的持续流动可清洁视野，并有助于始终保持脑室内的水环境。在继续完成预期手术之前，外科医生检查和识别脑室内的关键解剖标志以及任何可能影响手术的变化都非常重要。每次将内镜推进到脑室内时，外

口。医生必须考虑到可能需要将内镜手术转换为开颅手术，这是因为在切除肿瘤时，外科医生可能会遇到大出血或瘤体较硬无法通过内镜工作通道取出。所以必须准备好切口部位、设计好皮瓣，以避免在改为开颅入路时出现混乱。大多数内镜手术所需的剃发区域是非常小的。尽管如此，在计划可能转为开颅手术或需要放置脑室外引流（EVD）的情况下，更多考虑到剃发这一问题也很重要。

一旦设计好切口并标记好手术部位，以标准方式完成手术部位的消毒和铺巾。注射局部麻醉剂后，切口用皮肤刀切开，并使用具有保护头端的单极 Bovie 向下切至骨膜。放置自固位牵开器，并用气动钻钻孔。可以使用自停颅骨钻头，但资深作者（MMS）偏好使用 4mm 切割或橡子形钻头。重要的是要确保钻孔足够大，以适合内镜护套，也要允许内镜插入后能自由移动。暴露硬脑膜后，使用双极电凝硬膜，11 号刀片锐性切开，电凝硬脑膜边缘以防止硬膜下出血；然后凝固软膜并使用刀片锐性切开。如果脑室较小，则在导

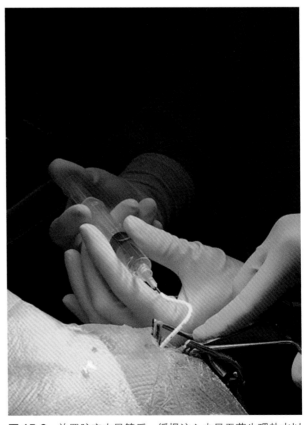

图 15.6　放置脑室内导管后，缓慢注入少量无菌生理盐水以扩张脑室。该技术适用于小脑室患者

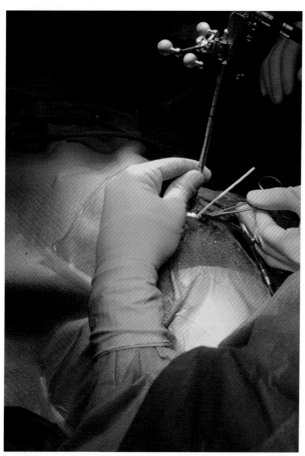

图 15.7 在导航引导下插入脑室引流管，将无菌生理盐水注入脑室，插入内镜。引流管使用的通道可以在直视下同时内镜导航追踪

科医生不仅必须意识到前方是什么，而且还必须意识到目前为止已经穿过的是什么。移动内镜时，看不到的结构可能被拉伸和撕裂。这种"镜后盲区"须由记忆内镜路径控制。

15.7 术后管理及并发症

对于大多数简单的内镜手术，可以在观察一晚后让患者出院。在术后第一天常规进行 MRI 检查。在笔者医院制订了内镜第三脑室切开术的特定成像方案，包括精细切割、矢状、T2 加权图像，以评估造漏口的通畅性。那些并发明显出血的病例，我们保留使用脑室外引流。在大多数简单手术中遇到某种程度的出血并不少见，这可以

通过冲洗和观察等待来控制。如果出血被证实是顽固的，可以注入 Fogarty 取栓导管，用于保持对出血部位的压迫。如果出血点可见，并难以压迫控制，可以谨慎使用双极烧灼。重要的是要记住，双极透热可能有热传递到邻近出血部位的重要神经结构的风险。在大多数情况下，出血是自限性的。适度的静脉出血有时可通过连续冲洗接近该部位来准确识别。如果是可辨认的小的静脉分支出血，直接双极热灼是合理的，并且经常是成功的。如果出血点在小腔室内（例如第三脑室）或实质组织（肿瘤组织）内，球囊填塞是有用的。对于显影模糊的严重出血，我们将取出内镜并置入脑室引流管，进行充分冲洗。一旦出血点开始清晰，我们将使用内镜进行二次探查。在某些情况下，在能够重新获得脑室内安全操作的能力之前需要进行额外的冲洗。重要的是要检查像室间孔这样的关键区域是否有遗漏的血凝块。如果血凝块覆盖在疑似出血区域，最好不要触碰；如果它们远离出血的疑似部位，并可能导致包裹性脑积水，最好尝试将其取出。在完成胶样囊肿切除时，取出覆盖导水管的血凝块几乎是常规操作，我们的方法是使用 6 Fr 气管内吸引导管。脑室内血凝块可能与下层组织严重粘连，因此在决定取出时必须极其谨慎。一般而言，与脉络丛或脉络膜界面粘连的血肿最好留在原位。一个有用的技巧是在内镜回撤的同时旋转吸引导管，如果不吸出，可使用带有侧切头的抽吸器清除血凝块，这可能是一把双刃剑，因为该器械的力量可能引起新的出血。

EVD 的使用必须根据具体情况考虑多种因素进行权衡。如果在术后环境中存在被判定为严重到可能造成急性脑积水的出血，最好留置引流管。在这些情况下，我们将阀门压力设置在（0~5mmHg）连续保持引流开放。这将能够持续引流血性 CSF 并监测 ICP。如果压力保持稳定，引流液逐渐澄清，我们开始通过逐渐升高阀门压力观察患者病情变化，直至可以拔除引流管。

在分流障碍继发脑积水的患者中尝试进行第

三脑室底造瘘的情形是保留 EVD 的另一个原因。由于这些患者的病程不可预测，并且存在因高颅内压而出现急性症状的风险，因此可以放置引流管并将其夹闭。如果患者出现症状或压力持续较高，则置入 VP 分流管。

15.8 小脑室的脑室内入路的细微差别

在内镜文献中比较常见是这类方法的一个适应证是治疗原发疾病伴发脑积水。然而，这一论点受到了内镜成功治疗无脑室扩大患者脑室内病变报道的挑战（图 15.8）。资深作者（MMS）发表了他的无脑积水的脑室内病变系列；基于手术的最初预期目的，他把 15 例患者与脑室扩大患者的对照组进行了比较，未发现并发症发病率或手术成功率的显著差异[24]。Yamamoto 等建议小脑室患者使用软式内镜[25]；然而，这是以图像质量降低为代价的，从我们的角度看是不合理的。

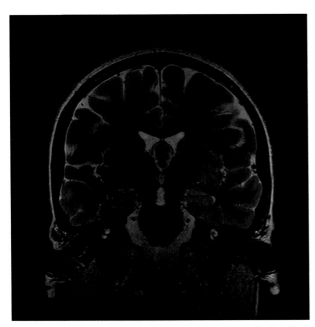

图 15.8 冠状位 T2 加权 MRI 显示 1 例脑室较小的患者第三脑室胶样囊肿。尽管在技术上具有挑战性，但这些病变可以通过纯内镜方法安全切除

15.9 手术要点

·患者体位和适当的路径规划对于避免脑室周围结构的潜在损伤至关重要。

·使用头端可旋转的器械有助于操作，并降低了内镜鞘管的扭转。

·滴注少量生理盐水溶液有助于小脑室的导航。

·神经内镜外科医生必须做好转为开颅显微外科手术的准备，并必须相应地计划合适的切口。

参考文献

[1] Yaşargil MG, Abdulrauf SI. Surgery of intraventricular tumors. Neurosurgery. 2008;62(6 Suppl 3):1029–1040. –discussion1040–1041.

[2] Anderson RC, Ghatan S, Feldstein NA. Surgical approaches to tumors of the lateral ventricle. Neurosurg Clin N Am. 2003; 14(4):509–525.

[3] Lozier AP, Bruce JN. Surgical approaches to posterior third ventricular tumors. Neurosurg Clin N Am. 2003;14(4):527–545.

[4] Decq P, Schroeder HWS, Fritsch M, Cappabianca P. A history of ventricular neuroendoscopy. WNEU. Elsevier Inc. 2013;79(S):S14.e1–S14.e6.

[5] Abbott R. History of neuroendoscopy. Neurosurg Clin N Am. 2004; 15(1):1–7.

[6] Schmitt PJ, Jane JA. A lesson in history: the evolution of endoscopic third ventriculostomy. Neurosurg Focus. 2012;33(2):E11.

[7] Cappabianca P, Cinalli G, Gangemi M, Brunori A, Cavallo LM, de Divitiis E, et al. Application of neuroendoscopy to intraventricular lesions. Neurosurgery. 2008;62(Suppl 2(Supplement 2)):575–597. –discussion:597–598.

[8] Souweidane MM. Endoscopic management of pediatric brain tumors. Neurosurg Focus. 2005;18(6A):E1.

[9] Souweidane MM, Luther N. Endoscopic resection of solid intraventricular brain tumors. J Neurosurg. 2006;105(2):271–278.

[10] Badie B, Brooks N, Souweidane MM. Endoscopic and minimally invasive microsurgical approaches for treating brain tumor patients. J Neuro-Oncol. 2004;69(1-3):209–219.

[11] Luther N, Edgar MA, Dunkel IJ, Souweidane MM. Correlation of endoscopic biopsy with tumor marker status in primary intracranial germ cell tumors. J Neuro-Oncol. 2006;79(1):45–50.

[12] Santos MM, Souweidane MM. Purely endoscopic resection of a choroid plexus papilloma of the third ventricle: case report. J Neurosurg Pediatr. 2015;16(1):54–57.

[13] Margetis K, Souweidane MM. Endoscopic treatment of intraventricular cystic tumors. WNEU. Elsevier Inc. 2013;79(S):S19.e1–S19.e11.

[14] Margetis K, Christos PJ, Souweidane M. Endoscopic resection of incidental colloid cysts. J Neurosurg. 2014;120(6):1259–1267.

[15] Cinalli G. Endoscopic third ventriculostomy for obstructive hydrocephalus. Neurosurg Rev. 2004;28:1–34.

[16] Lewis AI, Keiper GL, Crone KR. Endoscopic treatment of loculated hydrocephalus. J Neurosurg. 1995;82(5):780–785.

[17] Fritsch MJ, Mehdorn M. Endoscopic intraventricular surgery for treatment of hydrocephalus and loculated CSF space in children less than one year of age. Pediatr Neurosurg. 2002;36(4):183–188.

[18] Nowosławska E, Polis L, Kaniewska D, Mikołajczyk

W, Krawczyk J, Szymanski W, et al. Effectiveness of neuroendoscopic procedures in the treatment of complex compartmentalized hydrocephalus in children. Childs Nerv Syst. 2003;19(9):659–665.

[19] Greenfield JP, Souweidane MM. Endoscopic management of intracranial cysts. Neurosurg Focus. 2005;19(6):E7.

[20] Lekovic GP, Gonzalez LF, Feiz-Erfan I, Rekate HL. Endoscopic resection of hypothalamic hamartoma using a novel variable aspiration tissue resector. Neurosurgery. 2006;58(1 Suppl):ONS166–ONS169. –discussion ONS166–ONS169.

[21] Morgenstern PF, Osbun N, Schwartz TH, Greenfield JP, Tsiouris AJ, Souweidane MM. Pineal region tumors: an optimal approach for simultaneous endoscopic third ventriculostomy and biopsy. Neurosurg Focus. 2011;30(4):E3.

[22] Rhoton AL. The lateral and third ventricles. Neurosurgery. 2002;51(4 Suppl):S207–S271.

[23] Kucukyuruk B, Richardson RM, Wen HT, Fernandez-Miranda JC, Rhoton AL. Microsurgical anatomy of the temporal lobe and its implications on temporal lobe epilepsy surgery. Epilepsy Res Treat. 2012;2012(5):1–17.

[24] Souweidane MM. Endoscopic surgery for Intraventricular brain tumors in patients without hydrocephalus. Operat Neurosurg. 2005;57:312–318.

[25] Yamamoto M, Oka K, Takasugi S, Hachisuka S, Miyake E, Tomonaga M. Flexible neuroendoscopy for percutaneous treatment of Intraventricular lesions in the absence of hydrocephalus. © Georg Thieme Verlag Stuttgart, New York. Minim Invasive Neurosurg. 1997;40(4):139–143.

第三部分　基于目标的手术入路比较

第十六章　嗅沟脑膜瘤

Michael W. McDermott, Henry W. S. Schroeder, Verena Gellner

高大宽 / 译

16.1 引言

脑膜瘤是颅内最常见的良性肿瘤，占原发颅内肿瘤的 20%。嗅沟脑膜瘤占脑膜瘤的 10%[1, 2]。其起源于大脑腹侧颅底中线区域嗅裂和蝶骨平台的硬脑膜。嗅沟脑膜瘤的起源细胞是蛛网膜帽细胞，其供血主要来源于筛前动脉和筛后动脉。随着肿瘤的增大，其可侵袭嗅神经，压迫视神经和前额叶脑组织，推挤或包绕前循环动脉。如此，其常见症状为嗅觉障碍、情感改变、头痛、视觉异常。一旦肿瘤长入筛窦，手术切除和颅底重建的难度都会增大。

传统切除嗅沟脑膜瘤的方法是通过双侧或单侧额下入路；但是，近年来更加微创的两种技术逐渐发展。一是经眉弓的锁孔手术技术，另一个是扩大经鼻手术技术。本章，通过病例展示探讨每种技术的优缺点（图 16.1）。

16.2 开放经颅入路

Ramin A. Morshed, Stephen T. Magill, Michael Safaee, Jacob S. Young, Michael W. McDermott

简介

嗅沟脑膜瘤起源于鸡冠后方，蝶骨平台和嗅裂分界区域（图 16.2）[3]。肿瘤可以在鸡冠周围对称性生长，也可以明显偏向一侧。肿瘤起初慢慢压迫额叶底部（图 16.3），病程早期通常没有局灶性神经功能障碍。尽管因为恶夜受压导致患者个性和认知功能发生变化，但是家人甚至家庭医生常常很难发现这些局灶性神经功能症状，因此不能及时发现病情，导致肿瘤被发现时，通常体积巨大。

巨大的嗅母细胞瘤压迫前额叶诱发癫痫，压迫视神经或视交叉导致视觉功能障碍。向一侧生长的巨大的肿瘤可能引起典型的 Foster-Kennedy 综合征，表现为嗅觉丧失、患侧视神经萎缩、对侧视盘水肿。在 Cushing 最初报道的 29 例病例中，最常见的症状时嗅觉丧失（48%）、头痛（27%）、视觉障碍（24%）、其他（21%），这都是嗅沟脑膜瘤的常见的非特异性临床表现[3]。

开放开颅手术是最常用的经典手术方法。在此，我们总结了最常用的手术入路，回顾分析其手术结果。最后，我们展示一些病例，说明如何制订最大限度切除肿瘤的手术方案，如何防止常见的手术并发症。

手术相关要点

最理想的手术入路应该能充分显露肿瘤及与其相关的硬膜、血供及骨质结构。小嗅沟脑膜瘤可行临床观察，记录其生长情况，观察肿瘤相关

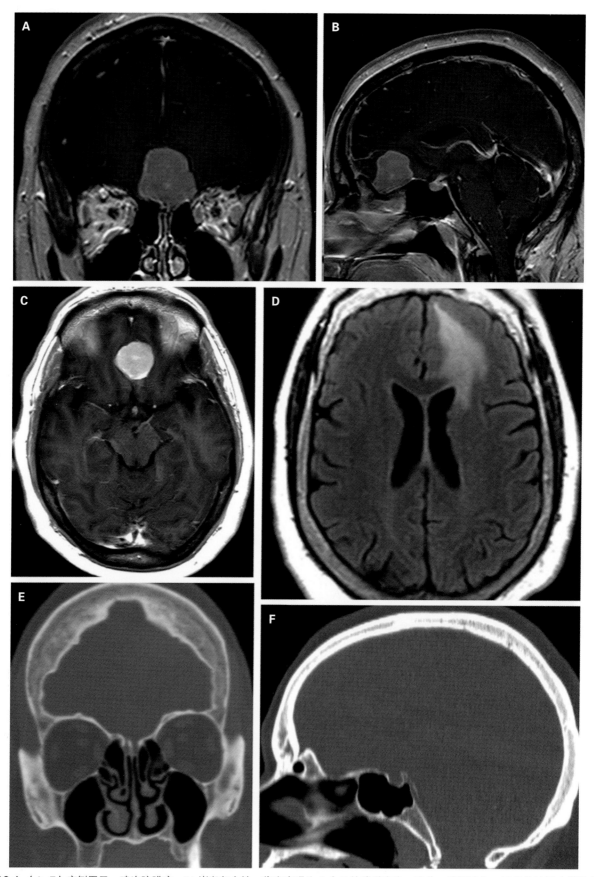

图16.1（A~F）病例展示：嗅沟脑膜瘤。54 岁老年女性，临床表现为 6 个月的嗅觉丧失。查体：嗅觉丧失，无其他神经功能障碍

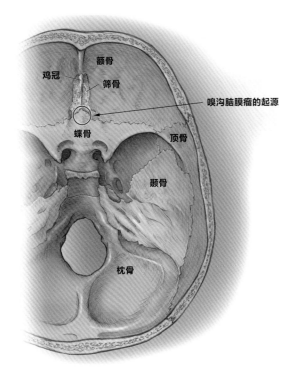

图 16.2　前颅窝内侧观模式图显示嗅沟脑膜瘤的起源区域，注意其余前方鸡冠、视神经管、前床突及后方鞍结节之间的关系

的临床表现。对于这个区域稳定的肿瘤，如果患者没有临床症状，可 6~12 个月进行影像学随访。我们的团队前序研究发现，大于 42cm³ 的嗅沟/平台脑膜瘤导致视觉症状的概率要比小于 42cm² 肿瘤高 8 倍[4]。对于小一些的肿瘤，在出现不可挽救的视觉症状出现前，早期进行手术是一种很好的选择。从治疗角度出发，年龄是很重要的因素。对于年轻人，尽可能做到 Simpson Ⅰ 级切除，而对于老年人，为了保持功能状态，Simpson Ⅱ 级切除是可以接受的。对于小肿瘤可选择进行放疗和内镜切除。木节主要讲述开放显微外科手术切除嗅沟脑膜瘤。

　　病变的影像学特征是手术入路选择的基础。除了标准的磁共振成像（MRI），术前有必要性核磁共振血管成像，有助于判断大型肿瘤后方和大脑前动脉 A2 段的相互关系。这类肿瘤的血供主要来源于筛前动脉和筛后动脉、脑膜中动脉的前支、

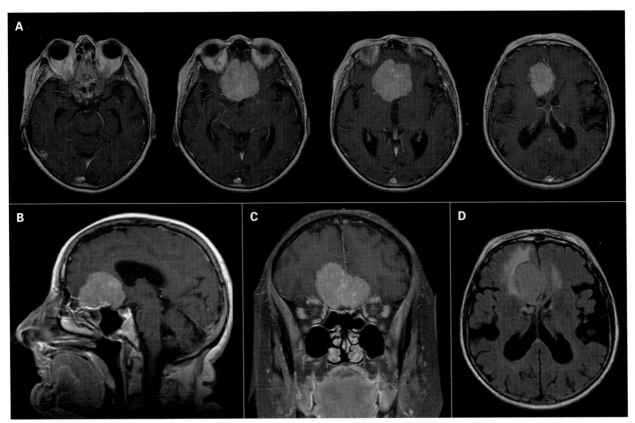

图 16.3　嗅沟脑膜瘤 MRI 图像。70 岁老年女性患者，最初表现为进行性头痛，嗅觉下降，短期记忆障碍。（A）轴位增强 MRI 显示嗅沟和蝶骨平台区域 4.6cm×4.5cm×3.1cm 肿瘤。矢状位（B）和冠状位（C）均显示肿瘤生长到达鞍上区域，压迫右侧视交叉。可见大脑前动脉与肿瘤相邻，肿瘤没有长入鼻旁窦。前额叶有水肿，右侧更明显（D）

眼动脉的脑膜支，大脑前动脉分支直接给肿瘤供血的情况是很少见的（图16.4）。巨大的嗅沟脑膜瘤血管造影显示肿瘤血供来源于两侧眼动脉的多个筛窦分支。如果血供主要来源于眼动脉，术前栓塞可能导致视觉障碍，因此是不可取的。

在手术准备过程中，可行腰大池引流，降低颅内压，松弛脑组织，以便术中减少对脑组织的牵拉，更好的显露肿瘤。当然，对于一些手术入路，打开侧裂和基底池释放脑脊液也可以达到同样的效果，避免了腰椎穿刺操作。另外，如果术前影像学显示有明显的前额叶水肿，可在术前进行7~10的地塞米松激素治疗。

手术技术

我们通常采用两种手术入路切除嗅沟脑膜瘤：①单侧颅眶入路切除＜3cm的肿瘤（图16.5）；②两部分，双额开颅联合鼻额截骨方法切除＞3cm的肿瘤（图16.6）。下面进行详细介绍。

＜3cm的肿瘤：单侧颅眶开颅

对于直径＜3cm的肿瘤（图16.5）通常采用

有的额外侧入路，除非肿瘤完全位于一侧。这个区域更小的肿瘤并没有向上将额叶抬离颅底，只是位于眶顶的中线区域，其硬膜起源区域却相对隐蔽（图16.7）。可根据发际情况采取曲线或冠状皮肤切口。我们采用额颞开颅，在蝶骨翼上方，采用分步额眶颧开颅法，扩展至额颞逢。随后，采用小磨头磨除眶顶中线区域，直到可以平视鸡冠后方的颅底结构。这样即可更好地显露前颅窝底及上方的筛板区域。如果不能完好地显露此区域，则可能减少肿瘤全切率，使鸡冠后方骨质磨除更加困难。而且，这样的充分显露可减少对脑组织的牵拉。

骨窗处理好以后，前方为基底弧形剪开硬膜，在硬膜皱褶处缝线，在眶上方牵拉，避免向下牵拉眶内容物。在显微镜下开放外侧裂，释放脑脊液，随着轻轻向上方牵开额叶，逐步松弛外侧裂。随着深入外侧裂，即可显露嗅束和视神经。沿着直回上面嗅束向近心端方向分离，即可显露嗅束内侧的视神经。然后沿嗅束向前，处理嗅沟内肿瘤时，使用双极电凝蝶骨平台区域硬膜上的血管。通常情况下，在肿瘤后方分离同侧嗅束会更容易些。这样可以电凝肿瘤基底，逐步分离至鸡冠及大脑镰后方。从颅底筛动脉分支来源的出血可通

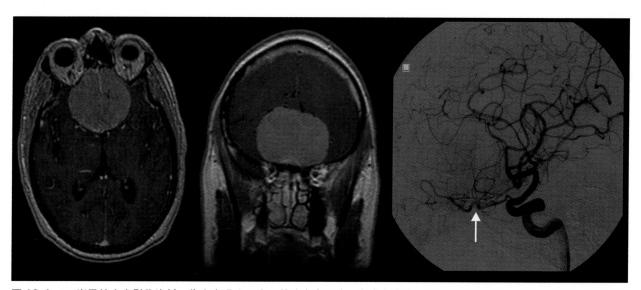

图16.4 60岁男性患者影像资料，临床表现为几个月的注意力下降，意志力丧失，阵发性嗅觉丧失。轴位（左图）和冠状位（中间）增强MRI显示5.9cm×4.5cm×5.4cm嗅沟脑膜瘤，向后方推挤大脑前动脉。血管造影（右图）显示肿瘤的血供明显来自双侧眼动脉的多支筛动脉分支，术前栓塞是不可行的

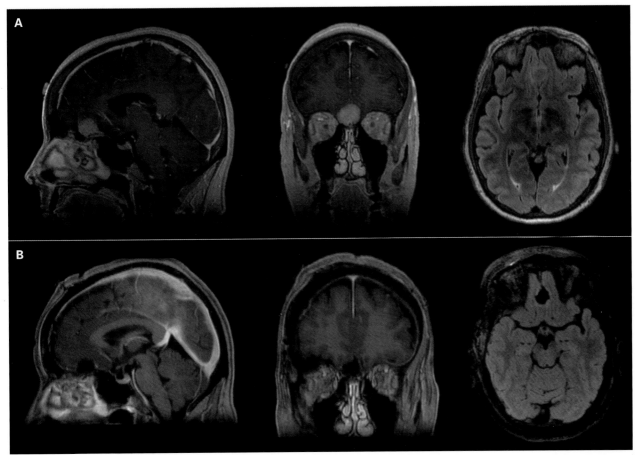

图 16.5　病例 1：＜ 3cm 的肿瘤采用单侧经颅眶入路。58 岁老年男性患者，临床表现为头痛、头昏，后来发生嗅觉功能下降和视觉改变。（A）术前影像示硬脑膜增强影（左侧和中间）、右侧嗅沟起源的 2.5cm×2cm×2cm 病变，FLAIR 像没有明显脑水肿（右侧）。（B）采用的是右侧额颞颅眶入路，去除眶顶。（左侧和中间）术后 MRI 显示肿瘤全切，（右图）FLAIR 像显示没有明显水肿。患者嗅觉保留

过骨蜡或者金刚砂钻头进行止血。

　　沿大脑镰逐步分离肿瘤上界。然后在大脑镰前下方切开显露鸡冠。使用金刚砂磨钻磨除鸡冠直至其基底。此时即可显露对侧肿瘤的前界，以及嗅沟内的对侧嗅束和嗅球。

　　分离解剖肿瘤周边结构后，进行肿瘤内减压。逐一处理给肿瘤供血的内侧眶额动脉的小分支。多数情况下，对侧嗅束可以在不影响肿瘤切除的情况下获得完好分离，从而保留部分嗅觉。肿瘤切除以后，进一步切除肿瘤基底的硬膜，再用磨钻磨除增生的骨质。采用单侧入路切除小肿瘤时，我们不会进入鼻腔。如果术前影像显示肿瘤长入筛窦，我们会选择双侧额瓣开颅，并联合经鼻内镜手术。

＞ 3cm 的肿瘤：两步法双额开颅，联合必要的鼻额截骨

　　对于直径＞ 3cm 的嗅沟脑膜瘤（图 16.6），我们采用双额入路。患者仰卧位，颈部前屈，伸展头部使前额部于地面平行。发际后 2cm 冠状切口，帽状腱膜下游离皮瓣，向前反转至眶上缘 1cm，使用头皮拉钩固定。眶上缘 1cm 处停止分离帽状腱膜，以避免损伤骨膜的血供。冠状缝后方向前，两侧颞上线内侧区域的骨膜完成游离，向眶上缘翻起，直至显露眶顶、眶上切迹、鼻额缝。骨膜瓣翻转盖在皮瓣上，湿纱布覆盖，防止脱水。

　　接下来，运用导航系统，按照手术计划在眶上方设计两个骨瓣（图 16.8）。两个骨瓣可以在开颅过程中直视下、最大安全的分离矢状窦。在肿

185

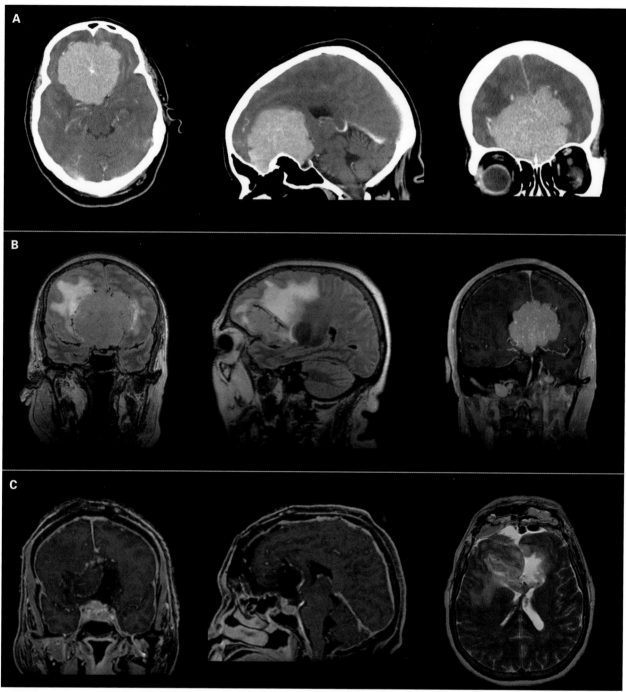

图 16.6 病例 2：> 3cm 的嗅沟脑膜瘤，采用双额开颅，两个骨瓣，根据情况进行鼻额部截骨。患者系 64 岁女性，临床表现为走路跌倒、嗅觉丧失、视物不清、头痛及恶心。（A）术前增强 CT（轴位、矢状位、冠状位）显示 7cm×6.5cm×5cm 大小的前颅窝占位，合并蝶骨平台局部骨质增生。（B）MRI 显示，病变从下方压迫视交叉，推挤或者包裹大脑前动脉分支。另外，病变向后方压迫第三脑室，使侧脑室额角向两侧分开。FLAIR 像（左侧和中间）显示明显的双额叶水肿。T1 增强像显示在肿瘤后界与大脑前动脉分支关系密切。（C）对患者实施双额开颅，加做了鼻额部截骨。术后 T1 增强像显示（左侧和中间）肿瘤被切除。患者恢复良好，出术前的嗅觉功能丧失，无其他神经功能障碍

瘤后界、矢状缝的右侧颅钻打 1.5cm 孔。在颞上线外侧颞肌下游离颞肌形成"袖套"样隧道。额部骨孔位于两侧蝶骨翼上方，额骨额颧突基部的

后方。在计划骨瓣的后界位置在颞肌上切一个可以容纳铣刀小口，游离骨孔下硬膜后，用铣刀从额部骨孔向后、向内上方切骨直至中线旁骨孔。

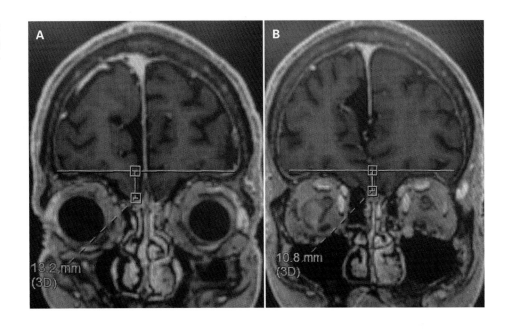

图 16.7　冠状位 MRI 显示眶顶和（A）鸡冠后方肿瘤起源点及嗅沟和（B）蝶骨平台之间的距离

然后再从额部骨孔沿眶顶板上方切骨，距中线1.5cm 停下。最后，从矢状缝旁骨孔纵向切开至计划鼻额截骨的位置，此时即可掀开骨瓣。随后可直视下分离骨瓣下矢状窦，矢状窦出血可采用明胶海绵和面片进行止血。游离眶顶的硬膜，向后推开一段距离，可以离断那些盲孔内的硬膜结构。

然后，我们画出鼻额截骨范围（图 16.8）。按照计划截骨范围是鼻额缝稍上方，眶顶板内侧缘（不要进入框内）直至眶上切迹。在两侧与额骨交界处采用"斜式"截骨。开放的额窦采用明胶填塞，鼻额处的黏膜需要全部清除干净，防止术后发生黏液囊肿。在两侧眶内侧壁间进行清理，分离解剖筛前动脉，并进行电凝、剪短，以减少筛动脉主要供血的肿瘤的血供[5]。

在两侧眶缘上方剪开手指宽的硬膜，结扎并离断矢状窦。在中线区域分离肿瘤基底，直到肿瘤后界或者是增生的蝶骨区域。然后从外向内分离外侧肿瘤的粘连区域，对于巨大肿瘤小心沿着蝶骨翼内侧向前床突分离，找到视神经，其可能被向后、向下推挤。其余肿瘤切除过程无特殊。

关颅时，骨膜瓣反转向下，首先覆盖开放的额窦，然后固定眶上骨瓣。额部硬膜缝合线以外，多余的骨膜要清除掉，防止局部堆积，术后形成

占位。用 3 个连接片在内侧面把两个额部骨瓣连接到一起，再用"狗骨"样钛板嵌入骨瓣外面进行固定，以减少凸起，利于美容。肌肉袖套下的骨缝可用羟基磷灰石填充防止帽状腱膜和深部结缔组织粘连，利于美观。

手术入路

当我们根据肿瘤大小决策嗅沟脑膜瘤手术入路时，有几种选择，包括单侧额下入路、终裂入路、翼点入路，每种入路各有其优缺点。这里，我们回顾探讨这些入路的优缺点，包括术后管理方法。

经额入路包括经双侧额下入路（即经基底入路）和终裂间入路。前期经基底入路有很多做法，但是按照 Feiz-Erfan 的方法，标准的手术方法（不进行眼眶边缘、鼻根部及鼻骨的截骨）是硬膜外分离肿瘤，然后硬膜下彻底切除嗅沟脑膜瘤[6]。如果术前影像提示，肿瘤长入鼻腔，单纯这个入路不够，需要结合内镜经鼻手术，这需要对前颅底进行完好颅底重建。

改良的经基底入路需要对眶壁、鼻根部或鼻骨进行截骨，这样即可从硬膜外显露肿瘤，提供更好的向下的操作角度。当进行眶缘截骨时，注

图 16.8 颅骨模型显示两部分额瓣及鼻额截骨。黑色圆圈为骨孔位置，点状蓝线为中线，棕色线为两部分额瓣的位置，红色线为鼻额部截骨范围

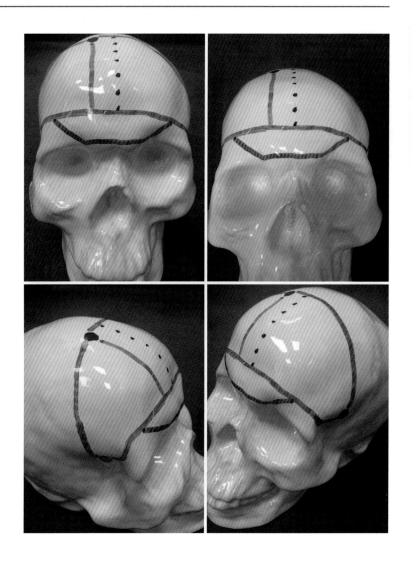

意分离眶上及眶周间隙，避免损伤滑车神经及上斜肌。本入路可能导致术后短暂的复视，特别是上斜肌腱附着的骨端被破坏。按照我们的建议，改良的眶上开颅可以保护眶内的重要结构，也能够满足手术显露需求。

经基底入路常被提到的缺点是额叶牵拉损伤可导致额叶综合征。但是，依据我们经扩大双额开颅（包括截眶）实施中线区域前颅底脑膜瘤手术患者的评估发现，术前 91% 患者没有或者只有轻度额叶水肿，术后保持稳定。42 例患者中，只有 4 例患者术后水肿加重，这些患者的肿瘤均大于 4cm[7]。

针对嗅沟脑膜瘤的另一个经额入路是经纵裂入路，是由 Mayfrank 首次个提出的[8]。如同其他经额入路一样，患者取仰卧位，头部三钉头架固定。单侧额瓣开颅（一般采用右侧额瓣，除非肿瘤明显偏向左侧）。骨瓣大约 5cm×5cm，也可小一些，位于额窦上缘和冠状缝之间，相对于经基底入路时做的双侧额瓣开颅，此骨窗位置相对靠后。U 形剪开硬膜，翻向中线侧。沿大脑镰分离纵裂直至肿瘤。在巨大肿瘤切除过程中，逐步分离肿瘤前面中线区域与硬脑膜和大脑镰的粘连。如同 Mayfrank 描述，肿瘤被从中间劈成两部分，中间的肿瘤切除后形成一个类似马蹄样区域，包括鸡冠及周围的硬膜，筛状板的上方及两侧的前筛。保留肿瘤后方的包膜，切除大部分肿瘤。和其他经额入路一样，主要的神经、血管结构，视神经、视交叉都是在肿瘤切除的最后进行分离。手术视野可以垂直看到前颅底，可以在肿瘤充分内减压后，相对容易看到侵蚀骨质的肿瘤，以及

肿瘤后方的神经血管结构。这个入路的优点是其不开放额窦，保留了上矢状窦，术后脑脊液漏的概率减少了。缺点包括需要牵拉额叶，而且在向深部分离终裂时可能需要牺牲桥静脉，这可能导致术后静脉性脑梗死，引发术后脑水肿。

额外侧入路是从一侧进行肿瘤切除，我们多采用此入路切除小一些的嗅沟脑膜瘤。从一侧额底可快速处理肿瘤基底，减少肿瘤血供。打开外侧裂释放脑脊液，可以使额叶获得自然的松弛。与双额入路相比，单侧额下入路可能会减少嗅神经损伤 [9]。如果额外侧入路不够，可加做眼眶截骨，如我们前面所述，可以直达肿瘤基底，减少脑组织牵拉。这种开颅方法利于深部结构的显露，包括蝶骨翼、前中颅底、眶尖、鞍旁区域及基底动脉顶端 [10, 11]。颈内动脉和大脑前动脉，连同视神经均可被显露，可以安全地将肿瘤从这些重要结构上分离下来。眶颧入路是翼点入路的扩展，可以提供更广泛的视野和操作空间，尤其是对于上方的肿瘤，可以减少对脑组织的牵拉，这也是，即使是很小的肿瘤，笔者也要选择此方法的原因。该方法的缺点包括眼眶肿胀，这很常见，可能需要术前拜访体位时进行临时眼睑缝合，以防止术中角膜损伤。如果脑膜瘤太大了，不能进行充分地内减压，这样在处理肿瘤上极时，可能需要牵拉双侧的额叶。

另一个常用的手术入路是翼点入路，此入路可早期看到神经血管结构，进而早期控制肿瘤后侧入其相关的视神经、颈内动脉和大脑前动脉以及垂体 [12]。一般选择右侧入路，除非肿瘤明显位于左侧，或者侵袭左侧重要结构。肿瘤与重要结构的分离首先从肿瘤的后外侧和后侧开始，肿瘤的大部分血供可以从单侧进行处理。如果经前额入路磨除肿瘤侵蚀的前颅底是比较容易的，此时采用经翼点入路也是可以的。一般来讲，肿瘤上极是最后处理的，此时要求对额叶进一步牵拉。翼点入路对额叶牵拉少，可以减少术后脑脊液鼻漏、脑膜炎的风险，只需要牵拉单侧脑组织。此入路可以早期开放基底池释放脑脊液，松弛脑组织，无须腰大池引流，在大脑和肿瘤之间形成更大的操作空间。

许多这类肿瘤侵蚀了前颅窝的骨质，需要进行颅底重建。自体骨膜瓣、颞肌筋膜瓣、蛋白胶可用于硬膜缺损的重建，防止脑脊液漏。如果遗留更大的缺损，有时需要颅骨的内板或外板。如果在双额入路中，筛板被切除了，我们会采用带蒂的骨膜瓣进行修复。但是，在单侧入路中，我们不会切除这个区域的骨质。

在前额部和眶上区域开颅时，美容是必须要考虑的。用标准的骨孔塞和狗骨样的连接片进行固定时，术后可看到皮下的痕迹，特别是对于皮肤很薄的患者。我们经常为连接片磨出一个骨槽，用甲基丙烯酸甲酯覆盖应用连接片区域，可使骨缘钝化，改善美容效果。其他利于美容的方法是，保证所有切口位于发际内，后期长出的头发可以覆盖伤口。

术后管理

术后管理需要注意几点。可能会发生与术中牵拉导致的水肿和缺血相关的前额叶症状。这需要进一步应用激素，如果症状严重，还需应用高渗盐或者甘露醇。我们标准的术后管理还包括预防癫痫治疗 7 天。但如果术前有癫痫病史，则需要进一步的强化抗癫痫治疗 [13]。术后 48h 给予静脉补液，防止静脉瘀滞和血栓。我们还要给予 24h 预防性抗生素，还有能覆盖鼻窦细菌的抗生素，如头孢曲松。最后，术后 48h，所用的患者都要进行深静脉血栓预防性治疗。另外，有些医生会保留腰大池引流管，不管有没有脑脊液漏的情况，为的是避免脑脊液漏和脑膨出的发生。但是，我们一般不这样做。如果有脑脊液漏，我们保留腰大池引流管 5~7 天。如果夹闭引流管，没有脑脊液漏发生，则拔除引流管。

手术结果

并发症

报道的嗅沟脑膜瘤术后最常见并发症是嗅觉

功能丧失、癫痫、脑脊液漏、脑积水、感染等[14-16]。Pallini 等对 99 例采用双侧额下、额颞入路，或者双侧额下联合双侧眼眶截骨入路的患者进行检查。最常见的并发症是牵拉脑组织引起的脑水肿（14.2%）、深静脉血栓（8.0%）、肺炎（7.1%）及脑积水（5.3%）。Pires de Aguiar 等报道 21 例行双额、翼点入路或者额眶入路手术。最常见的并发症是脑脊液漏（19%）、脑积水（9.5%，均进行分流手术）、脑室炎（4.8%），以及术后继发血肿（4.8%）[17]。其他学者[12, 18, 19]也发现了相似的结果。我们的团队发现，肿瘤推挤或者包裹大脑前动脉，或者肿瘤长入鼻窦的患者，则更有可能发生相关的术后并发症。有意思的事，肿瘤的体积大小和术后并发症相关性不大[4]。

并发症因手术入路的不同而有所差异。Pallini 等发现双侧额下入路联合双侧眼眶截骨入路可明显减少脑水肿，但是更有可能导致脑脊液漏，可能需要二次修补手术。与双侧额下和翼点入路相比脑脊液漏的发生率为 22.7%（15.7% 和 9.2%）[15]。Nakamura 等发现额外侧入路最常见的并发症是术后硬膜下积液（17.6%）和癫痫（11.8%），而相对较低发生率的是脑积水（5.8%）和出血（2.9%）。双额入路更多发生继发出血（10.9%）和脑积水（8.7%），硬膜下积液（2.2%）和癫痫（4.3%）发生率较低[18]。与这些报道相对照比较，我们在一组 44 例嗅沟脑膜瘤病例研究中发现，扩大双额入路和单侧入路在并发症发生方面没有明显差异[4]。但是，没有前瞻性研究对这些入路的并发症进行比较。

另一个嗅沟脑膜瘤手术常见的并发症是嗅觉丧失。没有了嗅觉对生活质量有明显的影响，特别是味觉。保护嗅觉功能是非常重要的，是患者术后重点关注的问题。Jang 等检测了 40 例实施了双额或者额颞入路嗅沟脑膜瘤手术的患者。嗅神经结构解剖学和功能保留的比例分别是 65% 和 55%。肿瘤大于 4cm 和术前既有嗅觉功能障碍的患者的嗅觉功能很难保留。作者发现额外侧入路与双额入路比较，保留嗅觉的概率更高

（71.4%/36.8%）[9]。Nanda 等发现，额外侧入路嗅神经保留率明显要高一些（额外侧入路 63.4%，双额入路 31.3%）[19]。

死亡率

嗅沟脑膜瘤可引起的严重的双额叶脑水肿，特别是肿瘤巨大时。这种水肿可能由于术中对额叶的牵拉而进一步加重，可能导致严重的脑水肿和死亡。Cushing 和 Eisenhardt 最早曾报道嗅沟脑膜瘤手术死亡率约为 22.7%[3]。后来其他学者也报道了相似的结果。Bakay 等报道，1950—1970 年间经双侧或单侧经额入路切除嗅沟脑膜瘤的手术死亡率约为 12%[4]。Solero 等（1983 年）报道 98 例经额入路手术的嗅沟脑膜瘤患者死亡率约为 17.3%。死亡率与脑水肿、大动脉损伤、术后血肿、脑膜炎及其他内科疾病相关[2]。

近年的病例报道死亡率大幅改善，发生率仅为 0~4.9%。Nakamura 等报道了 82 例经双额或者额外侧入路手术的嗅沟脑膜瘤。围手术期死亡率仅为 4.9%，主要与双额入路术后脑水肿相关[18]。Aguiar 等检测了 21 例经双额、翼点或者额眶入路嗅沟脑溜溜手术的患者，围手术期死亡率 4.8%，其中 1 例继发于术后低钠引起的恶性脑水肿[17]。Nanda 等报道 57 例经额或者前外侧入路手术患者死亡率为 0[19]。总的来说，开放手术的死亡率在过去的几十年获得了极大的改善。

死亡率可能因手术入路而不同。Nakamura 等报道双额入路死亡率为 8.7%，而额外侧入路死亡率为 0[18]。同样，Pallini 等发现，双额入路死亡率较高（5.7%），而额外侧入路和额眶基底入路死亡率均为 0[15]。Bitter 等报道 61 例翼点开颅嗅沟脑膜瘤手术，死亡率为 1.6%，其中 1 例死于肺栓塞[12]。Tomasello 等报道翼点入路切除巨大嗅沟脑膜瘤，没有死亡病例[20]。

肿瘤复发

嗅沟脑膜瘤常常在颅底复发，长入鼻旁窦。因随访时间和肿瘤切除程度的不同，复发率为

0~41%[21, 22]。Simpson Grade Ⅰ或Ⅱ级切除与更高级比较，肿瘤复发率相对较低。手术入路对肿瘤切除程度的影响还没有明确数据。Nakamura 等报道采用额外侧入路肿瘤 Simpson Grade Ⅰ或Ⅱ级切除可达91.3%，而行双额入路可达93.5%[18]。其他学者没有报道因手术入路不同而肿瘤切除度不同[17]。相反，Pallini 等报道经额眶基底入路手术与双额和翼点入路比较，Simpson Grade Ⅰ或Ⅱ级切除率更高一些（100% vs 80% 和 81.0%）[15]。获得 Simpson Grade Ⅰ或Ⅱ级切除的可能性与患者的众多因素、术者采用手术入路的舒适度，还有肿瘤的特性及手术入路是否适用于该肿瘤均有关系。

要点
脑松弛可通过腰大池置管或者从外侧进入开放基底池释放脑脊液获得
术后并发症常因为额叶脑水肿的进展，因此，在术中尽量减少脑牵拉，可以预防这类严重并发症
我们建议小于 3cm 的肿瘤采用单侧颅眶入路，大于 3cm 的，采用双骨瓣双额入路，联合鼻额截骨
外侧入路可能会减少并发症，但是与双额入路联合眶截骨比较，还没有准确的数据
外侧入路可能会减少嗅觉丧失率

图 16.1 所示病例的评述

病例

54 岁女性患者，表现为 6 个月的嗅觉丧失。查体显示嗅觉丧失，没有其他神经功异常（图 16.1）。

讨论

这个肿瘤病变小于 3cm，没有向两侧明显扩展，另外，术前影像上提示筛窦内没有明显的肿瘤生长。因此，我们建议选择右侧额外侧颅眶入路。

肿瘤与后方的重要的神经血管结构没有密切关系，应该争取 Simpson Grade Ⅰ级切除。影像学显示左侧额叶有一定的水肿，因此，术者应当考虑到肿瘤和左侧额叶可能有所粘连。

如同文中描述，进行右侧额外侧开颅，联合

颅眶截骨。我们采用冠状皮肤切口，骨膜层单独分离，为覆盖额窦备用。额部开颅范围不需要超过肿瘤上界。开颅过程中，眶顶内侧可以整片切除，这样可以改善经前颅底向筛板的视野。磨除鸡冠后部是很有必要的，可以减少脑组织牵拉。在进行术后眶上截骨复位时，可进行眶顶重建，闭合此处骨间隙。

打开硬膜后，开放外侧裂释放脑脊液，轻轻牵开右侧叶。电凝蝶骨平台上的静脉，显露肿瘤。沿大脑镰向上显露肿瘤上界后，向前、向下方向切开大脑镰，直至显露鸡冠。用金刚砂磨钻向下磨除鸡冠。肿瘤内减压后，分离肿瘤边界。肿瘤切除后，方可进一步切除硬膜基底。

16.3 锁孔手术

Sascha Marx, Henry W. S. Schroeder

概述

手术技巧的提高和对解剖的进一步理解和认识使很多疾病的外科手术入路变得越来越微创。很多大的开颅方式被锁孔手术替代，其并未减少对手术区域的显露。眶上入路利用了锁孔概念，由 Axel Perneczky 团队提出[23-25]。术中应用内镜进行辅助手术，可以补偿视野角度的限制[24, 26]。

嗅沟脑膜瘤的最佳手术入路是没有"金标准"的。依据不同患者采用不同的个体化手术入路，才能取得最好的治疗效果。本章节主要探讨眶上入路切除嗅沟脑膜瘤的优缺点。

外科技术

术前评估

综合考虑多种因素才能选择最好的手术入路。在做决定之前，需要考虑既往病史和临床检查结果。选择眶上入路时，必须要考虑颈椎活动受限问题（如强直性脊柱炎），因为为了获得最佳手术视野，需要强制头位。不仅要询问嗅觉病史，而且要进行针对性检查。大型嗅沟脑膜瘤会影响视神经和视交叉，因此，应该进行视力和视野专科检查。

美容问题不是选择此入路的最重要因素，但是，这对患者来说却很重要。很多患者从媒体和网络上了解这些情况，要求小切口和锁孔入路，这终归是个人的选择。眉弓上的切口对于秃顶和浓密眉毛的男性是比较适合的。从另一方面讲，对于戴面纱的阿拉伯女性，其眼睛是唯一裸露的部位。这种情况的话，要慎重考虑是否采用此入路。但是，我们的经验认为，大多数女性会选择眉弓切口，以避免剃光头，也因为手术切口更小。

当然，手术前必须仔细研究影像学资料。MRI是很好的选择。我们常进行 T1 和 T2 加权像平扫和加强三维扫描。病变的增强强度可以提示肿瘤的血供情况。一般来说，周围的水肿表明肿瘤已侵蚀脑组织。而且，MRI 可以判断肿瘤是否长入鼻腔，以及大脑前交通动脉复合体和肿瘤的关系。另外，可以看到额窦的大小和范围。CT 不作为术前常规检查，但术后第一天常规进行，以排除并发症。

患者体位和手术室设置

眶上入路手术最关键的步骤之一就是正确的患者体位（图 16.9）。患者仰卧位，上身抬高 10°～

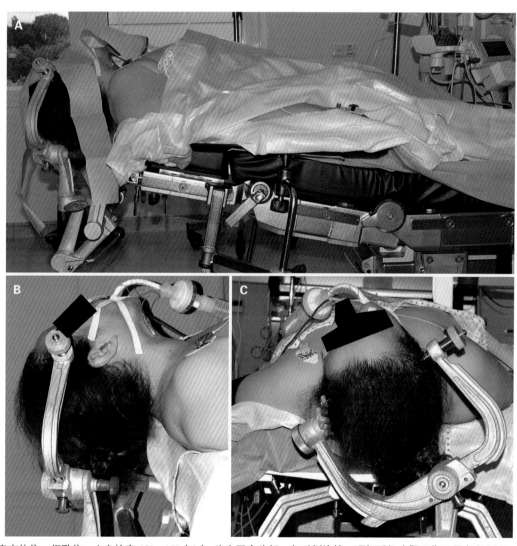

图 16.9 患者体位。仰卧位，上身抬高 10°～15°（A）。头夹固定头部，向对侧旋转，颈部后仰（颧弓位于最高点）（B、C）

15°，以减少颅脑静脉回流。头架固定头部，向对侧旋转，颈部后仰使颧弓位于最高点。

这种体位使前额叶因重力作用自然向下，术中仅需要很小的牵拉即可。我们不应用腰大池引流。头部旋转的角度是根据肿瘤的位置而定的，但是，一般角度是45°。手术区域消毒后，按照显微镜手术和内镜手术要求铺单。显微镜置于术者的后方，这样术中方便随时更换内镜（图16.10A、B）。一般情况下，手持内镜操作即可，如果需要双人操作或者依据手术需求，也可固定于机械臂上（图16.10C）。

眶上手术入路

眶上手术入路字面上描述的是手术开颅的位置，但是其可有不同的手术切口，如眉弓、眼睑，或者发际后切口[27, 28]。我们常采用眉弓切口，只有在传统的经额外侧或者翼点入路时才采用发际后切口。眼睑切口的优势是隐匿性切口，但是，我们的经验是眉弓切口的美容效果也很好。眼睑切口手术可能发生的并发症有眼睑下垂、复试、眼眶创伤及视力下降[29]。需要眼眶截骨的病例，眼睑手术切口是有优势的[30]。但是，我们很少遇到这种情况。

为了避免眶上神经的损伤，眉弓皮肤切口起始于眶上裂外侧（图16.11A）。沿眉弓向外侧大约4cm，也可再长一些。覆盖于骨膜上的眼轮匝肌和脂肪组织一并切开。于切口内侧末端处可分离确认眶上神经（图16.11B）。向上方牵拉把皮肤从眼眶表面牵开。确认颞上线，其是颞筋膜的覆着点。制作基底朝向眼眶的骨膜瓣，整体翻起（图16.11C）。外侧骨膜切口沿着颞上线。颞筋膜和颞肌从颞上线和骨面上分离，应用拉钩向外侧牵开（图16.11D）。一定要小心，拉钩不要太高，否则容易损伤面神经额颞支。为了美容效果，用小磨头在颞线后面进行钻孔（图16.11E）。一定要确保在额部颅底上钻孔。如果太靠外侧，可能会进入眼眶。尽可能接近颅底制作大小约为2.5cm×2cm骨窗，应避开额窦（图16.11F）。骨窗高度至少2cm（图16.11G）。如果太小，显微镜对颅底的视野可能受限。其他团队也报道，过小的骨窗边缘可能会影响镜下的双人操作[31]。有些病例中，在切除眶缘后，可扩大操作空间[27]，但是我们认为很少有这种情况。掀起骨瓣后，从前颅底分离硬膜。骨窗内侧缘和眶顶板上的凸起均需要磨除，可以进一步增加空间以扩大视野和操作空间（图16.11H）。以眼眶侧为基底，弧形切开硬膜，手术入路完成。

额底的皮层用棉片保护，应用吸引器和解剖颞将额叶从颅底牵开。显露确认嗅束和视神经后，打开视交叉池充分释放脑脊液松弛脑组织（图16.12）。也可以打开侧裂池释放脑脊液。如果头位摆放正确，额叶借重力自然落下，从而为显微操作提供空间（图16.13）。尽可能少用牵开器。我

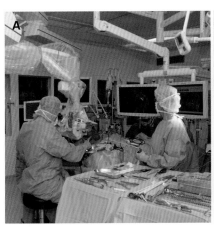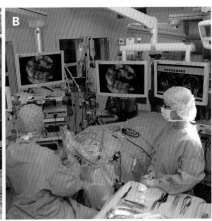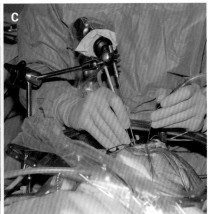

图 16.10 内镜辅助显微镜时手术室设置（A、B）。内镜下双手操作时，内镜用机械臂固定（C）

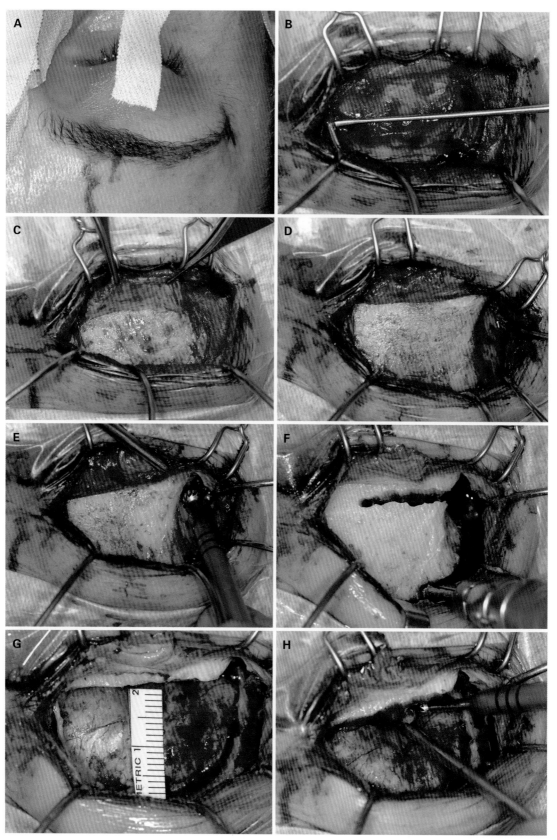

图 16.11 经眉弓皮肤切口的眶上入路。皮肤切口包括眶上神经切迹（A）。切开皮肤后显露骨膜，辨识眶上神经（B）。制作基于眶顶的骨膜瓣（C）。从颞上线和邻近骨面分离颞肌和颞筋膜，并用拉钩牵开（D）。颞线后方钻孔（E）。铣刀开颅（F），测量骨窗高度（G）。用磨钻磨平骨窗内缘和眶顶板的凸起（H）

们短暂的应用牵开器轻柔牵拉，只是为了固定保护额叶的棉片。过度牵拉额叶可能会损伤筛板处的嗅束，因此尽可能避免这样的操作。

按照显微外科操作原则切除肿瘤。首先，沿肿瘤周边进行解剖分离，特别是要分辨肿瘤和嗅束的关系（图16.14）。然后，电凝肿瘤基底，减少肿瘤血供。如果患者术前有嗅觉，术中应该尽可能保护嗅束，至少保留一侧。减少肿瘤血供以后，进行肿瘤内减压。如果肿瘤质地是软的，可以使用超声吸引器。如果肿瘤纤维化很明显，可用剪刀进行剪切。随后，应用两把解剖镊子，利用对抗牵开技术分离肿瘤外界面。因为骨窗的宽度问题，显微镜下常常很难看清楚嗅沟，特别是嗅沟很深时。因此，在眶上入路中，常使用30°或45°内镜进一步观察嗅沟区域，确保可以在直视下全切肿瘤（图16.15）。内镜下需要应用带角度的手术器械切除肿瘤。如果需要，肿瘤基底部受侵蚀的硬膜一并切除，其下方受侵蚀的骨质也需进一步磨除。即使长入筛窦的肿瘤，也可以通过此入路进行切除。通常采用TachoSil®（Nycomed Austria GmbH，Linz，Austria）或DuraGen（Integra，Plainsboro，USA）和纤维蛋白胶（Baxter，Vienna，Austria）进行颅底重建。考虑到美容的原因，局部的骨膜要保留完整。如果需要骨膜组织进行重建，可另做发际后切口留取骨膜或者另外一侧自体组织（如阔筋膜）。

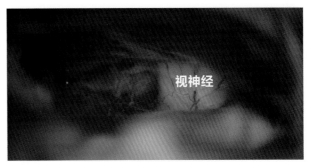

图16.12　通过开放基底池获得增大的手术空间。额叶表面覆盖棉片

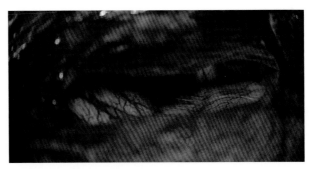

图16.13　通过打开基底池释放脑脊液以及正确的手术体位，使脑组织通过自然重力下垂

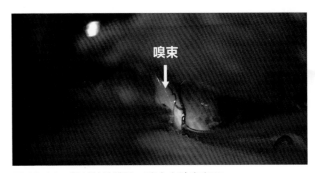

图16.14　解剖结构辨识：嗅束在肿瘤表面

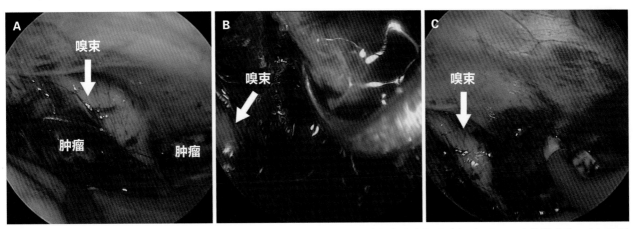

图16.15　内镜辅助。由于眶上入路骨窗的高度限制，嗅沟及嗅束只能通过角度镜才能看到（A）。用30°内镜辅助进一步切除肿瘤（B）。电凝肿瘤基底（C）

颅底重建后，切口处硬膜严密缝合（图16.16A）。为达到闭水缝合效果，加用应用TachoSil®。如果开颅时，额窦开放了，这样的做法对于减少脑脊液漏是非常有效的。可以应用TachoSil®对额窦进行进一步封闭。骨瓣复位，骨缺损处应用明胶海绵填塞后，应用迷你连接片进行固定（图16.16B）。考虑到美容的因素，骨瓣尽可能靠近骨窗上缘，以避免后期外观上的凹陷。开颅时造成的骨缺损隐藏在眉弓的下方时，术后外观上常常看不出来。骨孔和低位的骨缺损应当用骨水泥进行填塞，以避免术后可见的瘢痕挛缩痕迹，特别是在颞肌和皮肤很薄的情况下。逐层缝合伤口，骨膜层、肌肉、皮下组织、皮肤。骨膜层的缝合非常重要，一定要覆盖开颅造成的骨缺损区域（图16.6C）。骨膜层还要进一步和颞肌

筋膜层缝合。我们应用可吸收或者不可吸收缝线缝合皮肤（图16.16D）。

术后护理

术后患者需在ICU观察。第二天行CT检查以排除有无并发症，查看骨瓣的位置（图16.17）。眼部的肿胀需要持续冰敷几天。与扩大的内镜入路相比，此入路的优点是，术后不需要进一步特殊的护理。术后3个月时，进行增强MRI检查评估肿瘤切除程度。

并发症的预防和管理

眶上入路本身的总体并发症发生率不高。对

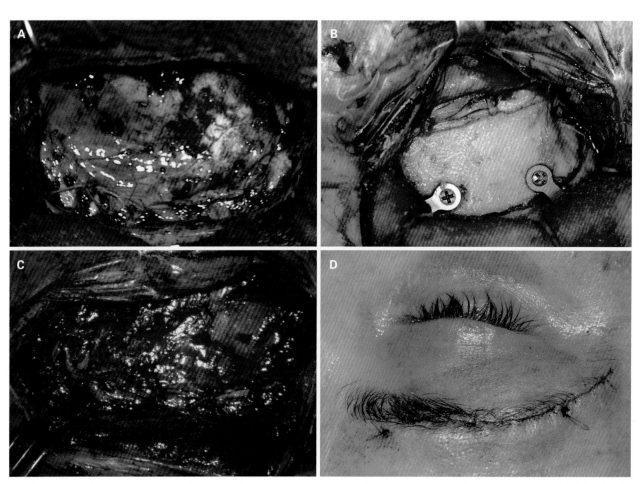

图16.16 眶上入路的关颅。闭水缝合硬脑膜（A）。用小钛板固定骨瓣，主要固定骨窗上缘（B）。单独缝合骨膜层（C）。皮内缝合皮肤切口（D）

于大型肿瘤，脑脊液漏发生率 2.6%，与额窦或鼻旁窦的开放相关。因此，一定要把颅底缺损完好闭合。考虑到美容原因，眶上入路中不建议取切口处的自体的骨膜组织修补颅底缺损。因为颅底缺损常常很小，我们应用蛋白胶或者 TachoSil® 覆盖即可。如果缺损很大，我们毫不犹像从其他地方取自体组织（如阔筋膜）。伤口愈合问题发生率据报道大约 1%[25]，我们认为这不是主要问题（图 16.18）。

大宗病例报道，术中骚扰眶上神经导致的术后切口附近皮肤感觉减退的发生率为 7.5%[25]。有趣的是，讨论眶上入路时常会重视眶上神经损伤问题，而在发际后切口常常会损伤下颌神经的耳颞支，这却没有人重视。通过眉弓皮肤切口的眶

上入路，是必须要牺牲眶上神经的，术中可以采用端端吻合的方法进行神经重建[32]。我们认为，术前准确的设计皮肤切口可以避免神经损伤。当然，如果神经位置偏外侧，只能切断神经以获得充分的显露。

面神经额颞支的损伤的发生率约 5.5%[25]，但是在我们所经治的病例中只发生过一次。多数情况下的损伤不是切割伤，而是用钩子向侧方牵拉肌肉导致的。因此，多数神经麻痹是暂时的，几个月后会慢慢恢复。然而，我们所经治的病例中的那个面神经损伤没有恢复。把握好颞肌牵拉程度，是可以避免面神经损伤的。

患者的选择

手术入路选择的最重要因素是肿瘤的大小和位置。嗅沟脑膜瘤患者的临床症状多没有特异性，因此肿瘤发现时体积都比较巨大，多侵袭到蝶骨平台和鞍结节[33]。小于 4cm 的肿瘤我们常采用眉弓入路，除非肿瘤明显长入鼻腔。大于 4cm 的肿瘤，我们采用标准的额外侧入路，发际后额颞皮肤切口。更高一点儿的骨窗，可直达肿瘤，肿瘤切除比较快，前颅底的骨质磨除也比较容易。特别是对于向鞍结节扩展，前交通动脉复合体被肿瘤包裹的大型肿瘤，标准的额外侧入路可以提供充分的手术空间。另外，额颞皮肤切口可以提供充足的骨膜组织进行大的颅底缺损的修复。尽管巨大的嗅沟脑膜瘤可通过眶上入路切除[31]，但是我们不采用这种入路。有些文章和我们的观

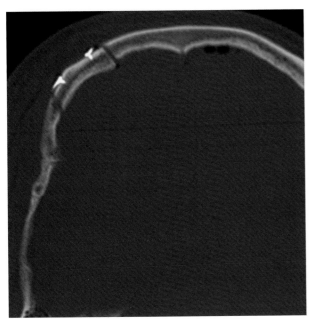

图 16.17　术后 CT 扫描显示骨瓣准确复位

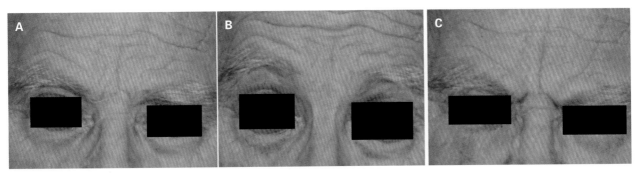

图 16.18　（A~C）术后 1 年，愈合满意的手术切口

点一致 [33, 34]。

筛板是前颅底比较脆弱的区域，也是嗅沟脑膜瘤的发生区域。因此，嗅沟脑膜瘤常常通过筛板长入鼻腔或者鼻旁窦 [33]。这也是经路手术不能全切肿瘤的最常见原因 [34]。这种情况下，推荐全内镜经鼻入路或者经鼻 – 经颅联合入路 [36]。

经眉弓眶上入路显露肿瘤后，需要小心仔细分离嗅束。从解剖学上讲，嗅束的位置深度多变 [33]。多数情况下，因为骨窗的限制，显微镜线很难显露嗅束。因此，应用角度内镜是很有帮助的。我们常用 30° 或 45° 内镜辅助观察和切除肿瘤 [37]。

影响手术入路选择的另一个重要因素是术前患者的嗅觉情况。如果患者术前嗅觉很好，我们要尽可能保留其嗅觉，即使肿瘤已经侵蚀筛板。至少应该保留一侧嗅束。如果两侧嗅丝均被侵蚀，我们会残留部分肿瘤。但是，对于小一些的肿瘤，是可以在保留双侧嗅神经和嗅束的前提下全切肿瘤的。对于侵蚀双侧筛板的大一些的肿瘤，患者多已没有嗅觉，嗅神经和嗅束是可以一并切除的。

手术结果

眶上入路切除嗅沟脑膜瘤的大宗病例报道很少。然而，有很多关于眶上入路的相关手术讨论中谈及嗅沟脑膜瘤 [25, 31, 33, 34, 38]。最近的一个关于嗅沟脑膜瘤报道，比较了眶上入路与经鼻和经眶联合经鼻入路 [36]。眶上入路的确不是嗅沟脑膜瘤的标准选择。有一个最大宗的病例（99 例）报道，没有一个肿瘤采用眶上入路 [15]。而 Romani 报道的 66 例嗅沟脑膜瘤，则均采用了额颞皮肤切口，改良的眶上入路 [35]。

肿瘤切除程度，复发及并发症

不管何种手术入路，嗅沟脑膜瘤的手术目的一定是完全切除肿瘤，降低复发率 [31]。前面内容中，如果为了保留嗅觉，可以进行次全切除。文献表明，肿瘤全切率可达 90%~100%（Simpson Ⅰ 级或 Ⅱ 级）[31, 34, 35, 38]。有趣的是，Banu 等认

为眶上入路与经鼻入路比较，肿瘤的切除率更高（100%/87.3%）[37]。眶上入路总体并发症发生率较低，前面已经描述过。Banu 等认为眶上入路和经鼻入旅比较，并发症发生率也低一些，即使加上嗅觉障碍的情况。经鼻入路嗅觉是肯定要丧失的 [36]。眶上入路最终美容结果是很好的，一般情况下，术后 3 个月皮肤伤口就几乎看不到了 [31, 38]。当然，扩大经鼻入路脑脊液漏发生率要超过经颅入路。但是，随着颅底重建技术的改善，脑脊液漏的发生率会越来越低 [27]。

嗅觉的保护

嗅觉功能的丧失通常是个隐匿的过程，很少被患者意识到。Bassiouni 的一组病例发现，只有 14.3% 的患者会因嗅觉丧失就诊，但是对同期同样的患者进行嗅觉检测，会有 71.7% 的患者有嗅觉减退 [33]。一个最大宗嗅沟脑膜瘤的病例报道表明大约 60% 患者术前即有嗅觉缺失 [33]。老年患者很少会关心最终的功能结果，如术前术后嗅觉功能 [38]。由于大多数患者有很多的病理表现，因此，术前术后嗅觉缺失的程度很少有单独的百分比数据 [31]。经颅入路与经鼻入路比较，一个明确优势是，对于术前有嗅觉的患者更有利于术中保留嗅觉 [36, 39]。很少有报道表明，术前已有嗅觉缺失的患者，眶上入路手术后嗅觉功能得到了改善 [34]。但是，如果患者术前已经嗅觉缺失，那么术后嗅觉不会变化，即使术中嗅神经保留完好 [36]。

要点
通过眶上入路，联合内镜辅助是可以全切小型至中型嗅沟脑膜瘤的
经眉弓皮肤切口眶上入路手术并发症发生率低，美容效果好
眶上入路是可以保护嗅觉功能的，但是有时需要放弃全切肿瘤

图 16.1 所示病例的评述

病例

54 岁老年女性患者，表现为 6 个月嗅觉缺

失。临床检查发现嗅觉缺失，没有其他的病理缺陷（图 16.1）。

讨论

这个病例是非常适合经右侧眉弓眶上入路的。肿瘤不大，位于中线区域。嗅束位置不深。肿瘤没有扩展进入鼻腔。额窦很小。由于嗅觉功能已经没有了，基底的硬膜和嗅球一并切除，磨除了颅底侵蚀骨质。采用内镜的辅助，为全切肿瘤提供了可能。如果肿瘤没有偏向哪一侧，如果医生是右利手，那么应当选择右侧入路。

16.4 内镜经鼻入路切除嗅沟脑膜瘤

Verena Gellner, Peter Valentin Tomazic

概述

扩大经鼻内镜下嗅沟脑膜瘤手术包括 3 个部分：经筛窦、经筛板、经蝶骨平台。根据肿瘤的大小和位置，手术入路有不同的变化，根据需要决定开放范围，但是尽可能微创。

应该选择内镜经鼻入路还是经颅入路，是近几年一直在探讨的话题。它们各有优缺点，为了取得满意疗效，一定要慎重选择患者[40-43]。

翔实的手术计划，成熟的手术团队，且医院要具备完善的基础设施和资源，这些才是保证手术成功的关键。

术前准备 / 措施

术前影像学检查应该包括 MRI（T2、T1 平扫和增强）。如果肿瘤侵蚀骨质，需要行 CT 检查，如果肿瘤和血管相关，需行 MRA、CTA。大脑前动脉及其 A2 段和回返支最可能与肿瘤相关。主要的供血血管常是筛动脉，内镜经鼻入路最容易处理。

手术设备和技巧

应该早期去除肿瘤血供。术中导航系统是必要的，最好是 CT/MRI 融合影像导航。术中超声可以帮助探测血管结构。

手术技术

通常，手术切除嗅沟脑膜瘤的目标是 Simpson I 级全切肿瘤[44, 45]。内镜经鼻入路是全切肿瘤的理想入路，包括侵蚀的硬膜和骨质。如果肿瘤的巨大程度、侵犯的重要结构、患者高龄或者一般状况差，可能需要分阶段治疗，需要其他治疗策略，如放疗后再进行手术减瘤。内镜经筛窦、经筛板和经平台入路用于切除大型肿瘤[46-55]。鼻腔结构是保留还是牺牲掉，要根据肿瘤侵蚀鼻腔的情况而定。对于完全位于颅内的肿瘤，建议进行标准的蝶筛切除，显露重要的解剖标记（颈内动脉、视神经），获得充分的手术空间。此时，不需要切除鼻甲。应用 1:1000 肾上腺素细致收缩黏膜后，下鼻甲应该不会妨碍手术操作。中鼻甲可以向外侧推挤，如果已被肿瘤侵蚀，则直接切除。我们大量的经鼻扩大颅底入路病例术后检查中发现，所有的中鼻甲基本复位，而且很稳固，因为我们没有切除它们与鼻腔外侧壁连接的基板。应该辨识上颌窦开口，并进行开窗，但是一般没有必要行内侧上颌骨切除。Draf Ⅲ 型是最适合前颅底和嗅裂的显露的。明确额窦出口后，即可磨除额窦底壁。后方的骨质切除至第一嗅纤维（或前上鼻动脉），此时额窦开口即可连在一起，完成鼻中隔前部切除。可以继续向后切除鼻中隔直至肿瘤侵蚀的范围。一旦肿瘤周边可达，即可打开颅底，电灼硬膜，然后剪开。严格按照脑膜瘤手术原则进行肿瘤切除[56]。根据肿瘤的质地，可采用 CUSA 等辅助设备帮助减瘤。如果肿瘤侵蚀鼻腔，应该切除鼻甲以显露正常边界。

根据肿瘤的范围和骨质侵犯程度，为了全切

肿瘤，颅底的缺损是必要的。如果需要向外侧扩展，可以进一步切除纸样板，便于到达肿瘤外侧。一定要为分离肿瘤边界提供充分的空间，也是为了掌控任何血管问题，如术中出血。

颅底重建的改进

内镜经鼻入路最常见的手术并发症是术后脑脊液漏[57]。术前就应该制定硬膜缺损的安全修补计划。从额窦前壁到后壁区域的硬膜和（或）骨缺损的修复是非常困难的。带角度的器械可以有助于解决工作角度问题。有时，做好备用的鼻中隔黏膜瓣[58-60]是不够的，可能需要加强的，因为黏膜瓣的长度可能不够覆盖缺损的最前端。

为了显露前颅底，需要做部分鼻中隔切除。Youssef[61]和Rosen[62]介绍了一种鼻中隔移位技术，保持黏膜软骨膜的连接。显露颅底进行肿瘤切除时，将鼻中隔向外侧移位，肿瘤切除后再复位鼻中隔。对于更靠近前颅底前方的肿瘤，这种鼻中隔移位是不可能的，Draf III型是最好的颅底显露方法。如果肿瘤侵蚀了鼻中隔，这种方法也不适合。

关于最合适的移植修补材料没有一致的意见，但是多倾向于自体组织，多使用阔筋膜[63]。其优点是方便足量取材，美容效果好，自体材料可避免免疫排斥反应。直径小于3cm的小缺损，鼻甲黏膜即够用。切除中鼻甲后引起的术后生活质量和鼻腔功能改变是可以接受的[64]。如果保留了泡状鼻甲，可以弥补上述不足，因为中鼻甲外侧部分切除后，可以不影响其功能。有时，可以剥离鼻甲骨鼻中隔侧黏膜，在鼻甲的中线侧形成一个黏膜瓣，这个带血供的黏膜瓣可以翻转覆盖颅底缺损区域。使用可吸收的材料［TachoSil®（Baxter HealthCare, Deerfield, IL, USA）或Oxicel®（Betatech Medical, Istanbul, Turkey）］固定移植材料。

对于大的缺损，最重要的是应用鼻中隔黏膜瓣，该说法最早由Hadad[58, 65]提出，现在又进行了很多改进。可以获取完整的鼻中隔黏膜（包括软骨膜和骨膜），以蝶动脉供血处为蒂。由于整个鼻中隔裸露，2~3个月内鼻功能和生活质量可能会受到影响[66, 67]。而且，如果肿瘤侵蚀了鼻中隔，鼻中隔黏膜瓣就无法制作。这种情况下，则需要更大的阔筋膜瓣，足够覆盖整个骨缺损区域及边缘。

嗅沟脑膜瘤术后必须进行非常细致的鼻腔填塞，避免颅内覆盖的修补材料脱出，需要给予适当的支撑，使之处于正确的位置。关闭蝶窦时，作为修补材料移植补片可直接覆盖缺损达到贴合效果。而嗅沟脑膜瘤切除术后，移植材料作为修补材料放置于硬膜下，需要颅内的压力使其与颅底贴合。如果鼻腔内填塞物在局部张力过大，可能导致硬膜下的移植补片移位，不能与骨质贴合，导致被脑脊液冲开，最终发生脑脊液漏。

腰大池引流 / 荧光染色

我们没有发现明确的证据，也不建议在术前、术中或术后应用腰大池引流。一些医生在术前采用腰大池引流降低颅压，控制闭合伤口时的脑脊液流量，而且在术后留置腰大池引流管几天时间，以促进伤口愈合，保证闭合效果。为了避免严重并发症如过度脑脊液引流和感染，围手术期细致的脑脊液引流管理是非常必要的。我们认为，在内镜经鼻嗅沟脑膜瘤手术中脑脊液荧光染色是没有必要的，因为脑脊液的漏口是很明确的，没有必要对每个颅底重建的病例进行闭水试验。脑脊液漏点很容易辨识，特别是在嗅沟脑膜瘤手术中，因为术区的显露是很清晰的。对于术后发生的脑脊液漏，荧光染色是有助于判断漏口的，尤其是对于小一些的漏口。Psaltis[68]等报道了28项研究，在术中应用鞘内荧光染色帮助寻找脑脊液漏口。荧光计量从10% 0.1mL到5% 0.5mL，常溶于10mL脑脊液或者生理盐水。一般来讲，应该是每千克体重应用5%荧光素钠0.01mL，总量不要超过1mL。只有两个研究报道过并发症：一例是癫痫，另一例是室性期前收缩。

术后管理

所有的患者应当严格限制术手下床活动。任

何增加颅内压的行为，如打喷嚏、咳嗽、用力蹬行为均应尽力避免。建议卧床 3~5 天，如果需要可给予软便药物。患者对术后管理的了解和配合，特别是对于这类手术是否成功康复是很重要的。

患者的选择

对于嗅沟脑膜瘤，内镜经鼻入路是一个很好的选择，由于肿瘤的解剖位置和特性，术中可以早期控制其血供，可以完全切除肿瘤的起源点。应用内镜经鼻入路切除嗅沟脑膜瘤理想的情况是，肿瘤没有向侧方扩展超过眼眶的中线，没有超过眶尖区域。最好不要长入额窦，但是肿瘤长入鼻腔反而更适合此入路。患者选择的重要因素是外侧、前侧硬膜侵袭范围，以及整个肿瘤的可达性。然而，肿瘤的大小不是影响此入路选择的重要因素。特别是对于有明显脑水肿的大型嗅沟脑膜瘤，经鼻入路可减少对脑组织的牵拉，可能具有一定的优势。即使血管被肿瘤包裹，这也不是内镜经鼻入路的禁忌证，这要根据医生的经验和技巧而定。对于任何病例，主刀医生必须熟悉手术相关区域重要的解剖标志和重要的结构。

考虑到临床结果，如果术前即有鼻腔损伤和嗅觉丧失，那么内镜经鼻入路可能是最佳选择。如果患者嗅觉功能正常，病变是单侧的，则术后可能发生嗅觉功能丧失，这可能与肿瘤大小、肿瘤的质地以及医生的经验有关，无论选择任何入路。

由于该手术过程需要打开硬膜，术后还要安全地闭合硬膜，否则术后会发生脑脊液漏，只有一般状况良好的患者才适合内镜经鼻手术。有认知障碍或者依从性差的患者，是内镜经鼻手术的相对禁忌证。对于这些患者，经颅入路（如眉弓入路）可能会更好的选择，可以实现闭水性硬膜关闭，以及骨瓣的确切复位。

手术限制

近几十年，外科医生通过更好的手术器械和颅底重建技术，已经克服了许多内镜经鼻手术的限制，如应用带角度的器械到达并处理肿瘤前方和侧方的边界区域。肿瘤向侧方扩展超过了眶尖或者眼眶的中线，或者有广泛的额窦内侵袭，对于这些情况内镜经鼻入路可能是不够的。

内镜经鼻入路的禁忌证

鼻腔、口咽、或者鼻旁窦内急性炎症是明确的内镜经鼻入路的禁忌证，应当进行抗生素治疗，待全部黏膜恢复正常后才能进行手术。老年患者、儿童、吸毒者均不适合内镜经鼻手术，因为患者理解并依从医生的指示非常重要，否则在术后早期会引起颅内压增高，导致不良后果。术后镇静和插管均不推荐，这可能导致不良后果。

手术结果

一般来讲，必须提到的是对于已发表的一些研究结果很难进行比较，因为均缺乏统一性，特别是病例数量和医生的经验方面，即使最有经验的颅底外科中心报道了过去几十年关于该手术技术的学习曲线。但关于肿瘤切除度、术后脑脊液漏、并发症等方面的手术结果的比较很少，很难下结论。

考虑到肿瘤的切除程度，近年报道的全切率可达 91.7%，多数有经验的手术医生把这个结果分为早期和后期两个阶段探讨[40, 69]。

从功能方面讲，术后嗅觉丧失对于术前有嗅觉功能的患者是严重并发症。如果肿瘤长入筛板，完全切除黏膜、骨质及硬膜对于全切肿瘤是很有必要的，手术不可避免要损伤嗅觉。因此，如果肿瘤单侧生长，术前嗅觉功能良好，眶上入路可能会减少术后嗅觉损伤。大量的内镜经鼻手术的研究没有关注术后嗅觉的损伤，而是在内镜经鼻垂体瘤手术中探讨的比较多。对于嗅沟脑膜瘤，与垂体瘤的手术区域完全不同，术中嗅纤维肯定要被损伤。目前没有研究探讨内镜经鼻手术后患者鼻腔呼吸功能。Gellner 等 [70] 没有发现垂体瘤手术后明显的鼻腔呼吸功能的破坏。这项研究的缺点是其仅仅探讨了标准的内镜经鼻垂体瘤手术，而且病例数不多，采用的是 VAS 评分，没有客观评价指标。由于嗅沟脑膜瘤的手术入路不同于经蝶窦入路，研究分析的术后鼻腔的通畅度是在特定入路可能发生的情况。关于黏膜功能，目前唯一的、Alobid [71] 报道的，扩大经鼻颅底入路手术可导致黏膜对糖的转运时间减少。

如上所述，大的硬膜缺损术后发生脑脊液漏的概率相对增高。文献报道表明，这种状况已得到明显改善，自从应用了黏膜骨膜瓣以来，脑脊液漏发生率降至 5% 以下 [40, 69]。

要点
内镜经鼻入路切除嗅沟脑膜瘤只适合于有经验的内镜颅底外科医生，必须配备必要的手术仪器和设备
内镜经鼻手术是中线入路，直视嗅沟脑膜瘤，可以早期进行肿瘤去血管操作，完成目标肿瘤切除
综合考虑肿瘤的生长方式、解剖学关系、患者功能需求等因素，仔细选择病例，是成功完成内镜经鼻嗅沟脑膜瘤切除术的关键
应当术前计划好硬膜关闭方法，术中根据硬膜缺损大小采用不同方法
由于前颅底的缺损是平的，修补材料可以很好地平铺放置，不像鞍结节脑膜瘤术后那样，缺损区域凹凸不平，修补材料很难完好覆盖

图 16.1 所示病例的评述

病例

54 岁老年女性患者，最初表现为 6 个月的嗅觉功能障碍。临床检查发现嗅觉丧失，没有其他的神经功能缺失（图 16.1）。

讨论

如果肿瘤主要位于中线区域（没有侵袭额窦），侧方扩展得不多，没有包裹血管或者可见的脑水肿，再者患者术前即丧失了嗅觉，这种情况应当首选内镜经鼻入路。

由于鼻腔比较狭窄，在最大限度向侧方移位

中鼻甲后，首先应当进行筛窦和蝶窦切除术。两侧鼻腔均需进行通道准备，做一侧鼻中隔黏膜瓣，放置鼻咽部备用。术中尽量移位鼻中隔，如果不能满足需求，可以做鼻中隔后上部分切除，进而显露鞍底直至蝶骨平台。骨质尤其是骨缘，应该用磨钻进行磨平，以利于后面放置筋膜和黏膜瓣。应当以全切肿瘤（Simpson Grade Ⅰ 级）为目标，包括侵袭的硬膜，运用显微外科技术达到外科切除标准。

必须进行细致的颅底重建，下方应用筋膜，然后覆盖黏膜瓣，或者运用其他方法。

16.5 编者述评

16.1 节提供的病例（图 16.1）展示了一个非常典型的嗅觉已经丧失的嗅沟脑膜瘤老年患者。对于这类患者有几种手术入路选择，包括传统的经颅入路（无或有颅底扩展）、锁孔手术（经眶上或迷你翼点入路）以及扩大的经鼻入路。每种入路有各自的优缺点，其中许多提到的优点还没有循证医学证据。外科手术的目的是最大限度切除肿瘤，以防止复发，尽可能减少并发症。为了达到这些目的，应当依据患者个体的各种因素制定手术方案，包括患者的临床表现、各自的解剖特点、肿瘤的特点等。对于这个患者，嗅觉已经丧失，手术的目的不包括保留嗅神经，这样双侧经额开颅入路和扩大经鼻入路均可选择。同样，考虑到患者的年龄，可能更适合经颅入路。根据我们自己的经验，老年患者不适合传统经颅入路，需要减少对额叶的操作，相对更适合扩大经鼻入路。需要考虑的重要的解剖学因素包括，肿瘤向外侧和前方的扩展范围。本例患者肿瘤没有明显超过眼眶的中线，如果超过则是经鼻入路的禁忌证，但是肿瘤确实向前方明显扩展，已达到额窦后壁。对于长到这个区域的肿瘤，扩大经鼻入路处理起来比较困难，首先肿瘤很难全切，再者此处的骨质和硬膜缺损，在颅底重建时有很多困难，带蒂黏膜瓣很难完好覆盖此区域。另外，要考虑额窦的大小和其向外侧扩展的区域。本例患者额窦较小，采用眶上入路基本不会开放额窦，这样可减少脑脊液漏、感染、黏膜黏液囊肿的发生。肿瘤性质因素包括肿瘤在前颅底的骨质增生、鼻腔内生长、肿瘤内明显的钙化，明显的额叶水肿，以及肿瘤是否包裹血管。矢状位 MRI 显示肿瘤没有包括大脑前动脉，也没有向下长入筛窦及蝶窦。肿瘤没有明显的钙化，周围的脑水肿也比较轻微。

基于该患者的临床表现和影像学特点，可以选择几个入路进行肿瘤的切除。扩大经鼻入路最大的优势是避免对脑组织的骚扰，减少对额叶的可能发生的损伤。嗅沟脑膜瘤手术后最严重的并发症是术后发生恶性脑水肿，是与额叶和（或）静脉损伤相关的。即使是轻柔的额叶操作也可能导致严重的认知障碍。经鼻入路和经颅入路关于认知功能的影响还没有很好的研究。Almeida 等运用 MRI FLAIR 序列对两种入路额叶水肿情况进行比较研究发现，如果肿瘤大小选择合适，经鼻入路引发脑水肿相对轻一些[72]。但是，这项研究也显示，与传统经颅入路比较，肿瘤的全切程度和并发症发生率（包括脑脊液漏），经鼻入路似乎要高一些，尽管这些数据还没有达到统计学意义。Komotar 等进行数据分析发现，内镜经鼻入路和传统经颅入路比较，得到的相似结论是，内镜经鼻入路肿瘤切除度和并发症发生率相对高一些[73]。

嗅沟脑膜瘤传统经颅入路包括双侧经额入路（有或无截眶）、纵裂间入路、单侧外侧入路（额外侧或翼点）。双侧经额入路常适合大型嗅沟脑膜瘤，可以从两侧额底处理肿瘤，可广泛显露前颅底，从而控制肿瘤血供。但是，这个入路可能导致双侧额叶损伤，对于术前嗅觉良好的患者，也有可能损伤双侧嗅神经。另外，矢状窦前部结扎后，虽然概率很低，但是还存在静脉栓塞的风险，可能会导致术后恶性脑水肿。为了获得更低的手术视角，避免对额叶的骚扰，额窦颅腔化以及另外的眼眶截骨是必要的。这样更低的手术通道可以更好地显露肿瘤，但是必须用带蒂的骨膜瓣进

行完好地修复，以防止感染和黏液囊肿的发生。过去的几十年，逐步从双侧经额入路向单侧经额入路发展，取得了很大进步，即使针对很大的嗅沟脑膜瘤。单侧入路可以很快、很容易到达肿瘤，避免了对额窦的骚扰及重建问题。这些入路的缺点是，对于侵袭鼻旁窦的肿瘤很难做到全切。眶上锁孔入路和小的翼点入路是单侧入路发展进步的典型代表。眶上入路可以通过经眉弓或者眼睑切口进行。对于大型肿瘤向上方扩展，可以加用眼眶截骨。当然，对于多数肿瘤向上扩展不多的病例，如果紧贴眶顶骨瓣很理想，眶顶骨性隆起磨除也比较容易，可以无须眼眶截骨。锁孔手术最不容易到达的区域是肿瘤在中线凹陷区域的起源部分，可以在冠状位 MRI 和 CT 上显示。沿眶顶方向的外科视野，以及小骨窗下工作通道的限制，使得直视下全切肿瘤很困难。但是，这个区域相对比较安全，没有重要血管及神经结构，运用带角度内镜和器械可以相对安全地切除这个区域的肿瘤。单侧入路也有机会至少保留一侧嗅神经，这对于术前有嗅觉的患者非常重要，因为没有嗅觉，明显影响生活质量。重要的是，锁孔手术较少软组织损伤，可以提高美容效果，康复更快，这些优点目前尚未被大量文献证实，还需要进一步探讨。

参考文献

[1] Chan RC, Thompson GB. Morbidity, mortality, and quality of life following surgery for intracranial meningiomas. A retrospective study in 257 cases. J Neurosurg. 1984;60(1):52–60.

[2] Solero CL, Giombini S, Morello G. Suprasellar and olfactory meningiomas. Report on a series of 153 personal cases. Acta Neurochir. 1983;67(3–4):181–194.

[3] Cushing H, Eisenhardt L. Meningiomas: their classification, regional behavior, life history, and surgical end results. Springfield: Charles C. Thomas; 1938. p. 250–282.

[4] Zygourakis CC, Sughrue ME, Benet A, Parsa AT, Berger MS, McDermott MW. Management of planum/olfactory meningiomas: predicting symptoms and postoperative complications. World Neurosurg. 2014;82(6):1216–1223.

[5] McDermott MW, Rootman J, Durity FA. Subperiosteal, subperiorbital dissection and division of the anterior and posterior ethmoid arteries for meningiomas of the cribriform plate and planum sphenoidale: technical note. Neurosurgery. 1995;36(6):1215–1218; discussion 8–9.

[6] Feiz-Erfan I, Spetzler RF, Horn EM, Porter RW, Beals SP, Lettieri SC, et al. Proposed classification for the transbasal

approach and its modifications. Skull Base: Off J N Am Skull Base Soc [et al.]. 2008;18(1):29–47.

[7] Chi JH, Parsa AT, Berger MS, Kunwar S, McDermott MW. Extended bifrontal craniotomy for midline anterior fossa meningiomas: minimization of retraction-related edema and surgical outcomes. Neurosurgery. 2006;59(4 Suppl 2):ONS426–ONS433; discussion ONS33–ONS34.

[8] Mayfrank L, Gilsbach JM. Interhemispheric approach for microsurgical removal of olfactory groove meningiomas. Br J Neurosurg. 1996;10(6):541–545.

[9] Jang WY, Jung S, Jung TY, Moon KS, Kim IY. Preservation of olfaction in surgery of olfactory groove meningiomas. Clin Neurol Neurosurg. 2013;115(8):1288–1292.

[10] Zabramski JM, Kiris T, Sankhla SK, Cabiol J, Spetzler RF. Orbitozygomatic craniotomy. Technical note. J Neurosurg. 1998;89(2):336–341.

[11] Seckin H, Avci E, Uluc K, Niemann D, Baskaya MK. The work horse of skull base surgery: orbitozygomatic approach. Technique, modifications, and applications. Neurosurg Focus. 2008;25(6):E4.

[12] Bitter AD, Stavrinou LC, Ntoulias G, Petridis AK, Dukagjin M, Scholz M, et al. The role of the pterional approach in the surgical treatment of olfactory groove meningiomas: a 20-year experience. J Neurol Surg B Skull Base. 2013;74(2):97–102.

[13] Chen WC, Magill ST, Englot DJ, Baal JD, Wagle S, Rick JW, et al. Factors associated with pre- and postoperative seizures in 1033 patients undergoing supratentorial meningioma resection. Neurosurgery. 2017. [Epub ahead of print].

[14] Bakay L, Cares HL. Olfactory meningiomas. Report on a series of twenty-five cases. Acta Neurochir. 1972;26(1):1–12.

[15] Pallini R, Fernandez E, Lauretti L, Doglietto F, D'Alessandris QG, Montano N, et al. Olfactory groove meningioma: report of 99 cases surgically treated at the Catholic University School of Medicine, Rome. World Neurosurg. 2015;83(2):219–231 e1–e3.

[16] Hentschel SJ, DeMonte F. Olfactory groove meningiomas. Neurosurg Focus. 2003;14(6):e4.

[17] Aguiar PH, Tahara A, Almeida AN, Simm R, Silva AN, Maldaun MV, et al. Olfactory groove meningiomas: approaches and complications. J Clin Neurosci Off J Neurosurg Soc Aust. 2009;16(9):1168–1173.

[18] Nakamura M, Struck M, Roser F, Vorkapic P, Samii M. Olfactory groove meningiomas: clinical outcome and recurrence rates after tumor removal through the frontolateral and bifrontal approach. Neurosurgery. 2007;60(5):844–852; discussion -52.

[19] Nanda A, Maiti TK, Bir SC, Konar SK, Guthikonda B. Olfactory groove meningiomas: comparison of extent of frontal lobe changes after lateral and bifrontal approaches. World Neurosurg. 2016;94:211–221.

[20] Tomasello F, Angileri FF, Grasso G, Granata F, De Ponte FS, Alafaci C. Giant olfactory groove meningiomas: extent of frontal lobes damage and long-term outcome after the pterional approach. World Neurosurg. 2011;76(3–4):311–317; discussion 255–258.

[21] Obeid F, Al-Mefty O. Recurrence of olfactory groove meningiomas. Neurosurgery. 2003;53(3):534–542; discussion 42–43.

[22] Spektor S, Valarezo J, Fliss DM, Gil Z, Cohen J, Goldman J, et al. Olfactory groove meningiomas from neurosurgical and ear, nose, and throat perspectives: approaches, techniques, and outcomes. Neurosurgery. 2005;57(4 Suppl):268–280; discussion -80.

[23] Fries G, Perneczky A. Endoscope-assisted brain surgery: part 2 – analysis of 380 procedures. Neurosurgery. 1998;42(2):226–231; discussion 231–232.

[24] Perneczky A, Fries G. Endoscope-assisted brain surgery: part 1 – evolution, basic concept, and current technique. Neurosurgery, 1998;42(2):219–224; discussion 224–225.

[25] Reisch R, Perneczky A. Ten-year experience with the supraorbital subfrontal approach through an eyebrow skin incision. Neurosurgery. 2005;57(4 Suppl):242–55; discussion 242–255.

[26] Schroeder HW, Oertel J, Gaab MR. Endoscope-assisted microsurgical resection of epidermoid tumors of the cerebellopontine angle. J Neurosurg. 2004;101(2):227–232.

[27] Schwartz TH. An eyebrow for an eyebrow and a nose for a nose. World Neurosurg. 2014;82(1–2):e97–e99.

[28] Wilson DA, et al. The supraorbital endoscopic approach for tumors. World Neurosurg. 2014;82(6 Suppl):S72–S80.

[29] Koppe M, et al. Superior eyelid crease approach for transobital neuroendoscopic surgery of the anterior cranial fossa. J Craniofac Surg. 2013;24(5):1616–1621.

[30] Raza SM, et al. The supraorbital craniotomy for access to the skull base and intraaxial lesions: a technique in evolution. Minim Invasive Neurosurg. 2010;53(1):1–8.

[31] Igressa A, et al. Endoscope-assisted keyhole surgery via an eyebrow incision for removal of large meningiomas of the anterior and middle cranial fossa. Clin Neurol Neurosurg. 2015;129:27–33.

[32] Jho HD. Orbital roof craniotomy via an eyebrow incision: a simplified anterior skull base approach. Minim Invasive Neurosurg. 1997;40(3):91–97.

[33] Bassiouni H, Asgari S, Stolke D. Olfactory groove meningiomas: functional outcome in a series treated microsurgically. Acta Neurochir (Wien). 2007;149(2):109–121; discussion 121.

[34] Telera S, et al. Supraorbital keyhole approach for removal of midline anterior cranial fossa meningiomas: a series of 20 consecutive cases. Neurosurg Rev. 2012;35(1):67–83; discussion 83.

[35] Romani R, et al. Lateral supraorbital approach applied to olfactory groove meningiomas: experience with 66 consecutive patients. Neurosurgery. 2009;65(1):39–52; discussion 52–53.

[36] Banu MA, et al. Endoscope-assisted endonasal versus supraorbital keyhole resection of olfactory groove meningiomas: comparison and combination of 2 minimally invasive approaches. J Neurosurg. 2016;124(3):605–620.

[37] Schroeder HW, Hickmann AK, Baldauf J. Endoscope-assisted microsurgical resection of skull base meningiomas. Neurosurg Rev. 2011;34(4):441–455.

[38] Kabil MS, Shahinian HK. Application of the supraorbital endoscopic approach to tumors of the anterior cranial base. J Craniofac Surg. 2005;16(6):1070–1074; discussion 1075.

[39] Schroeder HW. Indications and limitations of the endoscopic endonasal approach for anterior cranial base meningiomas. World Neurosurg. 2014;82(6 Suppl):S81–S85.

[40] Schwartz TH. Editorial: should endoscopic endonasal surgery be used in the treatment of olfactory groove meningiomas? Neurosurg Focus. 2014;37:E9–E15.

[41] Komotar RJ, Starke RM, Raper DMS, Anand VK, Schwartz TH. Endoscopic endonasal versus open transcranial resection of anterior midline skull base meningiomas. WNEU. 2012;77:713–724.

[42] Banu MA, Mehta A, Ottenhausen M, Fraser JF, Patel KS, Szentirmai O, et al. Endoscope-assisted endonasal versus supraorbital keyhole resection of olfactory groove meningiomas: comparison and combination of 2 minimally invasive approaches. J Neurosurg. 2016;124:605–620.

[43] Marco A, Mascarella MD, Marc A, Tewfik MMF, Majed Aldosari MM, Denis Sirhan MF, Anthony Zeitouni MMF, Salvatore Di Maio MF. A simple scoring system to predict the resectability of skull base meningiomas via an endoscopic endonasal approach. WNEU 2016;91:582–591.

[44] Simpson D. The recurrence of intracranial meningiomas after surgical treatment. J Neurol Neurosurg Psychiatry. 1957;20:22–39.

[45] Gousias K, Schramm J, Simon M. The Simpson grading revisited: aggressive surgery and its place in modern meningioma management. J Neurosurg. 2016;125:551–560.

[46] Cappabianca P, Cavallo LM, Esposito F, de Divitiis O, Messina A, de Divitiis E. Extended endoscopic endonasal approach to the midline skull base: the evolving role of transsphenoidal surgery. Adv Tech Stand Neurosurg. 2008;33:151–199.

[47] de Divitiis E, Cavallo LM, Cappabianca P, Esposito F. Extended endoscopic endonasal transsphenoidal approach for the removal of suprasellar tumors. Neurosurgery. 2007;60(46):59–114.

[48] Cavallo LM, de Divitiis O, Aydin S, Messina A, Esposito F, Iaconetta G, et al. Extended endoscopic endonasal

transsphenoidal approach to the suprasellar area: anatomic considerations – part 1. Neurosurgery. 2008;62:1202–1212.

[49] Ceylan S, Koc K, Anik I. Extended endoscopic approaches for midline skull-base lesions. Neurosurg Rev. 2009;32:309–319.

[50] Kassam A, Snyderman CH, Mintz A, Gardner P, Carrau RL. Expanded endonasal approach: the rostrocaudal axis. Part I. Crista galli to the sella turcica. Neurosurg Focus. 2005;19:E3.

[51] Dehdashti AR, Karabatsou K, Ganna A, Witterick I, Gentili F. Expanded endoscopic endonasal approach for treatment of clival chordomas: early results in 12 patients. Neurosurgery. 2008;63:299–307. Discussion 307–309.

[52] Dehdashti AR, Ganna A, Witterick I, Gentili F. Expanded endoscopic endonasal approach for anterior cranial base and suprasellar lesions. Neurosurgery. 2009;64:677–689.

[53] Gardner PA, Kassam AB, Thomas A, Snyderman CH, Carrau RL, Mintz AH, et al. Endoscopic endonasal resection of anterior cranial base meningiomas. Neurosurgery. 2008;63:36–54.

[54] Kshettry VR, Elshazly K, Evans JJ. Endoscopic transnasal surgery for planum and tuberculum sella meningiomas: decision-making, technique and outcomes. CNS Oncol. 2016;5:211–222.

[55] Liu JK, Hattar E, Eloy JA. Endoscopic endonasal approach for olfactory groove meningiomas. Neurosurg Clin NA. 2015;26:377–388.

[56] Liu JK, Christiano LD, Patel SK, Tubbs RS, Eloy JA. Surgical nuances for removal of olfactory groove meningiomas using the endoscopic endonasal transcribriform approach. Neurosurg Focus. 2011;30:E3.

[57] Koutourousiou M, Fernandez-Miranda JC, Wang EW, Snyderman CH, Gardner PA. Endoscopic endonasal surgery for olfactory groove meningiomas: outcomes and limitations in 50 patients. Neurosurg Focus. 2014;37:E8–E2.

[58] Hadad G, Bassagasteguy L, Carrau RL, Mataza JC, Kassam A, Snyderman CH, et al. A novel reconstructive technique after endoscopic expanded endonasal approaches: vascular pedicle nasoseptal flap. Laryngoscope. 2006;116:1882–1886.

[59] Kassam AB, Thomas A, Carrau RL, Snyderman CH, Vescan A, Prevedello D, et al. Endoscopic reconstruction of the cranial base using a pedicled nasoseptal flap. Neurosurgery. 2008;63:ONS44–52. Discussion ONS52–ONS53.

[60] Zanation AM, Carrau RL, Snyderman CH, Germanwala AV, Gardner PA, Prevedello DM, et al. Nasoseptal flap reconstruction of high flow intraoperative cerebral spinal fluid leaks during endoscopic skull base surgery. Am J Rhinol Allergy. 2009;23:518–521.

[61] Youssef AS, Sampath R, Freeman JL, Mattingly JK, Ramakrishnan VR. Unilateral endonasal transcribriform approach with septal transposition for olfactory groove meningioma: can olfaction be preserved? Acta Neurochirurgica 2016;158(10):1965–1972.

[62] Rosen MR, Rabinowitz MR, Farrell CJ, Schaberg MR, Evans JJ. Septal transposition: a novel technique for preservation of the nasal septum during endoscopic endonasal resection of olfactory groove meningiomas. Neurosurg Focus. 2014;37:E6.

[63] Lund VJ, Stammberger H, Nicolai P, Castelnuovo P, Beal T, Beham A, et al. European position paper on endoscopic management of tumors of the nose, paranasal sinuses and skull base. Rhinology Suppl. 2010;22:1–143.

[64] Fishpool SJC, Amato-Watkins A, Hayhurst C. Free middle turbinate mucosal graft reconstruction after primary endoscopic endonasal pituitary surgery. Eur Arch Otorhinolaryngol. 2017;274(2):837–844.

[65] Battaglia P, Turri-Zanoni M, De Bernardi F, Dehgani Mobaraki P, Karligkiotis A, Leone F, et al. Septal flip flap for anterior skull base reconstruction after endoscopic resection of sinonasal cancers: preliminary outcomes. Acta Otorhinolaryngol Ital. 2016;36:194–198.

[66] Georgalas C, Badloe R, van Furth W, Reinartz S, Fokkens WJ. Quality of life in extended endonasal approaches for skull base tumors. Rhinology. 2012;50:255–261.

[67] Alobid I, Ensenat J, Marino-Sanchez F, de Notaris M, Centellas S, Mullol J, et al. Impairment of olfaction and mucociliary clearance after expanded endonasal approach using vascularized septal flap reconstruction for skull base tumors. Neurosurgery. 2013;72:540–546.

[68] Psaltis AJ, Schlosser RJ, Banks CA, Yawn J, Soler ZM. A systematic review of the endoscopic repair of cerebrospinal fluid leaks. Otolaryngol Head Neck Surg. 2012;147:196–203.

[69] Khan OH, Anand VK, Schwartz TH. Endoscopic endonasal resection of skull base meningiomas: the significance of a "cortical cuff" and brain edema compared with careful case selection and surgical experience in predicting morbidity and extent of resection. Neurosurg Focus. 2014;37:E7.

[70] Gellner V, Koele W, Wolf A, Gerstenberger C, Mokry M, Stammberger H, et al. A piezoelectric device for bone work in endoscopic anterior skull base surgery – a feasibility study in 15 patients. Clin Otolaryngol. 2017 Aug;42(4):927–931.

[71] Alobid I, Ensenat J, Marino-Sanchez F, Rioja E, de Notaris M, Mullol J, et al. Expanded endonasal approach using vascularized septal flap reconstruction for skull base tumors has a negative impact on sinonasal symptoms and quality of life. Am J Rhinol Allergy. 2013;27:426–431.

[72] de Almeida JR, Carvalho F, Vaz Guimaraes Filho F, Kiehl T-R, Koutourousiou M, Su S, et al. Comparison of endoscopic endonasal and bifrontal craniotomy approaches for olfactory groove meningiomas: a matched pair analysis of outcomes and frontal lobe changes on MRI. J Clin Neurosci Off J Neurosurg Soc Australas. 2015 Nov;22(11):1733–1741.

[73] Komotar RJ, Starke RM, Raper DMS, Anand VK, Schwartz TH. Endoscopic endonasal versus open transcranial resection of anterior midline skull base meningiomas. World Neurosurg. 2012 Jun;77(5–6):713–724.

第十七章 蝶骨平台 / 鞍结节脑膜瘤

Laligam N. Sekhar, Costas G. Hadjipanayis, Pablo F. Recinos

侯立军 曲笑霖 / 译

缩写

ACA. 大脑前动脉

CSF. 脑脊液

CT. 计算机断层扫描

EOR. 切除范围

ICA. 颈内动脉

MRI. 磁共振成像

PS. 蝶骨平台

TS. 鞍结节

17.1 引言

　　脑膜瘤是一种常见的轴外脑肿瘤，起源于蛛网膜帽状细胞。鞍上脑膜瘤约占所有脑膜瘤的10%。鞍上最常见的两个位置是鞍结节和蝶骨平台，它们可以延伸到鞍隔。这些肿瘤可以生长，使视神经、视交叉和垂体漏斗发生移位。它们也可以部分或完全包裹颈内动脉。侵入视神经管非常频繁，这可能使得完全切除这些肿瘤复杂化。

　　表现出视觉不适的患者通常需要手术干预以使视觉器官减压。目前，各种外科手术方法已有多种报道，范围从双额叶或单侧开颅术到最近的锁孔眶上开颅术和鼻内镜技术。每种方法的指征存在差异。早期的视神经管减压对于改善视力结果很重要，并且通常是实现肿瘤全切除的必要条件。在本章中，我们将讨论传统的"开放式"方法以及微创手术方法（图17.1）。

17.2 手术入路

Anoop P. Patel, Rakshith Shetty, Laligam N. Sekhar

前言

　　1916年，Harvey Cushing首次采用开放式手术切除该区域的脑膜瘤。他和Eisenhardt随后在分类方案中创造了鞍上脑膜瘤这个术语[2]。"鞍上脑膜瘤"约占所有脑膜瘤的5%~10%[1]，是一大类病变，包括嗅沟脑膜瘤、蝶骨平台脑膜瘤、鞍结节脑膜瘤、前床突脑膜瘤、鞍隔脑膜瘤、视孔脑膜瘤、蝶内翼脑膜瘤、鞍内脑膜瘤、海绵窦瘤、岩尖脑膜瘤和上斜坡脑膜瘤。从那时起，术语鞍上脑膜瘤已被显著细化，并根据其典型表现和解剖起源分为病变亚类。具有相似特征的病变通常被归为一类。下面简要讨论相关区域的术语及解剖学定义。

解剖学注意事项和术语

　　嗅沟（OG）脑膜瘤：嗅球和嗅束位于筛板形成的嗅沟内。该区域的脑膜瘤起源于额椎体缝，可以累及从前鸡冠到后蝶板的任何区域。这些病

图 17.1 （A~D）病例示例：蝶骨平面 / 鞍结节脑膜瘤。一名 52 岁的女士因左眼模糊数月就诊。检查：OS，20/30（矫正），相对 APD，3/11 色板；Humphrey VF，颞上弓状野切断术；OD，正常。其余神经系统检查正常

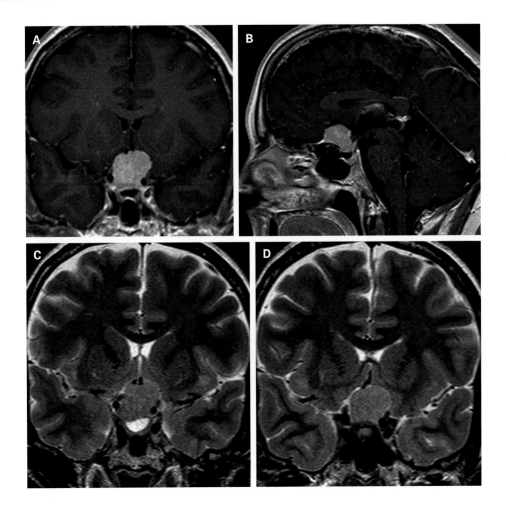

变被认为与 PS/TS 病变不同[1]，此处不予考虑。

蝶骨平台（PS）脑膜瘤：蝶骨的解剖区域是由蝶骨的平面确定的，蝶骨的平面位于蝶窦的上方，蝶鞍的前方。骨板连接蝶骨的较小侧翼，并在后方被开槽的交叉沟的前边缘所限制，该沟从侧面通向视神经管。由于它们在解剖学上的接近性，有时 PS 脑膜瘤会与嗅沟脑膜瘤[3]或鞍结节脑膜瘤[4]并存。由于其存在共同表现，我们将其与鞍结节脑膜瘤组一起考虑。

鞍结节（TS）脑膜瘤：鞍结节的解剖学定义是蝶鞍背前方、交叉沟后方的中线隆起。该术语被广泛用于描述起源于 TS、交叉沟、蝶缘和鞍隔的肿瘤。Kinjo 和 Al-Mefty[5]将鞍上和鞍内横膈膜脑膜瘤与 TS 脑膜瘤区分开来，并提出了一个不同

的解剖学分类。

前床突（AC）脑膜瘤：前床突是构成小蝶骨翼最内侧的骨后突。它为小脑幕游离缘的附着提供了一个骨质表面，位于视神经管侧面和鞍结节侧面。AC 引起的脑膜瘤通常与内侧或内侧蝶骨翼脑膜瘤一起考虑[6]，此处不作讨论。

鞍隔（DS）脑膜瘤：形成蝶鞍顶的环状硬脑膜皱襞指的是鞍隔。该结构在鞍前与 TS 相连，后与鞍背相连，外侧与海绵窦的硬膜皱襞相连。除 Kinjo 和 Al-Mefty[5]外，DS 引起的脑膜瘤仍被认为与 TS/PS 脑膜瘤相同。下面我们将重点讨论 PS 和 TS 脑膜瘤。由于它们在临床和手术上的巨大相似性，DS 脑膜瘤将作为 PS 和 TS 脑膜瘤的一部分进行讨论。

分类与患者选择

在这个区域的病变可以很容易地使用开放或内镜鼻内技术进行手术。选择合适的手术入路是确保手术安全和成功的最重要因素之一，可以最大限度地减少切除和患者发病率。外科医生对一种入路的熟练度也是一个重要的考虑因素，因为缺乏内镜或开放式入路的经验会导致不理想的结果。在决定开放与内镜方式的解剖学因素方面，Mortazavi 等[4] 提出了一种基于评分的分类系统，以预测围手术期的发病率和评估病例的相对复杂性。该方案根据术前成像和术前治疗情况，为 6 个参数指定相关点。这些参数包括肿瘤最大直径（大小）、视神经管侵犯、血管侵犯（ICA、ACA）、脑侵犯、既往手术史和既往放疗史（表 17.1）。因此，肿瘤的评分范围为 0~11 分，然后进一步细分为与病例复杂性相关的类别：Ⅰ 类，0~3 分；Ⅱ 类，4~7 分；Ⅲ 类，8~11 分（表 17.2）。这些类别的图示见图 17.2~ 图 17.4。

该分类系统的目的是使用客观参数对肿瘤进行系统分类，以便比较不同的临床系列，指导经颅与内镜方法的选择，并预测发病率和预后。笔者普遍认为 Ⅰ 类肿瘤采用内镜方法较为有利，而 Ⅲ 类肿瘤应采用开放手术的方式进行操作。Ⅱ 类肿瘤为中等难度，应根据外科医生的偏好和相对舒适度逐案考虑。尽管这项研究需要独立验证，但它为外科医生在制定该区域脑膜瘤的治疗策略

表 17.1 蝶骨平台 / 鞍结节脑膜瘤的 Sekhar–Mortazavi 分类系统

参数	分数 / 分			
	0	1	2	4
最大直径（大小）	< 2cm	2~4cm	> 4cm	—
视神经管侵犯[a]	< 5mm	> 5mm	完全	—
血管侵犯（ICA、ACA）	无	< 180°	> 180°	超过 4 种组合的最高分数
MRI 显示脑侵犯	无或轻微	FLAIR 明显信号	—	—
既往手术史	无	有	—	—
既往放疗史	无	有	—	—

a：代表任何视神经管被侵犯的任何组合最多得 2 分

表 17.2 Sekhar–Mortazavi 分类系统

分数 / 分	分类
0~3	Ⅰ
4~7	Ⅱ
8~11	Ⅲ

时提供了系统的框架。

外科手术方法

手术入路的选择

该区域脑膜瘤的两种标准开放手术入路是额颞骨或翼点开颅加眶骨切除术（FTOO）治疗中小型肿瘤和双额骨开颅加鼻眶骨切除术（BFNO）治

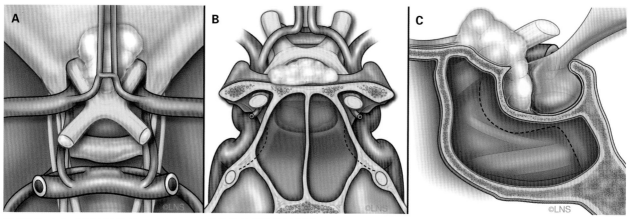

图 17.2 （A~C）基于 Sekhar–Mortazavi 分类的 Ⅰ 类肿瘤示意图

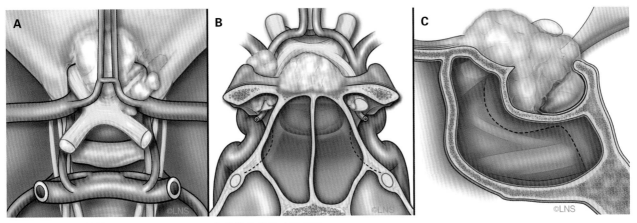

图 17.3 （A~C）基于 Sekhar-Mortazavi 分类的 II 类肿瘤示意图

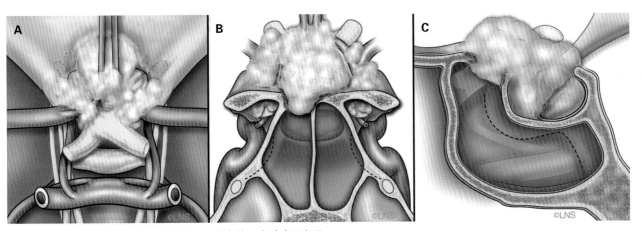

图 17.4 （A~C）基于 Sekhar-Mortazavi 分类的 III 类肿瘤示意图

疗中大型肿瘤。

在眶切开术被推广之前，这些手术通常会通过简单的翼点开颅术进行。我们的经验是，翼点开颅往往需要配合腰椎引流或脑室造口术，以获得足够的手术通道，并需要更多的额叶回缩。因此，我们更倾向于进行眶部截骨术和额颞部开颅术，以扩大手术通道，减少回缩的需要。

FTOO 方法的优点包括早期可见视觉器官和大脑前动脉（ACA），允许更安全的解剖肿瘤的后部和较少的额叶缩回，并且在许多情况下有机会避开额窦。然而，该方法除了狭窄的手术空间外，对肿瘤的对侧视野非常有限。因此，单侧或中线小（0~2cm）和中等大小（2~4cm）的肿瘤更适合此种手术方式。

BFNO 工作空间宽，可直接进入颅底进行肿瘤断流切除，颅周皮瓣更容易修复颅底。这种方法也适用于涉及双视神经管的肿瘤，因为它允许双侧视神经管钻孔。然而，该入路的主要缺点是视神经和 ACA 显示较晚，额窦开放。此外，对嗅觉神经的损害更为常见。同样，虽然该方法无须鼻眶截骨术即可完成，但我们发现鼻眶棒的移除降低了回缩和脑脊液引流的需要。对于大（4~6cm）和巨大（＞6cm）的脑膜瘤，双侧脑膜管和视神经管被包围，建议采用 BFNO 入路。与嗅沟脑膜瘤不同，这种大小的 PS/TS 脑膜瘤非常罕见，因为靠近视神经通常会导致视力障碍和患者更早就诊。

围手术期注意事项

使用平衡麻醉技术对患者进行插管并在全身麻醉下维持。可以给予常规围手术期抗生素，并且通常给予标准的术前类固醇。如果有任何术前垂体功能障碍或肾上腺机能减退的证据，应给予应激剂量的类固醇，以防止术中或术后低血压。术前和术后 1~6 周给患者服用抗惊厥药，因为额叶的操作可能会导致癫痫发作。脑放松通常通过静脉注射甘露醇和轻度过度通气来完成。对于年轻患者或额叶水肿，可以考虑腰椎引流术或脑室造口术。这不是我们的常规做法，因为颅底入路、静脉注射甘露醇和脑脊液池大开口的组合通常提供足够的手术空间切除病变，而无须大量回缩。在整个手术过程中，都会持续监测运动诱发电位（MEP）和体感诱发电位（SSEP）。如果需要的话，还对脑电图进行监护以抑制猝发癫痫。

对于 PS/TS 脑膜瘤的术前栓塞，血管造影并非常规操作。这些病变的血管供应主要来自筛窦后动脉、眼动脉、垂体上动脉和 A1/A2 动脉的小穿支。这些肿瘤的供应血管通常很难或不可能选择性地进入[7]，它们的阻塞也可能造成视觉障碍的风险[8]。然而，在颈动脉（CA）或 ACA 被肿瘤严重包裹的情况下，术前血管造影可能有助于确定血管是否受到侵犯或闭塞，尽管这在 PS/TS 脑膜瘤中很少见。

蝶骨平台 / 鞍结节脑膜瘤手术技巧：额颞部开颅眶部截骨术

在所有考虑因素相同的情况下，我们通常选择右侧入路来避免左侧额叶损伤。然而，影响入路一侧的因素包括血管包裹和（或）视神经管受累，这有利于同侧入路。进行额颞开颅术（图 17.5），然后在右侧进行全眶截骨术（图 17.6A）。或者，可以对较小的肿瘤或大脑不太饱满的老年患者进行后外侧眼眶切开术（图 17.6B）。右侧的视神经管和眶上裂在硬脑膜外展开（图 17.7），借助粗金刚石钻和大量冲洗以确保对神经结构没有热传导。这也可以通过使用 SONOPET 骨刮匙来完成（Stryker，Kalamazoo，MI）[9]。

视神经管减压术是该手术入路的重要辅助手段。在任何患者术前有视力障碍或视神经管明显

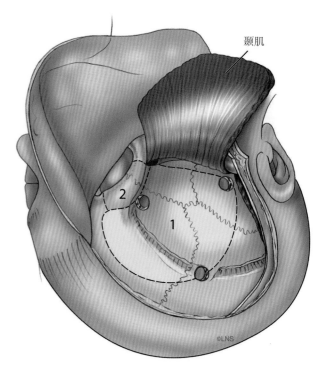

图 17.5 额颞开颅术：技术方面。注意到钻孔的位置和额骨瓣的延伸局限于切口的内侧

受累的情况下，我们通常进行完全的硬膜外视神经管减压术和前床突切除术。此外，我们通常在手术侧进行视神经管减压术，无论是否直接累及肿瘤，因为这样可以防止在操作和切除肿瘤时损伤视神经。在任何肿瘤手术之前，在手术早期进行这项手术是很重要的，因为有证据表明早期减压的视觉效果更好[10, 11]。如果肿瘤较大，进入视神经管和床突的通道受限，或床突过长，不能安全地进行硬膜外摘除，可以选择硬膜内减压。

切除前床突的决定要视具体情况而定。如果前床突很大，阻碍了肿瘤的入路或直接被肿瘤累及，对其进行切除。前床突如果短，可以在硬膜外切除；如果较长，可以在硬膜外和硬膜内切除。术前影像学检查应注意是否有床突充气。移除充气床突而不采取适当措施将缺损塞入鼻窦，会显著增加脑脊液漏的风险。

打开硬脑膜后，右侧的 Sylvian 裂隙被广泛打开。在额下收缩之前，将右侧视神经周围的硬膜鞘（如镰状韧带）广泛打开，以释放硬膜内神经根并释放对神经的压力（图 17.8）。

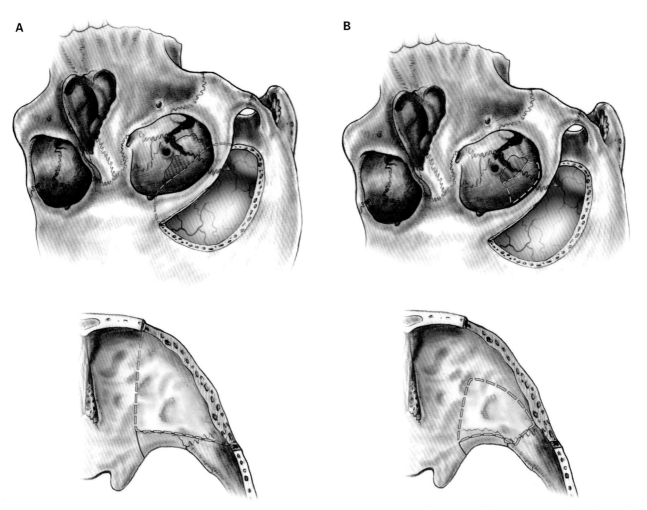

图 17.6 （A）脑满时全眼眶切开术，（B）大脑相对松弛时的后外侧眼眶切开术。两种方法都包括眶上裂减压、视神经管减压和前床突硬膜外全切除术

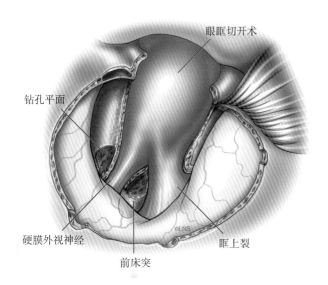

图 17.7 去顶眶上裂和同侧视神经硬膜外减压术

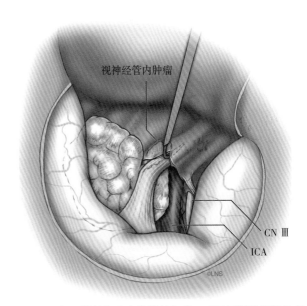

图 17.8 切开视神经上方的镰状韧带，对同侧视神经进行硬膜内减压

在视神经内侧病变基底部进行肿瘤内扩。充分的减瘤至关重要，因为它允许肿瘤边缘向内折叠，远离任何血管或神经，而不会造成损伤。在切除包膜肿瘤时，要特别注意右侧 ICA 周围的蛛网膜平面。然后将肿瘤从平面和硬脑膜断开，从左、右视神经和视交叉处仔细解剖。一旦肿瘤的大部分被切除，对侧视神经就会显现出来。在这一点上，任何骨质增生的 PS 都会被切除，如果需要的话，对侧视神经管也会用金刚石钻减压。左侧（对侧）视神经的硬脑膜鞘（如镰状韧带）被打开，视神经管内的肿瘤也被切除（图 17.9）。切除蝶鞍肿瘤，注意保留垂体上动脉（SHA）（图17.10）。

PS/TS 通常与主要血管结构周围的蛛网膜平面有关。因此，肿瘤包埋可以通过仔细的显微解剖来处理。如果 CA 或 ACA 主干血管损伤，应尝试一期修复。在 SHA 的情况下，损伤通常需要凝血和夹闭。虽然单侧 SHA 夹闭通常耐受性良好，但有报道称视交叉缺血导致视力损害，垂体柄缺血导致内分泌功能障碍[12]。如果肿瘤附着或侵入血管结构，且不易切除，则应尽可能安全地切除肿瘤并留下，因为绝大多数肿瘤显示良性生长。

大型和巨大脑膜瘤的手术技术：双额开颅与鼻眶截骨术

使用发际线后面的双冠状切口，通常从颧骨延伸到颧骨以完全暴露。皮瓣向下解剖到鼻额缝，如果需要，双侧眶上神经和动脉从它们的切口中解放出来。在骨性眶顶的一侧解剖眶周。在巨大肿瘤的情况下，这可以在两侧进行。

双额骨开颅术通常分两部分进行。同侧取尽可能远的外侧至锁孔，对侧开颅的范围根据肿瘤的大小而定。在许多情况下，将对侧开颅术限制在瞳孔中线（一个半双额开颅术）就足以获得足够的工作空间（图 17.11）。随后，额窦后壁被切除，黏膜内容物被完全清除。额鼻管充满了氧化纤维素。额叶硬脑膜与眶顶分离，行鼻眶截骨术。同样，完全的双侧切除通常是不必要的，鼻眶骨

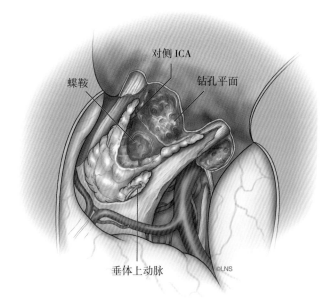

图 17.9 通过镰状韧带切开对侧视神经硬膜内减压，允许检查和切除对侧视神经管内的任何肿瘤

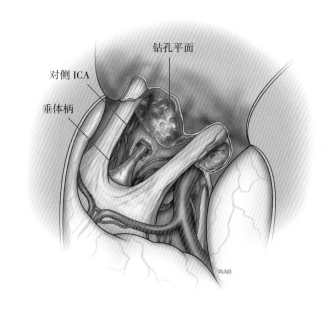

图 17.10 鞍区肿瘤扩张切除

切除的范围可以根据肿瘤的大小而定。注意保留中线骨结构，包括筛骨和鸡冠（图 17.12）。如果要保持嗅觉，硬脑膜决不能从颅底抬过鸡冠嵴。在靠近颅底的两侧进行线性硬脑膜开放，并在鼻腔上方结扎上矢状窦（图 17.13）。沿颅底小心地进行显微解剖，直到确定肿瘤。注意要尽量保护嗅觉神经，将其从额叶分离出来，以保持其与颅底的位置。如果肿瘤偏向一侧和（或）已经累及

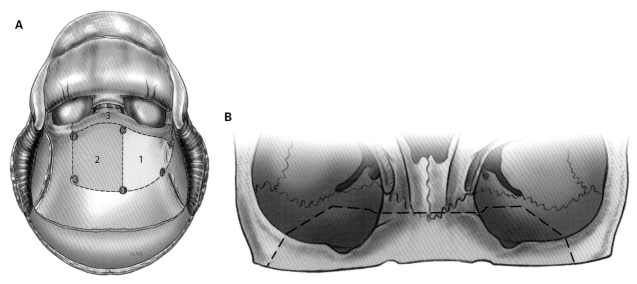

图 17.11 （A）一个半额骨开颅术。为确保上矢状窦的安全，将颅骨瓣分成两块。（B）鼻眶截骨术图解

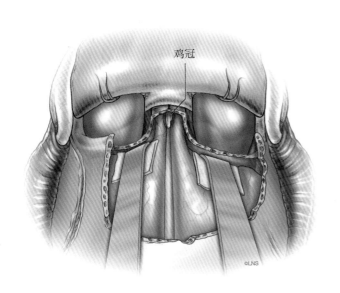

图 17.12 为眶额鼻截骨术做准备的硬膜外剥离

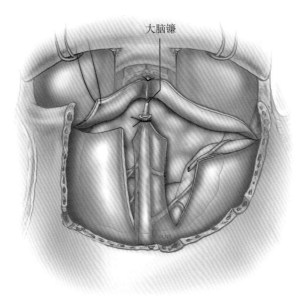

图 17.13 大脑镰及前上矢状窦切面，以进入对侧。如有必要，可切断前桥静脉

该侧的嗅觉神经，通常会牺牲肿瘤以获得更好的手术通道。尽量保留至少一根嗅觉神经。如果视神经管很容易看到，此时可对两侧进行减压。对于巨大的肿瘤，应在内部进行减压，使其能够进入视神经管，而不需要在额叶上进行缩回或对肿瘤进行操作，以免损伤视神经。其余的解剖应如上所述进行，注意识别双侧视神经、视交叉、CA和 ACA。

如果可能的话，首先关闭硬脑膜，如果需要的话，使用补片。通常很难获得完全防水的封闭，要求排除所有鼻窦连接。

颅底重建

在颅底钻孔的任何时候，都可以进入鼻窦。这可能发生在视神经管减压、床突移除或 PS 或 TS内骨质增生的钻孔过程中，如果处理不当，脑脊液漏的风险会显著增加。小的孔可以用骨蜡消除，但大的孔应该用肌肉或筋膜填充，并用纤维蛋白胶增强。

在任何一种入路中，都可以进入额窦。如上所述，完全清除黏膜内容物是必要的，以防止未来的黏液腔形成。我们用氧化纤维素填充鼻额管，用骨水泥填充窦内的无效腔。

在确定需要清除额窦的情况下，我们通常在手术开始时解剖并保留一个大的带血管蒂的颅包膜瓣。然后沿着颅底将其放置并小心地缝合到额硬脑膜以固定其位置。我们通常也会用纤维蛋白胶来加强修复。一旦带血管蒂的皮瓣被放下，鼻-眶或额-眶骨就可以使用标准的钛电镀系统固定。必须小心地从骨块中移除任何黏膜，因为残留的黏膜组织会导致黏液腔的形成。剩下的骨像标准开颅术一样被镀回原位，然后进行常规闭合。

术后注意事项

除非有需要延长插管的情况，否则通常对患者进行拔管。患者应在重症监护室接受监护，直到病情稳定，根据手术的程度一般不超过1~2天。显微外科手术切除 PS/TS 脑膜瘤后的并发症包括脑脊液漏、脑膜炎（常由脑脊液漏引起）、癫痫发作、运动功能障碍（由收缩或额叶水肿引起）、血管损伤、垂体功能障碍和感染。

双额叶入路、严重脑侵犯和高级别（WHO Ⅱ/Ⅲ）肿瘤患者癫痫发作的可能性更大。一般来说，患者服用抗惊厥药最多6周。类固醇至少给予4天，但根据患者的情况和术中及术后肿胀程度而定。如果有垂体功能障碍的证据，应给予应激剂量类固醇，并在术后继续使用，直到可以安全地逐渐减量。虽然任何形式的内分泌功能障碍都有可能，但最常见的并发症是尿崩症。应密切监测患者的尿量、血钠和口渴情况。

如上所述，可以通过稳健的颅底修复来防止脑脊液泄漏。术后，患者的床头应保持在升高的位置，以降低颅内脑脊液压力。如果进行了适当的重建，腰部引流3~5天以转移 CSF 并允许瘢痕闭合缺损通常是有效的。难治性渗漏病例需要修复策略，可以通过内镜技术使用带血管的鼻中隔瓣进行修复，或者在极少数情况下需要通过经颅方法重新探索颅底重建。

开放入路的结果

一些报道的病例系列讨论了开放手术治疗 PS/TS 脑膜瘤的结果 [1, 4, 13-16]。最近的一项研究对经颅入路的文献进行了系统的回顾，其中包括31篇患者序列大于5的文章，并报告了切除范围（EOR）、视力结果和并发症 [17]。这篇综述包括983例患者，平均年龄54岁，其中75%为女性。平均随访43.9个月，平均肿瘤直径为27.8mm。他们报告总的全切除（GTR）率为84%，近全切除（NTR）率为14%。视力改善、恶化和保持不变分别为65.6%、10.4%和24.7%。他们报告脑脊液渗漏率为3.4%，6.9%的患者出现短暂或永久性垂体功能障碍（最常见的是短暂性尿崩症）。值得注意的是，与经颅入路相比，内镜入路的脑脊液漏风险（15.3%）和垂体功能障碍风险（9.4%）[18] 都更高，而开放手术的癫痫发作风险通常更高 [19]。血管损伤报告为5.1%，其中大多数是以术后神经功能缺损的形式出现的症状。总复发率为3.8%，死亡率为1.1%。虽然这些研究是对 PS/TS 脑膜瘤患者进行的最大规模的 Meta 分析，但个别病例系列在报告的结果指标上显示出很大的差异。这反映了一个事实，即 PS/TS 脑膜瘤是一个复杂的实体，有许多不同的变量影响手术决策和结果。

与视觉相关的结果

视觉症状是手术治疗 PS/TS 脑膜瘤最常见的原因。因此，视觉结果与术前视觉状态密切相关。术前视力完好的患者通过仔细的显微外科解剖和视神经管减压术，术后恢复视力的可能性非常高。Nakamura 等 [16] 报告称，与大于3cm的肿瘤相比，小于3cm的肿瘤视力恶化率较低。在大多数研究中，尤其是那些报告术后视力恶化的研究中，硬膜内视神经管减压是在手术后期选择性进行的，而不是在肿瘤切除之前进行，在某些情况下，视神经管根本没有减压[14-16]。因此，有人提出早期硬膜外视神经管减压术可能通过减少肿瘤切除过程中视神经的张力而获得更好的视力结果[10, 11]。发现视神经管的早期去顶是增加获得更好视力结果的机会的独立因素。在我们的系列中，所有患者都进行了早期硬膜外视神经管减压术。我们的患者术后均未出现视力下降（表 17.3）。除了改善视力外，视神经管减压降低了管内肿瘤残留和随后肿瘤复发的风险。15 例术前视力障碍患者中，14 例（93.3%）术后改善，1 例（6.7%）无视力变化。因此，视神经管减压术，尤其是在早期进行的情况下，似乎是确保 PS/TS 脑膜瘤患者获得良好视力结果的重要部分。

我们的结果

20 例（15 例女性和 5 例男性）中小型 PS 和 TS 脑膜瘤（< 4cm）患者被纳入我们的研究系列（表 17.3）[4]。最常见的症状是视力障碍，15 例（75%）患者出现视力轻度下降、视力下降、视野缺损。肿瘤大小 15~53mm。有 14 例（70%）患者肿瘤延伸至视神经管，均伴有视力障碍。ICA 和 ACA 部分或完全包裹者分别为 17 例（85%）和 10 例（50%）。2 例（10%）肿瘤体积较大的患者有明显的 FLAIR 信号。

所有的 20 例患者都接受了我们标准的 FTOO 和硬膜外及硬膜内视神经管减压术。18 例（90%）患者获得 GTR。在 2 例近全切除（NTR）的病例中，分别因严重粘连视神经和 ICA 而留下残余。2 例（10%）患者为 WHO Ⅱ级肿瘤，术后接受伽马刀（GK）辅助放疗。平均随访 25 个月。随访期间，14 例（93.3%）视力改善，1 例（6.7%）无视力改变。没有患者视力恶化。部分动眼神经麻痹 1 例（6.7%）。术后脑脊液漏 2 例，经鼻内镜蝶窦入路修补成功。无其他永久性并发症和死亡报告，无肿瘤复发。

另外 4 例患者（3 例女性和 1 例男性）患有大型或巨大的脑膜瘤（> 4cm），其向前延伸超过 PS 并进入嗅沟。最常见的症状是视力障碍（75%）。嗅觉缺失仅 1 例（25%）。肿瘤大小 41~69mm，平均 58mm。肿瘤延伸至视神经管者 2 例（50%），

表 17.3　鞍结节脑膜瘤不同开颅方式的结果

	额外侧 [a]	额颞 [a]	双额叶 [a]	我们的系列 [b]
病例数	30	21	21	25
肿瘤大小（平均值）	1~5cm（2.5cm）	1~5cm（2.66cm）	1.5~5cm（3.49cm）	1.5~5.9cm（2.7cm）
完全切除	28/30（93.3%）	19/21（90.5%）	19/21（90.5%）	23/25（90%）
视觉损伤	77.8%	68.8%	46.2%	90.4%
视觉保护	92.6%	81.3%	84.6%	100%
嗅神经破坏（侧）	2 患者 [2]，1 患者 [1]	1 患者 [2]，1 患者 [1]	3 患者 [2]，5 患者 [1]	—
硬膜下水囊瘤	3（10%）	—	4（19%）	
出血	3（10%）	1（4.8%）	3（14.3%）	
脑水肿	—	—	4（19%）	
脑栓塞	—	—	1（4.8%）	
脑脊液瘘	1（3.3%）	—	2（9.5%）	2（8%）
尿崩症	—	—	—	1（4%）
面瘫	—	—	1（4.8%）	
切口感染	—	—	3（14.3%）	
死亡	—	—	2（9.5%）	

a：来源于 Nakamura 等[16]的数据
b：来源于 Mortazavi 等[4]的数据

均表现为视力障碍。ICA 和 ACA 包被分别见于 3 例（75%）和 2 例（50%）。在 3 例（75%）患者中发现明显的 FLAIR 信号。

其中 3 例（75%）行改良 BFNO 入路，1 例（25%）行双额叶开颅术，无截骨术。所有患者均获得 GTR。2 例（50%）患者患有 WHO Ⅱ 肿瘤。其中 1 例由于肿瘤的侵袭性，术后接受辅助性质子束照射。第二组行 GK 治疗。在平均 18.8 个月的随访中，所有术前视力下降的患者都有改善。无其他永久性并发症或死亡报告。无肿瘤复发。

要点
肿瘤 > 4cm，包绕大血管，向一侧或两侧明显外侧延伸，广泛累及一侧或双侧视神经管，且曾接受手术或放疗者，应考虑开放手术入路
颅底入路，包括眼眶或鼻眶截骨术，对于减少因脑回缩引起的发病率非常重要
早期视神经管减压术对于确保最佳视觉效果至关重要，无论视神经管的侵犯程度如何
通过良好的患者选择和显微外科技术，包括早期视神经管减压，开放入路可获得良好的神经预后和长期控制率

图 17.1 所示病例的评述

病例

一位 52 岁的女性表现为数月的左眼模糊。检查：OS，20/30（矫正），相对 APD，3/11 色板；Humphrey VF，颞上弓状野切断术；OD，正常。其余神经系统检查正常（图 17.1）。

讨论

本病例是 Sekhar-Mortazavi 分类中的 Ⅱ 类肿瘤的一个例子。由于肿瘤的大小，左侧颈动脉的外侧延伸，左侧视神经受累，ICA 和 ACA 部分被包裹，我们选择开放手术入路。考虑到患者有左视神经管受累的症状，我们将进行左额颞部开颅加眶骨切除术切除病变。关于视力保护的关键部分是早期，提前对左侧视神经管进行减压和释放左侧视神经。额颞入路还可以早期显示左侧 ICA 和左侧 ACA，肿瘤切除后可以自由解剖。大脑中缺

乏 FLAIR 信号表明蛛网膜平面应该完好无损，有利于肿瘤的切除，而不会损伤血管、脑垂体或视器。

17.3 眶上锁孔入路

Georgios P. Skandalakis, Travis R. Ladner, Christopher A. Sarkiss, Costas G. Hadjipanayis

概述

在过去的 20 年里，随着内镜在神经外科的应用，使得入颅锁孔入路并结合手术显微镜治疗前颅窝病变的手术方法得到越来越多的使用 [21-23]。眶上眉间锁孔入路是一种适合于斜坡、鞍结节、蝶骨平台脑膜瘤患者的微创手术入路 [24-26]。该方法通过小的眉毛皮肤切口、锁孔开颅术和最小的脑组织牵拉到达前颅底病变，这个方法减少了术后并发症发病率和住院时间 [27-29]。

患者的选择

眶上眉间锁孔入路是一种适合于治疗鞍上肿瘤如鞍结节、床突、蝶骨平台脑膜瘤的微创手术入路 [23-26]，传统上采用额颞入路、翼点入路或双额部开颅手术 [4]。术前必须评估患者的解剖、肿瘤的位置以及与神经血管结构的关系。

在考虑眶上入路时，术前影像学研究（CT、MRI）中必须评估的一个关键特征是额窦的解剖。额窦的延伸侧位投影可能会妨碍眶上眉间入路的使用，因为它可能会限制开颅手术的方向，从而危及手术进程。

手术技术

皮肤切口，眶上开颅，硬脑膜切开

患者气管插管后，取仰卧位。头部由三点头架固定。一点位于病变侧前额发际线，注意不要

侵犯额窦，而另两点位于同侧枕下颅骨区域。颈部稍伸展以使额叶下垂，头部向入路侧旋转约20°~25°。图像引导的神经导航通常用于定位和避免入路通过额窦以及制订眶上开颅术方案。皮肤切口沿眉线延伸至眶上切迹外侧，眶上切迹可在眶上缘内侧触及（图 17.14A）。为避免角膜暴露，在眼睑上放置黏性保护膜后，按标准方式准备手术切口。也可以通过缝合使眼睑闭合（见本章末尾的部分）。

皮肤切口会通过眉毛的毛囊。有些人主张将手术刀倾斜放置在皮肤上，以减少对毛囊的损伤。通过真皮层和皮下层进行锐性剥离，同时避免单极烧灼，防止毛囊和神经（眶上神经、面神经额支）损伤。双极电凝止血。该方法不使用头皮夹。额肌和骨膜向头侧进行钝性剥离。

在切口上方 3cm 处的额肌和骨膜处做一个弯曲的 C 形切口，然后用皮肤钩或缝合将这一层翻向眼睛方向。额肌 / 骨膜对于重建和覆盖开颅部位是非常重要的，可以用来减少任何美容畸形。

内侧注意保护眶上神经，外侧注意保护面神经额颞支，避免前额麻木和额肌瘫痪[25, 27, 30, 31]。

将暴露的颞肌筋膜和肌肉从颞骨外侧直接剥离，并钻一个骨孔。钻孔用 5mm 的钻头。谨慎处理颞肌，防止术后萎缩，尽量减少其与骨脱离，在肌肉下做一个 5mm 的钻孔。

然后在颞上线下方的关键孔处钻一个 5mm 的骨孔，注意不要撕裂硬脑膜。将硬脑膜与骨分开，在眶上切口的侧面进行 D 形（15~25mm 宽，20~30mm 高）开颅手术（图 17.14B）。将硬脑膜从眶上开颅术中分离。如果额窦的侧缘暴露出来，应用骨蜡封闭，或者额窦开放应用倍他定凝胶泡沫覆盖。开颅部位下缘连同眶顶的骨突起用高速磨钻磨平，最大限度地提高术野可视性和手术的可操作性。为了美观，必须保留眶上壁的外侧缘。在钻孔过程中，应始终保护硬脑膜，并注意不要暴露眶周。硬脑膜以 C 形方式切开，其底部用缝线向下眼眶侧翻转。硬膜上覆盖着一块湿脑棉，以保持脑膜湿润，便于以后再次使用。

显微手术入路、释放脑脊液和内镜辅助肿瘤切除

手术显微镜最初用于眶上入路。湿脑棉用于覆盖额叶底面并保护额叶。额叶轻度回缩后，打

图 17.14 （A、B）眶上眉间入路示意图。眶上切迹、神经和动脉以及额窦也被显示出来。（A）皮肤切口。（B）开颅手术

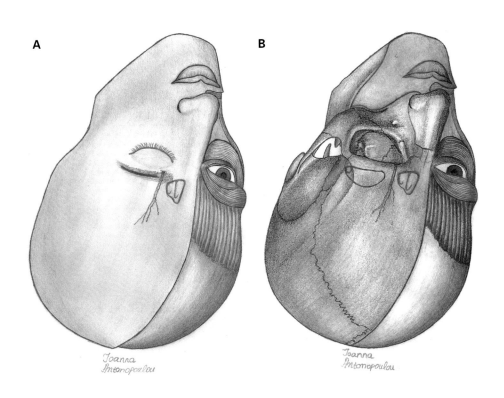

开视神经 – 颈动脉池上方的蛛网膜，释放脑脊液和使额叶塌陷。释放脑脊液对于鞍上区的暴露以及床突、鞍结节或蝶骨平台区的肿瘤可视化非常重要（图 17.15）。手术开始前放置腰椎引流管可能有助于脑组织松弛，但不是必需的。肿瘤的显微手术切除可以以标准方式进行，同时尽量减少对视神经和床突上颈内动脉的操作。一旦感觉肿瘤切除完成，切断镰状韧带，使用金刚钻磨除视神经管顶部，以探查肿瘤向视神经管的延伸。可切除残留的肿瘤。

在这一点上，可以使用刚性杆状透镜内镜来进一步切除肿瘤，并观察视神经下方并延伸到鞍内的残留肿瘤。用标准显微镜观察，视神经下方的肿瘤可能很难看到。内镜可以更好地查看视神经管内及其下方，以查看残留肿瘤。可看到切除部位的全景，也可看到肿瘤的硬脑膜起源，以便完全切除附着于硬脑膜上的肿瘤（图 17.16）。医生用一只手稳定内镜，另一只手用于解剖和切除肿瘤。在显微外科手术和内镜辅助肿瘤切除后，使用双极电凝进行细致的止血。

关颅和重建

硬脑膜使用 4–0 缝线（Ethicon，Somerville，NJ，USA）水密闭合。对于硬脑膜缺损，可以进行

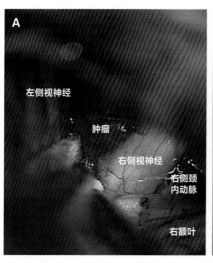
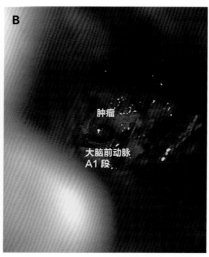
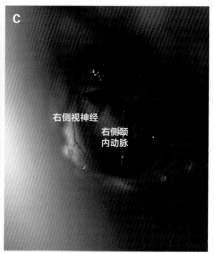

图 17.15 （A~C）右眶上眉间入路术中显微镜观察

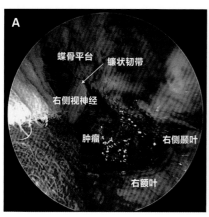
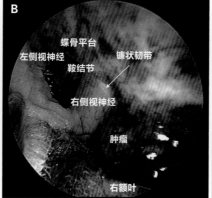
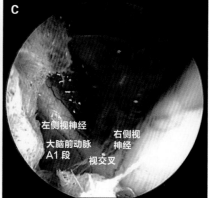

图 17.16 （A~C）术中经眉眶上入路的内镜切面

硬脑膜成形术，将脑脊液漏的风险降至最低。胶原或硬脑膜膜替代物可以与纤维蛋白胶结合放置在硬脑膜缝合线上方。在钻孔上使用单个肽片覆盖，两块钛方形板用于固定骨瓣，目的是最小化骨间隙，以获得更好的美容效果[22, 27]。骨瓣与开颅部位的上缘齐平。其他人建议使用骨水泥来减少骨缺损[26, 32]。

额肌及骨膜间断缝合，使其愈合。皮下和真皮层用 3-0 缝线（Ethicon，Somerville，NJ，USA）重新缝合。皮肤缝合是用 5-0 缝线以皮下方式进行的。先打个结，然后用缝线重新缝合切口。打一个活结，便于手术后 10~14 天移除缝线。可以用敷料在骨瓣上方加压过夜，以尽量减少眶周水肿。

手术结果

眶上锁孔入路可通过小骨瓣开颅术提供安全有效的前颅底病变手术入路，并伴有最小限度的软组织剥离和脑组织牵拉[4, 25, 33-35]。据报道，这个术式具有极高的肿瘤完整切除率、极好的美容效果[4, 25-28, 36]、较低的发病率[4, 25, 26, 28]和较短的住院时间[23, 25, 27, 29]。除了双侧视神经允许安全切除肿瘤外，该入路和工作通道允许早期识别床上颈内动脉及其分支[28]。眶上入路也可用于视神经和床突上颈动脉外侧的病变以及中颅窝的病变[28, 36]。

在 Reisch 和 Perneczky 发表的最大系列的病例报道[25]中，作者共报告了他们 10 年里的 450 例患者，他们均采用眉眶上额下入路，这些患者患有各种疾病，包括脑膜瘤、垂体腺瘤、颅咽管瘤以及前、后循环动脉瘤。135 例患者采用了内镜检查。在 93 例前颅底脑膜瘤中，16 例位于鞍结节，12 例位于蝶骨平台，其余 65 例为嗅沟、前床突、海绵窦和蝶翼脑膜瘤。全切除 89.2%（83/93），次全切除 8.2%（8/93），部分切除 2.1%（2/93）。治疗结果，视力方面，在 33 例出现视力缺陷的患者

中，19 例患者的视力有所改善，9 例患者保持不变，其余 5 例患者在手术后视力下降。根据这项研究，在所有 450 例患者中，最常见的并发症是永久性眶上皮肤感觉减退（7.5%）；永久性额肌麻痹（5.5%）；咀嚼问题而不伴有颞肌萎缩（0.6%）；永久性单侧和双侧功能减退（分别为 6.0% 和 2.0%）；伤口愈合不良（1.3%）；存在脑脊液（CSF）假性脊膜膨出（4.4%）；脑脊液漏（2.6%）；术后脑内血肿导致神经功能不佳。硬膜下积液占 1.6%。

在 Paira-Neto 和 Tella Jr. 的另一项研究中[37]。24 例颅底脑膜瘤患者，其中 9 例位于鞍结节，采用图 17.16 所示的术中无内镜辅助下经眶上锁孔入路行右眶上入路治疗。在 9 例鞍结节脑膜瘤中，有 7 例实现了大体全切除，其余 2 例几乎全切除。术后，2 例患者出现一过性尿崩症，1 例患者出现脑脊液鼻漏，并成功地使用腰椎引流管治疗。

Kabil 和 Shahian 使用内镜通过眶上入路治疗了 5 例鞍上脑膜瘤患者[24]。尽管鞍上脑膜瘤主要起源于蝶骨平台或鞍结节，但作者并未明确说明其解剖学来源，并将其大致归类为鞍上病变。在这 5 例中，有 2 例是复发性肿瘤。肿瘤大体全切除 4 例。作者没有发现任何术后并发症，所有患者都在 48h 内出院，美容效果良好。

在 McLaughlin 等的另一个系列研究中[36]。对 7 例残留或复发的鞍结节脑膜瘤患者实行眶上锁孔入路，这些脑膜瘤以前通过翼点开颅或经蝶入路，或两者兼而有之。内镜治疗 3 例，次全切除 6 例，近全切除 1 例。在视力下降的患者中，有术后视力和（或）视野改善的报道，但没有视力下降的病例报道。1 例患者无症状颈内动脉损伤，另 1 例患者有双侧尾状核脑梗死导致暂时性的精神混乱。

病变的特殊解剖学特征及其与周围神经血管结构的关系也应仔细评估。对于较大的可能是纤维状、钙化或包膜的肿瘤，颈内动脉可能是通过更传统的方法治疗的理想方法[26]。

并发症及如何避免

除了与普通的开颅手术相关的常见并发症外，眶上锁孔入路还有一些此特殊入路的相关并发症。眶上神经和面神经额颞支的损伤导致额部麻木、皱眉和抬额困难。在软组织解剖过程中拉伸这些神经也可能会产生这类并发症，通常是短暂的[25, 26]。为了避免这些缺点，应适当地将切口放置在眶上切迹的外侧，并仔细地剥离软组织（见外科技术部分）[25, 38]。

在眶上开颅手术中不慎进入额窦可能会增加脑脊液漏和相关感染的风险，如脑膜炎、脑脓肿、硬膜下和硬膜外脓肿以及皮下和骨膜下脓肿[39, 40]。对于小的、受限的额窦开口，使用骨蜡就足够了，而对于较大的额窦破裂，推荐使用甜菜碱浸泡的凝胶泡沫和硬脑膜密封剂[22]。还建议使用收获的、血管化的颅骨膜瓣，取得了很好的效果[41]。为防止进入额窦，应回顾影像学检查（CT 和 MRI），术中应利用神经导航画出额窦外侧范围。

据报道，不理想的美容效果与不良的缝合技术有关。骨瓣应该尽可能地固定在内侧和上方，目的是减少前额间隙[26, 42]。伤口的缝合应一丝不苟地进行。注意在开颅手术后重新缝合额肌／骨膜层。已知有愈合不良史并有形成瘢痕疙瘩或增生性瘢痕倾向的患者，应考虑采用传统开颅入路在发际线后面的切口[32]。

最后，为了避免术后罕见的假性脊膜膨出形成[43]，使用了水密的硬脑膜闭合，并用头部敷料在骨瓣上施加压力，取得了良好的效果[28]。

眼睑入路

最近还发表了几项研究，描述了另一种经眼睑切口的前颅窝入路[44-46]。"眼睑入路"需要蝶眶锁孔入路和额眶开颅手术，额眶开颅手术合并了眼眶顶板的前 2/3[45]。这种方法的潜在好处是更好的美容效果，面神经额支和颞支损伤风险低，以及额肌完整性。尽管如此，已发表的鞍结节和蝶骨平台脑膜瘤的病例总数不到 10 例。此外，还没有直接比较眶上锁孔入路和眼睑入路的研究。

床突磨除与视神经减压术

通过将视神经与颈内动脉床突段"松开"，从而为包绕颈内动脉和（或）视神经的 TS 和 PS 脑膜瘤提供手术通路，部分前床突磨除和视神经管顶部磨除可帮助肿瘤全部切除[47]。在眶上入路中，可以同时使用显微镜和内镜磨除视神经管。在大多数情况下，视觉功能已经受损[11]。虽然目前还没有公开的临床资料评价眶上入路的前床突磨除或视神经减压术的有效性，但为了最大限度地切除 TS 和 PS 脑膜瘤，这两种手术都通过其他入路（翼点入路、眶上外侧入路、额颞入路、额下联合眶上截骨术、额外侧入路和额眶入路）来实现[10, 11, 48-52]。评估前床突切除和视神经减压术的可行性和有效性的临床研究很少。此外，这些研究没有描述具体修改的技术方式，也没有关于结果数据的报告[28, 36]。

血管包裹

TS 和 PS 脑膜瘤通常可包裹主要血管，如 ICA、ACA 及其分支[4, 21]。在这种情况下，肿瘤切除应沿着蛛网膜表面进行，以减少术中对周围神经血管的损伤[21]。重要的是，在沿蛛网膜平面切除肿瘤之前，先将肿瘤分块。蛛网膜间隙的缺失显著增加了血管损伤的风险和并发症发生率[4]。

术后护理

缝合后可在皮肤切口上贴创可贴。术后 48h 严密包裹头部以防止假性脑膜膨出形成。一定要注意敷料不能压迫到切口。手术后患者可以早期活动。可以进行包括基本检查在内的常规实验室检查。如果术后出现尿量增多，则监测尿崩症。这可能是短暂的，因为这些肿瘤是鞍上的，通常不涉及垂体柄。大多数患者在手术后几天内出院回家。术后应监测患者是否有鼻漏或假性脑膜膨出形成。术后 48h 内可拆除头部敷料。Prolene®（Ethicon，Somerville，NJ，USA）术后大约 10 天内拆除缝线。术后 1~2 个月内对患者视觉功能进行评估。

要点
术前影像学评估额窦解剖，头部向入路侧旋转 20°~25°，颈部轻微伸展
皮肤切口位于眉部眶上切迹外侧，保留眶上神经 / 动脉
额骨 / 颅骨骨膜剥离层与皮肤的分离重建和最佳美容
颞上线正下方钻单孔及 D 形开颅手术
额骨内侧和眶上顶钻孔，以优化眶上入路，最大限度地提高可视性
视 – 颈动脉池释放流脑脊液，同侧额叶塌陷
内镜辅助检查显微手术入路 / 切除后同侧视神经下 / 内侧及鞍区肿瘤残留物
水密缝合硬脑膜
钛板螺丝钉固定开颅手术骨瓣，与上半部齐平
额肌 / 颅骨膜、皮下和皮肤的缝合

图 17.1 所示病例的评述

病例

52 岁女性，几个月前出现了左眼视物模糊。检查发现左眼矫正视力为 20/30。她又有相对传入性乳头状缺损，3/11 色板，Humpy 视野检查见颞上弓状视野缺损。右眼视力及其他神经学检查正常（图 17.1）。

讨论

MRI 显示蝶骨平台 / 鞍结节中线病变，具有脑膜瘤的放射学特征（图 17.1B）。病变靠近两侧颈内动脉和大脑前动脉上方。肿瘤位于中线稍偏向左侧。有一个小额窦。该患者可能是一个很好的适用眶上入路的患者，因为该肿瘤通过该入路可以很好地暴露和切除。利用内镜将提供最佳的可视化，以确保清除任何不能通过显微镜看到的残余肿瘤。磨除视神经管可以确保切除掉生长在视神经管内及其下方的肿瘤。内镜下经鼻扩张入路

也可用于切除此肿瘤。使用该方法可以看到视神经下方的肿瘤。采用经鼻入路，需要磨除鞍结节和鞍底以暴露鞍上肿块。鼻中隔重建将需要覆盖鞍结节和鞍底骨缺损，并防止脑脊液漏。额下或翼点入路的标准开颅术也可用于切除肿瘤。应特别注意的是避免任何入路对血管的损伤。肿瘤包膜需要从前循环血管剥离，特别是上方的大脑前动脉和外侧的颈内动脉。左侧的颈内动脉由于肿瘤倾向于中线左侧，因此损伤的风险较大。与其他同样适用于此病变的入路相比，眶上入路可将脑脊液漏的风险降到最低，而且提供了一种美容效果良好的微创治疗方案。

17.4 鼻内镜下入路

Danilo Silva, Rupa Gopalan Juthani, Brian C. Lobo, Troy D. Woodard, Raj Sindwani, Varun R. Kshettry, Pablo F. Recinos

概述

颅底脑膜瘤约占所有脑膜瘤的 40%，蝶骨平台（PS）/ 鞍结节（TS）脑膜瘤占这些肿瘤的 5%~10%[53-55]。PS 和 TS 脑膜瘤虽然通常被归为鞍上脑膜瘤，但其临床表现可能略有不同，前者在其自然史过程中较晚出现视觉缺陷，后者较早出现视觉症状[56-61]。PS 脑膜瘤起源于 TS 和嗅觉沟之间的硬脑膜衬里（图 17.17）。随着它们的扩大，它们将视器官推到后面。头痛是最常见的症状（63%），其次是视力下降（14%）[61]。TS 脑膜瘤起源于双视神经孔间交叉沟的硬脑膜（图 17.18）。随着视交叉的生长，视交叉或上（前交叉）或后（后交叉）[56]移位（图 17.19）。TS 脑膜瘤最常见的表现症状是视力障碍（84%~89%）[62]。此外，由于垂体和漏斗受压，大约 25% 的病例可能出现内分泌疾病[62]。

可用的治疗方案包括观察、放疗治疗 / 放射外科和手术切除。观察一般适用于无症状患者，无论年龄大小，或无症状小肿瘤的非老年患者。放

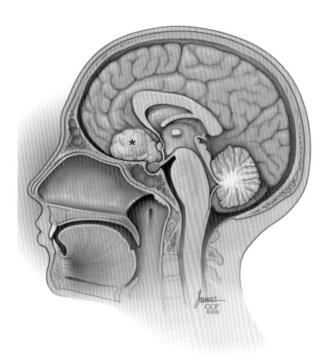

图 17.17 颅底矢状中线视图，可见蝶窦扁平脑膜瘤。脑膜瘤（＊）发生于鞍结节和筛板之间的硬脑膜衬里，通常在神经血管结构后部受压或邻近额叶肿块效应导致体积变大后出现症状

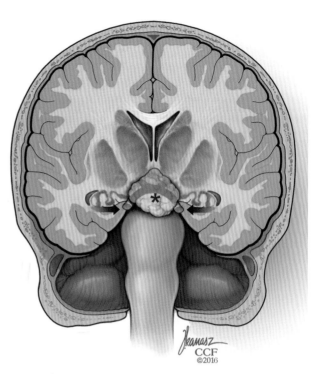

图 17.19 冠状面显示鞍结节脑膜瘤（＊）使视神经外侧移位（箭头）和视交叉后上移位（阴影）

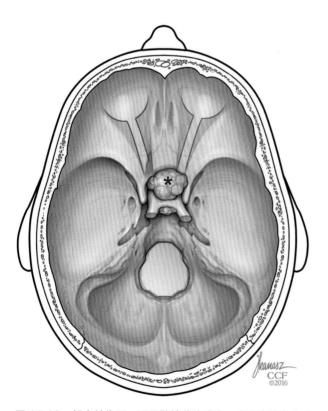

图 17.18 颅底轴位图，可见鞍结节脑膜瘤。这些脑膜瘤（＊）产生于两个视神经孔之间的交叉沟硬脑膜，由于视神经管的侵犯，与其他前颅底部位相比，在病程中出现症状的时间相对较早，最常见的是内侧腔室

射治疗通常是高危手术的首选选择，或者是残留肿瘤生长的第二选择[63, 64]。值得注意的是，由于肿瘤与视神经的接近，放射手术通常不适用，因此分级立体定向放射治疗是这些病例的最佳选择。手术切除是有症状患者和那些肿瘤生长患者的主要治疗方式。尽管经颅入路传统上是 PS/TS 脑膜瘤的标准手术选择，但扩展鼻内入路（EEA）已成为替代方法。在本章中，我们描述了 PS/TS 脑膜瘤 EEA 的细微差别，以及我们的患者选择过程，并回顾了有关临床结果的文献资料。

手术

再手术计划和患者选择

在我们的经验中，PS/TS 脑膜瘤的理想患者应该考虑 EEA 的候选人是位于视神经和颈动脉内侧的肿瘤[56]。这种解剖限制比病变的大小更重要。具体来说，现在的仪器包括角度内镜和角度和可塑的仪器，可以通过 EEA 接近肿瘤的上、后段。PS/TS 脑膜瘤的手术目标是最大限度的安全切除，通过减压额叶、视觉器官和垂体柄来保留或恢复神经、视觉和内分泌功能。对于有视力症状的老年人和健康患者，无论是单侧还是双侧，可采用更保守的术式，即肿瘤次全切除，同时行视交叉及视神经内侧减压[57]，以初步改善视力。高风险的手术患者通常不能通过手术进行管理，应该考虑放射手术或其他形式的放射治疗。这类脑膜瘤通常不采用栓塞术，因为血供主要由筛后动脉、眼动脉和垂体上动脉支提供，而来自大脑前动脉A1/A2 段的分支贡献较小[65]。

我们推荐 EEA 治疗 PS/TS 脑膜瘤的过程包括综合临床、解剖和放射学信息。所有伴有 TS 脑膜瘤和伴有明显后伸的 PS 脑膜瘤的患者都接受了眼科和内分泌科的临床评估。此外，对于额叶有明显占位效应并伴有 MRI T2/FLAIR 改变的病例，我们也会在术前进行神经心理评估，以确定术后随访的基线状态。

影像学评估包括立体定向鼻窦 CT 检查（1mm），以详细了解鼻窦解剖，特别是蝶鞍周围的蝶间隔解剖，以及任何影响手术入路的重要鼻窦变异。除了立体定向钆增强脑 MRI（切面 0.7mm）外，我们常规使用三维 CISS（Construction Interference In Steady State）序列进行更详细的成像研究，该序列已被证明在颅底病理中具有重要价值[66-69]。CT检查和 MRI 融合并在术中应用无框神经导航。

内镜经鼻入路前操作

患者被置于全身麻醉下，气管内管置于左侧。放置动脉导管和 Foley 导管。根据笔者机构的方案，术前使用头孢唑林和（或）万古霉素，这取决于鼻拭子对金黄色葡萄球菌和耐甲氧西林金黄色葡萄球菌的筛选结果。当处理硬膜内病变和预计有高流量脑脊液漏时，我们通常在 EEA 中放置腰椎引流物[70]。患者仰卧在泡沫软垫上，头部轻微向右侧旋转。鼻黏膜浸泡肾上腺素鼻血管收缩液。导航系统就位，完成人脸识别注册。腹部和右大腿外侧以常规无菌方式进行术前准备，以防需要腹部脂肪或阔筋膜。然后进行面部悬垂，使其与无菌预处理区域保持分离。考虑到缺乏相关的益处和类似的感染率，准备面部或鼻窦并不是我们的选择。

经鼻入路 [71, 72]

在 0° 内镜下，1% 利多卡因 / 肾上腺素溶液浸润中鼻甲和下鼻甲。中鼻甲和下鼻甲通过右鼻孔向外侧移位。后鼻孔，蝶筛隐窝和上鼻甲被识别。蝶窦口位于后鼻孔上方约 1cm，位于上鼻甲尾部内侧，为了清楚地暴露蝶窦口，将其切除。同样的结构被系统地识别在左侧。我们通常在 EEA 开始时取一个带血管蒂的鼻中隔皮瓣[73]。后鼻中隔切除术，然后显露双侧蝶窦口。进行广泛的蝶窦切开术和双侧后筛窦切除术，并切除整个蝶窦黏膜。蝶窦和鼻中隔被钻孔与鞍底平齐，以便在手术结束时能有效地定位鼻中隔瓣。识别关键的神经血管结构通过神经导航得到证实。多普勒超声用于确定颈内动脉斜段的位置。暴露的宽度应该足够宽，这样就可以很容易地识别颈外侧隐窝。在 PS 脑膜瘤的病例中，筛后动脉可以被识别和凝固，以便早期肿瘤断流。

颅内方法

充分暴露蝶鞍和前颅底后，除非蝶窦充气不良，颈动脉和视神经突出物以及颈动脉内隐窝和颈动脉外隐窝通常可以看到（图 17.20）。在这一点上，我们通常使用 30° 内镜查看更详细的前颅底视图。从经颅途径看，TS 是一个升高的骨结构，而从鼻内镜角度看，更适合描述为鞍上切迹[66]。这个结构比 PS 更深，通常比鞍底更深。因此，我们主张采用系统的方法，从鞍面开始钻开颅底，然后钻开 PS，最后钻开 TS。这种技术可以更安全地打开 TS，避免损伤上海绵间窦。这可能会使入路复杂化，并在手术早期发生大量出血。根据肿瘤在蝶鞍内的延伸程度，蝶鞍面开口可能仅限于上半部。在肿瘤向蝶鞍内侧延伸的情况下，可能需要打开整个蝶鞍面向下。在 PS，在导航系统的辅助下，可根据肿瘤的扩展情况来选择开口。应

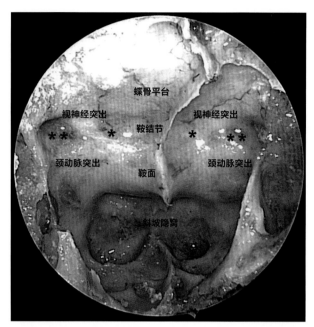

图 17.20 尸体解剖图像使用 0° 内镜显示全景视图通过内镜经鼻蝶入路。鞍结节位于鞍面和蝶骨平台之间的一个较深的平面上，呈 90° 角。颈动脉突出、视神经突出、斜坡隐窝、视颈内侧隐窝（ * ）和视颈外侧隐窝（ ** ）也可见

打开双侧视颈内侧隐窝之间的 TS。暴露蝶鞍、PS 和 TS 硬脑膜后，在打开硬脑膜之前，识别上海绵间窦并使用双极吸凝器（Kirwan®，Marshfield，MA，USA）进行凝血。凝固肿瘤上的硬脑膜，使肿瘤失去血管，以线性方式切开，然后切除，直到显露大部分肿瘤表面。

肿瘤切除

肿瘤切除从内部开始。在颅底钻孔、凝血切除肿瘤硬膜附壁、烧灼筛后动脉（PS 脑膜瘤）后，可实现肿瘤早期断流，减少肿瘤减体积过程中的出血。根据笔者的经验，在肿瘤包膜内进行有效的肿瘤减压至关重要，以避免损伤邻近的神经血管结构，如视器及其动脉穿支，以及眼动脉和垂体上动脉。包括超声吸引器在内的各种辅助器械可促进这部分手术，特别是对较硬的肿瘤。肿瘤切除后，行囊外蛛网膜平面剥离术。仔细采用双手显微外科技术，使肿瘤脱离蛛网膜粘连和神经血管结构。

一旦完成硬膜内肿瘤切除并使用角度内镜（通常使用 30° 或 45° 内镜）确认，我们将注意力集中在肿瘤向视神经管内的延伸。TS 脑膜瘤的自然病史是早期视神经管侵犯，即使在 MRI 上没有明显表现的情况下 [74, 75]。因此，行双侧视神经内侧管开放，入路时行骨开放，肿瘤切除时行眶尖硬膜开放。尽管术前影像学检查和（或）临床症状有视力下降，但仍要检查这些管道是否有肿瘤残余。对于 PS 脑膜瘤，直接侵犯视神经管并不常见，只有在影像学或术中发现明显侵犯时才考虑开放视神经管。鉴于大多数肿瘤侵犯内侧腔室的视神经管，EEA 与经颅路径相比具有明显优势。为了避免损伤与视神经相关的眼动脉（图 17.21），我们按照 Attia 等 [57] 的描述，从内侧至外侧开启视神经管的最上侧。

重建

由于 TS/PS 脑膜瘤是硬膜内肿瘤，在肿瘤切除过程中可能会出现脑脊液漏。我们一贯地建议重建颅底，使用可缝合硬脑膜替代物的纽扣状移植物，作为硬脑膜下嵌体和高嵌体双层移植物，随后使用带血管蒂的鼻中隔皮瓣。皮瓣必须与颅底缺损周围的骨直接接触，黏膜朝向鼻腔。皮瓣

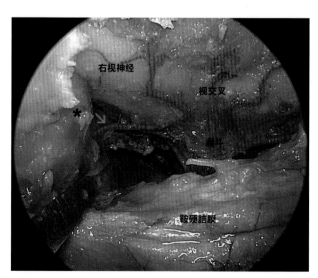

图 17.21 0° 内镜下的尸体解剖图像显示了右眼动脉的起源（ * ）及其与进入视神经的右视神经的关系。垂体上动脉（蓝色箭头）也可见于颈内动脉骶前突的内表面。视交叉、漏斗和鞍硬脑膜

与颅底之间不应存在缝隙，因此必须磨平蝶骨隔和蝶嵴，使之与蝶鞍底平齐。皮瓣放置后，在皮瓣边缘涂抹一层 Surgicel 纤丝纤维（Ethicon，Somerville，NJ，USA），以帮助该区域纤维化，并将组织密封胶覆盖整个颅底。最后，将可吸收鼻填料 Nasopore®（Stryker，Kalamazoo，MI，USA）置于鼻腔内。腰椎引流通常保持术后 3 天，引流率为 5~10mL/h，成功钳夹至少 12h，无脑脊液鼻漏

后取出引流管。如果患者出现脑脊液漏，我们提倡手术探查和修复。图 17.22 为一例 TS 脑膜瘤病例，使用 EEA 实现了全部切除。

解剖局限性

　　EEA 对 TS/PS 脑膜瘤的解剖限制可能与患者解剖或肿瘤本身有关。肿瘤特点主要局限于肿瘤向颈动脉及视神经外侧延伸。当肿瘤向这些结构

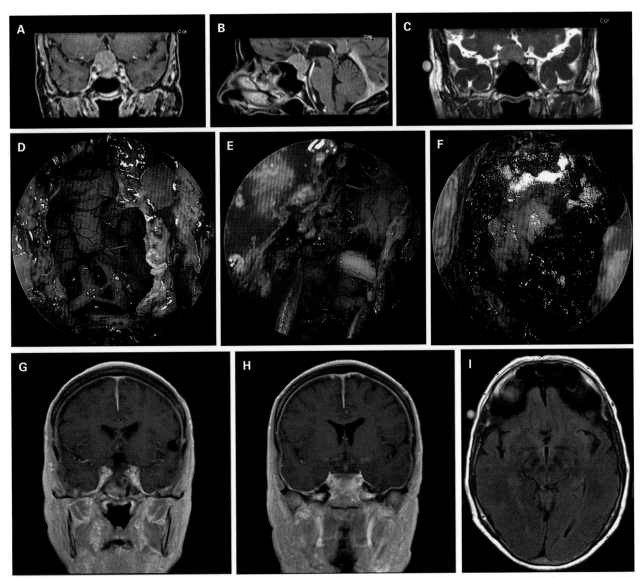

图 17.22（A~I）女性，77 岁，右侧视力下降 1 年。冠状位（A）和矢状位（B）T1 增强图像和 CISS 冠状位（C）图像显示鞍结节脑膜瘤延伸至垂体上方的蝶鞍，将漏斗向后移位并侵犯视神经管。肿瘤位于颈内动脉之间，是 EEA 的理想病例。肿瘤切除和神经血管结构减压后的术中照片（D~F）。值得注意的是，可见开窗前交通动脉复合体和减压视神经交叉（＊＊）（D）。70° 内镜硬膜内角度视图显示肿瘤侵犯右侧视神经管（E）。重建采用带血管化的鼻中隔皮瓣（ethicel 纤颤®）（Ethicon，Somerville，NJ，USA）放置在皮瓣（F）的边界。冠状位 T1 对比增强图像（G、H）显示保留垂体和漏斗的肿瘤全切除术，减压视神经交叉和轴向的 FLAIR 图像（I）显示没有证据表明由于收缩额叶损伤

的外侧延伸，而手术的目标是全部切除时，应采用前外侧经颅或眶上入路。当肿瘤侵入视神经管的侧腔室时，这也是正确的。另一方面，如果可以接受次全切除，并以视神经减压改善视觉功能为目标，则仍可采用鼻内入路。在患者解剖方面，蝶窦充气会影响该入路的难度。完全充气的鞍型蝶窦有利于暴露。相反，鞍前型或甲状蝶窦的患者面临挑战，因为无法可靠地识别视神经、颈动脉等关键结构[76]。在这种情况下，神经导航在接近过程中起着特别重要的作用。另一个相关的解剖特征是海绵状颈动脉之间的距离。当颈动脉间距离较小时，由于手术的可操作性降低，入路和进入鞍上区会比较困难。

术后护理

患者术后第 1 天在监测环境中度过。每 1~2h 对神经系统状态进行评估。对于压迫脑下垂体的 TS 脑膜瘤，对尿崩症严格监测液体状态。每小时记录排尿量，患者在床边完全可以获得水。在术后立即和次日早晨评估钠水平。如果连续 2h 尿量超过 250mL/h 或超过 500mL/h，则要求钠水平稳定。只要患者能保持水的摄入量和钠的水平在正常范围内，我们就不会开始对尿崩症进行药物治疗。如果患者饮水量不足或钠含量高于正常范围，我们就会开始药物治疗。在这种情况下，评估口渴机制的完整性有助于预测药物干预的潜在需求。从术后第 1 天开始，深静脉血栓预防包括气动挤压靴和皮下肝素。术后持续使用

抗生素 24h 或放置腰椎蛛网膜下腔引流。术后第 1 天分别进行脑 MRI 检查。患者在手术后的第 1 周、第 3 周和第 8 周在鼻科诊所进行鼻腔护理。

手术结果

EEA 切除这些鞍上病变，作为一种安全有效的替代开放手术方法，已在特定的患者群体中得到越来越多的提倡。虽然长期的数据仍然有限，一些中心已经报道了使用 EEA 治疗 TS 和 PS 脑膜瘤的积极结果。表 17.4 总结了来自更大系列的结果。Koutourousiou 等 [77] 在一项大型回顾性研究中，对同一机构治疗的 75 例 TS/PS 脑膜瘤患者进行了回顾性研究，报告 Simpson 1 级切除率为 76%，限制切除的因素是肿瘤大小、形态以及与血管系统的关系。值得注意的是，没有关于视神经管受累的报道。复发率为 5.3%（平均随访 29 个月）。对 1 例复发患者采用重复 EEA 治疗，对另 1 例采用放射手术治疗，对剩下的 2 例单独观察治疗。其他作者也报道了类似的全切除（GTR）率，范围为 76%~86%[55, 77, 78]，最近的文献回顾报道了 29 项研究的 GTR 率为 81%[79]。这些结果似乎与经颅手术后的报道结果相当。de Divitiis 等对经颅和经蝶窦系列的 TS 脑膜瘤进行 Meta 分析，GTR 率分别为 87.6% 和 93.1%，两组 [55] 之间无统计学差异。值得注意的是，本研究包括显微手术和内镜下经蝶窦入路。

虽然一些作者提倡只对中小型肿瘤使用

表 17.4 文献报道的使用 EEA 治疗 TS/PS 的结果

研究	患者数量	平均随访时间	GTR 率 / %	复发率 / %	CSF 漏率 / %
De Divitiis 等 [55]	7	未报道（3 周至 20 个月）	85.7	未报道	28.6
Attia 等 [57]	7	20.9 个月	85.7	未报道	0
Koutourousiou 等 [77]	75	29 个月	76	5.3	25.3
Khan 等 [78]	20	51.5 个月	85	10	10

EEA[80]，但其他人没有发现大小和结果之间的相关性。Khan 等 [78] 报道了平均 TS/PS 肿瘤体积为 11.92~12.02cm^3，肿瘤大小对 GTR 没有影响。随着内镜技术和修复方法的发展，治疗较大肿瘤的可行性似乎在增加。

并发症和视力结果

　　TS/PS 脑膜瘤 EEA 后最常见的并发症是术后脑脊液漏，报道的发生率为 0~25.3%[55, 57, 77-79]。虽然这一比例可能看起来很高，但在多个系列中，常规使用带血管蒂的鼻中隔皮瓣可以显著降低术后漏率，在一个大系列使用鼻中隔皮瓣中，从 69.2% 下降到 16.1%，具有统计学意义 [77]。同样，Khan 等报道了近年来 EEA 后前颅底脑膜瘤的脑脊液漏率从 14.6% 下降到 0，这主要归功于技术和闭合的改进 [78]。术后脑膜炎已经有报道，在大多数情况下，仅用抗生素就可以治疗。较少报道的并发症包括抗利尿激素分泌不当综合征、癫痫和出血 [77]。有报道称，永久性视力退化率较低，在较大的系列中范围从 0~3.6%[55, 77-79]。de Divitiis 等在经颅系列 TS 脑膜瘤的元分析中报道 [55]，手术后视力恶化率为 12.9%，在某些系列中恶化率高达 33.3%[81]。其他比较 EEA 与开放手术治疗 TS 的 Meta 分析显示，内镜组患者的视力改善率明显更高，尽管各研究之间的差异幅度很大 [79]。

　　虽然与经颅治疗 TS/PS 脑膜瘤的结果相比，EEA 的数据仍然较少，但文献初步提示，EEA 可以改善视觉结果，同时增加脑脊液漏率，尽管脑脊液漏率正在降低。然而，考虑到更大的肿瘤通常被认为是导致视力恶化的主要原因，且经颅手术常用于更大的肿瘤，需要进一步的研究来评估这些结果是否可以不考虑肿瘤的大小而进行外推。

　　总的来说，报告的 GTR 率、视力改善和并发症表明 EEA 可能是一种安全有效的替代经颅手术。随着内镜技术的发展，经验的增加和内镜技术的进步，包括修复元件，可能会进一步降低并发症的发生率。

要点
显露是至关重要的。广泛的蝶窦切开术伴双侧筛窦后切除术可清晰暴露颈动脉外侧隐窝，增加手术的可操作性
确保蝶窦鼻窦和蝶窦腔内分隔磨除到鞍底，所有覆盖的黏膜都已移除，有效地进行鼻中隔瓣重建，以减少术后脑脊液泄漏的风险
打开颅底时，先磨鞍底，然后蝶骨平台和鞍结节，以防止早期硬膜破裂，避免损伤上海绵间窦
为了避免损伤周围的神经血管结构，在进行囊外蛛网膜剥离之前，先进行肿瘤内减压

图 17.1 所示病例的评述

病例

　　一名 52 岁女性患者，左眼视力模糊几个月。体格检查显示颞上视野缺损，伴有相对性传入性瞳孔阻滞和轻度视力下降（20/30）（图 17.1）。

讨论

　　我们认为，本病例最好通过扩大内镜经鼻内经结核 / 经平面入路。临床病史、影像学特征及体格检查均与 TS 脑膜瘤相符，表现为左侧不对称视力丧失。在这种情况下，EEA 提供了如下所述的各种优势：

　　· 临床特点：TS 脑膜瘤的自然史是通过单侧或双侧侵犯视神经管而导致视力下降。这是一名 50 岁出头的年轻患者，她的生命很长。我们认为 EEA 可以对视神经管内侧进行更有效的减压。我们认为这是 EEA 的优点，因为在大多数病例中，TS 脑膜瘤从内侧侵入视神经管。值得注意的是，在 TS 脑膜瘤中，即使患者没有主诉视力缺陷，我们也常规行双侧视神经管探查。因此，在本例中，考虑到这种类型脑膜瘤的自然史，我们也可以打开右侧视神经管。随着视神经管的打开，肿瘤被有效地切除。

　　· 放射学和解剖学方面的考虑：本病例是 EEA 的理想病例，因为肿瘤位于中线，并没有延伸到颈动脉外侧。大脑前动脉复合体（A1、Acom、A2）后上移位，未被肿瘤包裹。肿瘤和大脑之间有蛛网膜平面，脑肿瘤界面有一薄层 T2 高强度脑脊液，可以在有效的肿瘤除体积后进行安全的囊外剥离。脑下垂体和垂体柄向后下方移位，将被保护起来，直到手术后期才能看到。此外，视神经外侧移位，也没有被肿瘤包围，这就允许了安全的剥离平面。

· 技术方面：EEA 可以通过在颅底钻孔（TS 和 PS）以及凝固硬脑膜起源来实现肿瘤的早期断流。随着早期断流术，由于出血减少和更容易识别神经血管结构，肿瘤的减体积更容易。通过腔内接近肿瘤，工作走廊位于外侧移位的视神经之间，不需要穿过两侧视神经的平面。最后，采用阔筋膜、硬膜替代物或腹部脂肪移植，然后采用带蒂鼻中隔皮瓣的有效重建技术，术后脑脊液漏的发生率较低。

总结

经鼻内镜颅底手术经过多年的发展，现已成为一种安全有效的颅底肿瘤治疗技术。特别是 PS 和 TS 脑膜瘤，由于其固有的解剖位置（中线肿瘤）及与蝶窦的关系，该技术特别适合入路。近年来，外科器械的技术进步以及由神经外科医生和鼻外科医生组成的多学科颅底小组的建立，改善了通过 EEA 治疗 PS/TS 脑膜瘤的临床结果，降低了患者术后并发症的发生率。目前尚不确定治疗这些病变的最佳手术方法，当然，如前所述，有些肿瘤可以通过经颅途径治疗。考虑到比较经颅和 EEA 的随机对照试验不太可能被开发出来，关于理想方法的最终答案可能永远不会被完全阐明。最后，综合颅底中心已经证明了 EEA 治疗 PS/TS 脑膜瘤的安全性和有效性，其切除率、临床结果和术后并发症均可与传统的经颅系列相比较。

17.5 编辑评论

翼点 / 额颞部开颅术，可能伴有眼眶或颧骨截骨，是大多数神经外科医生非常熟悉的方法，并已应用了几十年，有良好的成功率报道。最容易治疗的是密集钙化的鞍结节脑膜瘤，以及血管受压，可能因血管损伤而需要修复的患者。在过去的几十年中，这些入路为鞍结节脑膜瘤的治疗设定了标准，与这些结果相比，其他"侵入性较小"的入路具有代表性。

锁孔入路，如眶上入路，允许在与传统经颅手术类似的有限额叶回缩的情况下以偏低的路径到达肿瘤，而无须更大的额颞切口和颞肌操作。眶上入路还可以通过增加眶上缘截骨术或内镜辅助进入肿瘤的上缘。硬膜内解剖类似于翼点 / 额颞入路，并且为许多外科医生所熟悉。眶上入路的缺点包括用于颅底修复的颅骨膜有限，以及可能需要越过额窦并具有固有的感染风险。尽管文献中很少报道眶上入路感染，但其不可忽视。

在过去的 10 年中，内镜鼻内方法治疗鞍结节脑膜瘤变得越来越普遍。这些手术由大多数经验丰富的中心的神经外科和耳鼻喉科团队执行。经鼻内切除精心挑选的鞍结节脑膜瘤的文献结果显示，切除率和视觉效果分别与"开放"方法相当或更好。然而，学习曲线相当陡峭，一些报告中的脑脊液漏率仍然高于经颅方法。

图 17.1 所示的病例是典型的鞍结节脑膜瘤，可通过开口、锁孔或鼻内入路治疗。当然，外科医生的经验和技能发挥了重要作用。此外，在选择入路时还应考虑以下几个因素和肿瘤特征：大小、一致性和钙化程度、延伸程度、肿瘤的血管供应、颅内血管是否被包埋。此外，应考虑颅底侵犯的范围和颅底修复的可选方案，特别是再次手术时。

肿瘤本身的大小不是选择入路的主要考虑因素，但应予以考虑。具有更高延伸度的肿瘤需要较低的定向轨迹，以便直接显示肿瘤的上部。在这些情况下，经颅入路往往需要上眶或眶颧骨截骨术。经鼻入路的轨迹适合于鞍结节脑膜瘤的上延伸。然而，与开放手术相比，较大的肿瘤经鼻内入路切除往往需要更多的时间，即使是经验丰富的外科医生。密集的肿瘤密度，尤其是钙化，可以限制和延长内镜下切除肿瘤。经颅入路可以整块或大块切除鞍结节脑膜瘤，而鼻内手术最有效的方法是先进行积极的内部去瘤，然后进行囊外剥离。

肿瘤扩展对鞍结节脑膜瘤最佳入路的选择具有重要意义。一些鞍结节肿瘤会向视神经外侧延伸或被 ICA 包围，这可能导致无法通过鼻内入路完全切除。这些病例可能通过眶上或额颞经颅入路更好地处理，这可能允许更多的环路进入 ICA，并对潜在的血管损伤进行更安全的处理。通过小幅度的入路和修复，内镜下可以很好地处理沿蝶骨平台的前伸。然而，如果前尾侵犯筛状区域，经鼻入路有嗅觉丧失的风险。经鼻入路后伸入蝶鞍和沿蝶鞍横膈膜很容易进入，但在没有内镜辅助的情况下，通过开放或锁孔入路通常很难很好地直观观察。鞍结节脑膜瘤视神经管延伸常累及内视神经管。对于开放和眶上锁孔入路，很难充分接近视神经管内的肿瘤，甚至直到疾病晚期才得到解决。有时提倡采用对侧经颅入路；然而，这并不能解决双侧内视神经管受累的问题，即使在术前影像上并不明显，这种情况经常出现。通过单侧额颞或眶上入路，很难接近涉及两个内侧视神经管的肿瘤。另外，鼻内入路可以很容易地接近内侧视神经管，以早期减压视神经和更彻底地切除这些肿瘤部分。

血管因素包括肿瘤供血和颅内血管包裹。肿瘤的血供来自硬脑膜和筛窦动脉。虽然这可以通过经颅手术来解决，但是根据入路的性质，鼻内入路在提供早期彻底的肿瘤血管离断术方面具有明显的优势。术前影像学检查应注意颅内血管包绕。即使血管似乎被包裹，T2 加权成像上也常有薄薄的脑脊液囊沿血管出现，提示蛛网膜平面被保留。这将有助于通过开放或内镜途径从血管中取出肿瘤。完全血管包裹、血管不规则、既往放疗或致密钙化应劝阻外科医生选择鼻内入路，因为尽管近年来有了重大的技术进步，但内镜下血管损伤的处理和充分的血管修复仍然相当有限。

在术前选择鞍结节脑膜瘤入路时，必须考虑可能的颅底缺损的修复方案。肿瘤累及的颅底及相关的骨质增生切除是完全切除的必要条件，并造成颅底缺损，必须修复以防止脑脊液漏和感染。用于翼点／额颞入路的切口可获得足够的带蒂颅周移植物，以修复甚至非常大的颅底缺损。经鼻入路可彻底切除颅底肿瘤，并可有效利用带血管蒂鼻中隔皮瓣修复颅底缺损。另一方面，眶上入路允许的骨膜数量非常有限，通常不足以修复颅底蝶鞍或蝶筛区的缺陷。

参考文献

[1] Al-Mefty O, et al. Microsurgical removal of suprasellar meningiomas. Neurosurgery. 1985;16(3):364–372.

[2] Cushing H, Eisenhardt L. Meningiomas: their classification, regional behaviour, life history, and surgical ends results. Springfield: Charles C. Thomas; 1938.

[3] Fox D, Khurana VG, Spetzler RF. Olfactory groove/planum sphenoidale meningiomas. In: Lee JH, editor. Meningiomas. London: Springer Science; 2009. p. 327–332.

[4] Mortazavi MM, Brito da Silva H, Ferreira M, Jr., Barber JK, Pridgeon JS, Sekhar LN. Planum sphenoidale and tuberculum sellae meningiomas: operative nuances of a modern surgical technique with outcome and proposal of a new classification system. World Neurosurg 2016;86:270–286.

[5] Kinjo T, al-Mefty O, Ciric I. Diaphragma sellae meningiomas. Neurosurgery. 1995;36(6):1082–1092.

[6] Lee JH, Sade B. Anterior clinoidal meningiomas. In: Lee JH, editor. Meningiomas. London: Springer Science; 2009. p. 347–354.

[7] Shah AH, Patel N, Raper DM, Bregy A, Ashour R, Elhammady MS, et al. The role of preoperative embolization for intracranial meningiomas. J Neurosurg. 2013;119(2):364–372.

[8] Waldron JS, Sughrue ME, Hetts SW, Wilson SP, Mills SA, McDermott MW, et al. Embolization of skull base meningiomas and feeding vessels arising from the internal carotid circulation. Neurosurgery. 2011;68(1):162–169. Discussion 9.

[9] Chang HS, Joko M, Song JS, Ito K, Inoue T, Nakagawa H. Ultrasonic bone curettage for optic canal unroofing and anterior clinoidectomy. Technical Note J Neurosurg. 2006;104(4):621–624.

[10] Mathiesen T, Kihlstrom L. Visual outcome of tuberculum sellae meningiomas after extradural optic nerve decompression. Neurosurgery. 2006;59(3):570–576. Discussion 6.

[11] Nozaki K, Kikuta K, Takagi Y, Mineharu Y, Takahashi JA, Hashimoto N. Effect of early optic canal unroofing on the outcome of visual functions in surgery for meningiomas of the tuberculum sellae and planum sphenoidale. Neurosurgery 2008;62(4):839–844. Discussion 44–46.

[12] El Refaee EA, Baldauf J, Balau V, Rosenstengel C, Schroeder H. Is it safe to sacrifice the superior hypophyseal artery in aneurysm clipping? A report of two cases. J Neurol Surg A Cent Eur Neurosurg. 2013;74(Suppl 1):e255–e260.

[13] de Divitiis E, Mariniello G, Cappabianca P. Suprasellar meningiomas. Neurosurgery. 2002;51(3):851–852.

[14] Goel A, Muzumdar D, Desai KI. Tuberculum sellae meningioma: a report on management on the basis of a surgical experience with 70 patients. Neurosurgery. 2002;51(6):1358–1363. Discussion 63–64.

[15] Jallo GI, Benjamin V. Tuberculum sellae meningiomas: microsurgical anatomy and surgical technique. Neurosurgery. 2002;51(6):1432–1439. Discussion 9–40.

[16] Nakamura M, Roser F, Struck M, Vorkapic P, Samii M. Tuberculum Sellae meningiomas: clinical outcome considering different surgical approaches. Neurosurgery 2006;59(5):1019–1028. Discussion 28–29.

[17] Turel MK, Tsermoulas G, Yassin-Kassab A, Reddy D, Andrade-Barazarte H, Gonen L, et al. Tuberculum sellae meningiomas: a systematic review of transcranial approaches in the endoscopic era. J Neurosurg Sci. 2016;Nov 30. [Epub ahead of print].

[18] Turel MK, Tsermoulas G, Reddy D, Andrade-Barazarte H, Zadeh G, Gentili F. Endonasal endoscopic transsphenoidal excision of tuberculum sellae meningiomas: a systematic review. J Neurosurg Sci 2016;60(4):463–475.

[19] Bander ED, Singh H, Ogilvie CB, Cusic RC, Pisapia DJ, Tsiouris AJ, et al. Endoscopic endonasal versus transcranial approach to tuberculum sellae and planum sphenoidale meningiomas in a similar cohort of patients. J Neurosurg. 2018;128(1):40–48.

[20] Sekhar LN, Fessler RG. Atlas of neurosurgical techniques: Brain, vol. 2. 2nd ed. New York: Thieme Medical Publishers; 2016.

[21] Telera S, Carapella CM, Caroli F, Crispo F, Cristalli G, Raus L, et al. Supraorbital keyhole approach for removal of midline anterior cranial fossa meningiomas: a series of 20 consecutive cases. Neurosurg Rev. 2012;35(1):67–83. Discussion.

[22] Ormond DR, Hadjipanayis CG. The supraorbital keyhole craniotomy through an eyebrow incision: its origins and evolution. Minim Invasive Surg. 2013;2013:296469.

[23] Tomasello F, Cardali S, Angileri FF. The quest of minimally invasive neurosurgery. World Neurosurg. 2014;81(2):263–264.

[24] Kabil MS, Shahinian HK. Application of the supraorbital endoscopic approach to tumors of the anterior cranial base. J Craniofac Surg. 2005;16(6):1070–1074. Discussion 5.

[25] Reisch R, Perneczky A. Ten-year experience with the supraorbital subfrontal approach through an eyebrow skin incision. Neurosurgery. 2005;57(4 Suppl):242–255. Discussion 55.

[26] Berhouma M, Jacquesson T, Jouanneau E. The fully endoscopic supraorbital trans-eyebrow keyhole approach to the anterior and middle skull base. Acta Neurochirurgica. 2011;153(10):1949–1954.

[27] Reisch R, Perneczky A, Filippi R. Surgical technique of the supraorbital key-hole craniotomy. Surg Neurol. 2003;59(3):223–227.

[28] Wilson DA, Duong H, Teo C, Kelly DF. The supraorbital endoscopic approach for tumors. World Neurosurg. 2014;82(6 Suppl):S72–S80.

[29] de Divitiis E, de Divitiis O, Elefante A. Supraorbital craniotomy: pro and cons of endoscopic assistance. World Neurosurg. 2014;82(1–2):e93–e96.

[30] van Lindert E, Perneczky A, Fries G, Pierangeli E. The supraorbital keyhole approach to supratentorial aneurysms: concept and technique. Surg Neurol. 1998;49(5):481–489. Discussion 9–90.

[31] Zheng X, Liu W, Yang X, Gong J, Shen F, Shen G, et al. Endoscope-assisted supraorbital keyhole approach for the resection of benign tumors of the sellar region. Minim Invasive Ther Allied Techno. 2007;16(6):363–366.

[32] Schwartz TH. An eyebrow for an eyebrow and a nose for a nose. World Neurosurg. 2014;82(1–2):e97–e99.

[33] Fischer G, Stadie A, Reisch R, Hopf NJ, Fries G, Bocher-Schwarz H, et al. The keyhole concept in aneurysm surgery: results of the past 20 years. Neurosurgery. 2011;68(1 Suppl Operative):45–51. Discussion.

[34] Reisch R, Stadie A, Kockro RA, Hopf N. The keyhole concept in neurosurgery. World Neurosurg. 2013;79(2 Suppl):S17.e9–S17.e13.

[35] Iacoangeli M, Nocchi N, Nasi D, Di Rienzo A, Dobran M, Gladi M, et al. Minimally invasive supraorbital key-hole approach for the treatment of anterior cranial fossa meningiomas. Neurol Med Chir. 2016;56(4):180–185.

[36] McLaughlin N, Ditzel Filho LF, Shahlaie K, Solari D, Kassam AB, Kelly DF. The supraorbital approach for recurrent or residual suprasellar tumors. Minim Invasive Neurosurg. 2011;54(4):155–161.

[37] Paiva-Neto MA, Tella OI Jr. Supra-orbital keyhole removal of anterior fossa and parasellar meningiomas. Arq Neuropsiquiatr. 2010;68(3):418–423.

[38] Mathias RN, Lieber S, de Aguiar PH, Maldaun MV, Gardner P, Fernandez-Miranda JC. Interfascial dissection for protection of the nerve branches to the Frontalis muscles during supraorbital trans-eyebrow approach: an anatomical study and technical note. J Neurol Surg B Skull Base. 2016;77(3):265–270.

[39] Schramm VL Jr, Maroon JC. Sinus complications of frontal craniotomy. Laryngoscope. 1979;89(9 Pt 1):1436–1445.

[40] Meetze K, Palmer JN, Schlosser RJ. Frontal sinus complications after frontal craniotomy. Laryngoscope. 2004;114(5):945–948.

[41] Morais de Melo W, Koogi Sonoda C, Garcia IR Jr. Vascular pericranial graft: a viable resource for frontal sinus obliteration. J Craniofac Surg. 2013;24(1):e5–e7.

[42] Reisch R, Stadie A, Kockro R, Gawish I, Schwandt E, Hopf N. The minimally invasive supraorbital subfrontal key-hole approach for surgical treatment of temporomesial lesions of the dominant hemisphere. Minim Invasive Neurosurg. 2009;52(4):163–169.

[43] Burks JD, Conner AK, Bonney PA, Archer JB, Christensen B, Smith J, et al. Management of Intracranial meningiomas using keyhole techniques. Cureus. 2016;8(4):e588.

[44] Andaluz N, Romano A, Reddy LV, Zuccarello M. Eyelid approach to the anterior cranial base. J Neurosurg. 2008;109(2):341–346.

[45] Abdel Aziz KM, Bhatia S, Tantawy MH, Sekula R, Keller JT, Froelich S, et al. Minimally invasive transpalpebral "eyelid" approach to the anterior cranial base. Neurosurgery. 2011;69(i):ons195–ons206. Discussion 7.

[46] Xie Q, Wang DJ, Sun L, Mao Y, Zhong P, Zheng MZ, et al. Minimal invasive trans-eyelid approach to anterior and middle skull base meningioma: a preliminary study of Shanghai Huashan hospital. Int J Clin Exp Med. 2014;7(11):3974–3982.

[47] Otani N, Muroi C, Yano H, Khan N, Pangalu A, Yonekawa Y. Surgical management of tuberculum sellae meningioma: role of selective extradural anterior clinoidectomy. Br J Neurosurg. 2006;20(3):129–138.

[48] Yonekawa Y, Ogata N, Imhof HG, Olivecrona M, Strommer K, Kwak TE, et al. Selective extradural anterior clinoidectomy for supra- and parasellar processes. Tech Note J Neurosurg. 1997;87(4):636–642.

[49] Landeiro JA, Goncalves MB, Guimaraes RD, Klescoski J, Correa JL, Lapenta MA, et al. Tuberculum sellae meningiomas: surgical considerations. Arq Neuropsiquiatr. 2010;68(3):424–429.

[50] Li-Hua C, Ling C, Li-Xu L. Microsurgical management of tuberculum sellae meningiomas by the frontolateral approach: surgical technique and visual outcome. Clin Neurol Neurosurg. 2011;113(1):39–47.

[51] Romani R, Elsharkawy A, Laakso A, Kangasniemi M, Hernesniemi J. Tailored anterior clinoidectomy through the lateral supraorbital approach: experience with 82 consecutive patients. World Neurosurg. 2012;77(3–4):512–517.

[52] Lehmberg J, Krieg SM, Mueller B, Meyer B. Impact of anterior clinoidectomy on visual function after resection of meningiomas in and around the optic canal. Acta Neurochir. 2013;155(7):1293–1299.

[53] DeMonte F. Surgical treatment of anterior basal meningiomas. J Neuro-Oncol. 1996;29(3):239–248.

[54] Bohman LE, Stein SC, Newman JG, Palmer JN, Adappa ND, Khan A, et al. Endoscopic versus open resection of tuberculum sellae meningiomas: a decision analysis. ORL J Otorhinolaryngol Relat Spec. 2012;74(5):255–263.

[55] de Divitiis E, Esposito F, Cappabianca P, Cavallo LM, de Divitiis O. Tuberculum sellae meningiomas: high route or low route? A series of 51 consecutive cases. Neurosurgery. 2008;62(3):556–563. Discussion 63.

[56] Abbassy M, Woodard TD, Sindwani R, Recinos PF. An overview of anterior skull base meningiomas and the endoscopic endonasal approach. Otolaryngol Clin N Am. 2016;49(1):141–152.

[57] Attia M, Kandasamy J, Jakimovski D, Bedrosian J, Alimi M, Lee

DL, et al. The importance and timing of optic canal exploration and decompression during endoscopic endonasal resection of tuberculum sella and planum sphenoidale meningiomas. Neurosurgery. 2012;71(1 Suppl Operative):58–67.

[58] Kadis GN, Mount LA, Ganti SR. The importance of early diagnosis and treatment of the meningiomas of the planum sphenoidale and tuberculum sellae: a retrospective study of 105 cases. Surg Neurol. 1979;12(5):367–371.

[59] Komotar RJ, Starke RM, Raper DM, Anand VK, Schwartz TH. Endoscopic endonasal versus open transcranial resection of anterior midline skull base meningiomas. World Neurosurg. 2012;77(5–6):713–724.

[60] Liu JK, Christiano LD, Patel SK, Tubbs RS, Eloy JA. Surgical nuances for removal of tuberculum sellae meningiomas with optic canal involvement using the endoscopic endonasal extended transsphenoidal transplanum transtuberculum approach. Neurosurg Focus. 2011;30(5):E2.

[61] Liu Y, Chotai S, Ming C, Jin S, Pan J, Qi S. Characteristics of midline suprasellar meningiomas based on their origin and growth pattern. Clin Neurol Neurosurg. 2014;125:173–181.

[62] Clark AJ, Jahangiri A, Garcia RM, George JR, Sughrue ME, McDermott MW, et al. Endoscopic surgery for tuberculum sellae meningiomas: a systematic review and meta-analysis. Neurosurg Rev. 2013;36(3):349–359.

[63] Cohen-Inbar O, Lee CC, Schlesinger D, Xu Z, Sheehan JP. Long-term results of stereotactic radiosurgery for skull base meningiomas. Neurosurgery. 2016;79(1):58–68.

[64] Martin F, Magnier F, Berger L, Miroir J, Chautard E, Verrelle P, et al. Fractionated stereotactic radiotherapy of benign skull-base tumors: a dosimetric comparison of volumetric modulated arc therapy with Rapidarc(R) versus non-coplanar dynamic arcs. Radiat Oncol. 2016;11(1):58.

[65] Kassam A, Snyderman CH, Mintz A, Gardner P, Carrau RL. Expanded endonasal approach: the rostrocaudal axis. Part I. Crista Galli to the sella turcica. Neurosurg Focus. 2005;19(1):E3.

[66] Hingwala D, Chatterjee S, Kesavadas C, Thomas B, Kapilamoorthy TR. Applications of 3D CISS sequence for problem solving in neuroimaging. Indian J Radiol Imaging. 2011;21(2):90–97.

[67] Jia JM, Guo H, Huo WJ, Hu SW, He F, Sun XD, et al. Preoperative evaluation of patients with Hemifacial spasm by three-dimensional time-of-flight (3D-TOF) and three-dimensional constructive interference in steady state (3D-CISS) sequence. Clin Neuroradiol. 2016 Dec;26(4):431–438.

[68] Liang C, Zhang B, Wu L, Du Y, Wang X, Liu C, et al. The superiority of 3D-CISS sequence in displaying the cisternal segment of facial, vestibulocochlear nerves and their abnormal changes. Eur J Radiol. 2010;74(3):437–440.

[69] Tsutsumi S, Miranda JC, Ono H, Yasumoto Y. The cisternal segments of the oculomotor nerve: a magnetic resonance imaging study. Surg Radiol Anat. 2017 Mar;39(3):323–331.

[70] Stokken J, Recinos PF, Woodard T, Sindwani R. The utility of lumbar drains in modern endoscopic skull base surgery. Curr Opin Otolaryngol Head Neck Surg. 2015;23(1):78–82.

[71] Hadad G, Bassagasteguy L, Carrau RL, Mataza JC, Kassam A, Snyderman CH, et al. A novel reconstructive technique after endoscopic expanded endonasal approaches: vascular pedicle nasoseptal flap. Laryngoscope. 2006;116(10):1882–1886.

[72] de Notaris M, Solari D, Cavallo LM, D'Enza AI, Ensenat J, Berenguer J, et al. The "suprasellar notch," or the tuberculum sellae as seen from below: definition, features, and clinical implications from an endoscopic endonasal perspective. J Neurosurg. 2012;116(3):622–629.

[73] Chi JH, McDermott MW. Tuberculum sellae meningiomas. Neurosurg Focus. 2003;14(6):e6.

[74] Mahmoud M, Nader R, Al-Mefty O. Optic canal involvement in tuberculum sellae meningiomas: influence on approach, recurrence and visual recovery. Neurosurgery. 2010;67(3 Suppl Operative):108–119.

[75] Sade B, Lee JH. High Incidence of optic canal involvement in tuberculum sellae meningiomas: rationale for aggressive skull base approach. Surg Neurol. 2009;72(2):118–123.

[76] Peris-Celda M, Kucukyuruk B, Monroy-Sosa A, Funaki T, Valentine R, Rhoton AL Jr. The recesses of the sellar wall of the sphenoid sinus and their intracranial relationships. Neurosurgery. 2013;73(ONS Suppl 2):117–131.

[77] Koutourousiou M, Fernandez-Miranda JC, Stefko ST, Wang EW, Snyderman CH, Gardner PA. Endoscopic endonasal surgery for suprasellar meningiomas: experience with 75 patients. J Neurosurg. 2014;120(6):1326–1339.

[78] Khan OH, Anand VK, Schwartz TH. Endoscopic endonasal resection of skull base meningiomas: the significance of a "cortical cuff" and brain edema compared with careful case selection and surgical experience in predicting morbidity and extent of resection. Neurosurg Focus. 2014;37(4):E7.

[79] Ditzel Filho LF, Prevedello DM, Jamshidi AO, Dolci RL, Kerr EE, Campbell R, et al. Endoscopic endonasal approach for removal of tuberculum sellae meningiomas. Neurosurg Clin N Am. 2015;26(3):349–361.

[80] Schroeder HW. Indications and limitations of the endoscopic endonasal approach for anterior cranial base meningiomas. World Neurosurg. 2014;82(6 Suppl):S81–S85.

[81] Nanda A, Ambekar S, Javalkar V, Sharma M. Technical nuances in the management of tuberculum sellae and diaphragma sellae meningiomas. Neurosurg Focus. 2013;35(6):E7.

第十八章　鞍上颅咽管瘤

William T. Couldwell, Daniel F. Kelly, James K. Liu

唐　斌 / 译

18.1 概述

颅咽管瘤起源于胚胎时期 Rathke 囊残存的上皮细胞，是一种 WHO 分类为 1 级的颅内良性肿瘤，可累及鞍内、鞍旁和鞍上。虽然颅咽管瘤在所有原发性中枢神经系统肿瘤中所占比例不到 1%，但却是儿童中最常见的非神经胶质细胞肿瘤[1]。颅咽管瘤的年发病率约为 0.13 例 /10 万人，年龄呈双峰分布，在 5~14 岁和 65~74 岁之间[2]，且儿童患病率较高。颅咽管瘤有两种病理类型，其中造釉细胞型在儿童中较常见，常为囊性，占儿童颅内恶性肿瘤的 5%~10%。鳞状乳头型更常见的是伴有钙化的囊实性，几乎仅见于成人。

颅咽管瘤最常见于鞍上区，但也可沿颅咽管裂全程生长。根据起源于鞍内、鞍隔下、漏斗部、鞍上、软脑膜下第三脑室的不同位置[3]，在鞍内、鞍上及第三脑室内可见颅咽管瘤的 5 种基础生长方式。肿瘤的范围，加上局部侵犯周围的关键神经血管结构的倾向，如下丘脑、漏斗、垂体、视交叉和颈内动脉，大大增加了手术全切肿瘤的难度。因此，肿瘤控制通常需要多模式治疗，包括放射治疗和分子靶向治疗。在本章中，笔者将讨论鞍上型颅咽管瘤的开颅和内镜手术方式。此外，每位笔者都将讨论他们各自手术入路处理病例的优缺点（图 18.1）。

18.2 开颅入路

Amol Raheja, William T.Couldwell

引言

颅咽管瘤是一种良性肿瘤，起源于 Rathke 囊的残余部分。尽管在组织学上是良性的，但由于非常靠近一些重要的神经、血管，如视交叉、垂体柄、下丘脑和 Willis 环，颅咽管瘤的治疗上仍然具有挑战性。这类肿瘤主要位于鞍内 - 鞍上区域，但位于脑室内和向前、中、后颅窝的多间隙扩展也很常见。

颅咽管瘤常位于鞍上，考虑到该区域存在诸多重要的神经血管结构，针对该区域的多种手术入路也在逐步发展成熟，其中包括经颅入路和经蝶入路[4-6]。经颅入路可进一步细分为开颅入路和微创锁孔入路，而经蝶窦入路可以是显微镜下手术，也可以是内镜下手术。本章将讨论目前治疗颅咽管瘤的常用开颅手术入路，并讨论它们相对的优点和局限性、患者选择标准、围手术期护理、并发症的避免、治疗原则和手术预后。我们将详细讨论开颅手术与经鼻内镜手术的优缺点，并通过举例来对比说明每种开颅手术入路的优缺点。

开颅入路

颅咽管瘤开颅入路主要有 4 种：翼点 / 眶颧

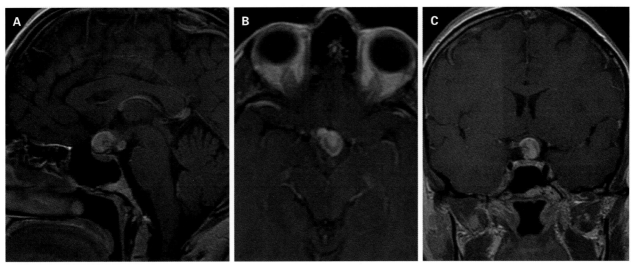

图 18.1 （A~C）鞍上颅咽管瘤。一位 24 岁的女性出现轻度双眼视觉模糊。检查：OS，20/20（矫正）；Humphrey VF，轻度弓状上、下颞部视野缺损。外径 20/20（矫正）；Humphrey VF，轻度弓状上、下颞部视野缺损。其余的神经学检查正常。实验室检查：内分泌功能正常

入路、额下 / 经基底入路、颞下入路或联合经岩骨入路，以及半球间经胼胝体 / 皮质入路。在颅咽管瘤的治疗中，经颅咽管瘤的手术入路主要有 4 种：翼点 / 眶颧入路、额下 / 经基底入路、颞下入路 / 联合经岩骨入路、经纵裂胼胝体 / 经皮质入路。扩大颅底改良术，如眶颧入路、经基底入路和经岩骨入路，有助于获得更开阔的手术间隙和更广泛的肿瘤上下极手术通道，同时减少所必需的脑组织牵拉。每种技术都有其优点和缺点，必须根据每个肿瘤的特点以及患者自身的条件来个体化选择合适的手术入路。开展这些手术入路时，应进行充分的术前准备，已备术中脑组织良好的塌陷，获得足够的操作空间，包括术中抬高头部（反向 Trendelenburg 体位）、输注甘露醇或高渗盐水、放置腰椎引流管、脑室穿刺、早期通过打开侧裂池和基底池释放脑脊液等。应根据肿瘤形态、患者症状和脑室情况，采用这些方法中的一种或多种来实现术中脑组织的减压与塌陷。颅咽管瘤分离和切除原则包括尽量保持蛛网膜完整以减少神经血管损伤，渐进性地剥离肿瘤，精准地显微包膜外剥离，以及谨慎地保护神经血管结构。

翼点 / 眶颧入路

　　Yasargil 倡导的额颞翼点入路，利用视交叉旁

间隙（视神经间、视神经 – 颈内动脉、颈内动脉 – 动眼神经 / 颈内动脉 – 小脑幕通道）和（较少见的）颈动脉分叉上间隙进入鞍上池。在常规鞍上入路的基础上，进行额外的眶颧骨截骨术可以扩大手术入路至脚间区、鞍旁区和第三脑室后 / 上区域。磨除前床突加视神经硬膜外或硬膜内减压术有助于减轻视神经的肿块效应，增加视神经和视神经 – 颈内动脉间隙之间手术器械的可操作性，以便更彻底地切除肿瘤。虽然翼点入路是一种多用途的颅底入路，可提供最短距离和最直接的经颅入路到达鞍上区，并可用于治疗范围广泛的颅咽管瘤，但其最佳适应证是位于视交叉前并将视交叉向后推挤的颅咽管瘤。较大的位于视交叉后和向脑室内延伸的颅咽管瘤通过其他入路来处理会更好，尽管许多这样的病例也可以通过标准翼点开颅入路加终板入路来处理。该入路的主要缺点包括：入路深入有限，对侧的视神经颈动脉三角、同侧视交叉下丘脑表面和颈内动脉后方的可视性差，需要通过视神经 / 视交叉的牵拉才能进入鞍上和脚间池区域。此入路治疗颅咽管瘤的相关并发症包括：因开颅入路损伤额肌面神经分支而导致的额肌瘫痪，因视交叉受损而导致的视力下降，以及损伤同侧颈内动脉或其分支。特别是在儿童颅咽管瘤切除过程中，颈内动脉的牵拉偶尔

会引起动脉的梭形扩张。

额下 / 经基底入路

Tessier 和 Derome 等推广的双侧 / 单侧额下开颅入路，主要依靠视交叉间隙、终板和视神经 – 颈内动脉间隙通道进入鞍上和第三脑室。与翼点 / 前外侧入路相比，该入路的主要优点是其颅底中线前入路提供了直接和直视下进入视交叉前间隙和终板的通道，并使双侧视神经 – 颈动脉池可视。它还能通过终板入路很好地显示第三脑室的两壁和下丘脑；然而，翼点入路和额下入路在进入视交叉后间隙方面都有其固有的局限性。如果选择终板入路处理向第三脑室扩张的肿瘤，则中线经基底入路可提供最佳的手术通道。如果不增加终板入路，原发性和继发性前置视交叉则将成为额下入路的相对禁忌证。经基底入路在双侧额下开颅的基础上增加了双侧眶上开颅和磨除鸡冠，可以更好地为明显扩展入第三脑室的颅咽管瘤提供一个更低位的手术通道。如果在充分的经基底入路暴露下，视交叉前间隙仍然狭窄，且肿瘤向下延伸至鞍内，则可通过磨除鞍底前壁和蝶骨结节及蝶骨平台进一步扩大手术通道，以达到切除肿瘤的目的。这种经蝶经鞍底的变异经基底入路，脑脊液（CSF）鼻漏的发生率较高，需要细致的颅底重建。这些入路可综合利用经额下和经基底纵裂半球间入路到达鞍上区域。与经基底纵裂半球间入路相比，额下入路的缺点是有可能对双侧额叶和嗅束造成牵拉损伤，但如果细致地从额叶分离嗅束，则可以安全地获得广泛的手术暴露，并可以处理侧向延伸的肿瘤。相反，经基底纵裂入路的手术通道相对狭窄，需要牵拉大脑半球，并且很难处理侧方扩展的肿瘤。但是额下入路的嗅束损伤发生率和脑脊液鼻漏风险均较低。与这些入路相关的并发症包括嗅觉障碍 / 嗅觉减退、双额叶挫伤、静脉闭塞以及额窦侵犯时的脑脊液鼻漏。另外，晚期并发症（黏液囊肿）可能与额窦侵犯有关，这主要与入路时未正确处理好额窦有关。

颞下 / 经岩骨入路

由于前颅底和前外侧颅底入路到达视交叉后颅咽管瘤的局限性，Hakuba 等和 Al-Mefty 等开创了经颞下经小脑幕岩骨后入路（乙状窦前经迷路）治疗此类病变的先河。这种后外侧入路提供了一个尾 – 头端的手术通道，而前颅底和前外侧颅底入路则提供了头 – 尾端的手术通道。主要的优点是可以直视视交叉下方、垂体柄和下丘脑，从而可以把肿瘤的上极从这些重要的神经结构上剥离下来。对于前方入路常常遇到的前循环穿支，这种入路的风险也较低；但它在处理环池中重要的神经血管（动眼神经、滑车神经、大脑后动脉第二段和后交通动脉及其穿支）存在局限性。此外，该入路还存在因颞叶长时间牵拉而导致的颞叶损伤、癫痫发作、言语障碍和 Labbé 静脉损伤相关的静脉闭塞风险。后交通动脉也在这个入路的通道中，一些作者报道了通过切断后交通动脉来扩大切除肿瘤的手术通道。

经纵裂胼胝体 / 经皮层经脑室入路

与前面描述的其他颅咽管瘤入路不同，经纵裂胼胝体和经皮层经脑室入路不采用颅底通道，而是从颅盖面提供垂直通道。它们主要用于脑室内的、沿室间孔向上扩展的较大的病变，并伴有或不伴有梗阻性脑积水。区分原发性脑室病变和由鞍上区域侵入第三脑室底的继发性脑室内肿瘤至关重要，因为前者需要经胼胝体 / 经皮质入路，而后者需要颅底入路。资深的手术医生特别注意垂体柄在这种区分中的作用。完全在第三脑室内的肿瘤不会使垂体柄偏移，垂体柄可能会被上方的肿块压迫前移缩短，但不会侧方偏移。鞍上的肿瘤则会使垂体柄偏移。因此，术前仔细的影像学评估和恰当的手术计划对于保护下丘脑和第三脑室底是必要的。经胼胝体入路和经皮质入路的选择主要取决于脑室扩张程度、进入上矢状窦的引流静脉解剖、肿瘤生长方式以及外科医生的偏好。经纵裂胼胝体入路具有从中线进入肿瘤的优点，不需要扩大脑室。而不扩大脑室的潜在好处在于具有较低的因胼胝体切开导致胼胝体断裂综合征和胼胝体周围/胼胝体边缘动脉损伤的风险。术中神经导航的使用可以为这些入路更好地指导手术通道，设计相应的皮肤切口和开颅手术。一旦进入侧脑室，确认脉络丛、室间孔和丘脑纹状静脉，即可通过室间孔、穹隆间、脉络膜上或脉络膜下入路进入第三脑室。必须注意避免医源性穹隆损伤和丘脑纹状静脉损伤，以防止出现相应的记忆障碍和术后肢体无力。经胼胝体入路存在额叶牵拉损伤和上矢状窦医源性损伤以及潜在的静脉空气栓塞的风险。这类手术入路的主要缺点包括手术距离远、肿瘤切除时下丘脑和垂体柄有损伤风险、第三脑室前下部和鞍隔侧方病变手术受限和术后易发生脑室炎症及梗阻性脑积水。

手术预后

全切与次全切除加辅助放疗的比较

颅咽管瘤手术的传统策略是全切除（Gross Total Resection，GTR），因为病理上是良性肿瘤，肿瘤全切除后复发的可能性很低。影响颅咽管瘤根治性全切除的因素包括：术前下丘脑功能障碍，术前影像学或术中解剖显示肿瘤累及下丘脑，术中肿瘤与第三脑室底部粘连，血管包裹，重要神经血管结构周围有致密钙化。根治性切除常伴随下丘脑功能障碍、视力恶化和大血管损伤相关的发病率增加，导致死亡率增加，总体存活率降低。最近的研究证实，GTR 患者的长期预后（无进展和总生存期）与接受部分切除并辅以放射治疗的患者相似。由于根治性肿瘤切除的这些潜在后遗症，现代外科手术策略考虑了手术切除的功能预后，主张病灶的次全切除/最大安全切除，并使用放射治疗等辅助手段来控制残留肿瘤的进展，保持良好的生活质量。最重要的一点是，治疗策略需要根据个人情况量身定做，要切合患者的期望和最佳的手术预后。例如，与辐射相关的神经认知障碍、脑坏死、动脉炎和继发性恶性肿瘤的风险是针对儿童颅咽管瘤患者最关注的问题。

垂体柄保留与牺牲

颅咽管瘤通常与垂体柄关系密切，因为它起源于 Rathke 囊的残余细胞。肿瘤粘连在垂体柄上时，通常不切开垂体柄就无法进行肿瘤的根治性切除。在颅咽管瘤切除术中是否保留垂体柄有两种观点。第一种假说是垂体柄对于维持正常的垂体后叶功能是必不可少的，所以手术目标是肿瘤的近全切除，并留下附着在垂体柄上的肿瘤。随后，可以通过密切的放射学监测或预先辅助放疗。各种研究表明，垂体柄的保留与无复发存活率没有相关性，并证实了这一手术策略。Jung 等[7]强调了垂体柄保留的另一个重要的原因：增加了保留完整垂体前叶功能的可能性。Honegger 等指出，试图保留垂体柄是一项耗时且极费力的工作，需要通过巨大的努力，但这会带来内分泌结果的改善。而主张切除垂体柄的学派则认为，在颅咽管瘤切除术中牺牲垂体柄是实现良性肿瘤全切除的一个很小的代价。支持者从文献中引用了强有力的证据支持这样一个事实，即无论垂体柄的完整性如何，根治性切除颅咽管瘤后尿崩症的发生率都很高。因此，试图保留垂体柄不能阻止全切除肿瘤。在这类情况下，即使垂体前叶功能永久受损，也必须注意在不影响垂体功能的情况下尽可能在下丘脑远端切除垂体柄，以便尽可能多地保留抗利尿激素的产生的可能。同样需要强调的是保留垂体柄并不意味着保留了垂体功能。

经颅入路的预后

在一项儿童颅咽管瘤手术治疗的 Meta 分析中，Elliot 等纳入了 2955 例经颅入路手术的患者。平均 GTR 率为 60.9%，GTR 后肿瘤复发率为 17.6%。手术死亡率 2.6%，医源性神经并发症 9.4%。术后尿崩症（DI）、视力改善、视力下降、肥胖/食欲亢进和总存活率分别为 69.1%、47.7%、13%、32.2% 和 90.3%。

经颅与内镜经鼻入路的比较

许多研究试图根据切除范围、复发率和并发

症情况来比较传统开颅手术和内镜经鼻这一新的微创手术。对比的主要方面包括肿瘤特征（大小、位置、范围和神经血管粘连）的异质性、临床症状的进展、手术经验、手术切除的侵袭性、样本大小以及评估复发的随访时间。目前使用内镜经鼻入路切除颅咽管瘤的报道越来越多。内镜具有一些固有优势，很大程度上与入路通道有关。它可以在直视下观察在鞍上生长并扩展至第三脑室的颅咽管瘤。Elliott[8] 等最近的一项 Meta 分析，比较经颅入路和经蝶入路治疗儿童颅咽管瘤的疗效，共有 2955 例患者接受经颅手术，373 例患者接受经鼻手术纳入研究。作者的结论是，直接比较两种入路治疗儿童颅咽管瘤的预后似乎并不成立。接受每种入路的患者的基线差异造成了选择偏差，这可能解释了经鼻切除术的疾病控制率提高和发病率降低的原因。与经颅入路相比，经鼻入路越来越多地用于鞍内较小的肿瘤，而经颅入路通常用于较大的肿瘤，包括鞍上和鞍旁的肿瘤、周围有明显钙化的肿瘤以及包绕血管结构的肿瘤。此外，与传统的经颅入路相比，此类微创入路的数据有限，且随访时间较短。

要点
前方（额下入路）和前外侧颅底入路（翼点入路）适用于视交叉前颅咽管瘤，但脑室内和向视交叉后扩展的治疗应用受限
标准的前 / 前外侧颅底入路联合眶颧部和经基底扩大入路可能有助于切除更大的肿瘤和向脑室内和视交叉后扩展的肿瘤
后外侧（乙状窦前经迷路）入路为广泛的视神经后部病变和沿视器后部的残余肿瘤提供了可行的选择，而传统的前方和前外侧入路无法切除这些病变
经纵裂胼胝体 / 经皮质经脑室入路主要用于单纯脑室内颅咽管瘤，其病变主体位于第三脑室底部以上

图 18.1 所示病例的评述

病例介绍

一名 24 岁女性出现轻度双侧视物模糊，检查显示左眼视力：20/20（矫正），视野：轻度弓状上、下颞侧缺损。右眼视力：20/20（矫正），视野：轻度弓状上、下颞侧缺损。其余的神经系统

查体和内分泌功能都在正常范围内。术前增强磁共振提示非均匀强化的鞍上区占位，紧邻垂体柄和第三脑室底（图 18.1）。病变延伸并压迫视交叉，以左侧为甚。影像学诊断考虑鞍上 – 视交叉下颅咽管瘤。一般情况下，术前还应使用 CT 评估肿瘤外周钙化情况，以及冠状位 T2 或 FLAIR 像评估下丘脑受累情况，这可能会影响手术策略。

讨论

根据临床、内分泌和影像学信息，我们推侧该病变可能是中等大小的鞍上 – 视交叉下颅咽管瘤（Yasargil C 型，Puget 0 级，Kassam 漏斗型）。由于蝶鞍大小正常，肿瘤可能并未向鞍内延伸。因此，内镜经鼻经蝶入路并不是该肿瘤的最佳手术策略，因为该过程中需要将垂体移位，从而可能影响垂体前叶的功能。此外，由于蝶鞍并未扩大，经鼻蝶入路的手术通道也将非常狭窄。经蝶入路术后更高的脑脊液漏风险，可能带来患者不良的预后，这也同样是不可忽视问题。由于肿瘤的推挤和移位，视交叉被推到了肿瘤的前上方，这也为这例中等大小的肿瘤提供了一个合理的视交叉间通道，可以通过前颅底和前外侧颅底入路进入。因为肿瘤稍偏向左侧，右侧翼点入路成了最合理的手术策略，可以给我们提供经侧裂和额下的操作空间以便安全的切除肿瘤。除了主要使用第一间隙外，第二间隙的使用也可能有助于全切除肿瘤。之所以通过右侧而不是左侧进入肿瘤，是因为右侧的倾斜视野下能帮助我们更好地分离位于左侧视路下的肿瘤。肿瘤对双侧视力影响的程度相同，故视力并未制约该患者左、右侧入路的选择。如果左侧视力受影响程度大，使用左侧翼点入路可以磨除左侧视神经管顶壁骨质，以便在视路周围提供更好地操作空间来安全切除肿瘤。

根据外科医生的偏好，双额冠瓣开颅额下或半球间入路对这个病例也同样是一个合理的选择。然而，双侧额叶的牵拉有可能损伤双侧嗅束，但如果肿瘤在中线上有明显脑室内延伸，经终板入路将成功首选方案。颞下经天幕后方经岩骨（乙

状窦前经迷路）入路的后外侧颅底入路是首次术后残余肿瘤切除的次选手术策略。因为这种方法提供了一条颅底后方路径对视交叉后区有极佳的视野，可以在直视下切除肿瘤的残余，确保安全切除和最佳效果，但这种方法比额颞入路的并发症发生率更高。最后，因为肿瘤并未向第三脑室内扩张，半球间经胼胝体和经皮层脑室入路并不适用于此例患者。对于这个病例另一个需要考虑的是切除激进性的问题，如果认为颅咽管瘤根治性切除是必要的，那么可以牺牲漏斗。考虑到这例患者的内分泌功能正常和肿瘤的漏斗类型，在进行最终手术计划之前，必须与患者详细讨论垂体柄保留的利弊。术中肿瘤组织与漏斗部的粘连也将影响到我们切除的方案，需要根据患者的手术预期而量身进行策略的制定。

致谢：感谢我们的医学编辑理学硕士 Kristin Kraus，MSc 对手稿编辑的贡献。

18.3 眉弓眶上入路

Garni Barkhoudarian, Daniel F. Kelly

引言

颅咽管瘤可以通过多种手术入路进行切除。在选择手术入路时我们需要权衡的因素包括肿瘤相对于邻近神经血管结构的位置、既往手术情况、患者的神经内分泌功能状况以及手术医生对每种入路的熟练程度。眶上经眉弓或经眼睑入路是一种用于鞍旁手术的有效方法，对少数适合的颅咽管瘤也是笔者单位首选的开颅手术方式。

病例选择

颅咽管瘤手术入路的选择主要取决于肿瘤与视交叉的解剖关系。大多数原发颅咽管瘤位于视交叉后，其长轴与鼻窦－蝶鞍－下丘脑轴平行，因而内镜经鼻入路视交叉下切除是其最好的手术方式。

对于这种视交叉后颅咽管瘤，大多数前方经颅入路都会对视交叉、视神经及视束造成明显的牵拉，从而增加了视力受损和血管损伤的风险，尤其是垂体上动脉的损伤（图 18.2），同时也不利于肿瘤的安全切除。然而，少部分位于视交叉上的颅咽管瘤，要么直接经视交叉上延伸至视交叉前方或侧方，要么则完全位于脑室内，对于这些颅咽管瘤来说，经颅入路则是更加安全的手术方式。

决定手术入路的其他重要因素包括肿瘤的质地、既往手术或者放射情况、视力和内分泌功能。例如，对于许多最初由经鼻入路切除的囊性复发颅咽管瘤来说，经颅入路可以为囊腔引流提供极好的安全通道，如再次经鼻手术需要掀开已在颅底愈合的鼻中隔黏膜瓣和再次开放重建好的颅底，增加额外的风险。眶上入路对于视交叉前方和上方的颅咽管瘤是非常适合的，因为视器阻挡了经鼻和经岩入路切除这类肿瘤的手术通道。对于那些需要引流或开窗释放囊液的复发囊性颅咽管瘤，眶上入路尤其适合[9]。

索引病例
图 18.1 所示病例的评述

病情介绍

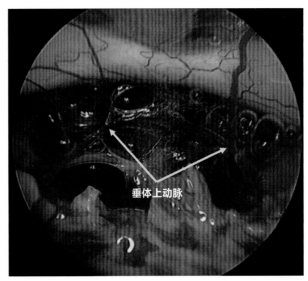

垂体上动脉

图 18.2　内镜经鼻入路视野下的垂体上动脉。注意向垂体漏斗和视神经走行的分支

一名 24 岁女性，表现为轻度的双侧视物模糊。检查：OS，20/20（矫正），Humphrey VF，轻度弓状上、下颞区缺损；OD，20/20（矫正），Humphrey VF，轻度上、下颞区弧形缺损。其余神经系统检查正常。实验室检查显示：内分泌功能正常（图 18.1）。

讨论

该病例的 MRI 显示鞍上病变，位于垂体上方，质地不均匀，符合颅咽管瘤表现。尽管有许多手术入路可以切除这个病变，但这个病变的一些特性使得眉弓眶上入路成为切除该病变的理想入路。

· 选择经鼻入路还是眶上入路，其主要决定因素是视交叉的位置。对于视交叉后肿瘤来说，由于视交叉阻挡了眶上入路的手术通道，因此采取经鼻入路切除这种类型的颅咽管瘤更为合适。本病例所展示的肿瘤位于视交叉下方，为在视交叉下方切除肿瘤提供了足够的空间（图 18.3）。在许多情况下，视交叉在头部 MRI 上是不容易被辨认的，尤其是在矢状面。然而，前交通动脉（AComm）是视交叉的一个很好的替代标记，因为它们的位置关系一般不会改变，除非病变位于视器内（如视神经胶质瘤）。此外，该肿瘤不在第三脑室内，因此经终板入路在此不可行。第二个决定因素是肿瘤和鞍结节的关系。

· 大多数颅咽管瘤位于鞍内 – 鞍上区（通常位于鞍隔上）。高耸的鞍结节会造成垂体窝内光线盲区。这种非直视下的切除会影响肿瘤从垂体上动脉和颈内动脉上的剥离。然而在一些患者中，可以通过使用神经内镜和双手显微解剖来克服。该肿瘤刚好位于蝶骨平面 / 鞍结节的下方，仅在显微镜下就能获得很好的暴露和切除。

· 有利于眶上入路但不是特别关键的相关特征还包括肿瘤与漏斗和鞍背的关系。该肿瘤主要位于漏斗前部（Ⅰ型），尽管它似乎也被漏斗包围[10]。因此，保留垂体结构是有可能的，但这可能需要通过经鼻入路来切开。此外，切开垂体的技术被证明是安全的，并不会加重垂体功能障碍[11]。

该肿瘤位于鞍背上方，并稍向背侧延伸。眶

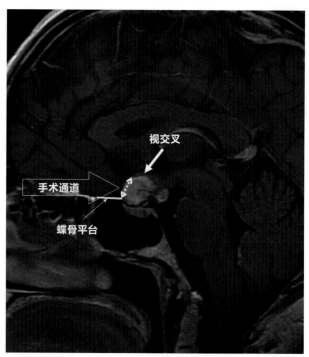

图 18.3 眶上入路的手术通道与蝶骨平面平行。可以看到与前交通动脉毗邻的视交叉。视路被肿瘤向上方推挤，提供了位于鞍结节和视交叉之间的手术通道（虚线）

上入路能直视该区域。对于更显著向背侧延伸的肿瘤，神经内镜的使用可以帮助辨认肿瘤与中脑 / 脑桥结构的关系。如果采用经鼻内入路到达该区域，则需通过垂体牵拉 / 移位和磨除鞍背来实现这一目的。

· 还有一些未在提供的影像中明确说明的，潜在额外的特征包括患者的垂体激素功能、视觉功能、额窦解剖、年龄和合并症。通常，颅咽管瘤患者有一定程度的垂体功能减退（尽管术前尿崩症不常见）。在全垂体功能减退症的情况下，可能需要牺牲漏斗以帮助切除肿瘤。但在有可能保留垂体功能的情况，切除漏斗是应该被避免的。目前的系列病例报道指出，20% 的患者在肿瘤切除术后垂体功能得到改善[12]。

· 大型鞍上颅咽管瘤的典型表现是双侧颞侧偏盲。如果视力下降很严重，一种可以最大限度地减少视路损伤的方法（如经鼻入路）可能是有益的。然而，小病例系列报道显示，眶上入路能获得大多数患者的视力保留。

· 通常，眉弓眶上入路暴露区域位于额窦外侧。然而一些患者的额窦增大且过度气化，这可能会导致术后脑脊液鼻漏，可以通过脂肪填塞额窦来预防。如果有其他替代方法可以提供相当的肿瘤切除，那么非常大的额窦可能是经颅眶上锁孔入路的相对禁忌证。

· 最后，选择入路时还需考虑患者的年龄和合并症。根据我们的经验，眉弓眶上入路开、关颅大约需要 30~45min。然而，全麻下经鼻入路会增加额外的手术时间（通常是眉弓眶上入路的 2~3 倍时长），特别需要制作带蒂鼻中隔黏膜瓣以及使用来进行严密颅底重建时。此外，肥胖、睡眠呼吸暂停综合征或慢性阻塞性肺疾病（COPD）患者经鼻入路脑脊液鼻漏的风险更高[13–15]。

手术技巧

对于复发或放疗后颅咽管瘤，在决定采取何种入路治疗肿瘤时，全面了解患者的血管条件是有必要的。因为术前 CT 血管造影（CTA）有助于确定颈内动脉及其分支与肿瘤的关系。同时这也可以与术前 MRI 融合，用于术中神经导航。术前要对额窦进行评估，如果预计会进入额窦，建议获取腹部脂肪进行额窦填塞，避免术后脑脊液鼻漏。

选择从哪一侧开颅是由肿瘤的解剖结构及其与视路的关系决定的。眉弓眶上入路的"盲点"是同侧视神经下方的区域（图 18.4），因此，一般选择同侧视神经下方肿瘤体积最小的一侧作为入路侧。如果不考虑这个因素，那么则选择额窦较小的一侧开颅。常规的医疗和心脏评估是为了确保患者在全麻过程中处于最佳状态。

手术室需要使用的辅助设备应提前规划，这些设备包括神经导航、神经电生理监测、微型多普勒探头和手术内镜。神经电生理监测通常包括体感诱发电位（SSEP），可以用来检测早期血管缺血。在累及海绵窦或脑干的病例中，也可以在术中直接神经电刺激和肌电图来监测第Ⅲ和第Ⅵ颅神经。微型多普勒探头在识别和分离颈内动脉的受累分

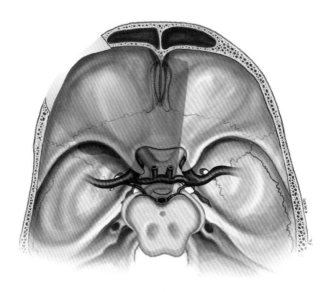

图 18.4 眉弓眶上入路的工作区域用蓝色阴影标示。相对的"盲点"用橙色阴影表示，包括前内侧中颅窝、嗅沟、垂体窝和同侧视神经的下方区域

支时特别有帮助。手术内镜被用作显微镜的辅助，有助于识别和切除位于该入路盲区的肿瘤。

与麻醉团队进行充分的沟通对于保障高质量的手术结果是非常有必要的。鉴于眉弓眶上入路只能提供有限的手术操作空间，脑组织松弛则显得至关重要。患者位于翼点入路的经典体位，颧骨隆起处于最高位置，患者背部成 20° ~30°，头部轻微旋转（10° ~15°），目的是为了更好地切除鞍旁病变。术中给予适量甘露醇（一般成人 25g），同时轻度过度通气，目标动脉二氧化碳分压控制在 30mmHg 水平。即使没有垂体功能减退，也常使用大剂量地塞米松来减轻脑水肿，而不常规行腰大池引流 / 脑脊液分流。如果采用颅神经刺激进行神经监测，则避免使用肌肉松弛剂，而采用全静脉麻醉（TIVA）。TIVA 还可以减少术后恶心、呕吐，缩短术后住院时间。即使影像学评估进入鼻窦的可能性不大，所有患者均应做好取腹部脂肪的准备。

切口以眉弓中心为中点，起于眶上切迹（眶上孔）的内侧，向外沿着眶上线下方约 1cm 的眶缘延伸。如果眉毛很短或者外侧缺如，切口还应沿着眶缘走行。常规是不需要剃除眉毛的，这会由于毛发生长不充分或者生长延迟而导致明显的

美容缺陷。在切开头皮时，手术刀片的角度应与毛囊的方向平行，目的是使横切眉毛最小化，这有助于改善美容效果。

切开眼轮匝肌，暴露骨膜。然后，在眶上切迹处仔细游离眶上神经，该神经经常深入眼轮匝肌，通常有从主干发出的小的局部分支（图18.5A）。应尽可能保留每条分支，尽管有些分支沿着眶缘走行，位置很低，不得不予以牺牲，但这不会对患者造成长期明显的影响。分离帽状腱膜下疏松结缔组织，暴露需要的手术区域，然后将骨膜和颞肌筋膜进行整块分离，并向颧骨根部延伸，予以牵拉固定。分离过程中应避免进入眶内，因为这可能会导致术后眶周瘀斑。如果要切除眶缘，则需进一步分离，眶顶可出现眶周瘀斑。用鱼形拉钩向上牵拉头皮和颞肌，在整个手术过程中应定期调整牵拉方向及力度，防止皮肤边缘

撕裂或坏死。

开颅三部曲：钻孔，翻转骨瓣，磨平骨缘。在颞上线上用一小钻头（如"火柴杆"）打孔，关颅时该位置可以覆盖小的修补材料，不会造成明显的外观缺陷。仔细分离硬膜，触摸眶顶。切开颅骨时注意保护好眶上神经（内侧界）。骨窗下缘要与眶顶平齐，因此，先切除骨瓣，随后磨平骨缘，直至与眶顶平齐。关键是要确保形成对称的卵圆形骨瓣，避免两侧变窄，这有助于预防锁孔开颅术的"挤压"效应，因为这一效应限制使用含有双侧尖端的器械，如微型外科镊或双极。骨瓣的大小最小为1.5cm（宽）×2.5cm（长）。然后用"火柴杆"钻头磨除内面骨质并磨平眶顶（图18.5B）。如额窦被开放，则用骨蜡（对于小的或针尖状的破口）封闭，而对于较大的破口则用Betadine浸泡海绵填塞，并在关颅过程时要更确切

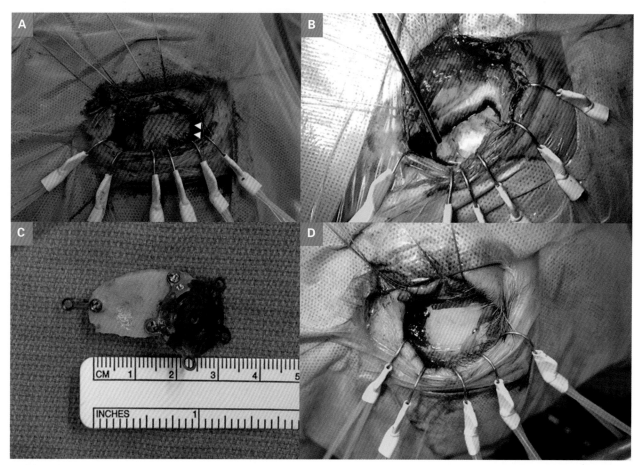

图18.5 （A~D）眉弓眶上入路术中图片。（A）颅周解剖完成，保留眶上神经（▲）。（B）完成颅骨切除，颞上线上钻孔，眶顶用磨钻磨平。（C）固定有钛板的骨瓣。（D）还纳骨瓣，使其上侧缘和内侧缘与颅骨齐平，使颅骨间隙位于眉毛下方，以保持美观

地处理破口。尽管我们不提倡切除眶缘，但有一些术者针对某些特定的病变会采取这样的方式[16]。可想而知，这样做会使手术暴露范围更大，操作的自由度更高[17]。因此如果肿瘤明显向上延伸，而切除这类肿瘤需要非常好的工作角度，切除眶缘可能会有所帮助，尽管我们发现使用角度内镜也同样有效。

打开硬脑膜，关颅时注意尽量做到水密缝合。然后暴露视神经-颈内动脉池或颈内动脉-动眼神经池，以便脑脊液流出，对于颅咽管瘤，这一方法是可行的，并且不需要行腰大池脑脊液引流。此外颅咽管瘤很少延伸到视神经管内，但如果术中发现肿瘤确实长入了视神经管，我们也可以磨开视神经管顶部，分开镰状韧带，从而切除这个部位的肿瘤。

将同侧的侧裂分开，解剖大脑前动脉，识别前交通动脉、对侧A1和双侧A2动脉。肿瘤从视神经背侧和交叉处剥离。小心切除通过终板延伸到第三脑室的肿瘤，同时尽量避免损伤下丘脑。从大脑前动脉复合体上切除肿瘤时，要注意保留穿支动脉，该区域大多数无名穿支动脉都是供应下丘脑的，因为血管损伤造成下丘脑区域的缺血可导致下丘脑功能障碍，如下丘脑肥胖、无渴感性尿崩症和认知功能障碍。

如果肿瘤延伸至视器平面以下（眉弓眶上入路的相对禁忌证），可使用角度内镜和器械在直视下解剖视交叉池。通常选用配有高清摄像头的角度为30°、直径为4mm的硬质内镜，这些设备虽很基础，但却拥有高分辨率和高放大倍数。我们倾向于同时使用标准和逆光后内镜，以减少器械碰撞，同时可以观察如垂体窝、中脑周围和视神经下方区域。由经验丰富的手术医生手持内镜，使内镜与手术器械一同进入术区，以最大限度地减少盲目操作造成的意外损害。静态或气动内镜支架一般不用。

必须要保留垂体上动脉，尽管它们常常被颅咽管瘤的包膜所累及。对于主体是囊性的肿瘤，我们会引流囊液，并在可行的情况下切除包膜。

通常情况下，囊壁很难从软脑膜上剥离下来，必定会有所残留，后期进行辅助治疗。在完成瘤腔止血并检查了是否有肿瘤残留后，如果担心可能会发生血管痉挛，就用罂粟碱预防治疗。随后，尽可能以水密方式缝合硬脑膜，这对在切除肿瘤的过程中，打开终板，从而导致高流量的脑脊液沟通的情况，具有重要的预防脑脊液漏的意义。

如果额窦有明显的破口，我们会剥离黏膜，用脂肪和明胶海绵进行填塞。同时将骨瓣（外侧）用雪花片和钛板（内侧）进行固定（图18.5C）。颅骨缺损的缝隙应位于眉毛下方（图18.5D），对于眉毛稀疏的患者，用骨水泥来增加颅骨的美观。重新缝合骨膜和眼轮匝肌/真皮层，然后对皮肤进行皮下缝合（通常是用4-0或5-0无编织的可溶性缝合线）。在缝合过程中，给予皮肤一定的张力，以防止皮下血肿形成。然后用不粘纱布覆盖伤口，并用弹性头巾轻轻包扎，包扎的松紧以既能预防皮下血肿又能避免头皮坏死或压力性荨麻疹为度。

术后护理

任何颅底手术的成功很大程度上依赖于适当和细致的术后管理。与大多数颅底开颅手术一样，患者被送进重症监护病房进行严密的神经血管监测。密切监测血压，让患者血压保持正常，避免血压骤升。对患者的视力、颅神经和认知检查进行常规评估，并将其与术前和术后即刻的基础水平进行比较。床头抬高保持在30°左右。

患者从恢复室出来后即刻行头颅CT平扫，评估瘤腔是否有出血。还要对气颅的程度进行评估，如果有过多的颅内积气，患者要用100%的氧气治疗24h，以帮助减轻术后低颅压性头痛。同时这个CT检查可作为基线与后面复查的CT进行对比，以动态观察气颅的变化，如果气颅没有变化甚至加重，这反映可能存在脑脊液漏。

术后第一天或第二天进行鞍区MRI检查。主要目的是评估肿瘤切除的程度，在极少数仍大量残留肿瘤的情况下，患者可能需要及早再次手术。某些囊性颅咽管瘤可能会早期囊性复发，因此，术后即刻 MRI 有助于与术后 1~2 个月阶段的扫描进行比较，也有助于立体定向放射治疗计划的制订。

内分泌的评估和治疗与我们标准的开颅术后方案不同，我们的经鼻手术术后方案就能体现这一点，即这些患者通常在围手术期服用地塞米松或应激剂量氢化可的松。如果垂体能够被保留，这些药物的使用会逐渐减少，并可能会最终停止，以评估肾上腺轴是否有足够的清晨血清皮质醇水平。由于这些患者中有许多是尿崩症（DI）的高危人群，密切监测血钠和尿量将有利于服用去氨加压素（ddAVP）来控制尿崩。我们会与我们的垂体内分泌科医生共同处理这些患者。随访过程中，我们会继续对其余的垂体轴进行评估，包括促甲状腺素、促性腺激素和生长激素轴。如果垂体柄被离断，患者通常会在出院时接受小剂量的左旋甲状腺素替代治疗，并在随后的 6 周随访中进行调整。无论患者是否出现尿崩，术后的血清钠水平最迟在术后 5~7 天进行。如果垂体被保留，将有助于诊断延迟的抗利尿激素分泌不足综合征（SIADH）或 DI。如果患者出院时仍接受 ddAVP 治疗，血清钠检测有助于评估合适的使用剂量。

长期随访

在最初的术后随访之后，患者大约在术后 2 个月后再次随访。此时，将再次进行鞍区 MRI 检查，并评估患者的神经症状和体征。如果患者术前有视力丧失，则进行正式的视野检查，主要作为未来检查的参考。鉴于肿瘤复发率高，即使获得肿瘤全切除（GTR），分次立体定向放射治疗要么预防性地实施，要么在肿瘤有复发或进展的最早征象时实施[18, 19]。大量的数据表明，与单纯手术切除相比，联合治疗的患者有更好的预后[19, 20]。长期的内分泌治疗至关重要。在保留垂体柄的情况下，内分泌功能有可能恢复，此外定期评估肾上腺和甲状腺轴是特别有帮助的。随着时间的推移，放疗也可导致这些患者垂体功能的减退[21, 22]。

避免并发症

眉弓眶上入路与创面更大的开颅手术入路，如翼点入路和眶颧入路有一些共同的并发症，如美容或伤口愈合问题、脑脊液鼻漏、眶上神经损伤、额颞神经损伤、卒中或血管损伤、视神经损伤和下丘脑损伤。

眉弓眶上入路有可能造成非常明显的美容缺陷，因此，我们采取了许多措施来预防伤口问题。这包括精心设计开颅手术，使骨瓣的上缘对合完美，而使骨瓣的缺口位于眉毛下方。如果患者眉毛稀疏或缺失，骨水泥可以用来填补缝隙。细致的止血有助于预防术后血肿，这种血肿通常会导致眼眶周围瘀血。在手术过程中，经常变换鱼形拉钩的位置，以防止皮肤边缘撕裂。

如果额窦开放，可能会发生脑脊液鼻漏。常采取水密缝合，但有时却很难做到，因此，腹部脂肪移植填塞有助于封闭额窦破口，同时多层明胶海绵填塞也很有帮助。

眶上神经游离是减少术后长期眶上神经麻痹的必要措施。一旦明确了神经走行，就应保留主要的分支。鱼形拉钩应避免直接牵拉这条神经，关颅时，固定材料通常位于这条神经的下方，同时需要在螺钉放置过程中轻轻回旋，以防止损伤神经。同样地，在缝合骨膜时也要避免损伤眶上神经。总体而言，在许多患者中，暂时性眶上感觉减退大约持续 1~2 个月，而永久性感觉减退的发生率约为 3.4%~7.5%[23, 24]。

手术过程中一般不会碰到面神经的额颞支，然而，大多数患者会在术后立即出现额肌麻痹。其中许多患者将在手术后 3 个月内恢复，大约 2% 的患者会发生永久性麻痹[23]。该神经沿着眼眶边缘有不同的走行，术后麻痹与它的位置相关[25]。在手术中不断地调整鱼形拉钩牵引位置，可以减少对该神经的牵拉，并预防发生永久性损伤。

较翼点入路或眶颧入路而言，眉弓眶上入路暴露较小，相应地随之而来的问题是血管控制和血管损伤的处理难度增大。肿瘤安全切除的重要辅助设备是微多普勒探头[26, 27]，特别是在处理复发或放疗过的肿瘤时，因为此时很难辨认颈动脉及其分支或者很难将其从肿瘤上剥离下来。因此，常规使用多普勒超声对避免血管损伤是有帮助的。

最容易受到意外损伤的血管是垂体上动脉。这些血管不仅被视交叉遮挡，而且常常附着在颅咽管瘤的包膜上。其他可被肿瘤累及的分支包括脉络膜前动脉、后交通动脉和回返动脉，因此，术中应该避免盲目分离和过度牵拉肿瘤。

保护视器和视觉功能依赖于血管的保护（垂体上动脉和脉络膜前动脉）以及仔细的视神经鞘的分离。通常，复发或放疗后的肿瘤会紧密黏附在视交叉上，因此，应该允许小部分肿瘤残留来预防视神经损伤。在过去的几十年里，颅咽管瘤手术的趋势已经从尝试全切转向实现最大限度的安全切除。20 世纪 80 年代治疗的大宗颅咽管瘤患者资料显示，肿瘤全切除率为 90%，但视力恶化率为 15%，死亡率为 17%[28]。这与当代的一项单中心、大样本研究形成了鲜明对比，该研究报告了 38% 的全切除率和 34% 的近全切除率，没有新出现的视力损失或者增加的死亡率[12]。在立体定向放射治疗（IMRT）和靶向分子治疗的时代，即使考虑肿瘤复发的情况，允许肿瘤残留也是可以接受的。

下丘脑由第三脑室底和侧壁的下半部分组成。在这个薄薄的结构中，存在着众多的下丘脑核团，它们调节着垂体激素的释放和自主平衡功能。下丘脑损伤可表现为疲劳、记忆力减退、行为改变、渴感消失性尿崩症和肥胖。这些病症治疗起来很棘手，且会使患者非常虚弱。因此，预防下丘脑损伤对维持生活质量具有重要意义。对于与下丘脑严重粘连的肿瘤应以减瘤为目的，而使粘连的那部分肿瘤残留避免对下丘脑造成不可逆的损伤[29]。

手术结果

眉弓眶上入路已成功应用于多种病变，包括良性和恶性脑肿瘤，以及颅内动脉瘤、海绵状血管瘤和其他非肿瘤性病变[24, 30-33]。基于前面提到的该入路的解剖暴露特点，该入路是切除鞍旁病变的理想选择。许多手术病例系列报道已经展示了该入路的多功能性，且其手术结果与传统的经额部入路（如翼点入路、眶额入路和眶颧开颅手术）相当。

由于视交叉前颅咽管瘤的发生率较低，利用眉弓眶上入路治疗颅咽管瘤的病例系列报道有限。Reisch 等报道了 10 年期间经眉弓眶上入路治疗的 1125 例患者，其中 39 例（3.5%）是颅咽管瘤[24]，这些患者中有 74% 予以全切，尽管只有 36% 是复发的肿瘤。Fatemi 等报道了最近的一个病例系列，他们将经鼻入路治疗颅咽管瘤与眉弓眶上入路进行比较[34]，报道的 22 例患者中只有 4 例接受了眉弓眶上入路，其中 2 例（50%）是复发的肿瘤，而经鼻入路治疗的患者中的这一比例为 33%。相反，在眉弓眶上入路这一队列中仅有 50% 的患者完成全切或近全切，而这一比例在经鼻入路中是 67%[34]。在后续的一项研究中，McLaughlin 等报道了 4 例经眉弓眶上入路治疗复发的颅咽管瘤，这些病例既往均接受过开颅手术[9]，总体结果良好，但有 1 例患者术后发生了脑脊液漏，需要再次手术。

要点
眉弓眶上入路是治疗位于视器前方或上方的颅咽管瘤的理想术式
在暴露、游离神经和关颅过程中要谨小慎微，以期获得最佳的美容效果
血管和下丘脑解剖结构的保留是预防术后并发症的关键
容许近全切，并辅以立体定向放射治疗和靶向分子治疗

18.4 内镜经鼻入路

Amanda Carpenter, Jean Anderson Eloy, James K. Liu

引言

内镜经鼻入路（EEA）在过去的 10 年中得到了极大的发展。随着神经导航的精确化、内镜光学的改进以及颅底重建材料和技术的发展，内镜经鼻手术变得更加安全有效，已成为各种颅底病变的首选手术方式。传统的经颅入路治疗颅咽管瘤通常需要一定程度的脑组织牵拉（可能导致脑水肿），并且缺乏对视交叉后区域关键结构的完整显露。传统显微镜手术经蝶窦入路提供了直达颅底的入路，但视野和手术操作自由度有限。然而，内镜经鼻入路通过扩大至鞍结节入路，可在没有任何脑组织牵拉情况下充分暴露鞍内、鞍上和视交叉后区域，乃至延伸到第三脑室内肿瘤[35]。经鼻扩大入路为视神经、视交叉、垂体柄、第三脑室、动脉穿支和下丘脑的暴露提供了良好视野。位于视交叉后的颅咽管瘤应强烈推荐内镜经鼻入路。

病例选择

在选择颅咽管瘤手术入路时，原则是择优选择路径最短、最直接的入路，这样方可最大限度地暴露肿瘤和显示肿瘤与周围关键结构的关系。肿瘤与周围结构的解剖位置及其延伸程度是决定因素，特别是肿瘤与视交叉、垂体、垂体柄、下丘脑、颈动脉、大脑前动脉复合体、鞍区、鞍隔的关系。视交叉后病变特别适合扩大经鼻入路，通过经鞍结节入路避免对视神经和视交叉的损伤。需要注意的是，涉及第三脑室的肿瘤也可以通过经鼻扩大入路切除，只要肿瘤下极是裸露在鞍上池的[36]。然而，对于位于第三脑室或侧脑室的单纯脑室内颅咽管瘤，经皮质或经胼胝体经脑室入路可能更好[35]。对于广泛涉及多个解剖区域的病变，可能有必要采用开颅和内镜技术相结合的方法。对于单纯鞍内颅咽管瘤，内镜经蝶鞍入路是首选。然而，大多数鞍上颅咽管瘤需要通过扩大的经鼻经鞍结节入路才能获得最佳显露。明显向外侧生长（颈动脉外侧＞1cm）的肿瘤可能不能选择内镜经鼻入路，明显向上生长到大脑纵裂的肿瘤也不能选择内镜经鼻入路[36]。内镜经鼻入路的另一个限制是在动脉血管损伤的情况下不能进行直接血管缝合或搭桥。

在选择手术入路时，必须考虑患者的年龄和病史。例如，对于有许多内科合并症的老年患者，选择主要以神经减压为目标的相对保守的方法可能是最合适的。此外，外科医生的习惯、经验和技能水平也是重要的考虑因素。内镜经鼻入路需要一个很长的学习曲线，应该考虑外科医生使用此入路的技术掌握程度。与专门从事鼻科和内镜颅底手术的耳鼻喉科医生合作也是至关重要的，这患者提供了一个多学科的团队协作方案。导致内镜经鼻入路效果不佳的因素包括蝶窦发育不良、肿瘤明显向侧裂延伸、明显向前纵裂延伸、颈动脉间距离狭窄以及视交叉下间隙狭窄等[36]。

术前评估

术前除了完善神经学检查外，还需进行视力视野等神经眼科评估，这是至关重要的。还需常规进行神经内分泌评估，包括垂体激素水平和BMI指数，因为下丘脑的功能会影响食欲和体重。手术方案应有耳鼻喉科医生的评估。近期的神经影像必不可少，CT扫描可了解手术过程中将遇到的鼻窦和颅底的骨性解剖，并可显示肿瘤的钙化和囊性成分[36]。MRI可以显示肿瘤的范围，还可以区分实性和囊性成分、显示视交叉的位置以及肿瘤与邻近血管结构、垂体柄和第三脑室的关系[36]。

手术技术：内镜经鼻经蝶骨平台入路经鞍结节入路

体位

全身麻醉后，气管导管固定在患者左侧。我们通常在手术时放置腰大池引流管，以最大限度地降低术后脑脊液漏的风险。患者取仰卧位，Mayfield三点式头架固定头位。头部略高于心脏水平，以促进静脉回流。头部略微向右旋转，便于位于患者右侧的手术医生的操作。头部也略微后仰，以便提供到达前颅底较舒适的角度。使用术中导航定位解剖结构，并指导蝶骨平台前部骨质磨除的范围[37]。鼻子和鼻孔使用碘剂进行消毒。腹部或大腿外侧消毒，为取自体脂肪及阔筋膜做颅底重建做好准备。手术开始前静脉注射抗生素和地塞米松 10mg。通常不使用甘露醇和抗癫痫药，因为在经鼻手术过程中没有脑组织牵拉。

鼻腔及蝶窦阶段

在我们中心，手术操作由一名神经外科医生和一名耳鼻喉科医生合作，通过 3、4 只手的共同配合来完成。最初的鼻腔、蝶窦的显露主要由耳鼻喉科医生使用 30° 的高清晰度内镜（Karl Storz，Tuttlingen，Germany）完成。我们更倾向于使用 30° 角的内镜，因为它可以通过简单地旋转内镜观察周围结构。用 1% 利多卡因和肾上腺素（1:100 000 稀释）浸透中鼻甲、鼻中隔。将中鼻甲和下鼻甲均向侧方移位。如有必要，可以切除右中鼻甲，扩大右鼻孔以容纳多种器械。蝶窦口位于上鼻甲内侧、后鼻孔弓上方约 1~1.5cm。使用微型磨转和 Kerrison 咬骨钳进行蝶窦扩大和后筛窦磨除。左鼻孔采取同样的方法暴露，然后再切开鼻中隔后部 1.5~2cm 左右，开放双鼻通道进行双手操作。要注意 Onodi 气房（位于蝶窦上方的后筛窦气房），因为视神经和颈动脉可能经常位于该气房的外侧。

然后，制备带血管蒂的鼻中隔黏膜瓣，向后旋转藏入后鼻孔，备颅底重建时使用。必须注意保护蝶腭动脉后隔支的血管蒂，以免意外损伤。这个过程中，神经外科医生和耳鼻喉科医生需密切配合。耳鼻咽喉科医生在右鼻孔 6 点钟位置使用 30° 内镜，提供最佳术野。神经外科医生使用双手操作技术，将吸引器放置在右侧鼻孔的 12 点钟位置，工作器械（磨钻、剥离子、剪刀、双极或组织吸切器）从左侧鼻孔进行操作。

经鞍结节 - 蝶骨平台骨窗及硬膜开放

在磨除骨质的过程中，我们更倾向于在右鼻孔使用双管吸引器。使用生理盐水冲洗系统可以清除手术区域的骨尘，还可以冷却钻尖，以保护深层结构免受热损伤。还可通过自灌高速钻头和鼻腔灌洗进行冲洗。蝶骨前壁最大限度地开放。重要的是要确保经鞍结节入路区域的术野清晰。磨除蝶鞍、蝶骨平台和鞍结节骨质。辨认两侧的视神经颈动脉内侧隐窝和外侧隐窝也很重要。视神经颈动脉内侧隐窝是颈动脉管和视神经管的内侧交界处在鞍旁形成的骨性凹陷。从鼻腔角度看，这个隐窝代表鞍结节外侧界。视神经颈动脉外侧隐窝从鼻腔角度代表视柱位置。将鞍结节和两个视神经颈动脉内侧隐窝磨薄到蛋壳厚度，用向上倾斜的 5-0 剥离子去除表面薄层骨质。视神经管的内侧部分也一并去除，有利于视神经颈动脉池中视神经和床突旁颈动脉的显露[10]。在视神经管区域应避免使用 Kerrison 咬骨钳，因为这可能会对视神经造成潜在损伤。

下一步，我们更喜欢以跨鞍隔的方式打开硬脑膜。用 11 号刀片在鞍区硬脑膜上做十字形切口，在海绵前间窦上方蝶骨平台硬脑膜上作第二个水平切口。前海绵间窦用双极电凝，再用剪刀剪开。进一步剪开鞍隔，显露鞍上池。

我们通常使用 30° 镜，可以获得更大的角度观察。观察鞍上池或视交叉后间隙时，内镜放置在 6 点钟位置，吸引器位于右鼻孔 12 点钟位置。神经外科医生在内镜"上方"操作。当使用 0° 内镜时，我们倾向于相反的做法，将内镜放在 12 点钟位置，将吸引器放在 6 点钟位置。

硬膜内阶段和肿瘤切除

切开蛛网膜，暴露视交叉后间隙的肿瘤。我们推荐使用蛛网膜外分离技术，即在肿瘤包膜和肿瘤蛛网膜之间的界面内，而不是在肿瘤蛛网膜和脑池之间的界面内进行分离。如此，蛛网膜可对神经血管结构提供一定保护。在视神经下方可寻找到两侧颈动脉进入远环的位置。重要的是，要识别出起源于颈动脉的垂体上动脉，并保留供应视神经下表面的分支，避免术后视力障碍。通常在这些穿支周围有蛛网膜层包裹，在肿瘤切除过程中，沿肿瘤包膜和蛛网膜层之间界面分离可以最大限度地保护穿支血管。

对肿瘤囊性部分进行减压，以使肿瘤包膜塌陷。这有助于肿瘤上极下降，并方便随后的囊外显微分离切除。用传统的双手显微外科技术从视交叉和下丘脑的下表面剥离肿瘤包膜。把吸引器当作剥离器适当牵拉囊壁，将囊壁从神经上剥离下来。在某些情况下，蛛网膜粘连可以用显微剪刀进行锐利分离。利用双手显微外科解剖技术，确定肿瘤包膜与视交叉、视神经和垂体柄的关系。对于视交叉后肿瘤，其位于视交叉下方和后方，可附着于视神经和下丘脑的下方，向上伸入第三脑室，向后延伸入脚间窝和背侧间隙。前交通动脉复合体位于视交叉上方，因此一般不涉及此处。

对于实性颅咽管瘤，使用侧切式肿瘤吸引切割器（美国印第安纳波利斯的 Nico Myriad®）或超声吸引器进行瘤内减压。实质部分的初期切除或囊液的吸除目的是肿瘤囊内减压。肿瘤内充分减压后，就可以通过细致的双手显微操作将肿瘤包膜从视交叉和下丘脑上剥离下来。注意不要过早切除肿瘤包膜，因为它可以提供一个牵拉点，为囊外剥离提供反向牵引。瘤内减压后，肿瘤的最高点应该会下降到视交叉后间隙。

大多数情况下，Liliequist 膜是完整的，可以作为一个解剖界面，安全地将肿瘤从基底动脉、大脑后动脉和 P1 穿支血管上剥离下来。为了更清晰显示这一区域，可将 30° 内镜朝向下方，放置在右鼻孔的 12 点钟位置。肿瘤的下部将垂体柄推向后方，辨认垂体柄下段。如果肿瘤可以很容易地从垂体柄上剥离的话，应当保留垂体柄。然而，如果可以做到肿瘤全切除，同时肿瘤侵犯垂体柄，我们倾向于做低位垂体柄横切术，并让患者接受术后激素替代治疗。我们同意 Oldfield 博士的观点，即这种策略可能会更好地防止肿瘤复发，而不是为保留垂体柄而残留肿瘤在垂体柄上，但这样可能无法保留正常的垂体功能[38]。

肿瘤通常在下丘脑水平粘连最紧密，需要进行细致的显微分离。分离所有的粘连区域后，再取出肿瘤。在肿瘤没有完全剥离的情况下过早取

出肿瘤可能会导致灾难性的神经或血管损伤。如果第三脑室底开放，可使用 30° 内镜和 70° 内镜观察脑室壁内有无肿瘤残留。

在保证安全的情况下，颅咽管瘤手术应以全切除（GTR）为目标。然而，在某些情况下，GTR 可能并不可行，因为有时某些部位会与重要的神经、血管紧密粘连。因此，可能有必要残留与重要神经或血管紧密粘连的肿瘤，但应尽可能最大限度地进行肿瘤切除。次全切除或近全切除的病例，可选择放射治疗，这已被证明可以降低复发率[39]。

封闭及颅底重建

封闭及颅底重建是防止术后脑脊液漏的关键。虽然存在多种技术，但我们倾向于应用自体阔筋膜多层封闭和带血管蒂鼻中隔黏膜瓣。首先，将一块明胶海绵垫在硬脑膜开口里面作为嵌入物，以减缓脑脊液的搏动冲击，防止硬脑膜缺损脱离。接下来，将自体阔筋膜放置在硬脑膜开口内，并以单层 Surgicel®（Ethicon，Somerville，NJ，USA）固定。用第二层阔筋膜重复这一步骤，以加固最初的一层。再在骨窗上覆盖单层 Surgicel®，以固定其下筋膜。最后，将带血管蒂鼻中隔黏膜瓣覆盖硬脑膜和骨窗。要注意确保鼻中隔黏膜瓣的边缘与骨窗周缘接触。骨面必须没有任何鼻窦黏膜，因为这会增加黏膜瓣愈合困难的风险，并可能出现黏膜黏液囊肿。用脑棉适当挤压黏膜瓣，以确保颅底密封良好，并排出空气。取出脑棉后，再在黏膜瓣表面边缘覆盖单层 Surgicel®，以防止黏膜瓣移位。然后用几层庆大霉素浸泡的明胶海绵支撑皮瓣，然后将 Merocel®（Medtronic，Dublin，Ireland）可膨胀棉条填塞在鼻中隔后面的蝶窦内。棉条在吸收庆大霉素盐水时会膨胀。在拔除鼻腔填塞物时，腰椎引流管暂时打开，以便脑脊液优先通过腰大池导管而不是通过术区缺损流出，并防止颅内压升高。

潜在的并发症

最令人担心的并发症之一是血管结构的直接

损伤，这可能是毁灭性的，需要立即电凝止血或结扎止血。颈内动脉损伤可能需要用压碎的自体肌肉来填塞止血。术后进行紧急血管造影，以排除假性动脉瘤，并对潜在的风险进行干预。术后可能存在因手术操作造成视神经、视交叉或血管受损而导致的视力恶化。累及垂体柄的操作或有意切断垂体柄也可能导致垂体前叶功能不全和尿崩症。下面讨论最常见的术后并发症。

术后护理

术后要注意观察颅内压过低和脑脊液鼻漏的征象。术后 72h，开放腰大池引流，每小时引流 5~10mL。如果怀疑脑脊液漏，可能需要回手术室重新探查以及进行颅底修补。术后第 1~2 天常规行垂体 MRI 增强扫描，以评估切除程度。密切监测是否有尿崩症，尿崩症需要使用垂体后叶素治疗。如果垂体柄牺牲，患者需立即接受激素替代治疗，使用氢化可的松、左旋甲状腺素和垂体后叶素。患者还预先服用大剂量地塞米松（10mg/6h），同时升高收缩压，以缓解视神经肿胀和改善视交叉灌注。神经眼科团队评估视力视野检查结果。避免鼻腔正压通气，以免发生颅内积气。术后使用广谱抗生素，直到术后第 10~12 天，由耳鼻咽喉科医生在换药室拆除 Merocel 填充物。

手术结果

肿瘤切除

据报道，与开颅手术相比，内镜经鼻入路有更高的肿瘤全切除（GTR）率。在 Komotar 等最近的 Meta 分析中，与开颅手术相比，经鼻内镜术式有更高的 GTR 率（66.9%/48.3%）和更低的肿瘤复发率[40]。与开颅手术相比，内镜经鼻入路也改善了术后视力（57%），但术后脑脊液漏的发生率（18.6%）更高。然而，近年来，随着更精密的颅底重建技术的发展，特别是在使用鼻中隔黏膜瓣的情况下，报道的术后脑脊液漏的发生率显著下

降。使用上述的多层重建技术，我们的脑脊液漏出率为 3.2%[41]。其他团队报道，在使用鼻中隔黏膜瓣时，EEA 术后脑脊液漏的发生率也在 5% 以下[42]。

视觉和内分泌结果

相比于开颅入路，EEA 入路可能对视觉通路操作干扰更少，因此很多报道都会比较两种入路的术后视觉改善情况。Komotar 等报道 EEA 术后 66% 的患者视力得到改善或未受影响。最近报道的有关 EEA 术后永久性尿崩症和全垂体功能减退发生率分别为 27%~48% 和 38%~47%[12, 40, 42, 43]。

要点
内镜经鼻经鞍结节 – 蝶骨平台扩大入路为视交叉后颅咽管瘤提供了中线位置的直接显露，同时对视交叉下和下丘脑区域亦可提供良好的视野
对于向侧方延伸至侧裂或上方延伸至纵裂的颅咽管瘤，内镜经鼻扩大入路不太适合
使用带蒂鼻中隔黏膜瓣的多层颅底重建方式是降低脑脊液漏风险的关键
术后并发症包括尿崩症、脑脊液漏、视觉障碍、全垂体功能减退和血管损伤

病例说明

这位 56 岁的女性患者表现为进行性头痛、神志不清、记忆力减退和双颞侧视野偏盲。MRI 显示视交叉后实性部分颅咽管瘤压迫视交叉，巨大囊性部分压迫右额叶引起明显占位效应（图 18.6）。多个手术入路被纳入术前方案，包括额下经基底入路、右侧眶颧入路、EEA 和显微镜/内镜联合经鼻入路。经过谨慎考虑，我们认为通过 EEA+额部囊肿减压术可对视交叉进行最好的减压。若经鼻入路无法完全切除囊壁，在囊肿复发后可行二期经颅手术切除。

术中很容易将视交叉后方肿瘤实性部分从视交叉和下丘脑间分离（图 18.7）。辨认位于肿瘤底部的垂体柄并实现解剖保留。粘连在视交叉顶部和前交通动脉复合体上的少量钙化被残留。右额

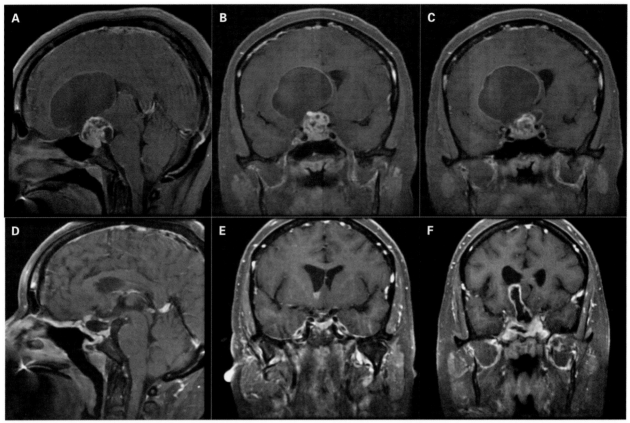

图 18.6 （A~C）术前 MRI 显示颅咽管瘤，实性部分位于视交叉后方，囊性部分侵及右额叶。切除实质的视交叉后部分时，额叶囊肿广泛开窗引流入鞍上池。（D~F）术后随访 3 个月，MRI 显示额叶囊肿减小、塌陷。视交叉减压良好，患者垂体功能正常并保留垂体柄

叶囊肿行囊内减压，但因囊壁与额叶及前交通动脉复合体粘连紧密，为安全起见，未全切除。实性部分肿瘤被完全切除，视交叉获得良好减压且垂体柄得到保留。在这里，由于垂体柄在解剖学上是完整的，且无法全切除肿瘤，因此我们选择将其完整保留。

术后患者视力恢复正常，保留了正常垂体功能而无须激素替代治疗，无脑脊液漏发生。术后 3 个月随访行 MRI 检查未见实性肿瘤及右额叶囊肿复发（图 18.6）。额叶囊肿良好地引流至鞍上池。为控制肿瘤进展，患者接受了放射治疗。为确定肿瘤是否得到长期的控制，必须进行密切的影像学随访。这个病例说明了当向上延伸的囊壁附着在关键结构上时，通过 EEA 彻底切除肿瘤的局限性。然而，我们依然认为 EEA 是首选，因为它可以完全切除视交叉后实性肿瘤，并获得良好的视觉和内分泌效果。

图 18.1 所示病例的评述

病例

一位 24 岁的女性出现双眼轻度视物模糊。检查：OS（左眼视力）：20/20（矫正）；Humphrey VF（视野）：轻度弧形颞上、下缺损；OD（右眼视力）：20/20（矫正）；Humphrey VF（视野）：轻度弧形上、下颞缺损。其余神经学检查正常。实验室检查：内分泌功能正常。

讨论

在编者提供的病例中，病变是一个主体位于视交叉后方位置居中的鞍上颅咽管瘤。病变位于视交叉下方，未向第三脑室或外侧延伸。肿瘤大部分位于漏斗前，少部分位于漏斗后。尽管如此，我们必须要做好肿瘤可能侵袭或包裹垂体柄的准备。考虑这一点，患者也是一名年轻的育龄期女

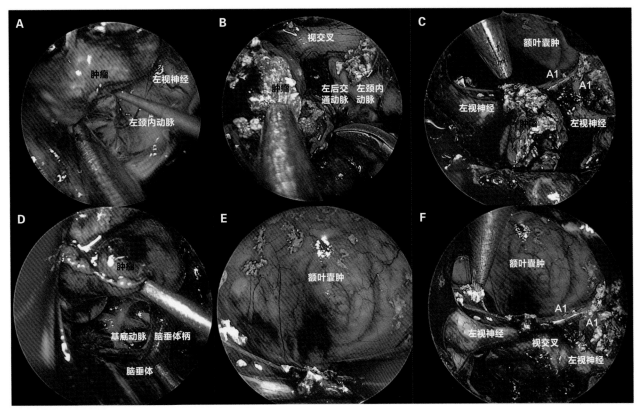

图 18.7（A~F）EEA 术中照片。（A、B）左颈内动脉、左后交通动脉、左视神经和视交叉肿瘤的包膜外剥离。（C）右额叶囊肿广泛开窗进入鞍上池。肿瘤与视交叉粘连紧密。（D）肿瘤从脑垂体顶部隆起，显示脑垂体柄能够保存。显示基底动脉复合体和左动眼神经。（E、F）近全切除后的最终视图。视交叉减压良好，两侧 A1 血管均有少量肿瘤粘连。额叶囊肿附着于大脑和 A1 血管

性，这一因素既影响积极手术的目标也限制了手术切除。在这种特殊的情况下，笔者倾向于内镜经鼻经鞍结节入路进行手术，该入路可提供切除肿瘤的中线通道，并能很好地暴露视交叉后方。由于患者存在生育需求，这里的挑战主要是如何保护垂体柄和垂体的功能。在安全的情况下，应尝试进行全切除。但是当患者希望保留正常的腺体功能和生育能力时，如果肿瘤粘连或侵袭到垂体柄上，就应该将粘连部分残留在垂体柄上。然而，当肿瘤起源于漏斗内时通常无法保留垂体柄，此时若能实现全切除，我们可考虑切除垂体柄。

18.5 编者述评

尽管在组织学上颅咽管瘤属于良性肿瘤，但由于其易与重要的神经血管结构粘连紧密，因而对神经外科医生来说颇具挑战。通常这类肿瘤的治疗目标时手术全切除（GTR），以防复发。然而，尝试 GTR 的同时可能伴随着内分泌紊乱、下丘脑功能障碍或神经血管损伤等并发症的发生率显著上升。因此，近些年来颅咽管瘤治疗的目标在发生转变，不再过分追求肿瘤全切除，而更为注重最大限度地安全切除肿瘤，然后必要时行放射治疗使肿瘤达到长期控制。

颅咽管瘤的外科手术治疗目标是：明确病理诊断、解除肿瘤占位效应、恢复视觉损害、保留内分泌功能、延长肿瘤控制。外科手术可通过多个入路完成，这些手术入路主要可分为经颅和经鼻两类入路。经颅入路可进一步细分为"微创"眶上入路、传统颅底入路、经纵裂胼胝体入路或经皮层经脑室入路，每种入路都有其优缺点。手术入路的选择取决于多个因素，包括肿瘤的影像学特征，患者个人情况和主要症状，以及手术医

生的经验。通常手术入路选择的首要考虑因素是肿瘤与视交叉的解剖关系。

对于传统的开颅经颅底入路，经过几十年的应用，神经外科医生对这些入路很熟悉并积累了丰富的经验。与经鼻或眶上入路相比，它们通常可更好地控制潜在的大血管损伤风险。此外，传统的经颅底入路术后脑脊液漏发生率也更低。

一般说来，前外侧入路可以处理所有越过颈内动脉外侧进入侧裂的病变。额下入路可以切除多数的中线区肿瘤，还可通过进一步打开终板切除第三脑室内的肿瘤。前方和前外侧入路尤其适用于伴有继发性视交叉后置的视交叉前肿瘤。后外侧入路主要是通过颞下经天幕和经岩后开颅进入视交叉后下间隙，但此入路中常遭遇重要的神经血管结构和脑神经而未广泛使用。这些传统的经颅底开颅入路还有一些额外的缺点：不易观察肿瘤与下丘脑之间的界面；较广泛的蛛网膜池开放可能导致刺激性囊性液体释放入脑脊液内；为减少牵拉脑组织而破坏性地切除颅底骨质，影响美观；需要分离或移位重要的神经血管才能触及肿瘤。

经鼻入路和经眶上入路常能避开这些缺点而得到越来越多的使用。经眉弓或眼睑入路的手术切口较传统开颅入路更美观，同时提供一个非常低的额下入路。通过增加眼眶磨除或使用角度内镜，还可以进一步减少脑组织牵拉。眶上开颅手术的一大问题是额窦的处理，而且任何的伤口愈合问题都可能导致毁容。另一个问题是该手术的自由度有限而且通常很难充分显露视交叉后间隙。相反，内镜经鼻入路提供了进入视交叉后方和第三脑室的通道。该入路与肿瘤同轴，能完美显露视交叉后间隙、外观上具有最佳美容效果，也能清晰识别视交叉和漏斗的穿支血管。由于无脑组织牵拉和对视神经通路无操作干扰，视觉功能可以获得极好保护，并且通常可以更清晰地辨别肿瘤和下丘脑的界面。尽管有上述这些优势，经鼻入路也有以下缺点，如较高的脑脊液漏发生率、潜在鼻腔和鼻窦并发症，肿瘤向颈内动脉外侧延

伸时该入路会受限，以及术后发生内分泌疾病的风险更大。

该病例（图18.1）影像学显示为部分囊性颅咽管瘤，伴有瘤内钙化，肿瘤主体位于鞍上池。虽然病变位于视交叉后，向鞍区扩展很小，但在垂体和视交叉之间仍有相当大的空间作为手术通道。此外，基底池内神经血管结构之间的间隔可能被扩大，可通过相应的解剖三角切除肿瘤。这些因素使得这一病变可以通过前述的经颅和经鼻入路切除。由于未向脑室明显延伸，因此经纵裂胼胝体入路和经脑室入路是不适合该病变的。

在选择最佳手术入路时，需要考虑到该病例额外的一些特点。首先需要注意的是患者的性别和年龄，我们不仅要追求实现最大限度的切除上，而且更要重视维持育龄女性正常的内分泌功能。在这类患者中，应可能尝试保留垂体和漏斗。此外，该患者术前视觉损害很小，因此术中尽力保护视神经和视交叉的穿支血管并减少对这些结构的操作是维持术后视觉功能正常的重要保证。该病例在多数颅咽管瘤中极具代表性，因为它主要位于视交叉后鞍上池内。由于肿瘤的长轴位于经鼻 – 鞍区 – 下丘脑通道的中线上，我们认为应首选内镜经鼻 – 鞍区 – 鞍结节入路切除肿瘤。当然，对于经验丰富的神经外科医生来说，经颅前方入路同样可以获得很好效果，但这可能增加对视交叉、视神经和视束的操作，从而增加视觉损害和血管损伤的风险。经鼻入路术后联合使用带蒂鼻中隔黏膜瓣进行多层颅底重建时是降低术后脑脊液漏风险的关键。

参考文献

[1] Hoffman HJ. Surgical management of craniopharyngioma. Pediatr Neurosurg. 1994;21(Suppl 1):44–49.

[2] Bunin GR, et al. The descriptive epidemiology of craniopharyngioma. Neurosurg Focus. 1997;3(6):e1.

[3] Pan J, et al. Growth patterns of craniopharyngiomas: clinical analysis of 226 patients. J Neurosurg Pediatr. 2016;17(4):418–433.

[4] Alli S, Isik S, Rutka JT. Microsurgical removal of craniopharyngioma: endoscopic and transcranial techniques for complication avoidance. J Neuro-Oncol. 2016 Nov;130(2):299–307.

[5] Komotar RJ, Roguski M, Bruce JN. Surgical management of craniopharyngiomas. J Neurooncol. 2009 May;92(3):283–296.

[6] Zada G, Laws ER. Surgical management of craniopharyngiomas in the pediatric population. Horm Res Paediatr. 2010;74(1):62–66.

[7] Jung TY, Jung S, Choi JE, et al. Adult craniopharyngiomas: surgical results with a special focus on endocrinological outcomes and recurrence according to pituitary stalk preservation. J Neurosurg. 2009 Sep;111(3):572–577.

[8] Elliott RE, Jane JA, Jr., Wisoff JH. Surgical management of craniopharyngiomas in children: meta-analysis and comparison of transcranial and transsphenoidal approaches. Neurosurgery. 2011 Sep;69(3):630–643. Discussion 43.

[9] McLaughlin N, Ditzel Filho L, Shahlaie K, Solari D, Kassam A, Kelly D. The supraorbital approach for recurrent or residual suprasellar tumors. Minim Invasive Neurosurg. 2011;54(04):155–161.

[10] Kassam A, Gardner P, Snyderman C, Carrau R, Mintz A, Prevedello D. Expanded endonasal approach, a fully endoscopic transnasal approach for the resection of midline suprasellar craniopharyngiomas: a new classification based on the infundibulum. J Neurosurg. 2008;108(4):715.

[11] Barkhoudarian G, Cutler AR, Yost S, Lobo B, Eisenberg A, Kelly DF. Impact of selective pituitary gland incision or resection on hormonal function after adenoma or cyst resection. Pituitary. 2015;18(6):868–875.

[12] Koutourousiou M, Gardner P, Fernandez-Miranda J, Tyler-Kabara E, Wang E, Snyderman C. Endoscopic endonasal surgery for craniopharyngiomas: surgical outcome in 64 patients. J Neurosurg. 2013;119(5):1194.

[13] Dlouhy B, Madhavan K, Clinger J, et al. Elevated body mass index and risk of postoperative CSF leak following transsphenoidal surgery. J Neurosurg. 2012;116(6):1311.

[14] Ivan M, Iorgulescu J, El-Sayed I, et al. Risk factors for postoperative cerebrospinal fluid leak and meningitis after expanded endoscopic endonasal surgery. J Clin Neurosci. 2015;22(1):48.

[15] LeVay A, Kveton J. Relationship between obesity, obstructive sleep apnea, and spontaneous cerebrospinal fluid otorrhea. Laryngoscope. 2008;118(2):275.

[16] Dare A, Landi M, Lopes D, Grand W. Eyebrow incision for combined orbital osteotomy and supraorbital minicraniotomy: application to aneurysms of the anterior circulation. J Neurosurg. 2001;95(4):714.

[17] Figueiredo E, Deshmukh V, Nakaji P, et al. An anatomical evaluation of the mini-supraorbital approach and comparison with standard craniotomies. Neurosurgery. 2006;59(4 Suppl 2):ONS212.

[18] Kobayashi T, Kida Y, Mori Y, Hasegawa T. Long-term results of gamma knife surgery for the treatment of craniopharyngioma in 98 consecutive cases. J Neurosurg. 2005;103(6):482–488.

[19] Stripp D, Maity A, Janss A, et al. Surgery with or without radiation therapy in the management of craniopharyngiomas in children and young adults. Int J Radiat Oncol Biol Phys. 2004;58(3):714.

[20] Komotar R, Starke R, Raper D, Anand V, Schwartz T. Endoscopic endonasal compared with microscopic transsphenoidal and open transcranial resection of craniopharyngiomas. World Neurosurg. 2012;77(2):329.

[21] Sheehan J, Niranjan A, Sheehan J, et al. Stereotactic radiosurgery for pituitary adenomas: an intermediate review of its safety, efficacy, and role in the neurosurgical treatment armamentarium. J Neurosurg. 2005;102(4):678.

[22] Gopalan R, Dassoulas K, Rainey J, Sherman J, Sheehan J. Evaluation of the role of Gamma Knife surgery in the treatment of craniopharyngiomas. Neurosurg Focus. 2008;24(5):E5.

[23] Reisch R, Marcus H, Hugelshofer M, Koechlin N, Stadie A, Kockro R. Patients' cosmetic satisfaction, pain, and functional outcomes after supraorbital craniotomy through an eyebrow incision. J Neurosurg. 2014;121(3):730.

[24] Reisch R, Perneczky A. Ten-year experience with the supraorbital subfrontal approach through an eyebrow skin incision. Neurosurgery. 2005;57(4 Suppl):242.

[25] Park J, Jung T, Kang D, Lee S. Preoperative percutaneous mapping of the frontal branch of the facial nerve to assess the risk of frontalis muscle palsy after a supraorbital keyhole approach. J Neurosurg. 2013;118(5):1114.

[26] Dusick J, Esposito F, Malkasian D, Kelly D. Avoidance of carotid artery injuries in transsphenoidal surgery with the Doppler probe and micro-hook blades. Neurosurgery. 2007;60(4 Suppl 2):322.

[27] Oskouian R, Kelly D, Laws E Jr. Vascular injury and transsphenoidal surgery. Front Horm Res. 2006;34:256.

[28] Yaşargil M, Curcic M, Kis M, Siegenthaler G, Teddy P, Roth P. Total removal of craniopharyngiomas. Approaches and long-term results in 144 patients. J Neurosurg. 1990;73(1):3.

[29] Vinchon M, Weill J, Delestret I, Dhellemmes P. Craniopharyngioma and hypothalamic obesity in children. Child Nerv Syst. 2009;25(3):347.

[30] Wilson D, Duong H, Teo C, Kelly D. The supraorbital endoscopic approach for tumors. World Neurosurg. 2014;82(6 Suppl):S72.

[31] Ditzel FL, McLaughlin N, Bresson D, Solari D, Kassam A, Kelly D. Supraorbital eyebrow craniotomy for removal of intraaxial frontal brain tumors: a technical note. World Neurosurg. 2014;81(2):348.

[32] Paladino J, Mrak G, Miklić P, Jednacak H, Mihaljević D. The keyhole concept in aneurysm surgery – a comparative study: keyhole versus standard craniotomy. Minim Invasive Neurosurg. 2005;48(5):251.

[33] Cohen A, Perneczky A, Rodziewicz G, Gingold S. Endoscope-assisted craniotomy: approach to the rostral brain stem. Neurosurgery. 1995;36(6):1128.

[34] Fatemi N, Dusick J, de Paiva NM, Malkasian D, Kelly D. Endonasal versus supraorbital keyhole removal of craniopharyngiomas and tuberculum sellae meningiomas. Neurosurgery. 2009;64(5 Suppl 2):269.

[35] Liu JK, Sevak IA, Carmel PW, Eloy JA. Microscopic versus endoscopic approaches for craniopharyngiomas: choosing the optimal surgical corridor for maximizing extent of resection and complication avoidance using a personalized, tailored approach. Neurosurg Focus. 2016 Dec;41(6):E5.

[36] Baldauf J, Hosemann W, Schroeder HW. Endoscopic endonasal approach for craniopharyngiomas. Neurosurg Clin N Am. 2015;26:363–375.

[37] Liu JK, Christiano LD, Patel SK, Eloy JA. Surgical nuances for removal of retrochiasmatic craniopharyngioma via the endoscopic endonasal extended transsphenoidal transplanum transtuberculum approach. Neurosurg Focus. 2011 Apr;30(4):E14.

[38] Oldfield EH. Transnasal endoscopic surgery for craniopharyngiomas. Neurosurg Focus. 2010 Apr;28(4):E8a. Discussion E8b.

[39] Dhandapani S, et al. Endonasal endoscopic reoperation for residual or recurrent craniopharyngiomas. J Neurosurg. 2017;126:418–430.

[40] Komotar RJ, Starke RM, Raper DM, Anand VK, Schwartz TH. Endoscopic endonasal compared with microscopic transsphenoidal and open transcranial resection of craniopharyngiomas. World Neurosurg. 2012;77:329–341.

[41] Liu JK, Schmidt RF, Choudhry OJ, Shukla PA, Eloy JA. Surgical nuances for nasoseptal flap reconstruction of cranial base defects with high-flow cerebrospinal fluid leaks after endoscopic skull base surgery. Neurosurg Focus. 2012;32:E7.

[42] Zacharia BE, Amine M, Anand V, Schwartz TH. Endoscopic endonasal management of craniopharyngioma. Otolaryngol Clin North Am. 2016;49:201–212.

[43] Cavallo LM, et al. The endoscopic endonasal approach for the management of craniopharyngiomas: a series of 103 patients. J Neurosurg. 2014;121:100–113.

第十九章　岩尖胆固醇肉芽肿

Michael J. Link, Daniel M. Prevedello

吴智远 / 译

19.1　概述

　　岩尖胆固醇肉芽肿是一类生长缓慢，呈膨胀性的囊性病变。囊内含有胆固醇结晶，外被慢性炎症所致的厚壁。此类病变的病因可能是因岩骨气房的梗阻，导致胆固醇结晶的聚集沉积，产生慢性炎症反应，侵蚀破坏颅底[1, 2]。这种"梗阻 – 真空化"理论曾被广泛接受，但却过于单一化，导致另一个"髓腔暴露"理论的产生。岩尖区的胆固醇肉芽肿和鼓室乳突区的胆脂瘤是截然不同的两种疾病[2]，其症状包括：深部疼痛，视觉障碍，听力丧失，耳鸣，多发颅神经症状。

　　胆固醇肉芽肿呈典型高 T1、T2 信号，没有增强[3]。骨破坏在 CT 上显示更好，主要见于斜坡、蝶窦、岩尖地方。大体上，囊内基本为流空信号和各种血液降解产物信号。组织学上，岩尖肉芽肿由内含胆固醇碎片的巨噬细胞组成，四周环绕炎症细胞，亚急性出血带[4]。

　　临床常会发现无症状病变，因此外科手段主要用于治疗那些症状性病变。外科干预的目标是排空囊液，囊肿造瘘来减轻占位效应以及防止复发，文献中复发可高达 35%[5]。外科入路选择包括经中颅窝、后颅窝入路和经内镜入路。本章中，笔者通过后述的临床病例探讨了各种入路（图19.1）。

19.2　经颅入路

Vijay Agarwal, Colin L. W. Driscoll, Michael J. Link

引言

　　岩尖病变对所有颅底外科医生来说仍然是一个挑战，胆固醇肉芽肿（CG）也不例外。胆固醇肉芽肿是岩尖囊性病变中最多见的，主要见于中、青年。胆固醇肉芽肿的病理生理为颅内异物，胆固醇碎片的巨细胞反应，纤维性和血管性增生。病因上主要有两种推测[2, 6]：一种推测是因外伤或因慢性咽鼓管功能障碍导致气房系统的梗阻，留存气房内的空气逐步吸收，导致负压，引起气房内出血[7]；另一推测是充分气化的岩尖内，原骨髓位置残留后自发出血有关。一些患者有慢性耳部病史，但很多也没有，因此应该还要寻找其他可能的解释。

　　上述两种机制都有可能发生并导致岩尖肉芽肿的形成。而症状主要依赖于其产生的确切位置：岩尖、中耳、乳突或其他颞骨气化部位。如果发生在岩尖，患者常无症状，但也会表现为除其他症状外的头痛、颅神经（Ⅵ、Ⅶ、Ⅷ）功能障碍、耳鸣、眩晕等症状。单凭 MRI 典型表现可确切得出诊断，CT 可进一步明确骨破坏的程度。MRI上，胆固醇肉芽肿常表现为 T1、T2、FLAIR 序列

图 19.1（A~D）病例：岩尖胆固醇肉芽肿。一名 52 岁男性发生复视和头痛。体检：左侧第Ⅵ对颅神经麻痹，其余神经系统完整

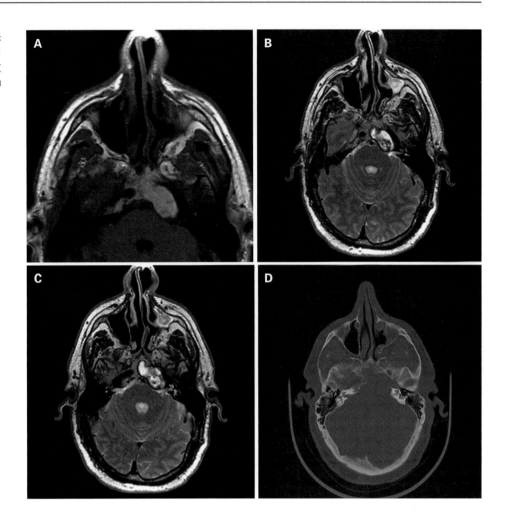

的高信号（亮），弥散序列上的不受限，注射钆造影剂后可有外周的强化。CT 显示为岩尖部位的囊性病灶，无强化，有骨破坏，边界光滑，内部骨性分隔缺失。一个可作为诊断的依据是：对侧岩尖骨质的高度气化[6，8，9]。其他岩尖病变包括：表皮样囊肿、无症状骨髓瘤、软骨肉瘤、转移瘤、黏液囊肿、分泌物滞留。

　　传统上讲，胆固醇肉芽肿常用经耳蜗下入路引流和置放支架管来治疗。术后短期效果尚可，但据报道复发率可高达 60%[10]。现代观念和经验认为，许多胆固醇肉芽肿并不需要任何治疗，且常是偶尔发现的。至于症状性病变，确保正确的术前诊断仍至关重要。如果需要治疗，为达到确切的治疗效果——完全的囊内容物清除和囊壁切除，常采用更为侵袭的手术入路。

　　如何选择恰当的外科入路来处理此类疾病仍存争议。由于病灶位于很多非常重要的血管神经结构周边，使得外科处理 PACG 变得非常复杂。这些结构包括：岩部颈内动脉，耳蜗，内听动脉，岩上窦，颅神经Ⅳ～Ⅷ，岩浅大神经，脑干。然而，当此处病变产生症状时就需要治疗，并且确切的方法只有外科手术。了解此类疾病的自然史对明确现实可行的治疗目标非常重要，通常此类偶尔发现的胆固醇肉芽肿的最好策略就是严密观察。

外科技术

术前评估

　　症状性胆固醇肉芽肿患者常用 CT 和 MRI 评估，可需要或不需要增强。术前听力检测可提供基线听觉分析。如果患者存在复视，术前神经眼

科的兰开斯特红绿测试常能客观评估眼外肌的运动异常。依所采取的手术入路不同，术中颅神经（Ⅴ、Ⅵ、Ⅶ）的神经电生理监测非常必要。外科手术通道的选择主要依赖于病变所处的相对位置（如岩尖上或下）、患者特殊的颞骨结构（如颈静脉球高位、乳突气化不良）、颅神经功能是否缺失、患者的健康情况而变化。

岩前入路（图19.2和图19.3）

简介

完整切除岩尖胆固醇肉芽肿，笔者倾向选择扩大中颅窝入路和岩前入路。岩前入路的解剖边界外侧是颈内动脉，上面覆盖有岩浅大神经；后面是耳蜗和内听动脉；内侧是岩上窦；前面是三叉神经节和第三分支[11]。中颅窝入路最大好处在于与乙状窦后入路一样能提供充分的病变暴露，听力损失风险很小，另外，在患者已经存在同侧明显失聪和内耳前庭病变时，可以通过磨除迷路来进一步扩大手术通道[11-13]。但是如果患者已经丧失听力和前庭功能，还可采用更直接的经颅经耳蜗/迷路入路，封闭外耳道。外科医生对这些入路的熟悉度和适应度对如何选择起到相当的作用。

技术

患者平躺于手术床，轻度反低头仰卧位。三

图 19.2 岩前入路。岩前入路解剖。图示为笔者偏好的暴露范围

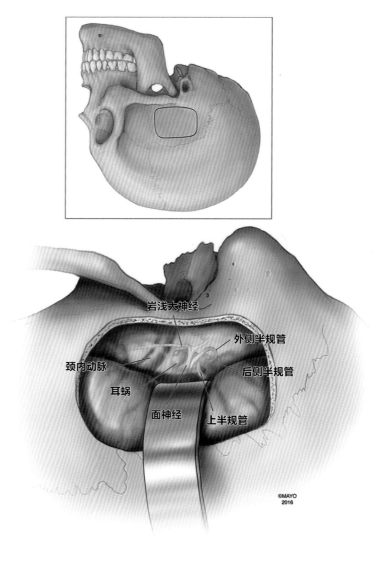

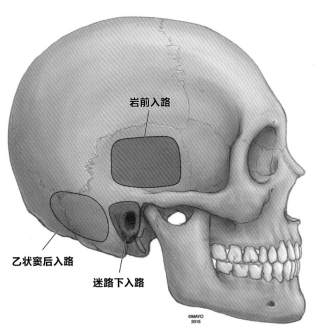

图 19.3　各种岩尖入路概述

点固定架固定头部，旋向对侧约 60°。使用弧形切口，起于同侧耳屏前，向上延伸至额顶交界。颞肌分离，向下翻转，袖带样留取少量肌肉利于后面的关闭缝合。骨瓣的 2/3 位于外耳道前，1/3 位于外耳道后，尤其要注意，骨瓣的下缘要平中颅窝底。用手术显微镜，在镜下将硬膜从中颅窝底从后向前游离。采用直接刺激，辨别和保护膝状神经节。岩浅大神经从硬膜上锐性分离，硬膜要分离至岩尖。辨别岩上窦形成的浅沟，将自动牵开器叶片的尖端放抵此处，解剖棘孔，脑膜中动脉电凝切断。辨别卵圆孔，将岩浅大神经进一步解剖游离至边缘。在后外侧三角内的颈内动脉岩骨段可以通过顺着岩浅大神经行径磨除岩骨骨质暴露。三叉神经第三支构成这一入路的上界。用 3mm 金刚砂钻头或超声骨刀，可以缓慢、小心地磨除岩尖骨质。通过此入路能充分暴露病灶，并进行广泛切除。这一入路需要止血充分，残腔可采用自体腹部脂肪移植填充。胆固醇肉芽肿病变常侵蚀岩骨骨质，抵达后颅窝。病变囊壁通常可以从硬膜上分离，如果困难可原位残留。不要强硬切除造成硬膜缺损、脑脊液漏、囊腔内容在颅内扩散。

乙状窦后入路

简介

乙状窦后入路对神经外科医生来说非常熟悉，是微血管减压术、CP 角肿瘤切除的主要入路。它可以广泛暴露后颅窝结构，对颅神经Ⅳ~Ⅻ显露充分，但对岩尖显露来说相对偏长。正如前面提到的，这是一个可以保留听力的入路。

技术

横窦乙状窦连接处定位可用颧弓根部和枕外粗隆连线与勾画乳突外界内缘线的交点来确定。采用耳后 C 形切口，距离耳后约 3 指宽。软组织翻向前方，枕下肌肉翻向下方。骨窗从星点到枕大孔上方，通过软组织可触及 C1 椎弓。于横窦乙状窦连接处颅骨钻孔，然后常规开颅。进一步可用咬骨钳和金刚磨头暴露至横窦乙状窦边缘，保持静脉窦被颅骨完全覆盖很有必要，可以防止牵拉和手术器械进出时的意外损伤。硬膜沿横窦乙状窦边缘半弧形剪开，轻轻牵开小脑，锐性剪开小脑延髓池外侧的蛛网膜，释放脑脊液。从下外侧向内听道方向磨开道下区。用金刚砂磨头，磨除道下骨嵴，暴露岩尖。进入通道在 CN Ⅶ/CN Ⅷ复合体和后组颅神经之间。此时，使用 30°内镜对发现肿瘤残留和切除病灶最前部非常有帮助。

迷路下入路

简介

此入路通过面神经后方的气房，途经迷路下方到达岩尖。此区域的解剖神经耳科医生非常熟悉，此入路造成听力丧失、前庭功能障碍、面神经损害、颈内动脉损伤的概率较小。造成颈静脉球和乙状窦损伤的概率比经中颅窝入路高，暴露病变的范围也有限[11]。

技术

此入路需要大范围切除乳突，暴露后半规管

和水平半规管，蛋壳化显露面神经乳突段。通过磨除上方的迷路和下方的颈静脉球之间的骨质形成通道，直抵胆固醇肉芽肿病灶。此工作通道非常狭窄，只有2~3mm。通常只能充分引流胆固醇肉芽肿，而无法在瘤腔内操作达到完整切除的目的。和其他微侵袭入路相似，术前仔细的影像检查，尤其薄层CT扫描，对判断评估高位颈静脉球非常重要[14]。碰到这种情况，迷路下入路常受限。术前测量迷路和颈静脉球间的距离很有作用。研究显示，距离小于1cm常无法通过此入路充分引流胆固醇肉芽肿。因此其他入路如经颅耳蜗下入路就更合适[15]。如果囊壁无法完全切除，可联合此入路和中颅窝入路形成引流通道引流。

耳蜗下入路（图19.4）

简介

这一特别入路特别适合位于岩尖下方的病变或那些不耐受较大创伤的患者。通常，这是一个最常采用的引流岩尖部胆固醇肉芽肿的入路。解剖上，下方存在一块能用于引流的地方，此处气化良好近端靠近咽鼓管。此处也容易通过开颅入

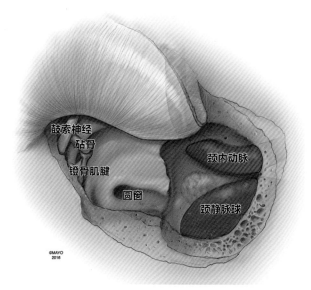

鼓索神经
砧骨
镫骨肌腱
圆窗
颈内动脉
颈静脉球

图19.4 经颅耳蜗下入路图示经颅耳蜗下入路解剖

路得以再次显露[11, 12]。也就是说，如果经乳突迷路下入路能抵达岩尖胆固醇肉芽肿病灶，其更加被大众接受。此入路暴露充分、恢复迅速，避免损伤颈内动脉，无须广泛开颅，不会因为鼓膜穿孔和创面不愈导致传导性听力损伤。

技术

采用与标准迷路入路相似的C形切口，从骨-软骨连接内侧进入外耳道，鼓膜耳道皮瓣上抬暴露中耳空间，耳道皮瓣的前、下、后部向上反折到鼓脐水平。利用高速磨钻、持续滴水，扩大耳道，暴露骨膜下方。注意不要暴露前方的颞下颌关节。大部分情况下鼓索神经可以保留。术中常采用面神经监护，只有极少数情况会影响暴露面神经。特别要注意，面神经可以向环外侧移位，甚至下方移位。通过这个位于颈内动脉、颈静脉球、耳蜗下方的空间，可以抵达岩尖。这一狭小间隙即使在大多数条件良好时也非常狭窄。可用小金刚砂磨钻蛋壳化前方的颈内动脉，上方的耳蜗底圈，后方的颈静脉球，特别要注意保护其中的颈内动脉、耳蜗、颈静脉球。通道很窄，精准打磨非常关键。再往内侧解剖就会变得盲目。磨除太过向后会进入后颅窝而造成脑脊液漏。前方切除过多会损伤颈内动脉，向上的话，主要要注意避免进入耳蜗。入路成功的话，可以进到岩尖的前下和后下方。打开胆固醇肉芽肿可以引出一些液体，但对于囊内的纤维组织则切除困难甚至无法完成。如前所述，此入路常适用来引流位于岩尖下方的胆固醇肉芽肿和适用于那些无法耐受开颅术的患者。这一暴露空间与大部分经中颅窝入路或经面神经后入路所暴露的空间相比偏下。术前采用高分辨CT仔细辨别解剖来决定采用何种入路最适合非常重要。术前基于影像的3D打印和术中影像导航也常有帮助。

病损切除

骨质磨除时必须十分小心，因为岩尖骨质经常会被病损所破坏。通常的情况是，在岩前入路

时，到达胆固醇肉芽肿后，开放囊壁，用微吸引器吸除囊内容物。囊腔内，常有黑色黏稠状液体需要采用负压引流。肿瘤残腔需要反复冲洗。笔者的经验是联合运用锐角刮勺和弯角高桥刮圈或肿瘤镊子吸除内容物，并从附着的颈内动脉上和中、后颅窝硬膜上剥离囊壁，要注意避免形成脑脊液漏。经常会有条索状囊壁紧附于内听道上，无法通过中颅窝入路看到。此时使用30°或45°内镜有助于评估病灶残留。彻底和小心地冲出瘤腔内的骨质碎屑至关重要，它们会聚集在术野的任何角落中。当切除完整后，通常用一块脂肪垫放在骨质缺损区域。这有助于降低血液分解产物聚集的风险。最后用薄层胶原蛋白胶（Baxter Healthcare Corp，Deerfield，IL，USA）封闭肿瘤残腔。

支架技术

由于造瘘术后的高复发率，如果从岩前入路无法行完整的外科切除，笔者建议用最大号的弹性硅胶管［Silastic®（Dow Corning，Midland，MI，USA）］引流。如果采用耳蜗下入路，为防止导管末端处黏膜的过度增生和支架管堵管，导管的外侧端应超过中耳的内侧壁[16]。如采用迷路下或经乳突入路，新形成的引流通道要用支架导管引到乳突腔。如果采用中颅窝入路，导管应沿鼓盖放置引流到鼓室上隐窝，然而采用这一入路大部分情况下无须放置引流管，因为可以完全切除病灶。如果需要进行中颅窝引流，可联合运用迷路下入路。

复发

岩尖胆固醇肉芽肿的理想治疗需要通过某种入路完整切除病损及囊壁，这样可最大限度地降低复发率。引流术的复发率为0~62%，而开放切除的复发率为0~5%（平均3%）[7]。复发的原因有胆固醇残留、引流不充分或梗阻、纤维组织闭塞瘘口[10, 16, 17]。实际上，在目前报道的完全切除病例中，没有复发[10, 17-19]。以往的研究也

建议，运用带蒂颞筋膜瓣或带蒂颞肌条可以防止复发[7, 10]。如果复发，需要再次打开并要完全切除。

患者选择

无症状的带瘤患者不需外科处理，可采取常规影像复查和随访来评估是否有新的症状产生及是否增长。如前所述，肿瘤产生症状范围很广，包括听力丧失，平衡障碍，耳鸣、头痛，面神经或三叉神经功能障碍，外耳流脓和复视。外科手术适用于快速增长和有临床症状的患者。引流和造瘘是流行的标准方式，目标是建立一个永久的引流通道。外科入路的选择上面已经详细探讨。需要着重考虑的因素有颈静脉球的位置、颈内动脉的位置、听力状态、患者的一般情况、面神经和（或）三叉神经的受损程度，病变向前方生长的程度。通常，耳蜗下入路主要用来引流，迷路下入路可替代且在颈静脉球位置合适时更佳，中颅窝入路因手术通道宽阔、直接有利完整切除，乙状窦后入路常为人所熟悉，经迷路入路在听力丧失的情况下抵达岩尖最直接。笔者建议在安全条件下应尽可能完全切除此类病变包括囊壁。由于造瘘术的高复发率，当无法外科切除时，笔者建议使用大号硅胶弹性支架（Silastic，Silopren）引流。必须强调如果病灶明显向后颅窝生长，那应建议开放手术，因为单用引流可能最终导致与硬膜交通，增加脑膜炎风险。

外科结果（表19.1和表19.2）

Sweeney等报道了包括笔者家乡在内的两个独立学术中心的岩尖胆固醇肉芽肿的临床和影像特征结果，以及手术或保守治疗的结果[20]。两组都含成人和儿童患者。所有患者至少随访6个月，排除那些手术所致的医源性胆固醇肉芽肿。总共包括90例岩尖胆固醇肉芽肿病例（57.8%女性，55.6%右侧），23例最终行外科手术。就诊平

表 19.1 患者临床特征

变量	值
患者	
总数	90（100%）
女性	52（57.8%）
右侧	50（55.6%）
平均年龄	平均 43.1 岁（中位数 42.0 年，范围 8~77 岁）
病史	
头痛	51（56.7%）
头晕	32（35.6%）
面部感觉异常 / 疼痛	11（12.2%）
听力丧失	6（6.7%）
面部麻痹	2（2.2%）
复视	1（1.1%）
癫痫	1（1.1%）
偏头痛	17（18.9%）

表 19.2 外科术后 23 例症状改善

症状	改善 / %
头痛	29.4
头晕	36.4
面部麻痹	50
面部疼痛 / 麻木	83.3
复视	100
癫痫	100

均年龄为 43.1 岁（中位数 42.0 岁，范围 8.0~77.0 岁）。症状体征按发生频率为头痛（56.7%）、耳鸣（35.6%）、面神经麻木 / 疼痛（12.2%）、听力丧失（6.7%）、面部麻痹（2.2%）、复视（1.1%）和癫痫（1.1%）。病灶最大直径平均为 2.1cm，（中位数 1.7，范围 0.7~5.0cm）。平均随访期为 46 个月，未提术中并发症情况。最终，23 例（25.6%）需要进行手术，主要用于治疗难治性头痛。外科入路包括经颅耳蜗下入路，经面神经后迷路下入路，内镜经蝶窦入路或内镜经上颌窦入路。侧方入路中最常采用经颅耳蜗下入路和经面神经后迷路下入路来行囊肿引流（8 例），前方入路（内镜经蝶窦入路或内镜经上颌窦入路）使用例数相似（8 例）。最终随访中，本组病例仅 47.8% 有持久的症状改

善。在只行临床观察的病例中，85.7% 在平均 45.5 个月（中位数 27.8 个月，范围 6.4~221.5 个月）随访期中无症状进展或影像进展。笔者由此认为，对大多数岩尖胆固醇肉芽肿来说病情都比较稳定，可采用临床观察和常规随访安全处理。外科手术用于那些因占位效应引起神经功能障碍的病例或那些发生侵蚀重要结构如耳囊的病例。尽管外科手术可能会改善胆固醇肉芽肿引发的颅神经症状，但头痛、头晕等症状很少会改善。

> **要点**
>
> 岩尖胆固醇肉芽肿难以暴露，外科手术仅限于有症状或显示生长的病例
>
> 为完全切除岩尖胆固醇肉芽肿，特别推荐采用扩大中颅窝入路或岩前入路
>
> 外科暴露岩尖病灶时，必须特别小心，因为通道常常狭窄，精确磨除非常必要，注意保护重要结构如耳蜗，颈内动脉，颈静脉球

图 19.1 所示病例的评述

病例

一名 52 岁男性，表现为复视和头痛。体检：左侧第 Ⅵ 颅神经麻痹，其他神经功能完整（图 19.1）。

讨论

MRI 显示岩尖病灶 T1 和 T2 上呈高信号。CT（骨窗）显示岩尖处一占位，周边骨质结构溶解，边缘光滑，内部骨质分隔消失。无其他异常和病灶发现。这个影像异常，考虑其影像特征，我们初步诊断为胆固醇肉芽肿。

下一步是进行详细的病史询问及体格检查。如果碰到的是无症状性病灶而且生长稳定，那笔者建议严密观察。考虑到患者存在第 Ⅵ 颅神经麻痹及头痛和复视症状，我们则建议进行外科干预。

术前仔细阅片，发现病灶已经生长至斜坡。病灶的向前延伸使得内镜经鼻、经斜坡入路来引流非常合适。考虑到复发因素，则应该采用岩前入路来行病灶切除（过程已经前述）。采用这一入

路，可以广泛切除囊壁，而岩尖部位残腔可采用充填皮下脂肪来达到确切的治愈。

19.3 内镜经鼻入路

Daniel M. Prevedello, Ana Belén Melgarejo, Laila Pérez de San Román Mena, Ricardo L. Carrau

简介

目前微侵袭外科的进展包括内镜颅底解剖理解的提升，术中影像导航的采用，对抵达颅底腹侧部位各种外科入路的详细阐明。这些进步产生了一种新的治疗岩尖胆固醇肉芽肿（PACG）病变方法——内镜治疗。内镜经鼻入路的优势包括避免开颅，术后反应轻，恢复快，容貌影响小，住院时间短，可以再次建立自然通道引流到鼻咽。

Montgomery 在 1977 年首次描述了可经蝶入路抵达岩尖[21]。Fucci 等[22] 在 1994 年首次报道了采用内镜经鼻入路（EEA）来治疗一例巨大岩尖胆固醇肉芽肿。自此以后，很多手术小组报告采用 EEA 来治疗胆固醇肉芽肿（CG），使得此法成为治疗此类疾病的另一个手术选择。

岩尖（PA）是颅底最不容易到达的地方。周边有很多重要的结构，因此全面理解此处的解剖结构至关重要。按 Scopel 等所述[23]，岩尖（PA）可以分成 3 个区域：①PA 上区，位于杜勒氏管和破裂孔间；②PA 前下区，破裂孔和颈动脉孔间；③PA 后下区，颈动脉孔和颈静脉孔间。

Zanation 等[24] 描述了能抵达 PA 区的 3 种内镜入路：①内侧经蝶入路，适用于内侧生长的病灶和（或）长至蝶窦的病灶；②内侧入路 + 颈内动脉外移，适用于后外侧位置的病灶，内侧扩展少，或由于蝶窦气化不良导致病灶边界暴露不佳；③经翼突岩下入路，适用于无法经蝶窦到达的病灶。

Paluzzi 等[25] 设计了一种算法来帮助选择处理 PAGG 的最佳入路。根据 CG 与 ICA 的位置关系，他们提出了 3 种类型。A 型包括内侧生长的大 CG，可以通过经斜坡入路到达，如有必要，还可通过斜坡旁 ICA 的向外移位来获得更多空间。B 型包括位于岩骨 ICA 下方、向外下生长的 CG，可以采用岩下入路达到。C 型，特指非常外侧的 CG，可考虑采用外侧入路。这种算法是根据手术病例的回顾性分析产生，而这些病例入路的选择则基于影像标准，也就是说是基于 CG 与颈内动脉关系。

外科技术（图 19.5）

和其他常规内镜手术一样，患者采用仰卧位，头轻度转向右侧，Mayfield 头钉固定。颅底内镜团队位于患者右侧，术者为右利手。常规使用神经导航来辨别 ICA 行径和 PA 位置，也常用神经电生理进行监护（SSEP 和 CN Ⅵ监护），因为可能要处理 ICA 和手术入路靠近 CN Ⅵ周边。

局部运用间羟胺（0.05%）来收缩血管。尽管 PACG 的暴露可以采用单侧蝶窦切开，但还是选择双侧蝶窦切开来暴露更合适，因为这样可以进行四手外科操作。充分磨除颅底骨质也很有必要，因为可以形成宽阔的外科通道来暴露关键解剖标志以及可以防止器械打架。另外，还可能尽量减少镜头污染，允许镜子动态移动。有助于保持外科术野的无碍显露以及增加外侧视角。最重要的是，双手切除对处理术中大出血非常关键，因为它能允许在控制出血时保持视野清晰，以避免损伤邻近结构。

内侧入路（经蝶经斜坡入路）

采用双侧蝶窦切开暴露，广泛切除蝶窦嘴侧和鼻中隔后部。如果需要，保护好病灶对侧的鼻中隔黏膜瓣的血管蒂。

辨别蝶窦的解剖标志：蝶骨平台，蝶鞍，斜坡隐窝和视神经－颈内动脉隐窝。切除蝶窦腔内分隔。辨别斜坡旁颈内动脉行径，通常 PA 病灶由于斜坡隐窝水平的内侧骨质膨胀而显现。

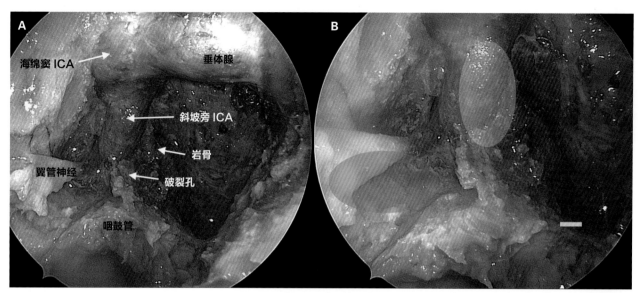

图 19.5（A）右侧岩尖区域经鼻入路 45° 内镜下解剖图像。（B）不同 PACG 位置和理想入路图像。红圈：表示 CG 内侧扩展（内侧入路）。黄圈：位于 ICA 后外侧 CG（内侧入路，ICA 外侧移位）。绿圈：位于岩部 ICA 下方的下外侧 CG（岩下入路）

如果病灶长入蝶窦腔，需要剥离上覆的黏膜，囊肿表面的骨质用 3mm 或 4mm 的粗金刚砂磨头磨薄，打磨从膨出变形的骨质内侧开始，平行 ICA 行径的纵行向下。当骨质磨薄至容易折断后，用 1mm 或 2mm Kerrison 咬骨钳一片片咬除，使病灶完全暴露。打开囊壁，联合运用吸引器、刮匙、冲洗器清除内容物。清除内容物后，敞开囊腔。

内侧入路，ICA 外侧移位

如果蝶窦气化不佳，病灶向内侧扩展较少，病灶偏于后外侧，这样的话就无法满意暴露病灶的边界，这时需要更多的骨质磨除。ICA 减压将允许血管的外侧移位，创造更多的内侧空间。也可用磨钻将斜坡磨窄直至硬膜来创造更大的通道空间。

定位 ICA 位置的主要标志是翼管动脉和神经。采用经翼突入路，辨别翼管动脉，沿其走向可至 ICA 破裂孔段。首先从中鼻道行上颌窦开窗，蝶腭动脉从蝶腭管开口处发出。移除上覆的腭骨，暴露翼腭窝的内部结构。鼻后动脉和蝶腭动脉电凝切断，将下方骨表面的软组织抬起，暴露翼突基部。将软组织向外侧解剖，暴露从翼管发出的翼

管动脉和神经。采用水冲磨钻磨除翼管内侧面和下方的骨质，直至在破裂孔后方轮廓化 ICA 走行。将覆盖于床突旁 ICA 垂直段表面的骨质磨薄，抬起切除，从而完全暴露去除此段颈动脉管上面的骨质。这样可以增加几毫米的暴露，允许床突旁 ICA 垂直段向外侧移位。如此一来，前述的经内侧入路的内侧通道被拓宽，能够抵达岩尖（PA）。必须注意，此入路所暴露 ICA 需要覆盖，在大多数病例中使用游离黏膜瓣已经足够，如有需要也可以采用鼻中隔黏膜瓣重建。

经翼突岩下入路

如果岩尖病灶无法经蝶窦入路暴露或者说最好经岩段 ICA 下方暴露的话，那么就要采用经翼突岩下入路，这时需要解剖出咽鼓管和破裂孔。翼管动脉和神经可以切断，翼腭窝组织可以从翼突基底从内向外侧剥离抬起，暴露从圆孔发出的三叉神经第二支。沿翼管动脉行径向回追踪至破裂孔，这里 ICA 从岩骨水平段转向斜坡旁垂直段。磨除更多翼突基底骨质和内、外翼突板的上表面的骨质。切除咽鼓管软骨部分约 1cm。沿外翼突板后缘解剖，暴露三叉神经第三分支。磨除

岩骨 ICA 水平段和咽鼓管间的骨质可暴露岩尖的下表面，此处位于三叉神经第三分支的内侧。一旦暴露岩骨 ICA 的水平段和垂直段，可进一步在 ICA 下方磨除岩骨抵达岩尖部位。这样可充分暴露囊肿腔，其内容物可用弯头吸引器和冲洗器吸除。也可用 30°~45° 内镜来探查囊腔，确保内容物的完全吸除。

为防止术后狭窄或保留引流通道，主要采用两项技术：放置硅橡胶支架管和运用带蒂鼻中隔黏膜瓣。如果开口足够大且满意，两项技术可以联合运用。

将硅橡胶支架管放在囊腔开口处确保在愈合过程中的引流通畅（图 19.6）。有好几种支架管材料可用，包括红橡胶管、蕈状管、胃肠造瘘管、新生儿气管插管。除非存在粘连需要在全麻下拔出外，所有留置的支架管都可以在术后 3~6 个月在门诊办公室拔出。但要注意，对于颅底胆固醇肉芽肿中支架管放置的作用没有共识，主要依赖于术中的自主决断。

近年来，带蒂鼻中隔黏膜瓣（NSF）的运用被提及，认为可以避免术后的瘢痕形成及继发的狭窄，确保囊腔的引流和空化。鼻中隔黏膜瓣（NSF）要放置到囊腔内，并与去除蝶窦黏膜后裸露的骨质接触，这样可以确保良好生长和防止黏液囊肿形成。如 Karligkiotis 等 [26] 所述，黏膜瓣没必要覆盖整个囊腔。所有病例，尤其对于那些开口狭小的病例，只要覆盖囊腔周边的 180° 就已经足够。这样就足以防止瘘口的再上皮化覆盖和保护同侧裸露的 ICA。

如果囊腔开口足够大，我们会采用联合运用硅橡胶支架管和带蒂鼻中隔黏膜瓣，黏膜瓣将放置在囊腔底部。有时也会使用可吸收的聚羟基乙酸补片和纤维蛋白胶来防止黏膜瓣移位和支架管脱落。如果开口不能大到很好容纳黏膜瓣，那就单独使用硅橡胶支架管。采用这项技术，那就不必再行囊腔壁或包膜的切除，因为已行造瘘引至蝶窦。这种病例要注意避免使用游离黏膜瓣，防止形成瘢痕和（或）导致梗阻。

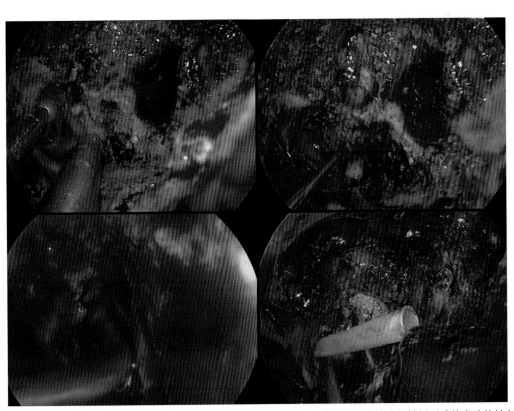

图 19.6　采用岩下入路治疗右侧 PACG 的术中照片。用刮匙清空囊腔，最后放置硅橡胶管来保持新形成的术腔的持久通畅

术前评估和术后护理

术前评估主要依赖鼻内镜检查和神经影像检查。所有患者都要接受影像评估，包括 CT 扫描和（或）MRI 检查，评估骨质边界、病灶生长方向、病灶与邻近结构的关系。向内侧生长和病灶与 ICA 关系是决定选择最佳外科入路的主要因素。所有患者都要被充分告知治疗方式的利弊并签署书面同意书。

此手术术后患者的护理与鼻窦内镜手术后的护理常规相似，包括定期的门诊复诊来去除结痂直至完全愈合；引流通道的通畅性检查。检查在术后的 1 周、3 周、2 个月、4 个月进行。如果必要随访工作在术后第 1 年每 3 个月进行 1 次直至完全愈合。所有患者术后要行即刻 CT 检查以排除并发症及确保硅胶引流支架的正确置放。后面，可行 MRI 随访来排除病灶复发。

并发症的预防和处理

并发症可分成血管性的、颅神经性的和功能性的。血管性并发症中 ICA 损伤是主要问题，岩下入路中发生率会升高。这里 ICA 走行及标志的解剖知识至关重要[27]。一旦发生 ICA 损伤，要用小棉片立即压住血管，然后用肌肉块置换，压迫数分钟。采用填塞保持此处适当的压力。出血控制后，行血管造影评估是否有血管损伤位置的假性动脉瘤形成和侧枝循环情况。可考虑行 ICA 血管内支架置放来促进血管内皮覆盖达到完全修复。所有内镜神经外科手术应该在怀疑 ICA 损伤时，立即有神经介入医生行血管造影检查的医学中心中开展。进行此类手术也会伤及上颌动脉及其分支，导致术中的大出血。如果采用肌肉压迫和填塞无法有效地控制出血，那么可以夹闭血管主干。神经导航和多普勒有助于提前辨别血管走行。

至于颅神经性并发症，当处理此区域病灶时，我们应该想到有损伤第Ⅵ颅神经的可能，因为解剖上其在岩尖病灶的后方走行并向上进入 Dorello 管。第Ⅵ颅神经损伤会导致复视。另外，翼管神经损伤会导致眼泪分泌功能的下降，引起同侧情感性流泪功能障碍。翼管神经功能在干眼症患者和 CN V1 功能减退的患者中不能牺牲。还有损伤上颌神经和三叉神经下颌支的风险，大多数将引起面部的感觉减退。MRI 的 CISS/FIESTA 序列检查能分辨颅神经走行及其与病灶的关系，有助于选择更好的入路。

功能性并发症中，我们应该注意切除咽鼓管的软骨部分将可能导致严重的中耳渗出，最终需要采用鼓膜管造瘘来治疗，此发生率不到 50%。切断翼状肌后容易产生牙关闭合，术后尽早进行止痛治疗和开口练习，防止肌肉瘢痕的发生和永久瘢痕的形成，导致张口功能受限。本手术 CSF 漏很罕见，我们组中也没发生。

通过用经过严格训练的颅底外科团队进行此类手术和采用恰当的入路，所有这些并发症都会降低。例如处理非常外侧的 CG，采用开颅手术能避免损伤 ICA，也更为恰当。ICA 损伤是采用 EEA 时最主要的解剖障碍。

患者选择

尽管 CG 是良性病变，但也可以呈进展性表现，主要依赖于所生长的解剖位置和所侵犯的邻近结构，可出现临床症状。因此，处理此类疾病时有两种主要的策略：观察和外科手术。

第一种策略适用于因影像检查偶然发现的无症状患者和症状性患者但一般情况差或是老年患者。采用保守治疗的患者应进行动态 MRI 或 CT 扫描复查。

外科治疗适用于症状性患者，颅神经障碍患者，病变广泛患者和病灶生长患者。

手术结果

外科治疗胆固醇肉芽肿是否成功取决于评价标准。引流治疗的理想结果应该是术后随访证实残腔空化，然而却不大容易达到，也没有成为判定手术成功的标准。事实上，成功治疗的标准是病灶不再进一步生长或者症状消除，不管囊腔是否持续空化[28]。Brackmann 和 Toh 等报告一组病例，21 例中 20 例囊肿体积不变或缩小，仅 5 例囊腔达到空化[29]。

EEA 治疗 PACG 的复发率为 12%~15.7%，这显著低于经颅手术组，后者可高达 60%。降低复发率的可能因素包括：EEA 术中开放的骨窗较大，扩大的骨窗能更广泛切除囊肿的前壁或内侧壁，术中采用角度镜增加了瘤腔视野有利处理残留分隔和（或）残屑，引流更充分。

硅橡胶支架和引流的疗效不一。在 Brackmann 和 Toh 2002 年报道的一组病例中[29]，置入硅橡胶支架组没有复发，而没有置放支架组则复发率为 30%。相反，Mosnier 等[30]则报道复发最常继发于支架管梗阻病例。Georgalas 等[31]则强调病灶生长位置的重要性。如果囊肿紧靠蝶窦后壁，那么造瘘更容易成功，更适合采用内镜引流，并利用鼻窦黏膜自净功能。McLaughlin 等[32]认为运用支架导管在愈合过程中保留引流通道有助于降低复发。这在岩下入路中尤其重要，因为这一入路的引流通道较内侧经蝶内镜入路更深，更容易有瘢痕形成。

Terranova 等[33]报道 1 例运用带蒂鼻中隔黏膜瓣（NSF），经过 3 年随访，没有临床复发征象。MRI 证实蝶窦黏膜再生完全，与鼻中隔黏膜瓣完全融合，蝶窦引流开口通畅，病灶没有复发。Karligkiotis 等[26]报告了 10 例 GC 病例，他们应用 NSF，其中 9 例在平均 35.7 个月的随访期内未见复发，1 例因黏膜瓣放置不当而出现复发并再次运用内镜治疗。Shibao 等[34]报告了 2 例 PAGC 患者所采用的外科技术，他们联合运用 NSF 和硅胶管，经过 12 个月和 24 个月的随访未见复发。

表 19.3 总结了报道的 66 例病例：经蝶入路 26 例；经斜坡入路 17 例；岩下入路 23 例。除 8 例详情不明外，其余所有病例都有临床症状改善。10 出现复发并经内镜再次引流。6 例出现并发症：3 有鼻出血，1 例有慢性严重的中耳炎

及干眼症，1 例有短暂的 CN Ⅵ 麻痹，1 例有慢性蝶窦炎。

要点
常采用神经导航辨别 ICA 走行和 PA 位置，当有可能处理 ICA 时采用神经电生理监测
PACG 内侧生长充分，和（或）抵达蝶窦，建议经蝶入路
PACG 没有长入蝶窦，如主要位于 ICA 后外侧，可建议内侧入路，ICA 外移。如位于岩部 ICA 下方，则建议经翼突岩下入路
为避免术后狭窄和保留引流通道，推荐两项技术：应用硅橡胶支架管，应用带蒂鼻中隔黏膜瓣

病例报告

病例 1（编者提供，图 19.1）

52 岁男性，有复视和头痛。体检：左侧第Ⅵ对颅神经麻痹，其余神经体征阴性。

采用内镜技术，选择内侧入路。本例 PACG 位于岩部 ICA 内侧，向斜坡方向生长。内侧方向的生长为打开囊腔提供了一个理想的工作通道，不必外移 ICA 或采用岩下入路。

病例 2（笔者提供）

49 岁男性，有头痛，面部麻木，头晕。体格检查无特殊。MRI 显示右侧岩尖见一扩张性生长的病灶，符合 CG 表现。采用 EEA 经岩下入路，运用硅橡胶支架和左侧鼻后动脉供血的 NSF。患者症状改善，术后影像显示病灶减压确切，硅橡胶管位置正确，并于术后 6 个月后拔出（图 19.7）。

病例 3（笔者提供）

65 岁女性，表现为听力丧失，体检未发现其他神经功能障碍。MRI 显示左侧岩斜区的囊性病变。采用 EEA 经斜坡经岩骨入路。颅底重建用同侧 NSF，造瘘用硅橡胶支架管放入囊腔。术后 CT 证实囊腔减压确切，硅橡胶管位置正确。硅橡胶管于术后 6 个月后拔出。随访期内未见复发（图 19.8）。

表 19.3 情况汇总：经蝶入路（26 例），经斜坡入路（17 例），岩下入路（23 例）

作者	例数	术前症状	术式	临床结果	并发症	复发
Fucci 等（1994）[22]	1	头痛	TS 囊腔引流；囊腔扩大开窗；T 管放置	改善	无	无
Griffith, Terrell（1996）[35]	2	1. 平衡障碍 2. 听力丧失，CN V 3 感觉减退	1. TS 囊腔引流；囊腔扩大开窗 2. 首先，颞下经颧弓入路；其次，TS 囊腔引流；最后，囊腔经蝶引流和囊腔扩大开窗	无症状	1. 一过性鼻衄 2. 无	1. 无 2. 首次 OR 后 2 个月复发；二次手术 2 个月随访期复发；三次 OR 后无复发
Michaelson 等（2001）[36]	1	头痛；CN Ⅵ麻痹	TS 囊腔引流；囊腔扩大开窗，造瘘	无症状	无	无
DiNardo 等（2003）[37]	1	平衡障碍	TS 囊腔引流，囊腔扩大开窗	无症状	无	无
Presutti 等（2006）[38]	1	头痛；CN Ⅵ麻痹，眩晕加重	TS 囊腔引流，囊腔扩大开窗，T 管放置	不详	无	无
Oyama 等（2007）[39]	1	一侧脸部疼痛	TS 囊腔引流，囊腔扩大开窗	无症状	无	无
Georgalas 等（2008）[31]	4	面瘫，感音性耳聋，眩晕，头痛，CN Ⅵ麻痹，视力丧失	TS 囊腔引流，囊腔扩大开窗，造瘘	无症状	无	无
Samadian 等（2009）和 Samadian（2015）[40]	4	头痛；CN Ⅵ麻痹，听力丧失	TS 囊腔引流：3 例 TS + 支架管：1 例	无症状	无	无
Zanation 等（2009）[24]	8	所有都有头痛，2 例偶尔眩晕	TS：2 例，TS+CA 外侧移位 3 例，IP 入路：3 例，囊腔引流 + 支架管放置	没描述	无	1 例 OR 后 2.5 年复发
Jaberoo 等（2010）[41]	2	复视，头晕，头痛	TS 和 TC 囊腔引流，囊腔扩大开窗；TP	改善	无	无
McLaughlin 等（2012）[32]	1	头痛，CN Ⅵ麻痹	首先：TS 囊腔引流；囊腔扩大开窗；部分造瘘，其次：TS 和 IP 囊腔引流，囊腔最大开窗；造瘘，放置 Doyle 夹板	无症状	首次 OR 后迟发鼻衄	首次 OR 后 4 个月复发，二次术后未再复发
Paluzzi 等（2012）[25]	17	头痛，平衡障碍，复视，严重眩晕，耳痛，传导性听力丧失，面部疼痛，头晕，耳鸣	TC + 迷你黏膜瓣：3 例，TC + 迷你黏膜瓣 + 支架管：1 例，TC+ICA 外移：3 例，TC+ICA 外移 + 支架管：2 例，TC-IP 入路 + 支架管：8 例	改善	鼻衄，慢性严重中耳炎和干眼症，短暂的 CN Ⅵ功能障碍	2 例在术后 11 个月和 2.8 年复发，2 例行再引流 + 支架管置放（前为 TC+ICA 外移）
Sade 等（2012）[42]	3	头痛，听力丧失，复视，平衡障碍	TS：1 例 TS + 支架管：2 例	改善	慢性蝶窦炎	3 例复发，1 例在术后 7 个月和 13 个月（TS），二次 OR 后 5 个月
Tomazic 等（2013）[43]	4	CN Ⅵ麻痹	TS 和 TC	无症状	无	无
Emanuelli 等（2013）[44]	4	头痛，眩晕，耳鸣	TC-IP	改善	无	无
Shibao 等（2015）[34]	2	1. 眩晕，听力障碍 2. 头痛	1. 首先，TS 囊腔引流；其次，TS 引流 +T 管 + 黏膜瓣 2. TS 引流 + 黏膜瓣	改善	无	1 例在首次 OR 后 2 月复发
Karligkiotis 等（2015）[26]	10	头痛，听力丧失，复视	TC + 黏膜瓣：4 例 TP + 黏膜瓣：6 例	改善	无	1 例 OR 后 12 个月复发（TP）

TS. 经蝶；TC. 经斜坡；OR. 手术；IP. 岩下；ICA. 颈内动脉；CN. 颅神经

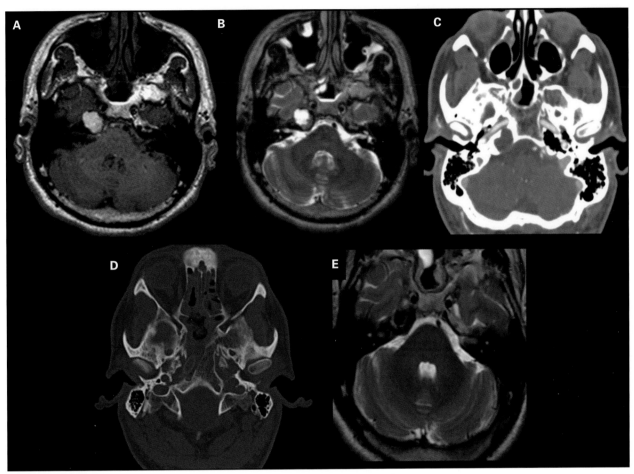

图19.7 右侧PACG术前（A~C）和术后（D、E）影像。（A、B）横断位T1、T2显示高信号病变的术中照片。用刮勺清空囊腔，最后放置硅橡胶管来保持新形成的术腔的持久通畅

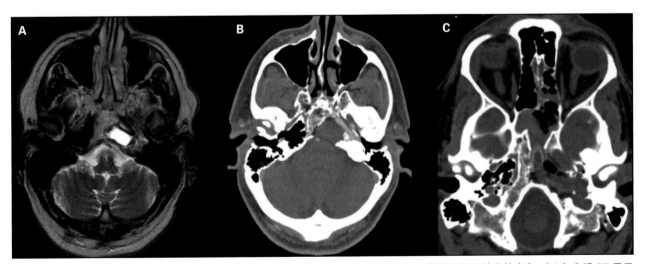

图19.8 左侧PACG。（A）术前轴位T2 MRI显示高信号病变。（B）轴位CT血管造影显示侵蚀性囊性病变。（C）术后CT显示减压充分，硅橡胶管的位置准确

结论

作为经验丰富的内镜颅底外科医生，选择合适病例，采用 EEA 处理 PA 病灶是安全有效的。入路可以根据病灶与岩部 ICA 的位置关系分类：入路的选择依赖于病灶是否向内侧扩张，及与斜坡旁 ICA 的位置关系。EEA 可避免颞下 / 经颅入路会有的听力损伤和潜在的面神经损伤，也允许重建更大、更自然的引流通道到鼻窦腔去。

经鼻入路（尤其与经颅入路相比）更多的优点包括避免开颅、快速康复、术后反应轻微，没有外部瘢痕，复发率低，住院时间短。

<h2 style="background:gray">19.4 编辑评论</h2>

历史上，岩尖是颅底外科很难到达的区域。此区域最常见的病变之一就是胆固醇肉芽肿（CG）。常会遇到无症状和偶然发现的病例，对这部分人，常建议其影像随访观察。然而，如出现相关症状，则建议手术处理，经典的操作是外科引流和手术切除囊壁及内容物。最终目的是建立永久的引流通道防止复发。

传统上讲，CG 治疗常采用经颅入路。尽管也采用引流和支架管放置，但复发率据报道高达 60%。岩尖的外科暴露通常狭窄，还需要精准的磨除技术来保护一些重要结构如耳蜗、颈内动脉、颈静脉球。外侧入路包括：

· 经颅耳蜗下入路——主要是引流，尤其适用于那些无法耐受更大手术创伤的病例。

· 经乳突迷路下入路——如果颈静脉球位置合适，能提供为神经耳科医生熟悉的手术通道，听力丧失、前庭功能障碍、面神经麻木、ICA 损伤等的风险都很低。但岩尖的暴露局限。

· 扩大中颅窝 / 岩前入路——能提供保留听力、完整切除病灶的手术通道。

· 乙状窦后道下入路——为神经外科医所熟悉，能保留听力，但抵达岩尖的路程较长。

· 经迷路入路——听力丧失的情况下可直达岩尖。

备选方案是采用内镜经鼻入路（EEA）抵达岩尖胆固醇肉芽肿。这样通路更直接，还能提供长久的可靠引流，与经颅入路相比复发率更低（12%~15%）。依病灶所在位置不同，有 3 种截然不同的通路可以使用：

· 内侧经蝶入路——CG 病灶向内生长和（或）达到蝶窦。

· 内侧入路 ICA 外移——适用于 CG 病灶更偏后外侧、内侧生长不多、蝶窦气化不良。

· 经翼突岩下入路——适用于 CG 病灶位于岩部 ICA 下方。

目前，经鼻入路因其明显的低复发率更多应用于那些容易抵达的岩尖胆固醇肉芽肿病例。如展示病例所示：如果团队成员内镜技术娴熟，可能 EEA 是对那些向内侧生长、毗邻蝶窦的 CG 病例来说是最合适的。提供的手术通道宽敞，便于暴露病灶，可行病灶造瘘和引流。另外，经鼻入路可避免开颅手术相关的致残、外貌变形的风险，降低术后不适，快速康复，最重要的是能建立一个引向鼻腔的自然引流通道。运用硅橡胶支架管和（或）带蒂黏膜瓣能进一步增加引流通道的长远通畅性。然而采用经鼻入路抵达岩尖会受限于岩骨下病灶和更外侧的病灶。因为这种情况经鼻入路会明显增高风险和增加致残率。如此外侧经颅入路显得更为合适，更利于切除和防止血管损伤。

参考文献

[1] Eisenberg MB, Haddad G, Al-Mefty O. Petrous apex cholesterol granulomas: evolution and management. J Neurosurg. 1997;86(5):822–829.

[2] Jackler RK, Cho M. A new theory to explain the genesis of petrous apex cholesterol granuloma. Otol Neurotol. 2003;24(1):96–106. Discussion 106.

[3] Greenberg JJ, et al. Cholesterol granuloma of the petrous apex: MR and CT evaluation. AJNR Am J Neuroradiol. 1988;9(6):1205–1214.

[4] Leon ME, et al. Cholesterol granuloma of the maxillary sinus. Arch Pathol Lab Med. 2002;126(2):217–219.

[5] Hoa M, House JW, Linthicum FH Jr. Petrous apex cholesterol granuloma: maintenance of drainage pathway, the histopathology of surgical management and histopathologic evidence for the exposed marrow theory. Otol Neurotol. 2012;33(6):1059–1065.

[6] Jackler RK, Parker DA. Radiographic differential diagnosis of petrous apex lesions. Am J Otol. 1992;13:561–574.

[7] Kusumi M, Fukushima T, Mehta AI, Cunningham CD 3rd, Friedman AH, Fujii K. Middle fossa approach for total resection of petrous apex cholesterol granulomas: use of vascularized galeofascial flap preventing recurrence. Neurosurgery. 2013;72:77–86. Discussion 86.

[8] Isaacson B. Cholesterol granuloma and other petrous apex lesions. Otolaryngol Clin. 2015;North Am 48:361–373.

[9] Moore KR, Harnsberger HR, Shelton C, Davidson HC. Leave me alone lesions of the petrous apex. AJNR Am J Neuroradiol. 1998;19:733–738.

[10] Eisenberg MB, Haddad G, Al-Mefty O. Petrous apex cholesterol granulomas: evolution and management. J Neurosurg. 1997;86:822–829.

[11] Henry H, Schmidek DWR. Operative neurosurgical techniques. Philadelphia: Saunders; 2012.

[12] Shiobara R, Ohira T, Kanzaki J, Toya S. A modified extended middle cranial fossa approach for acoustic nerve tumors. Results of 125 operations. J Neurosurg. 1988;68:358–365.

[13] King TT. Combined translabyrinthine-transtentorial approach to acoustic nerve tumours. Proc R Soc Med. 1970;63:780–782.

[14] Yokoyama T, Uemura K, Ryu H, Hinokuma K, Nishizawa S, Yamamoto S, Endo M, Sugiyama K. Surgical approach to the internal auditory meatus in acoustic neuroma surgery: significance of preoperative high-resolution computed tomography. Neurosurgery. 1996;39:965–969. Discussion 969–970.

[15] Giddings NA, Brackmann DE, Kwartler JA. Transcanal infracochlear approach to the petrous apex. Otolaryngol Head Neck Surg. 1991:29–36.

[16] Brackmann DE, Toh EH. Surgical management of petrous apex cholesterol granulomas. Otol Neurotol. 2002;23(4):529–533.

[17] Thedinger BA, Nadol JB, Jr., Montgomery WW, Thedinger BS, Greenberg JJ. Radiographic diagnosis, surgical treatment, and long-term follow-up of cholesterol granulomas of the petrous apex. The Laryngoscope. 1989;896–907.

[18] Cristante L, Puchner MA. A keyhole middle fossa approach to large cholesterol granulomas of the petrous apex. Surg Neurol. 2000:4–70. Discussion 70–61.

[19] Terao T, Onoue H, Hashimoto T, Ishibashi T, Kogure T, Abe T. Cholesterol granuloma in the petrous apex: case report and review. Acta Neurochir. 2001:947–952.

[20] Sweeney AD, Osetinsky LM, Carlson ML, Valenzuela CV, Frisch CD, Netterville JL, Link MJ, Driscoll CL, Haynes DS. The natural history and management of petrous apex cholesterol granulomas. Otol Neurotol. 2015;36:1714–1719.

[21] Montgomery WW. Cystic lesions of the petrous apex: transsphenoidal approach. Ann Otol Rhinol Laryngol. 1977;86:429–435.

[22] Fucci MJ, Alford EL, Lowry LD, Keane WM, Sataloff RT. Endoscopic management of a giant cholesterol cyst of the petrous apex. Skull Base Surg. 1994;Surg 4:52–58.

[23] Scopel TF, Fernandez-Miranda JC, Pinheiro-Neto CD, Peris-Celda M, Paluzzi A, Gardner PA, Hirsch BE, Snyderman CH. Petrous apex cholesterol granulomas: endonasal versus infracochlear approach. Laryngoscope. 2012;122:751–761.

[24] Zanation AM, Snyderman CH, Carrau RL, Gardner PA, Prevedello DM, Kassam AB. Endoscopic endonasal surgery for petrous apex lesions. Laryngoscope. 2009;119:19–25.

[25] Paluzzi A, Paluzzi A, Gardner P, Fernandez-Miranda JC, Pinheiro-Neto CD, Scopel TF, Koutourousiou M, Snyderman CH. Endoscopic endonasal approach to cholesterol granulomas of the petrous apex: a series of 17 patients: clinical article. J Neurosurg. 2012;116:792–798.

[26] Karligkiotis A, Bignami M, Terranova P, Ciniglio-Appiani M, Shawkat A, Verrilaud B, Meloni F, Herman P, Castelnuovo P. Use of the pedicled nasoseptal flap in the endoscopic management of cholesterol granulomas of the petrous apex. Int Forum Allergy Rhinol. 2015;5:747–753.

[27] Labib MA, Prevedello DM, Carrau R, Kerr EE, Naudy C, Abou Al-Shaar H, Corsten M, Kassam A. A road map to the internal carotid artery in expanded endoscopic endonasal approaches to the ventral cranial base. Neurosurgery. 2014;10:448–471.

[28] Mattox DE. Endoscopy-assisted surgery of the petrous apex. Otolaryngol Head Neck Surg. 2004;130:229–241.

[29] Brackmann DE, Toh EH. Surgical management of petrous apex cholesterol granulomas. Otol Neurotol. 2002;230:529–533.

[30] Robier A, et al. Management of cholesterol granulomas of the petrous apex based on clinical and radiologic evaluation. Otol Neurotol. 2002;23:522–528.

[31] Georgalas C, Kania R, Guichard JP, Sauvaget E, Tran Ba Huy P, Herman P. Endoscopic transsphenoidal surgery for cholesterol granulomas involving the petrous apex. Clin Otolaryngol. 2008;33:32–55.

[32] McLaughlin N, Kelly DF, Prevedello DM, et al. Endoscopic endonasal management of recurrent petrous apex cholesterol granuloma. J Neurol Surg B Skull Base. 2012;73: 190–196.

[33] Terranova P, Karligkiotis A, Gallo S, Meloni F, Bignami M, Castelnuovo P. A novel endoscopic technique for long-term patency of cholesterol granulomas of the petrous apex. Laryngoscope. 2013;123:2639–2642.

[34] Shibao S, Toda M, Tomita T, Saito K, Ogawa K, Kawase T, Yoshida K. Petrous apex cholesterol granuloma: importance of pedicled nasoseptal flap in addition to silicone T-tube for prevention of occlusion of drainage route in transsphenoidal approach-a technical note. Neurol Med Chir (Tokyo). 2015;55: 351–355.

[35] Griffith AJ, Terrell JE. Transsphenoid endoscopic management of petrous apex cholesterol granuloma. Otolaryngol Head Neck Surg. 1996;114(1):91–94.

[36] Michaelson PG, Cable BB, Mair EA. Image-guided transsphenoidal drainage of a cholesterol granuloma of the petrous apex in a child. Int J Pediatr Otorhinolaryngol. 2001;57(2):165–169.

[37] DiNardo LJ, Pippin GW, Sismanis A. Image-guided endoscopic transsphenoidal drainage of select petrous apex cholesterol granulomas. Otol Neurotol. 2003;24(6):939–941.

[38] Presutti L, Villari D, Marchioni D. Petrous apex cholesterol granuloma: transsphenoid endoscopic approach. J Laryngol Otol. 2006;120(6):e20.

[39] Oyama K, Ikezono T, Tahara S, Shindo S, Kitamura T, Teramoto A. Petrous apex cholesterol granuloma treated via the endoscopic transsphenoidal approach. Acta Neurochir. 2007;149(3):299–302.

[40] Samadian M, Vazirnezami M, Moqaddasi H, Rakhshan M, Khormaee F, Ashraf H. Endoscopic transrostral- transsphenoidal approach to petrous apex cholesterol granuloma: case report. Turk Neurosurg. 2009;19(1):106–111; Samadian M, Akbari Dilmaghani N, Ahmady Roozbahany N, Farzin N, Bahadoram M. Endoscopic transnasal approach for cholesterol granuloma of the petrous apex. Case Rep Neurol Med. 2015;2015:481231. https://doi. org/10.1155/2015/481231.

[41] Jaberoo MC, Hassan A, Pulido MA, Saleh HA. Endoscopic endonasal approaches to management of cholesterol granuloma of the petrous apex. Skull Base. 2010;20(5):375–379. https://doi.org/10.105 5/s-0030-1253574.

[42] Sade B, Batra PS, Scharpf J, Citardi MJ, Lee JH. Minimally invasive endoscopic endonasal management of skull base cholesterol granulomas. World Neurosurg. 2012;78(6):683–688. https://doi. org/10.1016/j.wneu.2011.10.047.

[43] Tomazic PV, Nemetz U, Koele W, Walch C, Braun EM, Hammer GP, Gellner V, Clarici G, Braun H, Mokry M, Stammberger H. Cholesterol granulomas of the petrous apex; endonasal endoscopic approach. B-ENT. 2013;9(4):263–267.

[44] Emanuelli E, Ciorba A, Bianchini C, Bossolesi P, Stomeo F, Pelucchi S. Transnasal endoscopic management of petrous apex and clivus selected lesions. Eur Arch Otorhinolaryngol. 2013;270(5):1747–1750. https://doi.org/10.1007/s00405-012-2229-7.

第二十章　松果体区肿瘤

Jeffrey N. Bruce, Charles Teo

周　全 / 译

缩写

AFP. 甲胎蛋白

CSF. 脑脊液

ETV. 内镜第三脑室底造瘘术

EVD. 脑室外引流管

MRI. 磁共振成像

OTT. 枕部经天幕入路

PPTID. 松果体实质性肿瘤

SCIT. 幕下小脑上入路

VPS. 脑室腹腔分流术

β–HCG. β–人绒毛膜促性腺激素

20.1 概述

　　松果体区发生的肿瘤很罕见。任何松果体区肿瘤的总发病率在人口中为 0.1/10 万人 [1]。这些肿瘤占全部中枢神经系统（CNS）肿瘤的 0.4%，却在年轻人群（0~19 岁）中更为常见（2.5%）[1]。松果体区肿瘤最常见的症状是头痛，这可能与脑脊液（CSF）流动梗阻有关。头痛也可伴随出现步态性共济失调、向上凝视的 Parinaud 综合征。松果体区病变的鉴别诊断包括肿瘤、良性囊肿、Galen 静脉畸形和炎症性疾病。真正的肿瘤

必须与良性松果体区囊肿区分开，在尸检和高分辨率 MRI 研究中，良性松果体区囊肿的发生率为 20%~40%[2-4]。松果体区可发生多种肿瘤，包括生殖细胞肿瘤（GCTs）、松果体实质肿瘤、松果体区的乳头状肿瘤、脑膜瘤、星形细胞瘤、室管膜瘤和转移瘤 [5]。GCTs 是松果体区最常见的原发性肿瘤。它包括生殖细胞瘤、卵黄囊肿瘤、畸胎瘤、胚胎癌和绒毛膜癌 [6]。根据世界卫生组织（WHO）的分类，松果体区实质性肿瘤分为 3 类：Ⅰ类，松果体细胞瘤；Ⅱ / Ⅲ类，中分化松果体实质性肿瘤；Ⅳ类，松果体母细胞瘤 [5, 7]。该区域肿瘤的多样性，包含了混杂的病理特点和恶性趋势的潜能，给临床医生带来了诊断上的挑战。有症状或有生长征象的肿瘤需获取组织病理进行诊疗。偶然发现的无症状肿瘤通常可通过短时间间隔随访观察瘤体生长情况。脑脊液可通过腰穿或脑室取样（当出现梗阻性脑积水时）获取，以评估细胞学和激素标志物的存在。组织病理诊断可通过内镜下经脑室入路、立体定向穿刺活检或开放手术入路获取。最常见的开放手术入路包括经枕下经天幕入路和幕下小脑上入路。这些方法演变而来的锁孔内镜入路应用越来越广泛。在本章节中，笔者们将讨论松果体区的 3 种术式：经颅、经内镜和经锁孔入路。每位笔者将在各自病例中探讨其手术方式的优点（图 20.1）。

图 20.1 （A~D）病例：松果体区肿瘤。一名 19 岁的男性在发生汽车交通事故后，因脑震荡意外发现病灶。当时并无临床症状，于是医生建议对肿瘤进行随访，并在随访 6 周后发现瘤体增大，符合高级别松果体区肿瘤特点。血清标志物阴性，无脑积水

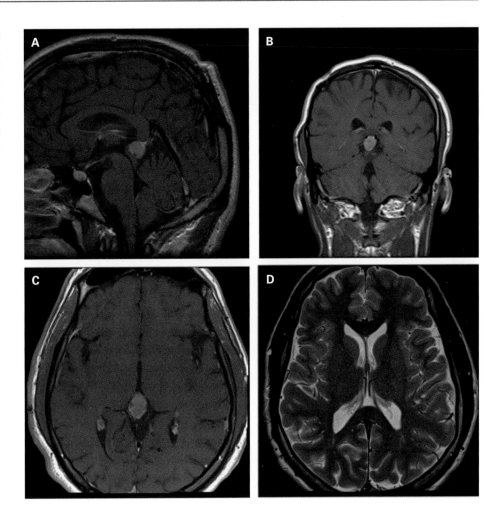

20.2 开放式经颅入路

Randy D'Amico, Jeffrey N. Bruce

术前注意事项

松果体区可引起多种肿瘤性和非肿瘤性病变，各自具有相应的治疗和预后意义。外科干预对松果体区病变的诊断和管理仍然至关重要，它涉及活检到完全切除，获益不一[8-12]。外科干预的选择取决于肿瘤与周围解剖结构的关系、病变的病理特征以及手术医生的舒适度和经验。

术前评估总是从对比增强的颅-脊髓磁共振成像（MRI）开始。鉴于恶性病变有椎管内播散的倾向，为了避免手术后获得的椎管腔硬膜下影像学研究难以解释，专门的脊柱 MRI 显得至关重要。

尽管 MRI 无法有效区分松果体区肿瘤的组织学亚型[13]，但手术入路的设计是必要的，识别肿瘤与解剖结构之间的关系，确定进行安全、全切的可能性。

脑积水

梗阻性脑积水存在于大多数患者中，因中脑导水管受压或第三脑室后部阻塞而引起，应在肿瘤切除手术前进行处理。术前脑脊液（CSF）分流为评估脑脊液内的肿瘤标志物提供机会。

如果病情紧急，可以在床旁放置脑室外引流管（EVD），直到确定明确的治疗策略为止。患有慢性症状性脑积水的患者通常在进行肿瘤切除前，先进行脑室腹腔分流术（VPS）。然而，目前在切除肿瘤前，进行神经内镜第三脑室底造瘘术（ETV）已经取代了脑室腹腔分流术（VPS），成为

一种有效的治疗策略。术前 ETV 是安全有效的，它消除了分流感染、分流无效、分流过度、硬膜下血肿和腹膜播种恶性细胞的风险，这些风险通常与脑室腹腔分流术（VPS）有关[11]。此外，ETV 可以在既定的手术过程中，通过第三脑室后部对松果体区肿瘤进行内镜辅助下活检。ETV 的禁忌证，包括肿瘤占据第三脑室底部或第三脑室底部与基底动脉之间的关系不利于造瘘。

值得注意的是，在轻症患者中，松果体的完全切除可能避免了永久性 CSF 分流的需要。在这些情况下，它通过减少对中脑导水管的瘤体压迫效应，以及通过切除病灶使第三脑室与四叠体池相通，可恢复脑脊液的正常循环。

生殖细胞肿瘤标志物

生殖细胞肿瘤标志物的识别和准确鉴定是松果体病变术前评估的关键组成部分（表 20.1）。生殖细胞肿瘤标记物的存在是恶性生殖细胞成分的特征性表现，它可能会排除对放疗和化疗敏感的肿瘤进行手术干预，而仅对残留或复发性肿瘤进行手术切除。但是，脑积水的治疗通常仍是必要的。

血清相关肿瘤标志物水平的测定应在最初的术前咨询期间完成。在采样的 CSF 中生殖细胞肿瘤标志物更为敏感，且应在 CSF 分流或腰椎穿刺过程中进行取样。特别是 α-甲胎蛋白（AFP）出现提示瘤体存在胎儿卵黄囊成分，可能与内胚窦

瘤、胚胎细胞癌或未成熟畸胎瘤有关。可测量的 β-人绒毛膜促性腺激素（β-HCG），由滋养细胞成分产生，表明存在绒毛膜癌、胚胎细胞癌或生殖细胞瘤。除了在诊断中的作用外，肿瘤标记物还用于术后基线水平的建立，以监测治疗反应或检测复发[10, 11, 17]。

值得注意的是，尽管生殖细胞标记物可用于恶性生殖细胞肿瘤的确定，但其结果阴性，并不能排除存在生殖细胞瘤或胚胎细胞癌的可能，因此应谨慎解释。此外，在生殖细胞肿瘤中，AFP 升高也提示胚胎细胞癌或内胚窦瘤是混合瘤的一部分。

活检与切除

鉴于松果体区肿瘤组织学表现的多样性，为确保准确地组织诊断，最可靠的策略是取到足够的组织样本。组织取样的策略包括立体定向和内镜下活检或开放手术。一般来说，对于已知原发性全身肿瘤、多发性病变或其他增加手术风险的并发症患者，活检可能是首选。在这些情况下，开放性手术切除被认为风险太大，组织诊断的确诊选择包括立体定向或内镜下活检。遗憾的是，这两种技术在组织取样中都受到限制，并且可能由于取样错误而导致不准确的诊断。此外，这两种技术均具有术后出血和梗阻性脑积水的风险[18-21]。

相对而言，开放性手术切除可以提供最大限度的组织取样，同时也因肿瘤减容而减少了肿瘤的占位效应。此外，积极地切除肿瘤，提供了不需要二次手术就能控制脑积水的机会，并降低术后残留肿瘤瘤床出血的风险[22]。

手术入路

松果体区的手术入路大致分为小脑幕上入路和小脑幕下入路（图 20.2）。一般来说，手术入路是可互换的，它取决于仔细的解剖评估，以及外科医生对特定入路的经验和舒适度。小脑幕上入

表 20.1 血清和脑脊液生殖细胞肿瘤标志物

肿瘤类型	AFP	β-HCG
卵黄囊肿瘤	++	±
胚胎细胞癌	±	±
未成熟畸胎瘤	±	±
绒毛膜癌	−	++
生殖细胞瘤	−	−
伴合胞滋养层细胞的生殖细胞瘤	−	+[a]
混合性生殖细胞瘤	变异	

资料来源于参考文献 [14]~[16]
a：弱阳性，通常在脑脊液分析中发现

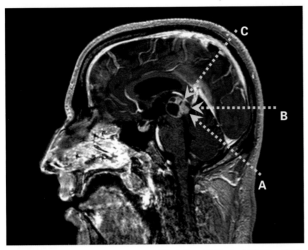

图 20.2　松果体区 3 种主要开放手术入路的大致路径。幕上入路包括枕部经天幕入路（B）、半球间经胼胝体入路（C）。最常见的幕下入路是幕下小脑上入路（A）。一般来说，手术入路是可互换的，它依赖于仔细的解剖评估，以及外科医生对特定入路的经验和舒适度

路，相对于小脑幕下入路提供了更大的暴露。但需要注意的是，外科医生必须仔细观察大脑深静脉的汇合情况。对于向上延伸到幕上，或者向侧方延伸到脑室房部的巨大肿瘤，幕上入路是首选的。

另外，大多数的松果体区肿瘤处于幕下正中的位置，这为幕下入路提供了许多优势。尤其是深静脉系统位于肿瘤的背侧，使得它和中间帆更容易通过幕下入路与肿瘤分离。

幕上入路包括枕部经天幕入路（OTT）、半球间经胼胝体入路和很少使用的经皮质经脑室入路。幕下小脑上入路是最常用的幕下入路。

患者体位

坐位

坐位通常是幕下小脑上入路首选的体位。患者垂直坐于中立位。重力作用有利于外科医生减少术野的血液和脑脊液积聚，使小脑自然下垂以达到最小程度的牵拉，并有助于分离肿瘤背侧的深静脉系统。头部应屈曲，以使天幕与地面大致平行。注意避免气管插管弯折、静脉回流受阻和

颈椎损伤。腿部应抬高并稍微弯曲，以促进静脉回流，并尽量减少坐骨神经拉伸损伤。应预见空气栓塞、气胸或硬膜下血肿的风险，并采取适当的预防措施。心前区多普勒和呼气末二氧化碳监测用来监测空气栓塞，这种情况比较少见，建议用一条中心静脉导管来排除滞留的空气。

侧卧位和 3/4 俯卧位

侧卧位是另一种常用的体位。头部应高于水平面，尤其是半球间经胼胝体入路。对于枕部经天幕入路，患者的头部体位为鼻子朝向地板旋转 30° 以提高可视化程度。3/4 俯卧位是侧卧位的延伸，头部以 45° 的倾斜角度转动。侧方入路被认为可以减少外科医生的疲劳，它不需要像坐位那样需要医生双手伸展。同样，重力作用可有利于减少同侧大脑半球的牵拉。

俯卧位

俯卧位允许两个外科医生通过手术显微镜一起工作。在一种称为协和式飞机的改良体位中，头部旋转 15° 远离开颅侧。一般来说，俯卧位对于幕上入路是简单而安全的，但是对于幕下入路则可能很难处理，因为失去了重力作用的优势。

手术入路

幕下小脑上入路

幕下小脑上入路最常采用坐位进行，沿着松弛的自然中线通道到达松果体区域，最适用于生长在大脑深静脉下方，没有向侧方或尾侧扩展的肿瘤 [10, 12, 22]。尽管经幕下小脑上正中入路可提供容易的定位和宽阔的手术通道，但术野的侧方和尾端的显露角度狭窄，且受限于患者天幕的陡峭角度，通常需要患者颈部过度的屈曲，这可能危及气道安全或影响静脉回流。因此，术前评估天幕的陡峭角度或低位的窦汇是至关重要的，可能会建议采用另一种入路。

如上所述，患者被固定在中立位置。皮肤切

口是从窦汇上方到约C4棘突的水平。随后分离和牵拉枕下肌肉组织。一般来说，颅骨切开手术比颅骨去除手术更为可取，因为颅骨复位可降低术后无菌性脑膜炎、积液和不适症状的发生率。较宽的颅骨切开就在窦汇的正下方。需在窦汇上方的矢状窦上、双侧的横窦上以及枕骨大孔上方居中1~2cm处的枕窦上钻孔。钻孔后接着行颅骨切开，将骨瓣撬起。用骨蜡封闭骨窗边缘，控制所有静脉出血以避免空气栓塞。注意暴露横窦上方足够多的骨窗，以便清晰地看到天幕，确保开颅范围足够大，为器械操作提供空间和为显微镜提供充足的光线照明。

硬脑膜以弧形的方式打开，沿横窦向上翻折，用轻微的张力固定以避免横窦阻塞。硬脑膜下方保持完整，并支撑小脑半球。通过烧灼、分离蛛网膜粘连和中线细的桥静脉，使小脑上方和天幕下方形成一个通道。电凝桥静脉并从中间断开，以减少静脉窦出血。通过保留粗大的桥静脉和半球侧方的桥静脉来尽量减少对广泛侧支循环的破坏。随着小脑在天幕上的附着处被分离，重力使小脑自然下沉，使其尽可能少地受到牵拉。保护好小脑，在靠近小脑蚓部的前方，可见更深的粘连和桥静脉，将其切断直到看到覆盖松果体区域的蛛网膜。小脑前中央静脉从小脑蚓部前方走行至Galen静脉，应尽可能从Rosenthal基底静脉汇合处切

开、电凝并分离，以避免血栓进展和潜在的静脉性梗死。牺牲深静脉系统的附属静脉是不适当的。

调整牵开器（如果在脑脊液释放后仍然需要）和显微镜，以观察肿瘤的下部（图20.3）。锐性分离覆盖在松果体上的蛛网膜，显露出肿瘤的后部。将肿瘤中央部分电凝后切开，取标本送术中冷冻病理会诊。随后用各种器械如吸引器、电凝、肿瘤钳或必要时用超声吸引器将肿瘤切除。

随着瘤内减压的进行，将肿瘤与周围的丘脑和中脑分离成为可能。继续分离肿瘤，直到第三脑室。不需保留沿侧壁走行的脉络膜动脉。向上提起肿瘤，在其与脑干交界处进行钝性分离。最后小心地分离肿瘤上方与深静脉系统的粘连，就可将病变移除。使用可弯曲的镜子检查瘤床的后部，以确定切除的程度，切除任何残余的肿瘤，或清除阻塞中脑导水管的血块，避免脑积水。这时首选仔细电凝进行止血，因为止血剂可能漂浮进入脑室，引起脑脊液梗阻。硬脑膜以水密方式缝合，骨瓣复位。

幕下小脑上入路的风险主要体现在坐位上，包括空气栓塞、肺栓塞和硬膜下血肿。

外侧幕下小脑上入路

外侧幕下小脑上入路在方形小叶上应用稍长的轨道，以一个较倾斜，更直接的角度到达松果

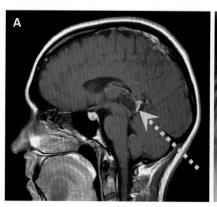
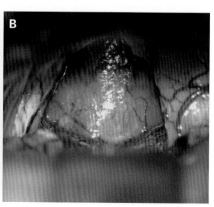
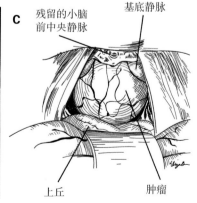

图20.3（A~C）幕下小脑上入路。幕下小脑上入路（SCIT）沿着松弛、自然的中线通道进入松果体区，最适合于发生在大脑深静下方的肿瘤（A）。手术通常采用坐位，头部位于中立位。于窦汇下方正中行宽的开颅，弧形切开硬脑膜，在小脑与天幕之间形成手术通道，通过分离蛛网膜粘连和和中线区细的桥静脉，直至看到覆盖在松果体区的蛛网膜，应尽可能从Rosenthal基底静脉汇合处切开、电凝和分离小脑前中央静脉。肿瘤行瘤内切除减压，将其从周围脑组织分离（B、C）

体区（图 20.4）。旁正中入路到达松果体区避开了小脑山顶和上中线区众多的桥静脉[23, 24]。

侧位幕下小脑上入路最常见于坐位或侧卧位。头部固定牢固，稍微转动并屈曲，以确保最佳利用手术通道（图 20.4A、B）。腰大池引流管或枕部脑室外引流用于帮助大脑松弛。在枕外粗隆和横窦 – 乙状窦交界处的中央做一个 7~8cm 的直切口，切口延伸至在横窦的上、下方（图 20.4C）。分离和牵拉枕下肌肉组织，实施旁正中小的开颅，显露横窦，同时保护窦汇（图 20.4D）。弧形切开硬脑，并将其牵向横窦侧，缝吊天幕拉起横窦，扩展手术通道（图 20.4E）。通过腰穿引流释放脑脊液促进小脑半球塌陷。在标准幕下小脑上入路中，小脑上方和天幕下方扩展形成一条通道。尽可能保持粗大的中线静脉和侧方桥静脉的完整性。如上所述，进行蛛网膜分离和肿瘤切除，小心保留外侧结构（如小脑上动脉或滑车神经）的蛛网膜（图 20.4F~H）。

枕部经天幕入路（图 20.5）

枕部经天幕入路（OTT）是最常用的幕上入路。该入路使用的通道内侧为大脑镰，下方为小脑幕，外侧为枕叶。它为能从上方可以清楚地看到天幕切迹、深静脉系统和松果体区域提供了一个广阔的手术视野[25]。由于大多数松果体病变都位于深静脉系统以下，深静脉的受损可能会造成神经功能毁灭性的损害，因此 OTT 方法要求外科医生避开深静脉系统进行手术。

通常，OTT 方法采用侧卧 3/4 的姿势，因为它可以使枕叶平缓地靠重力自然塌陷。必要时，使用甘露醇或腰穿引流可进一步松弛大脑。采用稍微旁正中的头皮直切口，在上矢状窦上钻孔或开骨槽，并在窦汇上方 6~10cm 处钻第二个骨孔。开颅时越过中线向对侧方向延伸 1~2cm，避免损伤静脉窦。打开硬脑膜，并将其翻向静脉窦侧。枕叶附近缺乏桥静脉，仅靠重力即可使枕叶大幅度回缩，尽最小限度使用固定牵开器。显微镜和超

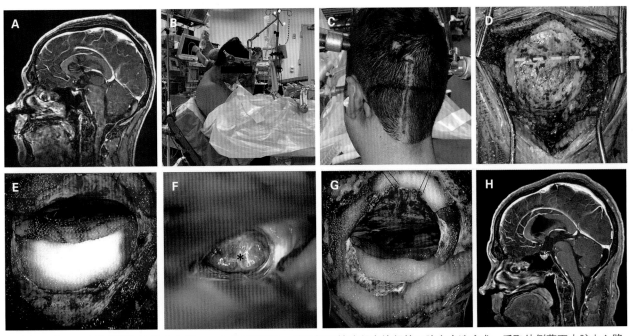

图 20.4 （A~H）外侧幕下小脑上入路。一名 24 岁男性，曾因梗阻性脑积水施行第三脑室底造瘘术，采取外侧幕下小脑上入路，切除无增强的松果体区病变（A）。患者行坐位，头部固定牢固。轻微转动和屈曲头部，使手术通道可视化（B）。切口标记在枕外粗隆和横窦 – 乙状窦交界处的中间位置，延伸至横窦的上方和下方（C）。分离枕骨下肌群并向外侧牵开，行小的旁正中开颅术，显露横窦。（虚线），同时注意保护窦汇（D）。以单一的弧形方式切开硬脑膜，并将其牵向横窦侧，暴露手术通道（E）。通道尽可能避免牺牲大的中线静脉和侧方桥静脉，锐性切开覆盖在松果体上的蛛网膜，显露肿瘤的后表面（ * ）（F）。肿瘤最初行瘤内减压，接着与周围的脑组织分离（G）。术后 48h 内的 MRI 显示肿瘤全切（H）

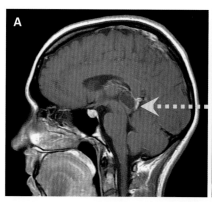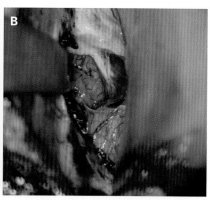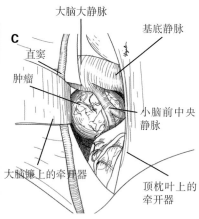

图 20.5 （A~C）枕部经天幕入路。枕部经天幕入路（OTT）首选 3/4 的侧俯卧位。采用旁正中直切口，大的开颅延伸到中线对侧，这样就在大脑镰内侧，小脑幕下方，枕叶内侧外形成了一条自然通道（A）。切开硬脑膜并向横窦侧反折。使用显微镜和超声多普勒来定位直窦及其走向，恰好在直窦外侧切开天幕。劈开天幕后可提供肿瘤、周围静脉结构，以及四叠体的幕上下全景视野（B、C）。打开覆盖在肿瘤和四叠体池的蛛网膜，并且在进行肿瘤切除时要格外小心，避免损伤深静脉系统

声多普勒可用来定位直窦的位置和走行，恰好在窦的外侧切开天幕。牵开器置入以利于牵开，小心避免损伤连接小脑到小脑幕的桥静脉。切开天幕，显露了天幕上下方的肿瘤、周围静脉结构和四叠体的全景视野[26]。如果有必要，可以将大脑镰切开便于进一步牵拉。

打开覆盖在肿瘤和四叠体池上的蛛网膜，并按照上述步骤切除肿瘤，避免损伤深静脉系统。切开天幕提供了对四叠体极好的暴露，OTT 对四叠体池的对侧视野显露有限。

OTT 术后暂时性的偏盲可能是过度牵拉枕叶导致的，这种偏盲中的 1%~3% 会变成永久性偏盲。如果可能的话，避免固定的脑组织牵拉可以减少永久性偏盲的发病率。在肿瘤切除过程中，由于在脑深部静脉之间操作器械，可能对脑深部静脉造成潜在损伤。

半球间经胼胝体入路

半球间经胼胝体入路是幕上入路的一种选择，它利用沿顶枕交界处、大脑镰和大脑半球间以及胼胝体后部形成的手术通道。患者通常采用俯卧或坐位。如果需要的话，甘露醇和腰穿引流可以松弛更多的大脑获得空间。开颅手术的位置随着肿瘤在第三脑室内的位置不同而变化，使用导航

是有帮助的。在矢状窦上方的前面和后面分别钻孔或形成骨槽，常规开颅，长 8cm，并向进入肿瘤的入路对侧扩展 1~2cm。建议采用大骨瓣开颅，因为在选择手术通道时，可以灵活地避开桥静脉。并且通常居中于顶点上方，可最大限度地减少对枕叶的操作。硬脑膜以 U 形方式切开，并朝着矢状窦向内侧翻折。尽可能选择损伤桥静脉数量少的手术通道。如果需要进一步暴露，大脑镰下方和天幕也可以切开。

通过轻柔牵拉顶叶，即可辨别胼胝体，其上方走行的胼周动脉被牵拉到一侧或从中分开。用吸除和烧灼的方式，在肿瘤上方的胼胝体做一个 2cm 的开口。如果可能的话，避免通过胼胝体压部打开，以减少失联合综合征发生的风险。一旦通过胼胝体，至关重要的是早期识别深静脉系统的静脉，同时，也能分辨出肿瘤的背侧面。然后使用前述相同的技术对肿瘤进行减压和切除。根据情况选择留置脑室引流管。

经皮层经脑室入路

考虑到其显露有限和需要做皮层切口，这种方法很少使用。当需要时，标准的开颅手术是使用导航规划到达病变部位所需的手术入路。通常皮质进入点选择为非运动性语言中枢通过的皮质。

立体定向引导在扩展到侧脑室内的肿瘤手术中特别有用。

术后护理

术后，所有患者均维持高剂量皮质类固醇治疗，随着病情好转，逐渐减少剂量。对于幕上入路，一般建议短期服用抗癫痫药。患者第三脑室病灶切除和处理后，或坐位手术后形成广泛的硬膜下气体，使患者出现嗜睡和认知障碍是常见的。在注意到临床症状改善之前，应在重症监护室进行仔细、频繁的神经系统检查。任何神经系统恶化的迹象都应该通过适当的影像学检查来排除脑积水、出血或气胸。有脑室腹腔分流手术史和神经功能恶化的患者，应评估可能由空气、血液或手术碎片导致的分流失败。

早期活动和步行，加上物理治疗和康复可改善预后。术后48h内应行MRI检查以确定切除范围。此外，如果没有进行脊髓MRI检查，则应进行脊髓MRI检查，以评估疾病的脑脊液播散。为了减少感染风险，术后72h内，手术中放置的引流管应拔除或转为永久性的脑脊液分流。应在术后连续测试肿瘤标志物，使其作为检测复发或监测治疗反应的基线。

手术效果

由于现代显微外科技术、神经麻醉技术的进步以及术后护理的改进，显微外科切除术后的效果有了显著的改善。近期一项较大的研究评估了20世纪90年代以来的手术结果（表20.2），报告死亡率在0~2%之间，3%~20%的患者持续存在轻微的并发症[25, 27, 28]。

术后最严重的并发症是出血，只能行大部切除的血管丰富的恶性肿瘤，发生率更高。其他常见的术后后遗症包括眼外肌活动障碍、瞳孔异常以及脑干和小脑操作相关的共济失调。这些轻微的并发症通常是暂时的，几天到几个月可得到缓解。此外，气颅的存在也常常导致短暂的认知功能障碍。静脉栓塞在术后MRI上并不少见。这些静脉栓塞很少会延伸到中脑，并造成毁灭性的后果。静脉栓塞通常是不可预测的，很可能是由于一小部分患者的静脉功能不全引起的，这些患者不能忍受桥静脉离断导致的小脑内侧侧支循环中断。经常观察到的是轻度的、永久性的向上凝视受限，临床上认为是没有影响的。一般来说，并

表20.2　20世纪90年代以来大宗现代外科手术系列的结果

研究	年份	例数	入路	年龄	全切率 / %	死亡率 / %	主要并发症 / %	永久性并发症 / %
Bruce，Stein[22]	1995	160	SCIT IHTC OTT	全部	45	4	3	19
Konovalov，Pitskhelauri[25]	2003	255	SCIT OTT 其他[b]	全部	58	7.8[a]	15	15
Hernesniemi 等[27]	2008	119	SCIT OTT	全部	88	0	< 1	4.2
Bruce[16]	2011	128	SCIT IHTC OTT	全部	49	2	1	NA
Qi 等[c] [28]	2014	143	OTT	全部	91.6	0.7	3.5	5.6

SCIT. 幕下小脑上入路；IHTC. 半球间经胼胝体入路；OTT. 枕部经天幕入路；NA. 不适用；GTR. 全切除
a：1990年后的手术死亡率为1.8%
b：其他入路包括：脉络膜下入路、第四脑室入路和联合入路共计30例
c：仅包括非结缔组织增生的松果体区肿瘤

发症在先前接受过放疗的患者、浸润性肿瘤患者和术前症状逐渐加重的患者中更为常见。

根据特定的肿瘤病理类型，长期随访的临床结果是不同的。在特定的松果体组织学的背景下，分析减瘤的效果是最富有指导意义的。一般来说，良性肿瘤可以长期无进展生存，完全切除可能治愈。恶性肿瘤的预后变化更大，一些报道将肿瘤切除的程度，与辅助治疗反应的改善和生存率的提高联系起来[11, 22, 29]。明确的趋势表明积极的手术，对治疗在松果体区内生长的多种多样病理性质的病变是有益处的。

良性松果体区肿瘤

良性肿瘤，包括脑膜瘤、表皮样瘤、畸胎瘤、松果体囊肿和毛细胞星形细胞瘤，均具有良好的预后[8, 10, 22]。整体上全切除常带来长期的缓解和潜在的治愈。另外，在这种类型的患者中手术并发症也很少。

生殖细胞瘤

生殖细胞瘤是该区域最常见的肿瘤。它对辐射非常敏感，对肿瘤和其周围的脑室，辐射可使80%~90%的患者长期存活[30, 31]。立体定向放射外科和化学疗法被尝试作为一线的治疗方案，对治疗无效的患者，保留了全脑放疗，其存在相关的认知和内分泌疾病的风险。辅助治疗的成功减少了对生殖细胞瘤全切除的关注，手术切除范围在这些患者中的重要性仍存在争议[32-34]。无论如何，我们推荐经过组织证实的诊断。

非生殖细胞瘤性生殖细胞瘤

非生殖细胞瘤性的恶性生殖细胞肿瘤，包括内胚窦瘤、绒毛膜癌和胚胎癌，预后较差。活检通常是不必要的，因为这些肿瘤中的大多数是根据肿瘤标志物升高诊断出来的。当放疗和化疗结合使用时，这些肿瘤的反应最佳，大多数分析仅报告了初次完全切除的益处，但无统计学意义[30, 33]。有意思的是，针对放疗和化疗后残留瘤体的二次

手术，可提高患者的5年生存率，且诊断瘤体残留的恶性成分，需要进一步的化疗[35]。

松果体实质性肿瘤

松果体实质性肿瘤（PPTID），从良性的松果体细胞瘤到恶性的松果体母细胞瘤是持续存在的。

松果体细胞瘤的最佳治疗方法是单纯的根治性手术，其预后与良性松果体肿瘤相似，切除术后有或无残余放射治疗可长期缓解[22]。另外，松果体母细胞瘤具有侵袭性，易发生转移。松果体母细胞瘤的治疗方法是根治性手术，同时辅以放疗和（或）化疗。在儿科人群中，松果体母细胞瘤的治疗策略与更常见的后颅窝原始神经外胚层肿瘤（PNET）相似，后者的预后与手术切除的程度有关[36]。现代实践提倡全切除术，并将重点放在化疗方案上，以减少4岁以上儿童的辐射，因为根治性手术与更好结果的趋势相关[37, 38]。在成人中，长期缓解并不罕见，积极的切除似乎也是有益的[39]。

由于松果体实质性肿瘤表现出不可预测的行为，因此在解决PPTID的最佳管理策略上几乎没有一致意见。然而，与松果体母细胞瘤相比，根治性切除PPTID后中位生存期显著延长，支持完全切除。在松果体乳头状瘤的研究中，只有全切除和年龄小与总生存期较长相关，放疗和化疗没有显著影响[40]。

松果体星形细胞瘤

松果体星形细胞瘤通常是囊性的。尽管很少有报道专门评估松果体区星形细胞瘤的处理，但是完全切除是可行的，且很可能实现治愈[41]。

要点
有症状的脑积水的处理应在手术干预之前进行
血清/脑脊液的生殖细胞肿瘤标志物应在所有患者中进行评估，因为它们的存在可能会影响手术干预
充分的组织取样可确保准确的组织诊断
幕上入路是治疗松果体区巨大肿瘤的首选方法，可延伸到幕上，外侧到脑室房部，或明显地延伸到尾端的肿瘤
对于生长在幕下中线、深静脉系统腹侧的病变，首选幕下入路

图 20.1 所示病例的评述

病例

一名 19 岁的男性，在一场汽车事故中发生脑震荡，偶然发现了一个的病灶。他当时并无相关症状，于是对病灶进行了随访。但在进行了为期 6 周的随访中，影像学检查显示明显的瘤体增长，与高级别的肿瘤有关。血清标志物为阴性。没有相关的脑积水（图 20.1）。

讨论

尽管患者存在偶然性，但仍然有一个新发现的诊断，即逐步增长的松果体区肿瘤。在没有症状和影像学表现的脑积水，甚至没有血清生殖细胞肿瘤标志物的情况下，该患者需要通过切除或活检等手术干预进行评估，其主要目的是确保诊断准确。如上所述，充分的组织取样对于确保松果体病变的准确诊断至关重要，在一名健康的 19 岁患者中，手术前没有显著的医学相关的并发症，这最好的方式是进行开放性手术切除。图 20.6 为一种松果体区病变的处理流程图。

在没有脑积水的情况下，术前不需要第三脑室底造瘘，术中或术后就可以解决脑积水的风险。除外甘露醇的应用管理，腰大池引流或术中脑室外引流，可能有助于帮助大脑松弛。

考虑到病灶处于幕下后正中线的位置，采用坐位经幕下小脑上入路行手术切除，可提供足够的手术视野，并将损伤大脑深静脉的风险和幕上入路引起术后偏盲的可能性降至最低。然而，考虑到存在陡峭角度的天幕和相对较低的窦汇，患者需要显著屈曲颈部，才能达到可视化的工作角度。在这种特殊情况下，侧位幕下小脑上入路可以提供一个不太陡峭的工作角度和极佳的方式，接近这一位于中线的小病灶，同时有可能减少中

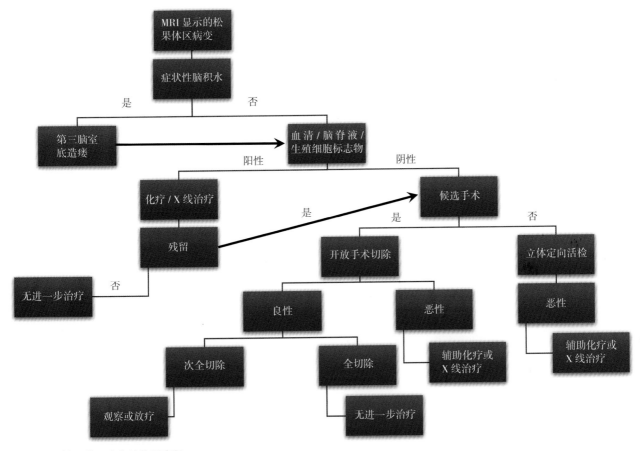

图 20.6　松果体区病变的处理流程

线小脑静脉牺牲的数量。根据术中冷冻病理，肿瘤尝试整体全切除或瘤内减压，目的是尽量减少术后神经功能缺损。

术后，患者将在重症监护室进行管理，并经常进行神经系统检查。在 48h 内进行颅 – 脊髓 MRI 检查以确定切除范围，并寻找脑脊液播散种植的证据。患者目前进行任何的脑脊液引流都要考虑是否永久放置。恶性病变和次全切除的良性病变复发或进展，都需考虑辅助化疗和放疗。

20.3 锁孔开颅术

Charles Teo, Reid Hoshide

简介

松果体区域对颅脑神经外科医生提出了独特的挑战。该区域位于大脑的深处，周围环绕着重要的静脉结构，并与大脑的重要部分相邻，包括中脑的被盖和顶盖、穹隆、丘脑和枕叶[42]。其他笔者已经报道了关于这个区域手术入路的一些理论，因此，本章将集中阐述锁孔理论，因为它与松果体肿瘤相关。

对于任何肿瘤而言，锁孔入路与开窗大小无关，而是与减少次要的损害、改善预后和减少并发症有关。外科医生应考虑入路，通道和手术空间。当切除深部的肿瘤时，入路并不需要很大。

当然，它必须合适的大小，以提供整个肿瘤良好的可视性。但是病灶区域越深，所需的开口越小。通道需要为肿瘤的最浅表和最深部分提供最整洁的路径，即它应沿着肿瘤的长轴进行（"两点法则"）（图 20.7）。最后，手术空间的概念很简单。如果所有肿瘤都是完全圆柱形或球形的，换而言之，肿瘤完全在手术通道内，则显微镜手术将为整个肿瘤提供充分的可视性（图 20.8）。

然而，大多数肿瘤并不局限于通道，且占用不同的空间，需要你拆卸"墙壁"或透过孔隙或环顾四周探查。这些"墙壁"要么是功能性的脑组织，要么是重要的神经血管结构，不能被"拆卸"，这时内镜就成了一种非常宝贵的工具（图 20.9）。

牢记这 3 个概念，正确的入路是要考虑肿瘤的长轴、通往肿瘤的"障碍"以及"环顾四周"时需要识别和保存的结构。当然，为了确保有效性，没有带角度的器械时，有角度的视野是没有价值的。内镜辅助手术的基本工具是有角度的双极钳（远端有不同长度的角度），有角度的剪刀和抓钳，以及有角度的吸引器。技巧因医生个人偏好而异。我们建议将内镜握在非支配手上，器械握在另一只手上。为了避免成为一个"单手"外科医生，许多医疗器械公司已经开发出混合器械，允许外科医生用一个单一的器械同时进行抽吸、凝固、刮匙、冲洗和液化。事实上，神经外科医生现在可以使用的是一种一次性的和具有可

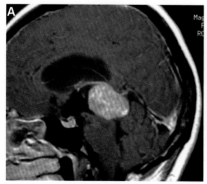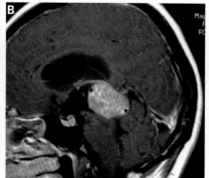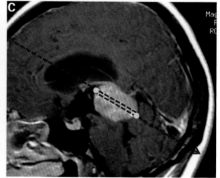

图 20.7 （A）松果体肿瘤的前后径最长。（B）"两点法则"简单地说就是需要识别肿瘤最深和最浅的点。（C）在两个点之间画一条线并附带延伸至表面以设计理想的手术路线。采用幕下锁孔入路将该松果体肿瘤完全切除，同样可以用前半球间经胼胝体入路切除

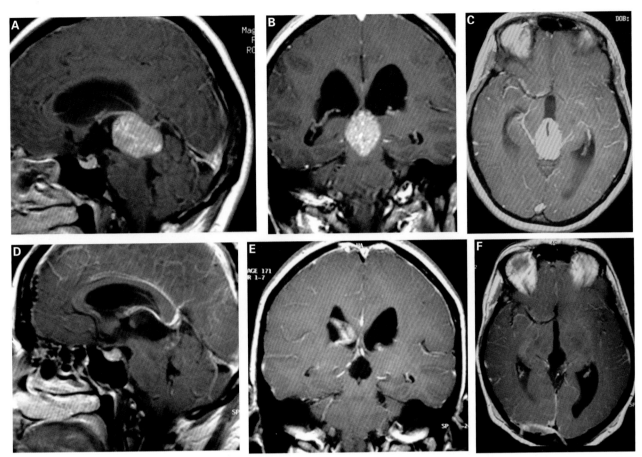

图 20.8　（A~C）矢状位和冠状位 MRI 清楚地显示该肿瘤为近似圆柱体，因此无须可视化的角度即可将其切除。（D~F）尽管使用内镜检查肿瘤，但从显微镜观察足以进行完整的宏观切除

塑性的仪器，集 4 个功能于一身。我们无法适应去使用目前使用范围内的握持器械：第一，它们仍然有微小的抖动；第二，在这个过程中，它们可能会受到撞击，这可能会导致重要的正常结构的损坏；第三，在我们拥有 3D 高清摄像头之前，用 2D 视觉实现深度感的最有效方法就是将内镜移入移出。当它是固定的时，深度感是无法做到的。

幕下小脑上锁孔入路

这种幕下入路，更适用于长轴为前后位的肿瘤，尤其是如果肿瘤前部延伸到第三脑室后部。

患者可以俯卧、坐位或侧卧，它们都有各自的优点和缺点。如果患者的体重指数（BMI）＞ 25，我们更喜欢侧卧位（图 20.10）。如果他们的体重指数＜ 25，我们更偏好俯卧位（图 20.11）。与其他方法相比，坐位需要麻醉专业知识和长时间的准备，增加了外科医生的疲劳。且空气栓塞的风险更大，颈髓低灌注也有过记录[43]。俯卧位对外科医生来说是很舒服的，但是静脉瘀血和随后的脑肿胀对轻度肥胖的患者来说也是不可忽视的。与俯卧位相比，侧卧位减少了一些静脉回流障碍，且当头部屈曲并稍微旋转以面对地板时，仍然能提供一个解剖入路。该入路是通过最上面的一侧，首选的一侧取决于横窦的位置和天幕的形态，即：窦越高，入路越好。通过 MRI 检查的矢状位图，以确定天幕是否向下"下垂"，从而形成一个稍微有限的通道。此外，天幕极陡的坡度也是这种方法的相对禁忌证（图 20.9A、D）。

将患者放置在反向 Trendelenburg 位，以利于静脉回流，切口应距中线约 3cm，刚好在颈背线

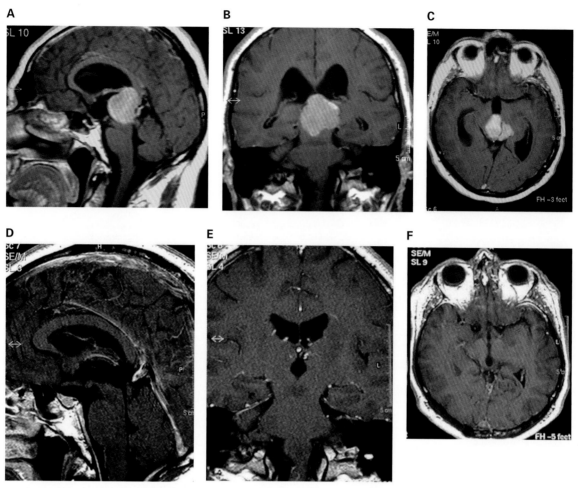

图 20.9 （A~C）与图 20.8 中的肿瘤不同，该肿瘤向左外侧和向上突出。这说明了肿瘤在主"通道"外有几个"手术空间"的概念。（D~F）肿瘤是通过经枕幕上入路完全切除的。这也是天幕陡坡的一个很好的例子，使得幕下入路不那么吸引人。在这种情况下，内镜是非常有用的

图 20.10 （A、B）该患者的 BMI > 25。俯卧位会造成严重的静脉充血，可导致严峻的情况发生

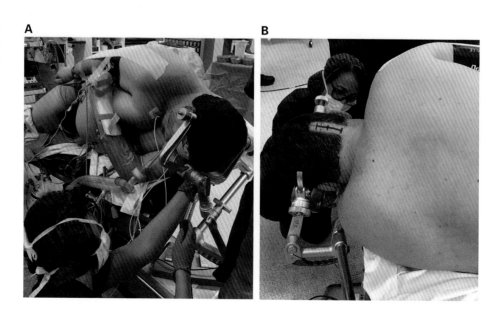

图 20.11 （A、B）该患者的
BMI < 25，因此使用俯卧位
时不会影响静脉回流

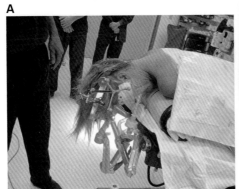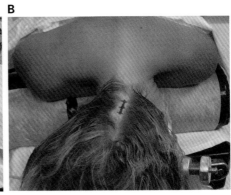

的下方。切口是旁正中的（不是中线），因为入路
稍微偏离中线以避开高位的小脑蚓部。换句话说，
这个通道是沿着小脑半球倾斜的上表面而不是上
蚓部进入。在打开硬脑膜之前，应看到横窦的下
缘（"蓝线"），开颅手术的直径不应超过 2cm。制

作一个三角形的硬脑膜瓣，并向上反折到横窦上。
沿着这条路径遇到的任何桥接静脉都可以牺牲掉
而不受影响（图 20.12）。另一方面，中线静脉系
统能得到更好保留，尽管更靠后的静脉，甚至前
中央静脉有可能会被牺牲，但是也不会有静脉充

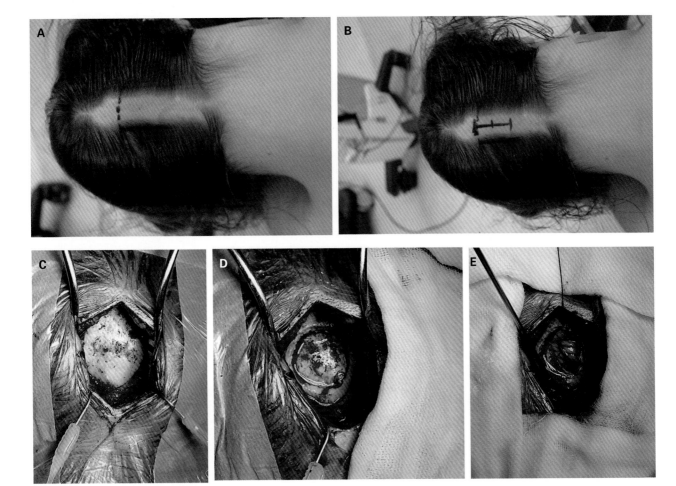

图 20.12 （A、B）当患者处于侧卧位时，在上方开颅，切口距中线约 2cm。（C~E）可以通过颅骨切开或颅骨去除手术进入。关
键的一步是确保开口在横窦正下方

血/脑梗死的高风险。所有厚而不透明的蛛网膜的分解将有助于早期识别和随后保存深静脉复合体。

一旦使用标准的显微外科技术切除肿瘤，那么会同时准备内镜。这将有两个目的。第一，如果外科医生打算做（并且相信他已经做了）一个完整的切除手术，可以通过内镜确认肿瘤已完全切除；第二，有角度的内镜有助于观察显微镜下隐蔽的区域。通常，这种方法可以很好地观察后第三脑室后部和 Galen 静脉复合体的下表面。然而，如果肿瘤延伸至第四脑室，内镜提供的角度显示也是非常宝贵的。

关颅也是至关重要的。硬膜缝合应尽可能防水。如果进行了颅骨切开手术，颅骨需被回置并

固定；如果进行了颅骨去除术，那么缺损处可以用人工骨或骨灰填充。相反，覆盖的肌肉层非常厚，如果不填充缺陷，也不会产生明显的外观效果（图 20.13）。

枕/幕上/半球间锁孔入路

这种入路更适用于上下长轴的肿瘤，尤其是肿瘤尾端延伸至第四脑室的肿瘤。

患者采用俯卧位或侧卧位，同侧稍向下，使同侧枕叶脱离大脑镰。头部略微屈曲或略微伸展，但在大多数情况下，保持头部中间位置即可（图 20.14）。要确定开颅的最终位置，还应遵守锁孔

图 20.13（A、B）考虑到脑池的破裂和直接进入第三脑室，硬脑膜的水密性关闭是至关重要的。肌肉、筋膜和皮肤紧密而精确的多层闭合也有助于防止脑脊液漏（C、D），即使没有填充骨缺损，也不会影响外观效果

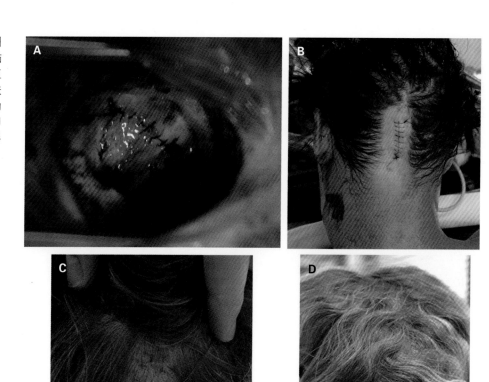

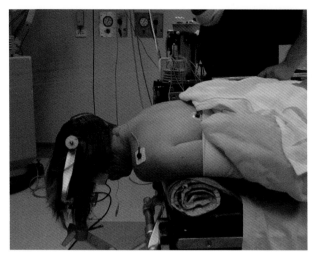

图 20.14　经枕幕上入路不需要屈曲或伸展头部。中立位置有利于良好的静脉回流

手术的另一条规则，即应尽可能避免使用牵开器。为了避免通道壁塌陷到肿瘤床中，从而妨碍外科医生的视线，肿瘤长轴应垂直于地板。这是花时间正确对患者定位的基本原理。无框架立体定向指导在这种情况下是非常有用的。找出肿瘤最深最难的部位。从这一点到入口画一条直线。再将头部锁定到最终位置之前，通过定位头部，确保该线在所有平面上与地板垂直。反屈位有利于静脉回流。

切口位于中线，始终距枕骨粗隆约 6cm，但最终取决于肿瘤的长轴。中线切口的基本原理是开颅手术有时需要双侧进行。手术侧的选择取决于手术者的舒适度（右利手外科医生更喜欢右侧入路）、桥静脉的类型和肿瘤的长轴。显然，如果

肿瘤延伸到右侧，左侧开颅是可取的，反之亦然。有时，硬膜开口处会出现桥静脉，可在术前影像上却看不见。如果静脉位于开颅手术的中间，且尺寸较大，则颅骨开口需要足够长，以便在静脉前方或后方进行手术（图 20.15）。尽管患者体位良好且不肥胖，但一旦硬脑膜被打开，枕叶通常是饱满和隆起的。这是常见的，并不是一个不可逾越的问题。

打开硬脑膜后立即打开一些沟状蛛网膜下腔。虽然从这些空间释放出来的脑脊液看起来很少，但有时它足以让大脑松弛，而无须任何其他操作。下一步是与麻醉师确认潮气末二氧化碳值。如果它大于 28mmHg，高压通气会有帮助。下一个动作是把床抬得更高。为了快速找到更深的脑脊液空间，不要惊慌失措，对大脑施加不必要的压力，这一点至关重要。小骨瓣开颅术的优点是，脑组织不会通过颅骨开口向外突出，从而给外科医生时间实现大脑松弛。如果所有这些动作都失败，同侧脑室的枕角可能会被插管。

如果遇到任何桥静脉，应予以尊重和保护。用显微镜于大脑半球间解剖。胼胝体压部是第一个也是最容易辨认的结构。压部致密且不透明的蛛网膜含有复杂的重要的大静脉。这是非常重要的。是要认识到这一点，因为在这个地区不加选择的解剖可能会导致灾难。一旦释放脑脊液，大脑得到松弛，直窦被显露，它与天幕的切口平行，至少位于切口外侧 3mm。电凝硬脑膜的边缘以进一步增加通道空间。做好天幕上的静脉发生大量

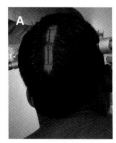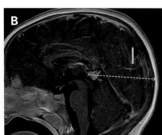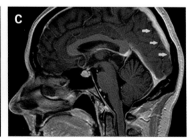

图 20.15　（A）中线切口很长，以便在开颅术中避开可能遇到的主要引流静脉。这会让手术开口有可操作的空间。（B）通过术前 MRI 对引流静脉的解剖结构可有一个初步的了解，但并非百分之百可靠。该病例主要静脉复合体似乎阻碍了理想的手术入路。（C）在这有症状的松果体囊肿患者中，术前影像显示有多条引流静脉，所有这些都可能限制了枕/半球间入路。囊肿是采用幕下入路切除的

出血的。这是一个共识。不要使用牵拉器固定。这是没有必要的，因为会对大脑造成潜在的损害。另一个共识是枕叶与 Galen 静脉或 Rosenthal 基底静脉之间的桥接静脉（图 20.16）。这是可能而且可以牺牲的。牵引此静脉可能导致更大、更重要的回流静脉之一受损。初次肿瘤切除是在显微镜下进行的。只有当外科医生认为完成显微外科手术切除后，内镜才会被带到现场。内镜现在有助于观察显微镜下隐蔽的区域。松果体区域有许多"隐蔽"的空间。通常，幕上入路不能充分地暴露天幕的顶点。实际上，俯视顶点所需的角度通常大于 30° 内镜。70° 角改善了这一领域的可视化，但在这个角度的内镜操作起来比较困难。另一个"盲点"是大脑内静脉和 Galen 静脉交汇处下方的区域。内镜是外科医生设备的一个宝贵补充，肿瘤可延伸至第三脑室后部（图 20.17）。

此方法术后可能会发生有症状的同侧硬膜下

积液。根据笔者的经验，这并不是一个问题，可以依赖术后勤奋的护理。术后 24h 内，嘱患者仰卧，手术侧向下。大脑的重量可能会减少潜在的硬膜下间隙。

脑室前 / 经脑室锁孔入路

这种入路更适用于松果体区域延伸至第三脑室的肿瘤，且仍然是松果体肿瘤的合理替代入路[44]。

患者取仰卧位，头部在冠状位保持中立，在矢状位弯曲 30°。床头稍微向上，以促进静脉回流。旁正中切口距中线约 1cm，位于发际线后方，通常位于冠状缝前方，但最终由肿瘤长轴决定（图 20.18）。鉴于手术区域的深度，颅骨切开的大小不应超过 2cm。开颅的位置由肿瘤的长轴决定。如果肿瘤长轴向右侧延伸，则从左侧进入，反之亦然。如果在冠状缝的前面做硬脑膜的开口，

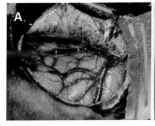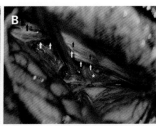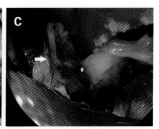

图 20.16 （A）大静脉复合体位于硬脑膜开口的前部，在不影响入路的情况下得以保留。（B）黑色箭头勾勒出笔直的鼻窦。白色箭头从天幕切口向外延伸。黄色★为 Galen 静脉。（C）这是一张枕部桥静脉（白色箭头）的内镜照片，连接到 Galen 静脉（黑色星号）和 Rosenthal 基底静脉（黄色★）的交界处

图 20.17 （A）一旦显微镜辅助检查显示胶质瘤已被完全切除，内镜就会被用到术区。前底部的静脉是 Rosenthal 的基底静脉。（B）分隔松果体与脑室的蛛网膜已经打开。（C）残余胶质瘤在内镜辅助下很容易被发现。（D、E）切除胶质瘤后，打开第三脑室后部，可见第三脑室顶部的正常解剖结构

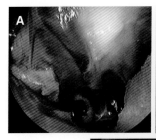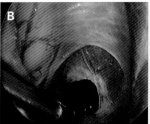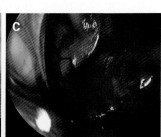
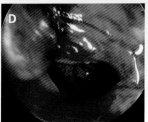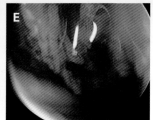

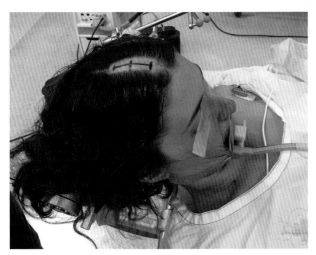

图 20.18　前 / 半球入路的理想患者体位

常规来说，可以不受限制地离断桥接静脉。采用标准的显微外科技术进行大脑半球间的解剖。为了限制胼胝体开口的大小，在无框架立体定向引导系统检查之前，不建议进行胼胝体切开术。当经过胼胝体切开时，一定要确认病灶在同侧，不小心进入对侧脑室是一个常见的错误。在扩大开口之前，内镜有助于确定 Monro 孔的位置。许多肿瘤可以通过经室间孔的方法切除。如果孔太小，则应切开脉络膜裂扩大。只要保留丘脑纹状静脉或类似的大脉络膜桥静脉，就可以离断这个蛛网膜套内任何的小桥静脉。同样，手术不鼓励使用自持式脑牵开器。这是不必要的，也是危险的，特别是如果把它放在像穹隆这样的敏感结构上。

一旦切除肿瘤的大部分，内镜就可轻柔地放置在第三脑室内。考虑到周围所有结构的敏感性，这是一个困难的操作。穹隆构成第三脑室的孔和顶。大脑内静脉位于中间膜内。第三脑室的后壁是丘脑，前壁是下丘脑。第三脑室的底部是中脑，任何不明智的内镜放置都可能是灾难性的。当内镜在有重要结构的区域使用时，应该使用显微镜精确定位。一旦定位准确，外科医生就会切换到内镜视图。通常情况下，外科医生会同时观察内镜轴和手术器械，以保持显微镜视图，而助手则通过观察内镜视图指导解剖，并将这些附加信息传达给主刀医生。尽管这听起来有悖常理，但当内

镜和器械都在第三脑室内时，任何轻微的移位都会破坏细长的穹隆。

术前脑积水的处理

术前继发于松果体区肿瘤的脑积水既可以是交通性的，也可以是梗阻性的，或者，很少见的，两者兼有 [25]。肿瘤本身可压迫中脑导水管导致梗阻性脑积水。如果是这样，切除肿瘤可能会解决术前的脑积水 [25, 45]。然而，如果脑积水仅是交通性的，那么肿瘤减压将不能成功地解决脑积水。根据肿瘤的病因和进程，交通性脑积水可继发于钩端螺旋体脑膜受累、脑脊液流出机制中的蛋白阻塞或蛛网膜颗粒的炎性瘢痕。当然，如果患者处于极端状态，需要立即进行脑脊液引流，那么对于梗阻性和交通性脑积水，可以分别紧急进行第三脑室底造瘘术或脑室外引流术。如果选择前方经脑室入路作为松果体肿瘤的入路，外科医生可以考虑在同一步骤内进行内镜下第三脑室底造瘘术。另外，通过外科手术治疗脑积水的成功率可以通过术后检查和影像学检查来衡量。术后要决定采用引流或第三脑室底造瘘的方法来行脑脊液分流。在我们治疗松果体区肿瘤的经验中，患者很少出现严重不适，因此，在肿瘤接受明确治疗之前，我们从未被动地行脑脊液分流手术 [46]。同样，只有一小部分患者在切除术后需要脑脊液分流（见下文）。

全切除术与次全切除术的理念

大体上，确定松果体肿瘤的切除程度最好在了解病理诊断的情况下进行。在生殖细胞瘤的病例中，专家认为外科手术的目的仅仅是获得组织诊断就足够了 [15]。众所周知，这些肿瘤对放射非常敏感，因此进行较大的肿瘤切除可能会导致增加不必要的手术风险。然而，完全切除生殖细胞瘤的观点同样具有说服力。一旦手术入路形成后，那么相对于取活检，完全切除肿瘤可能不会增加

手术风险。此外，即使血清和脑脊液生物标志物是阴性的，许多推测为纯生殖细胞瘤的实际上是混合性生殖细胞瘤。这些肿瘤可能受益于更量身定制的肿瘤学方法。最后，重建脑脊液通路可能需要充分地手术减压，因此完全切除将有更多的好处，也避免需要第三脑室底造瘘或分流术。非生殖细胞瘤性生殖细胞肿瘤对放射的敏感性要低得多，因此，我们的目标是尽可能地全切除。对松果体母细胞瘤和松果体细胞瘤的手术切除对其预后起着关键作用，因此全切除是必要的[15, 47]。在松果体区胶质瘤和脑膜瘤的病例中，我们提倡进行最大限度地安全切除，以控制肿瘤的生长。在松果体区囊肿的病例中，单纯开窗加囊肿壁切除有时是成功的，但根据我们的经验，完全切除囊肿也是可取的[48, 49]。

预后

如上所述，松果体区肿瘤可以存在多种多样的病理学特点。每种肿瘤类型的手术目标不同，结果也不同。生殖细胞瘤的存活率通常高于松果体母细胞瘤。然而，众所周知，在对化疗或放疗反应较差的肿瘤，肿瘤切除程度起着关键作用，因此，应在内镜辅助下进行范围更大、更安全的切除[15]。

松果体区的手术充满了危险。一名医生积累的手术经验越多，并发症发生率就越低，这句话总是适用于这些技术的。锁孔技术结合内镜可以提供更优的可视性，并降低副损伤和术后并发症的发生率，提高肿瘤的治疗效果。最常见的并发症是暂时性的，很少发生永久性的眼球运动障碍（图 20.19）。发病率与顶盖受累程度直接相关，但采用幕下小脑上入路，发病率可能低于其他入路。

要点
手术入路的选择将因肿瘤的位置、肿瘤长轴的方向和周围解剖结构的方向而异
锁孔技术是深部肿瘤切除的理想方法，例如松果体区肿瘤
与传统技术相比，掌握锁孔技术可以进行更安全、更有效的手术

图 20.1 所示病例的评述

病例

一名 19 岁男性，因车祸后脑震荡，检查偶然发现肿瘤病灶。他目前没有症状。病变最初随诊，但在 6 周的随访扫描中显示肿瘤实质性增长，与高级别肿瘤相关。血清标志物阴性。没有脑积水（图 20.1）

讨论

在这个病例中，我们看到一个边界清楚的肿块，中心位于松果体区（尽管在没有非对比增强扫描的情况下，我们不能对此作出明确的声明，但是使用钆剂很可能有增强），似乎没有脑室扩大或邻近结构的明显受压。在 6 周的随访扫描中，肿瘤的生长是令人担忧的，虽然是无症状的，但我

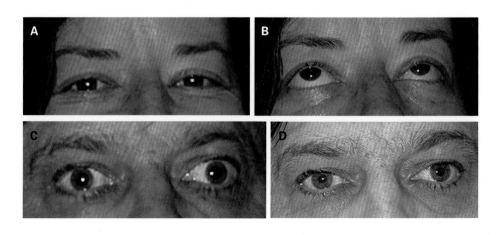

图 20.19（A、B）术后即刻的正常 EOM 比非共轭 EOM 更常见。（C、D）巨大的松果体细胞瘤切除后立即出现非共轭 EOM，6 周后略有改善，1 年后戏剧性地明显改善，但不完全

们更愿意在症状出现之前通过手术来处理它。

重新阅览患者的矢状位 MRI 中轴发现，天幕的斜坡相当陡峭。通过幕下小脑上入路进入肿瘤的路径将非常困难，这并不是我们的首选。肿瘤也位于松果体区，而不是第三脑室后。针对肿瘤的位置，我们将采用半球间经枕经小脑幕入路进行手术。完全切除肿瘤的同时辨别和保存瘤周的静脉及下面的顶盖。我们会告知患者与开颅手术相关的所有风险，并特别强调，可能会发生暂时的，但也可能是永久性的眼球运动障碍的风险。尽管该入路符合锁孔开颅术的所有原则，但内镜可能不会有助于切除这种边界清楚却没有多余空间的病变。

20.4　编辑述评

无论采用哪种手术方式，松果体区肿瘤的治疗决策都是一样的。这些决策包括正确处理脑积水（如果存在），评估血清和脑脊液标志物，建立手术目标（如活检与切除）。当进行活检时，获取足够的组织样本以确认诊断是至关重要的，特别是一些可能有混合性病理的肿瘤。

松果体区的开颅入路和锁孔入路有许多相似之处。例如，幕下小脑上入路手术时，锁孔手术和开颅手术可能没有显著区别。主要区别在于开口的面积与接近目标的面积相比。锁孔的概念是以最小的开颅，获得最大限度的接近目标。减小入路开口有助于减少术后脑脊液漏、手术时间、出血和术后疼痛的风险。此外，如果术中冷冻切片显示病理存在放射敏感性，手术可能会因为进行了较小的入路开口而合理终止。然而，锁孔方法也不那么轻易。他们需要对解剖关系有细腻的理解、仔细的术前研究和计划、制订松弛大脑的替代策略和经验。实现最大限度地接近目标和安全地实现手术切除，都需要掌握神经内镜的工具和技术。

采用标准松果体区入路的入路开口越大，越

能提供更大的手术自由度来操作器械和进行双手显微剥离。手术显微镜需要一个合理大小的开口，以获得足够的手术术野的照明。幕下小脑上入路（SCIT）可能更适合于进行较小的开颅手术，因为局部脑脊液释放后的空间可用性更高，这能充分地实现大脑松弛，坐位或半坐位也可能有助于最大限度地扩大手术通道，而不必牵拉大脑。在枕部经小脑幕入路（OCTT）中，可能需要较大的骨瓣，以避免饱满的皮质表面压迫开颅骨窗的外侧边缘。即使尽力实行大脑松弛，包括过度通气、高渗治疗和脑室穿刺等措施，旁正中幕下小脑上入路可以更好地观察松果体区肿瘤与四叠体之间的同侧面关系，但在对侧面上会产生盲区。Galen 静脉的位置也是一个需要考虑的因素。当肿瘤向前挤压 Galen 静脉时，需要考虑后路入路（SCIT 或 OCTT）。如果肿瘤向后方挤压，则采用较前的半球间经胼胝体-脉络膜下入路，尽管入路路径较长，但可防止被 Galen 静脉阻挡肿瘤。

无论采用何种手术方式，切除手术使用内镜辅助技术，或间断应用内镜的，对于增加照明和改善深部工作通道的可视性，以及观察显微镜无法观察到的手术角落都是非常宝贵的。在提供的示例中，天幕的角度非常陡峭，经枕/经半球间小脑幕入路或旁正中幕下小脑上入路是有利的。

冷冻切片结果，以及肿瘤与周围神经血管结构的粘连程度，将决定手术中切除肿瘤的范围。如果完全切除成为手术的目标，或需要检查任何肿瘤残余物，内镜的使用可以帮助确认肿瘤是否完全切除。尽管考虑到肿瘤的结构，整个肿瘤应在显微镜下清晰可见。

参考文献

[1]　Ostrom QT, Gittleman H, Fulop J, et al. CBTRUS statistical report: primary brain and central nervous system tumors diagnosed in the United States in 2008–2012. Neuro-Oncology. 2015;17 Suppl 4:iv1–iv62.

[2]　Hasegawa A, Ohtsubo K, Mori W. Pineal gland in old age; quantitative and qualitative morphological study of 168 human autopsy cases. Brain Res. 1987;409:343–349.

[3]　Nolte I, Brockmann MA, Gerigk L, Groden C, Scharf J. TrueFISP imaging of the pineal gland: more cysts and more

abnormalities. Clin Neurol Neurosurg. 2010;112:204–208.

[4] Pu Y, Mahankali S, Hou J, et al. High prevalence of pineal cysts in healthy adults demonstrated by high-resolution, noncontrast brain MR imaging. AJNR Am J Neuroradiol. 2007;28:1706–1709.

[5] Han SJ, Clark AJ, Ivan ME, Parsa AT, Perry A. Pathology of pineal parenchymal tumors. Neurosurg Clin N Am. 2011;22:335–340, vii

[6] Hirato J, Nakazato Y. Pathology of pineal region tumors. J Neuro-Oncol. 2001;54:239–249.

[7] Louis DN, Perry A, Reifenberger G, et al. The 2016 World Health Organization classification of tumors of the central nervous system: a summary. Acta Neuropathol. 2016;131:803–820.

[8] Chandy MJ, Damaraju SC. Benign tumours of the pineal region: a prospective study from 1983 to 1997. Br J Neurosurg. 1998;12(3):228–233.

[9] Radovanovic I, Dizdarevic K, de Tribolet N, Masic T, Muminagic S. Pineal region tumors – neurosurgical review. Med Arh. 2009;63(3):171–173.

[10] Bruce JN, Ogden AT. Surgical strategies for treating patients with pineal region tumors. J Neuro-Oncol. 2004;69(1–3):221–236.

[11] Kennedy BC, Bruce JN. Surgical approaches to the pineal region. Neurosurg Clin N Am. 2011;22(3):367–380, viii

[12] Sonabend AM, Bowden S, Bruce JN. Microsurgical resection of pineal region tumors. J Neuro-Oncol. 2016;130(2):351–366.

[13] Tien RD, Barkovich AJ, Edwards MS. MR imaging of pineal tumors. AJR Am J Roentgenol. 1990;155(1):143–151.

[14] Edwards MS, Davis RL, Laurent JP. Tumor markers and cytologic features of cerebrospinal fluid. Cancer. 1985;56(7 Suppl):1773–1777.

[15] Blakeley JO, Grossman SA. Management of pineal region tumors. Curr Treat Options in Oncol. 2006;7(6):505–516.

[16] Bruce JN. In: Winn HR, editor. Pineal tumors. 6th ed. Philadelphia: Elsevier Saunders; 2011.

[17] Choi JU, Kim DS, Chung SS, Kim TS. Treatment of germ cell tumors in the pineal region. Childs Nerv Syst. 1998;14(1-2):41–48.

[18] Quick-Weller J, Lescher S, Baumgarten P, Dinc N, Bruder M, Weise L, et al. Stereotactic biopsy of pineal lesions. World Neurosurg. 2016;96:124–128.

[19] Balossier A, Blond S, Reyns N. Endoscopic versus stereotactic procedure for pineal tumor biopsies: focus on overall efficacy rate. World Neurosurg. 2016;92:223–228.

[20] Ahmed AI, Zaben MJ, Mathad NV, Sparrow OC. Endoscopic biopsy and third ventriculostomy for the management of pineal region tumors. World Neurosurg. 2015;83(4):543–547.

[21] Ito T, Kanno H, Sato K, Oikawa M, Ozaki Y, Nakamura H, et al. Clinicopathologic study of pineal parenchymal tumors of intermediate differentiation. World Neurosurg. 2014;81(5-6):783–789.

[22] Bruce JN, Stein BM. Surgical management of pineal region tumors. Acta Neurochir. 1995;134(3–4):130–135.

[23] Kulwin C, Matsushima K, Malekpour M, Cohen-Gadol AA. Lateral supracerebellar infratentorial approach for microsurgical resection of large midline pineal region tumors: techniques to expand the operative corridor. J Neurosurg. 2016;124(1):269–276.

[24] Matsuo S, Baydin S, Gungor A, Miki K, Komune N, Kurogi R, et al. Midline and off-midline infratentorial supracerebellar approaches to the pineal gland. J Neurosurg. 2016:1–11.

[25] Konovalov AN, Pitskhelauri DI. Principles of treatment of the pineal region tumors. Surg Neurol. 2003;59(4):250–268.

[26] Lozier AP, Bruce JN. Surgical approaches to posterior third ventricular tumors. Neurosurg Clin N Am. 2003;14(4):527–545.

[27] Hernesniemi J, Romani R, Albayrak BS, Lehto H, Dashti R, Ramsey C, 3rd, et al. Microsurgical management of pineal region lesions: personal experience with 119 patients. Surg Neurol. 2008;70(6):576–583.

[28] Qi S, Fan J, Zhang XA, Zhang H, Qiu B, Fang L. Radical resection of nongerminomatous pineal region tumors via the occipital transtentorial approach based on arachnoidal consideration: experience on a series of 143 patients. Acta Neurochir. 2014;156(12):2253–2262.

[29] Lapras C, Patet JD, Mottolese C, Lapras C Jr. Direct surgery for pineal tumors: occipital-transtentorial approach. Prog Exp Tumor Res. 1987;30:268–280.

[30] Matsutani M, Sano K, Takakura K, Fujimaki T, Nakamura O, Funata N, et al. Primary intracranial germ cell tumors: a clinical analysis of 153 histologically verified cases. J Neurosurg. 1997;86(3):446–455.

[31] Wolden SL, Wara WM, Larson DA, Prados MD, Edwards MS, Sneed PK. Radiation therapy for primary intracranial germ-cell tumors. Int J Radiat Oncol Biol Phys. 1995;32(4):943–949.

[32] Sawamura Y, de Tribolet N, Ishii N, Abe H. Management of primary intracranial germinomas: diagnostic surgery or radical resection? J Neurosurg. 1997;87(2):262–266.

[33] Weiner HL, Finlay JL. Surgery in the management of primary intracranial germ cell tumors. Childs Nerv Syst. 1999;15(11–12):770–773.

[34] Kersh CR, Constable WC, Eisert DR, Spaulding CA, Hahn SS, Jenrette JM 3rd, et al. Primary central nervous system germ cell tumors. Effect of histologic confirmation on radiotherapy. Cancer. 1988;61(11):2148–2152.

[35] Kochi M, Itoyama Y, Shiraishi S, Kitamura I, Marubayashi T, Ushio Y. Successful treatment of intracranial nongerminomatous malignant germ cell tumors by administering neoadjuvant chemotherapy and radiotherapy before excision of residual tumors. J Neurosurg. 2003;99(1):106–114.

[36] Reddy AT, Janss AJ, Phillips PC, Weiss HL, Packer RJ. Outcome for children with supratentorial primitive neuroectodermal tumors treated with surgery, radiation, and chemotherapy. Cancer. 2000;88(9):2189–2193.

[37] Jakacki RI, Zeltzer PM, Boyett JM, Albright AL, Allen JC, Geyer JR, et al. Survival and prognostic factors following radiation and/or chemotherapy for primitive neuroectodermal tumors of the pineal region in infants and children: a report of the Children's Cancer Group. J Clin Oncol. 1995;13(6):1377–1383.

[38] Gururangan S, McLaughlin C, Quinn J, Rich J, Reardon D, Halperin EC, et al. High-dose chemotherapy with autologous stem-cell rescue in children and adults with newly diagnosed pineoblastomas. J Clin Oncol. 2003;21(11):2187–2191.

[39] Lutterbach J, Fauchon F, Schild SE, Chang SM, Pagenstecher A, Volk B, et al. Malignant pineal parenchymal tumors in adult patients: patterns of care and prognostic factors. Neurosurgery. 2002;51(1):44–55; discussion -6.

[40] Fauchon F, Hasselblatt M, Jouvet A, Champier J, Popovic M, Kirollos R, et al. Role of surgery, radiotherapy and chemotherapy in papillary tumors of the pineal region: a multicenter study. J Neuro-Oncol. 2013;112(2):223–231.

[41] Barnett DW, Olson JJ, Thomas WG, Hunter SB. Low-grade astrocytomas arising from the pineal gland. Surg Neurol. 1995;43(1):70–75; discussion 5–6.

[42] Yamamoto I, Kageyama N. Microsurgical anatomy of the pineal region. J Neurosurg. 1980;53(2):205–221.

[43] Gale T, Leslie K. Anaesthesia for neurosurgery in the sitting position. J Clin Neurosci: Off J Neurosurg Soc Aust. 2004; 11(7):693–696.

[44] Teo C, Greenlee JD. Application of endoscopy to third ventricular tumors. Clin Neurosurg. 2005;52:24–28.

[45] Yamini B, Refai D, Rubin CM, Frim DM. Initial endoscopic management of pineal region tumors and associated hydrocephalus: clinical series and literature review. J Neurosurg. 2004;100(5 Suppl Pediatrics):437–441.

[46] Teo C, Young R 2nd. Endoscopic management of hydrocephalus secondary to tumors of the posterior third ventricle. Neurosurg Focus. 1999;7(4):e2.

[47] Broggi M, Darbar A, Teo C. The value of endoscopy in the total resection of pineocytomas. Neurosurgery. 2010;67(3 Suppl Operative):ons159–ons165.

[48] Wisoff JH, Epstein F. Surgical management of symptomatic pineal cysts. J Neurosurg. 1992;77(6):896–900.

[49] Kalani MY, Wilson DA, Koechlin NO, Abuhusain HJ, Dlouhy BJ, Gunawardena MP, et al. Pineal cyst resection in the absence of ventriculomegaly or Parinaud's syndrome: clinical outcomes and implications for patient selection. J Neurosurg. 2015;123(2):352–356.

第二十一章　斜坡脊索瘤

Ian F. Dunn, Fred Gentili

武丹洋　肖顺武 / 译

缩写

AICA. 小脑前下动脉

CSF. 脑脊液

CT. 计算机断层扫描

ELD. 腰大池引流管

GTR. 全切除

ICA. 颈内动脉

LC. 局部控制

LCR. 局部控制率

MRI. 磁共振成像

OS. 总生存期

PFS. 无进展生存期

SR. 存活率

21.1 概述

斜坡脊索瘤在组织学上是良性的，但临床为具有侵袭性的肿瘤，主要是由于它们有局部侵袭和复发的倾向，以及它们靠近重要的神经血管结构。这些肿瘤被认为起源于脊索的残余。斜坡脊索瘤多发于男性，平均年龄在 45 岁左右[1]。

复视是斜坡脊索瘤患者最常见的主诉，通常来自外展神经麻痹[2]。其他症状包括头痛、视觉障碍和失衡。在 X 线片上，脊索瘤位于斜坡中线，可向脑干后方延伸，向上压迫垂体，向前进入蝶窦和咽后，向下进入颅颈交界和上颈椎。高达 75% 的病例中可向海绵窦侧伸入[3]。CT 将显示颅底骨质破坏和脊椎骨质破坏的证据。MRI 典型表现为 T1 低至等信号病灶，不均匀强化，T2 高信号。这两种特征与脊索瘤都不完全不同，也可见于软骨肉瘤。

在组织学上，脊索瘤是一种低级别肿瘤，其特征是多角细胞，胞质嗜酸性，黏液基质有偏心性细胞核。典型的病理特征是空泡状脂肪样细胞[1]。软骨样变异体确实存在，可通过玻璃化的存在来区分，并可能具有较好的预后。

手术仍然是诊断和治疗斜坡脊索瘤的主要方式。积极的手术切除以实现完全切除到达清晰的骨边缘为理想的目标；然而，根治性切除往往受限于肿瘤的局部侵袭和周围神经血管结构的影响，即使采用多种手术入路切除，也具有挑战性。5 年无进展存活率可高达 79%，尤其是在全切除联合放射治疗的情况下[4]。各种手术方法从开颅颅底入路到微创内镜鼻内入路已经被描述。在本章中，笔者描述了开放式和内镜技术的优点和局限性，并讨论了以下的病例说明中的方法（图 21.1）。

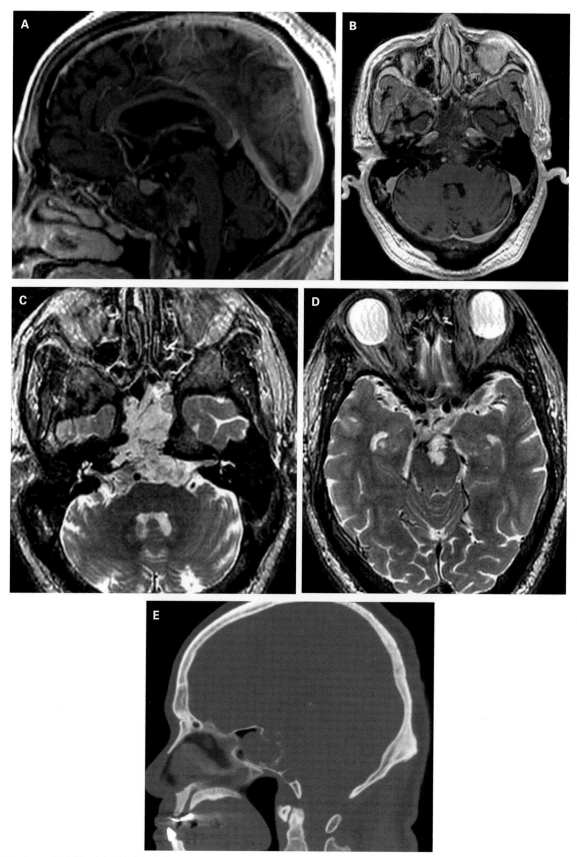

图 21.1 （A~E）病例示例：斜坡脊索瘤。一名 68 岁男性表现为复视和头痛 2 个月。检查：右第 Ⅵ 颅神经麻痹，其他神经完好。实验室检查：内分泌功能正常

21.2 开放性经颅入路

Wenya Linda Bi, Ian F. Dunn

概述

虽然脊索瘤在组织学上被归类为良性肿瘤，但它们具有侵袭性生长、局部侵袭和复发的倾向，需要肿瘤学方法来处理。根治性外科治疗与改善长期无病生存率有关，但也提高了发病率[4-7]。长期以来斜坡区域都是多种手术入路的中心，这对手术的选择和执行提出了挑战。此外，脊索瘤表现出相对的放射耐药性，但大剂量放射治疗与根治性切除相结合时，似乎可表现出协同控制疾病的作用。总的来说，手术仍然是对新诊断和复发脊索瘤最有效的治疗方法，外科医生必须通过安全的颅底技术将风险降到最低。

术前评估

术前评估基于全面的病史询问和体格检查，辅以眼科、听力学、内分泌学和吞咽评估。特别是，对于涉及上斜坡和蝶鞍的病变，内分泌实验室可能需要评估激素分泌过多或不足。眼科检查确定了眼外运动的基线，特别是外展神经的运动。内耳道水平侧伸需要仔细评估面部功能和正式的听力图。对于累及下斜坡和口咽部的病变，正式的吞咽评估为下颅神经受累的设置提供了基线，或为累及口咽部提供了预期的入路。如果病变向下延伸并累及C1，应评估颅颈稳定性。

脑MRI典型表现为斜坡T1低至等信号、T2高信号和不均匀肿块，并向后颅窝、中颅窝、蝶窦和鞍上间隙有不同程度的伸展。高分辨率CT在描述骨受累程度（包括侵蚀或扩张）方面提供了额外的价值，有助于帮助医生制订手术计划。这通常与CT血管造影和静脉造影（CTA/CTV）一起获得，以描述病变与血管关系。此外，如果条件允许，动态CTA/CTV在提供血管血流相关数据方面提供了时间分辨率[8]，虽然规范的数字减影血管造影结合球囊闭塞试验可用来评估侧支循环，但在肿瘤包围颈内动脉的情况下可能是可行的。

患者的选择和外科手术的目标

手术的目标与其他局部侵袭性颅底肿瘤的目标类似：肿块占位效应的减轻，神经功能的保留或恢复，肿瘤复发的细胞减少和最小化，以及获得组织病理学诊断。考虑到辅助放疗对脊索瘤的辅助作用，作为多模式治疗计划的一部分，手术引起的风险应仔细权衡。当根治性切除肿瘤被认为是轻率的，因为对关键的神经血管结构有风险时，应该努力改善肿瘤和正常神经组织之间的安全状况，以便随后的放射治疗领域。

接受手术治疗或放疗后再次手术的患者术后并发症发生率较高。重复手术的适应证包括控制局部进行性疾病，缓解神经压迫症状，并在残余肿瘤和关键的神经血管结构之间提供一个更安全的界线供后续放射治疗。对于复发性脊索瘤患者，治疗意向的再次切除以实现大体全切除为目标，对象是孤立疾病、无症状间隔时间长和功能状态良好的患者[9]。

手术入路

手术入路的选择取决于肿瘤的大小、侵袭范围、患者的临床状态、外科医生的手术理念和舒适度（图22.2）。根据斜坡脊索瘤的伸展方式，一种外科分类：Ⅰ型肿瘤定义为局限于单个解剖间隙，Ⅱ型肿瘤定义为延伸至两个或两个以上毗邻区域，Ⅲ型肿瘤定义为广泛扩散的肿瘤，需要两次或两次以上颅底手术才能实现根治性切除[10]。肿瘤的生长通常会通过侵蚀阻塞的骨和扩张或移位软组织，以及血管结构而形成一个自然的手术通路。在显微镜下入路时，内镜辅助可以进一步显示死角，以寻找孤立的肿瘤巢。如有必要，可结合颅底入路，以确保手术目标最大化。

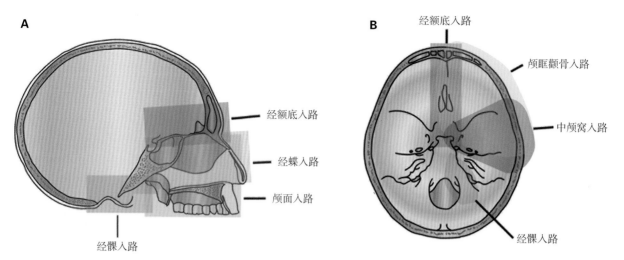

图 21.2（A、B）斜坡手术入路。（A）矢状位和（B）轴位图显示经额底入路、经蝶入路、颅面入路、颅眶颧骨入路、中颅窝入路和经髁入路进入的靶解剖区域

斜坡脊索瘤的开放手术入路通常需要细致的重建，以防止脑脊液（CSF）漏并兼顾美容。此外，手术入路的计划还应考虑到手术通道脊索瘤种植（包括脂肪移植部位[11]）后复发的风险。

术中注意事项

鉴于脊索瘤的广泛生长模式和多腔室浸润的生长倾向，高分辨率 CT 和 MRI 神经导航为肿瘤的定位和切除范围的评估提供了一个有益的辅助。多普勒超声可用于检查颈动脉和椎动脉的位置。此外，随着切除的进行，内镜辅助经常帮助发现肿瘤巢，这些巢可能被固定的神经血管结构所遮蔽。在斜坡脊索瘤的手术治疗中，这些工具应纳入颅底中心的常规使用，以流畅地实施手术。

在脊索瘤的外科治疗中定期结合神经电生理监测。体感诱发电位（SSEP）和脑干听觉诱发反应（BAER）通常用于所有肿瘤，特别是累及后颅窝病变。根据选择的入路和肿瘤的潜在累及情况，必要时行颅神经监测。监测眼外肌和面神经的支配通过前外侧入路和外侧入路，特别是扩大的中颅窝入路。选择经髁入路时应监测后组颅神经。

前入路

经基底的入路

解剖靶点

起源于上斜坡的脊索瘤累及蝶鞍和蝶窦，可利用额下通道，从前外侧前入路进入。这些经额底入路可以在没有面部暴露风险的情况下进行颅面肿瘤切除。经前颅底入路有许多不同的方法，允许从前颅窝和鞍上间隙到 C1 弓的吻尾通道[12-15]。颈内动脉、视神经、眼球、多勒洛氏管和舌下神经限制了通道的外侧。在传统的[14]入路描述中，后床突被认为是一个"盲点"。

外科技术

患者仰卧位，头部中立位。发际线后的双冠状切口允许所有经额底入路暴露，而不需要考虑眶周或面部切口的美容问题。随着头皮向前移动，应保存带血管的头盖骨，并在手术结束时作为带蒂皮瓣进行重建。移除眶鼻嵴可使额叶牵拉最小化，可采用单侧或双额底开颅手术（图 21.3）[15, 16]。

通过额鼻导管、鼻中隔、筛网板或蝶平面的截骨术可在眶顶与纸样板交界的侧界处进行连接。

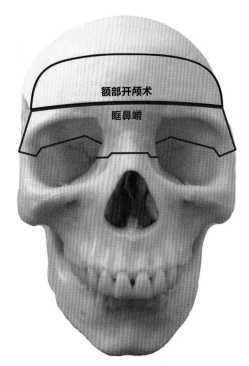

图21.3　经额底入路包括双额下部开颅手术，使用或不使用眶鼻嵴，允许额下进入上斜区和中斜区

如果肿瘤向眼眶内延伸，可将纸样板本身切除以进入眶周。外侧眼眶的切除使眶内内容物从内侧向外侧有更大的回缩。如果没有被肿瘤累及，筛板周围的截骨术也可用于保留嗅觉。筛窦、蝶窦和额窦随后被清除，以进行肿瘤切除和重建。根据肿瘤的范围，斜坡是从鞍底通往至枕骨大孔。如果肿瘤扩张，必要时打开硬脑膜。

　　重建

　　如果可行，首先进行水密修补硬膜。前颅窝底缺损可用带血管蒂的移植物修复，如带蒂颅包膜或旋转颞肌瓣。为了加强这一点，或在没有带血管蒂的移植物的情况下，也可以使用脂肪、纤维蛋白胶、游离皮瓣、阔筋膜及其他辅助物。面对广泛的骨切除，骨支撑缺乏，如开颅术的颅底，可能重建横跨前颅窝底，一般不需要切断内侧和外侧泪韧带，否则会重新接近内侧和外侧的泪韧带。然后，额骨瓣和眶鼻嵴被固定在额骨、鼻骨和上颌骨上，形成一个或两个独立的部分，然后固定在额骨、鼻骨和上颌骨上。使用羟基磷灰石

或骨替代物来增加裂隙可改善美容效果。

　　经口入路

　　解剖靶点

　　从鼻咽延伸至C3[17]顶部的硬膜外中至下斜坡脊索瘤可考虑经口入路。腹侧延伸的中线肿瘤同样宜采用该入路，而颈静脉外侧或舌下孔或硬膜内延伸的肿瘤最好采用单侧或双侧经髁入路。

　　外科技术

　　患者仰卧，头部稍伸直。自持式口腔牵引器将舌向下移位，软腭向上移位，在门牙之间形成2.5~3cm的最小缝隙。使用局部麻醉药浸润到咽后壁黏膜。软腭和硬腭的后1cm可以被分隔以进行可视化，尽管在内镜辅助下这是不必要的。从鼻咽部到C2下缘的下切口允许黏膜外侧回缩，随后分别从斜坡和颈椎的腹面分离头长肌和颈长肌。咽鼓管、颈静脉孔内的下颅神经、舌下神经和椎动脉为暴露提供了自然的外侧边界，这些边界可能因脊索瘤的生长而移位。切除肿瘤时可根据需要暴露斜坡、C1前弓和枢椎。如果肿瘤进入硬脑膜腔室，应充分凝固斜坡后的腹侧硬脑膜静脉湖。

　　重建

　　在这种情况下，初次硬膜关闭可能难以实现，而人工硬膜或阔筋膜的硬膜内或硬膜外重建可以用脂肪和纤维蛋白胶加强。接下来是颈长肌和咽后黏膜的复位。

　　经面入路

　　解剖靶点

　　经面入路利用自然空气空间以及鼻腔、鼻窦和口咽腔的模块化特性，直接进入斜坡。这些手术包括经鼻窦入路、经上颌骨入路、经蝶入路和面移位术，所有这些手术都可以结合经额底入路。在内镜时代，利用面部切口的入路在一些中心已成为历史，最常用于侵袭性肿瘤，其中覆盖组织除了主要目标病灶外也可能需要切除。越来越多的内镜技术补充或取代了这些面中走廊的开放通

路，这些技术允许从前颅底从头端到尾部直接进入 C2，我们将单独讨论。无论采用何种技术，中线入路的解剖标志和手术原则保持不变。

前中线入路的外侧解剖边界由眶球、视神经、海绵窦、颈内动脉、颅神经出口的双侧孔、耳咽管和椎基底复合体建立。颈动脉床上段、海绵状段和岩骨段可能移位，同时软组织和骨桥被中线的脊索瘤覆盖。然而，如果手术目标是根治性切除，肿瘤向神经孔和颅神经外侧延伸可能需要另一种或额外的外侧入路。

外科技术

根据肿瘤生长的下方侵袭程度，患者取仰卧位，头部中立至稍伸位。如果希望对正中面进行广泛的操作，应将气管内管固定在下颌骨下方，或将其连线到下颌骨。在预计发生术后吞咽功能障碍的情况下，术前放置鼻胃饲管也可能是理想的。通常会进行暂时性睑板修补术。面部的具体切口取决于肿瘤的位置。

经上颌窦入路

经上颌窦入路包括单侧上颌切开术，并将腭旁正中分开或 LeFort Ⅰ型截骨术，同时或不同时将软硬腭中线分开（图 21.4）[18-20]。该入路的所有变体均可进入从前颅窝到 C3 上侧的整个斜坡的中线病变。颈内动脉、翼状板、颈静脉孔和舌下神经管外侧包绕外露。局麻药浸润到鼻中隔和龈颊黏膜。在鼻中隔前做一个贯通切口，以及一个横向的唇下牙龈颊切口，延伸到两个上颌结节。从鼻中隔和上颌面开始的软骨膜和骨膜剥离一直持续到眶下孔和硬腭的整个上表面被暴露出来。在暴露上颌骨时，根据外科医生的选择，截骨和裂腭的方法各不相同。

LeFort Ⅰ型截骨术沿上颌面，优于梨状孔，平行于牙弓，允许上颌向下移位，从而增加骨隔和后咽的暴露。如果肿瘤不对称地向一侧延伸，单侧横切可结合两种垂直截骨术，一种是中线截骨术，另一种是外侧截骨术，形成单侧颌骨切开术。硬腭的中间劈开可以完成，保留或不保留软腭及其对上颌段的血管供应。在进行上颌骨和中颊截骨前，应先钻好钛板附着孔，以便于后续重建。脑脊液漏面切除的缺损由脂肪、纤维蛋白胶、人工硬脑膜和带蒂鼻中隔皮瓣填充。软组织和腭重新接近，上颌骨恢复到其解剖位置，填充鼻部。

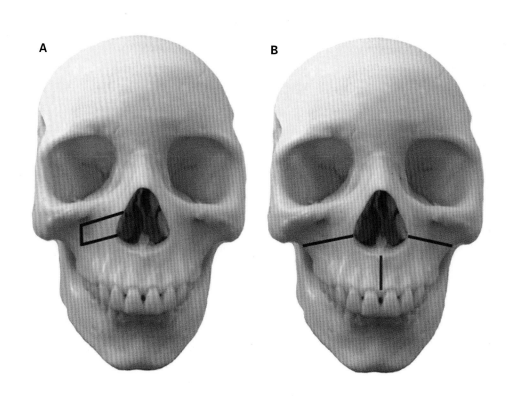

图 21.4 （A、B）经上颌窦入路利用窦隙创建手术通路。（A）单侧上颌切开术截骨（黑线）。（B）沿上颌面双侧截骨（黑线），中线分开（红线）

硬腭劈开的一个风险是腭咽功能不全和口鼻瘘。术后应密切监测呼吸和吞咽功能。

面部移位

颜面移位方法利用模块化颅面拆卸的概念，通过软组织和骨骼的活动来广泛暴露颅底腹侧，但对一些患者来说，存在明显美容不满意的风险[21-24]。中线组织的胚胎融合，双侧神经血管供应的面部单位，以及由鼻旁窦和口腔和鼻腔提供的内部中空空间推动了经面入路的原则。面中部移位型结合经鼻中窦、蝶窦和经上颌入路暴露。这可以延伸到一个标准的面部移位来暴露颞下窝。进一步的向内、向下或双侧扩展允许从前颅窝到 C3 逐步暴露双侧蝶骨、筛窦、上颌窦、鼻咽、口咽、翼颌窝、颞下窝和颅底中央附近。耳前额颞部切口和开颅术也可以与显露相结合。

对于面中部移位，将气管内管连接到下颌齿列，或考虑在前部行气管切开术。局麻药浸润到鼻软组织和浅表皮肤切口。经常使用的 Weber-Ferguson 切口可延伸到鼻梁。广泛的软组织剥离暴露面骨应考虑到处理内侧眦韧带，泪囊和筛动脉。在进行鼻上颌、鼻额、颧－眶和翼上颌骨切除术之前，先钻孔，以便随后进行中面构造的钢板。鼻中隔和腭也被释放，以允许软组织和骨瓣的外侧旋转。如前所述，切开并解剖椎前软组织以暴露斜坡和肿瘤，特别是在发生脑脊液漏的情况下使用脂肪、纤维蛋白胶、硬脑膜替代物或带蒂鼻中隔瓣，可以实现细致的硬脑膜闭合。软组织以分层的方式重新接近，特别是软腭，以防止腭咽瘘；用原来的钻孔修复骨头；面部切口采用美容技术缝合。

前外侧入路

颅－眶－颧骨入路

解剖靶点

颅－眶－颧骨（COZ）入路开放宽阔的前外侧轨迹，可沿额下——经基底、经颞、颞下和颞下路径暴露[25, 26]。起源于上斜坡的脊索瘤，可外侧延伸至鞍旁区、海绵窦、中窝、岩尖、颞下窝或硬膜内，该入路可有效治疗。

外科技术

皮肤切口从耳屏开始，向发际后的对侧颞上线延伸，注意保护颞浅动脉。将头皮向前反折，以便获取带蒂的颅包膜移植物进行后续重建。在包含面神经额支的脂肪垫后切开颞浅筋膜和颞深筋膜，并在筋膜下平面向前反折，以暴露眶外侧和颧骨。切开颧骨并向下偏转以使颞肌获得最大限度的活动。采用一或两次开颅术来切除眶外侧和眶上神经，通常到眶上神经的点，但眶切开术的内侧延伸可以通过将神经从切迹或孔中释放出来，从而扩大额下通路。进一步切除蝶翼和前床突可能导致暴露。硬膜外解剖可揭示海绵窦、Meckel 腔、岩尖和蝶平面。海绵窦的固有硬脑膜（或外侧壁）和三叉神经分支的覆盖神经鞘从膜内层移位后，可以进入已经侵袭海绵窦的肿瘤。硬膜外和硬膜内肿瘤切除，以及任何浸润硬膜的切除，应注意受累的穿孔血管。总的来说，可以通过该入路暴露上斜坡和前/颞中窝。

重建

在可能的情况下，主要关闭硬脑膜。进入额窦、蝶窦或筛窦和咽鼓管的潜在开口被脂肪或肌肉和纤维蛋白胶堵塞。血管化的颅骨骨膜可置于额叶下方，或位于中颅窝或岩尖的任何窦入口区上方。当颅骨骨膜不容易获得时，如再次手术，或有较大缺损时，可将带蒂的颞肌向下旋转以获得重建。重建眶顶以防止眼球内陷或搏动性眼球突出。颅骨－眶瓣修复颅骨缺损，特别是沿眶缘的缺损，并辅以骨替代物如羟基磷灰石。颞肌重新对齐到颞上线，或筋膜袖或固定在头盖骨上的孔。用钛板将颧骨恢复到解剖位置，分层闭合头皮。

颅－眶－颧骨入路的美容效果以保留颞肌血管和眶重建为佳。颞肌由内侧[27]的颞浅动脉分支和颞深动脉分支供应；切开头皮时应保留这些分支，并将肌肉从骨骼向前活动，可将随后发生颞肌萎缩的风险降至最低。

外侧入路

扩大颞中窝入路

解剖靶点

对于斜坡上或斜坡中延伸至海绵窦、颈内动脉外侧、颞中窝、岩骨、颞下窝和翼腭窝的脊索瘤，可以采用扩展的颞中窝入路。这些包括颞中窝入路，前岩入路，或两者[28]的结合；请注意，这两者都可以通过更全面的COZ来实现。扩大颞中窝入路提供了从眶上裂到内耳道的通路，特别是去除岩尖。

外科技术

患者取仰卧位，撑起同侧肩部，头部转向对侧，使颞中窝垂直，颞叶在硬膜外剥离时脱离视野。耳前问号切口始于发际线后的颞上线水平，弯曲越过耳郭顶部，并终止于耳屏前。如果需要暴露颞下窝，可将其延伸至下颌骨水平。保留颞上动脉以减少随后的颞肌消耗。将颞筋膜从眶外侧缘和颧骨浅表面剥离，在颧骨弓的起点和附着处切下并向下偏转。然后，通过骨膜下剥离术，将颞肌向下移动，从上到下，从后到前，直到与颞上线分离。然后进行颞骨开颅术。

硬膜外剥离沿宽阔的前方进行，从后到前识别棘孔处的中脑膜动脉。卵圆孔和三叉神经下颌骨分支位于棘突前内侧，经常覆盖穿过的颈内动脉，在进行前岩切除术前钻孔前应识别这一区域。建议使用高速金刚石钻进一步暴露颈内动脉的水平段，以便在必要时放置颞夹或Fogarty气囊导管以进行近端控制。应注意避免牵拉大浅岩神经（GSPN），因为GSPN可能在膝状神经节传递到其起始处，以防止无意损伤面神经，应对其进行监测。前岩切除术钻孔受V3下方的颈内动脉、后方的IAC、外侧的耳蜗、下方的岩下窦和颈静脉球的限制。如果肿瘤向硬脑膜内扩散，则在颞部硬脑膜做一个低位横切，在颞后窝硬脑膜做一个垂直横切；凝固并切断上岩窦。第四根神经在切开幕以进入颞后窝之前被识别出来，注意不要无意中切开神经。海绵窦也可以通过锐利地剥离硬脑膜并从其内膜层包裹三叉神经的硬脑膜鞘来显露。

重建

在条件允许时闭合硬脑膜。进入额窦、蝶窦或筛窦和咽鼓管的潜在开口被脂肪或肌肉和纤维蛋白胶堵塞。血管化的颅骨骨膜可置于额叶下方，或位于中颅窝或岩尖的任何窦入口区上方。当颅骨包膜不容易获得，且需要再次手术，或有较大缺损时，可将带蒂的颞肌向下旋转以重建。重建眶顶以防止眼球内陷。颅骨－眶瓣修复颅骨缺损，特别是沿眶缘的缺损，并辅以骨替代物如羟基磷灰石。颞肌重新对齐到颞上线，或筋膜袖或固定在头盖骨上的孔。用钛板将颧骨恢复到解剖位置，分层闭合头皮。

经髁入路

解剖靶点

经髁入路或极外侧入路非常适合下斜坡和颅颈交界处的脊索瘤，可伴有或不伴有侧伸[29, 30]。颈静脉球的位置决定了该入路的上限，尽管它可以与上经颞门入路或下经颞下入路联合使用以扩大入路。

外科技术

患者取仰卧位，同侧肩大翻转，头部轻微转动或卧位。顶点轻微向对侧肩倾斜，同侧肩轻微向下移位，以优化工作角度。如果因肿瘤或入路导致寰枢关节和髁突断裂而预计会发生颅颈融合，应将头置于相对于颈部的中立位置。从耳郭水平开始，乳突尖后3cm处做一个C形切口，向下向前延伸，到达中颈椎水平的胸锁乳突肌前缘。皮肤在筋膜下平面向前移动。沿着胸锁乳突肌前缘解剖确定C1横突。从乳突分离后，胸锁乳突肌、头压肌和头最长肌在下方活动。脊副神经应该在它进入胸锁乳突肌的入口被识别出来。识别枕下三角和椎动脉水平段后，可从C1横突动员上、下斜肌。保存椎动脉周围环绕的枕下静脉丛周围的肺泡组织可以减少操作和椎动脉移位时的出血。如果需要，可将椎体从C1横孔中取出。钻取乳突以暴露颈静脉球部和枕髁，根据肿瘤情况切除颈静脉球部和枕髁以进入下斜坡和咽后间隙。内镜检查常常有助于发现隐藏的肿瘤巢。

重建

如果硬脑膜被打开，应该尝试一次硬脑膜关闭。脂肪，硬脑膜替代品和纤维蛋白密封胶可以用于加强。如果强烈怀疑最终的颅颈不稳，则应进行枕颈融合。重建乳突皮质，用骨替代品进行美容修复。肌肉层重新贴合，闭合皮肤。如果硬脑膜闭合不完全，特别是由于多层夹层，可能会出现假性脑膜膨出。一个紧密的压力包裹应用手术后，并保持了几天，以加强重建。

并发症防治

一般考虑事项

颅底手术切除脊索瘤面临入路特定的风险以及避免并发症的一般考虑。脑脊液漏、颅神经和血管损伤是所有手术入路中最常见的问题。

脑脊液漏的潜在部位包括面部鼻窦、气房、咽鼓管和不合格的硬脑膜闭合。使用带血管蒂的组织分层闭合，如颅包或带蒂肌肉瓣，并用脂肪、纤维蛋白胶或硬脑膜替代物消除无效腔，可有效防止脑脊液漏。术后脑脊液漏可通过钻孔的前斜突、岩尖或乳突气囊延迟排出。虽然放置腰椎引流管进行脑脊液分流可以暂时缓解脑脊液漏，但在早期或持续性脑脊液漏的情况下，通常需要重新探查和修复。

对颅神经和颈内动脉或椎基底动脉复合体的风险是由肿瘤生长的方式和范围决定的。颈动脉的近端控制应该准备好，并且可以在岩颈或颈段获得。手术床放疗增加了血管损伤的风险。在损伤的情况下，如果可行，一期血管修复是最理想的；否则，应实现肌肉或自体移植物填塞，然后进行血管内成像。术后鼻出血和球后血肿分别是损伤蝶腭动脉和筛动脉的额外出血风险。

应注意避免在手术道（包括腹部脂肪移植部位）植入脊索瘤细胞，因为脊索瘤细胞表现出强烈的吸收宿主部位的倾向。

经基底入路

经基底入路的并发症是由于暴露、肿瘤切除和重建不足。嗅觉丧失可能是由于涉及筛板的截骨术，也可能是由于嗅神经的伸展导致额叶后退所致。保留一侧嗅觉纤维的单侧筛状截骨术可允许术后功能性嗅觉。泪液系统、眼外神经支配和视神经的损伤可导致眼部并发症（包括溢泪、复视、眼内和视力丧失）。具体而言，在眶内侧壁切除过程中，泪囊可能会受伤，并有可能发生术后溢泪。操作眶周和眶内牵拉可能导致眼球内陷，并危及动眼神经和滑车神经。外展神经在斜坡基底硬脑膜的整个过程以及在斜坡钻孔时将其插入Dorello管时也很脆弱。

额部挫伤、气颅和潜在间隙的硬膜外血肿是额下入路的进一步危险。前颅窝重建不当可能导致脑脊液漏、脑膜膨出、脑膨出或搏动性眼球突出。在鼻骨重建中，应注意防止鞍鼻畸形。

颅面入路

颅面手术需要细致的重建来达到可接受的美容效果。在任何截骨手术之前，通过在钢板上钻孔来实现上颌骨、鼻骨和其他面中部结构的优化对齐。如果可能，低轮廓钛板和钛螺钉应放置在软组织和脂肪覆盖最大的区域。皮肤以分层的方式闭合，照顾到完美的表皮贴合。

在颅面入路中，显著的失活或去除鼻黏膜可能导致鼻窦炎、结痂和粘连，对患者的鼻窦生活质量产生负面影响。嗅觉可因上鼻黏膜的嗅纤毛损伤而受损。面中移位入路切除眶下神经导致面部麻木。无菌性坏死或鼻背和上颌骨塌陷可能是由截骨术引起的过度断流造成的。不能关闭软腭会导致腭咽功能不全，随之而来的是鼻高、吞咽功能障碍或呼吸困难。

前外侧入路

扩大中颅窝入路时应特别考虑颈内动脉、面神经和听力功能。在初次硬膜外剥离颞叶时暴露水平颈动脉，在岩尖钻孔时仍有危险。应准备近端控制，无论是在岩段还是颈动脉暴露。

面神经可能在入路和肿瘤切除的几个阶段受到损伤。首先，在沿着中颅窝进行最初的硬膜外剥离时，膝状神经节可能会裂开并在无意中受伤。在解剖过程中牵引 GSPN 也可能撕裂膝状神经节处的面神经。最后，切除从中颅窝延伸的后颅窝肿瘤也可能导致内耳道面神经的损伤。在此过程中，持续的面神经监测尤其有用。

在前岩层切开术中，耳蜗或弓状隆起的损伤或内耳道的耳蜗神经的损伤可能危及听力。此外，外展神经在 Dorello 管的入口很脆弱。

经髁入路

在经髁入路中，从椎动脉的解剖标志以及术中使用多普勒来识别椎动脉，对于避免意外损伤至关重要。椎动脉被静脉丛和脂肪包围，这可能在确定 C1 横突和枕下三角后为其邻近提供线索。

在暴露过程中，由于肿瘤侵蚀或计划切除，髁突的完整性可能受到损害。在磨除髁突时应注意舌下神经管的走行，以保留舌下神经。在髁突侵蚀或移除超过 50% 的情况下，颅颈稳定性可能受到影响。肿瘤切除后可同时行颅颈融合术，或在进行枕颈融合术后，应用颈围或支具固定，随后进行正式的颅颈不稳定检查。切除超过 50% 的枕髁和寰枢韧带断裂应促使考虑在相同的环境下或在正式评估颅颈稳定性后进行颅颈固定。

术后护理

围手术期抗生素应覆盖广谱的生物体，特别是前路入路或侵犯鼻窦腔。即使有详细的重建策略，也要警惕潜在的脑脊液漏风险。术后应在涉及鼻腔的颅面入路监测鼻窦功能，包括结痂、粘连和呼吸障碍。对于术后感觉减退和（或）导致角膜暴露的面部无力，可用软膏和滴眼液来保护角膜。

术后吞咽功能受损可能需要鼻胃通道进行营养补充。如果担心或已知有腹侧颅底侵犯，应将鼻胃入路置于直接可视化或影像学引导下，以防止无意的颅内侵犯。另外，患者可以接受全肠外营养直到吞咽功能恢复。即使在根治性手术切除和辅助放疗后，斜坡脊索瘤也可能出现延迟复发，值得长期随访。

辅助治疗

质子束放射治疗常被认为是斜坡脊索瘤手术切除后的标准治疗方法。鉴于脊索瘤的相对辐射耐受性 [32]，70~80Gy 的高剂量辐射对于有效控制脊索瘤是必要的。神经血管结构靠近斜坡和肿瘤床，由于布拉格峰效应，有利于质子束比光子辐射的剂量分布。然而，尽管肿瘤的长期随访和副作用仍有待研究，但外照射、调强放射治疗、伽马刀和射波刀也已被用作术后放射治疗的辅助手段，据报道在局部控制方面有疗效 [6, 7]。

脊索瘤的分子结构也可能影响预后和潜在的靶向治疗策略。体外模型和孤立病例报告表明，该药物对酪氨酸激酶、表皮生长因子受体（EGFR）、信号转导和转录激活因子 3（STAT3）、血管内皮生长因子（VEGF）、哺乳动物雷帕霉素靶蛋白（mTOR）、血小板源性生长因子受体（PDGFR）和组蛋白去乙酰化酶（HDAC）有抑制作用，尽管靶向治疗的有效性仍有待于在脊索瘤患者的更大规模临床试验中证实 [33-35]。

术后效果

对于斜坡脊索瘤，5 年局部控制率约为 47%~75%，总存活率 81%~86%，受组织学亚型、切除范围或残余肿瘤体积、肿瘤原发或复发状态、放疗和可能的分子特征的影响 [7, 31, 36, 37]。较长期的随访数据更为稀少，估计总生存率约为 70%，10 年无进展生存率约为 30%~35% [7, 38]。据报道，在有限的临床系列 [31] 中，辅助高剂量质子束辐射的超分割与无进展和总生存率的改善相关。

图第 21.1 所示病例的评述

病例

一位 68 岁男性患者出现 2 个月的复视和头痛。检查发现右侧第Ⅵ颅神经麻痹，无其他局灶性神经功能损伤。听力图显示双侧听力对称、完整。实验室检查包括正常内分泌功能（图 21.1）。

讨论

CT 显示肿块从蝶窦延伸至下斜坡，并侵蚀下鞍和后床突（图 21.1E）。矢状和轴向 T1 加权增强 MRI 显示不均匀强化的肿块，中心位于斜坡上和中部，充满蝶窦，背侧硬膜内延伸至桥前池，延伸至左侧桥小脑角并压迫脑干（图 21.1A、B）。T1 低信号和 T2 高信号肿块显示颈内动脉和内耳道外轻微外侧延伸，与斜坡脊索瘤一致（图 21.1B、C）。两个岩尖似乎都受累。

鉴于肿瘤的中心位置，中心位于上斜坡和中斜坡区域，病变很适合显微镜或内镜经鼻入路并进行相关转换。在考虑非直接经鼻入路时，可采用扩展的经额底入路，从蝶骨到斜坡的腹正中线入路。此入路可能不能充分暴露左侧硬膜内和硬膜外延展。我们将监测 SSEP、BAER、双侧外展神经、左动眼神经、滑车和面神经。行腰椎引流引流脑脊液增大手术空间。

我们将从冠状面暴露和颅骨骨膜切取开始手术。双额开颅手术将被移至眼眶边缘的水平，并由一个较小的额窦提供帮助。移除眶上横杆将作

为增加基底暴露的单独步骤进行。虽然已经描述过分离眼角肌腱可以进一步降低眼眶移位术，但在这种情况下没有必要这样做。第一部分可以通过硬膜外或硬膜内入路进行，在暴露过程中，我们会尝试保留嗅束。脑脊液引流是在这个时候进行的。在蝶骨平台和上斜坡钻孔，从蝶窦切除肿瘤，然后向右和向左。可引入 30° 内镜探查和指导桥小脑角肿瘤范围的显微手术切除（图21.1C）。

切除后，重建开始于硬膜内和硬膜外植骨修复，然后用腹部脂肪植骨（纤维蛋白胶）支撑前颅窝底缺损，然后贴敷带蒂的骨膜。额部骨瓣电灼，缝隙内应用羟基磷灰石美容。如果第一次暴露不充分，也可以考虑采用左前岩骨切除术来增加后外侧暴露和切除。术中成像可以帮助评估。这可以以单一或分阶段的方式完成。

手术后接受质子束放射治疗。

21.3 内镜经鼻入路

Anne-Laure Bernat, Stefano Maria Priola, Fred Gentili

概述

脊索瘤目前的治疗标准包括安全、侵袭性、最大限度地切除肿瘤，通常对残余或复发病灶进行高剂量放射治疗[39-44]。治疗斜坡型脊索瘤的手术方法有多种。其中，经蝶入路被认为是创伤较小且最直接的斜坡入路。经鼻内镜技术的引入进一步减少创伤，可以最大限度地显示肿瘤，并通过使用角度镜和角度器械，能够处理侧向延伸的肿瘤[45-52]。

根据长期随访研究，预后主要与切除的范围有关[3, 53-55]。尽管全切除（GTR）经常被认为是手术的理想目标，但在很多情况下这是不可能的。然而，手术入路的选择对于安全达到这一目标很重要。脊索瘤治疗的总体结果仍然令人失望，成人的局部控制率（LCR）在 10 年[39]仅为

40%~55%。

术前评估

术前评估首先需要详细检查神经放射学成像。这使得外科医生能够获得重要的信息，如放射学表现、位置、延伸以及斜坡肿瘤与周围神经血管结构[56]的关系。在此基础上选择最佳的手术入路。

斜坡可通过多种手术路径入路，主要分为前路和后外侧入路。前路包括双额底开颅术[14,57]、鼻侧切开术[20,58]、经蝶及扩大经蝶入路[59-61]、经面入路[21,62,63]、经口入路、经上颌入路和经腭入路[64,65]，采用颈椎前路减压融合术[66,67]。外侧入路包括经翼点入路[54,68-71]、颞下入路[54,72-74]、额眶颧骨入路[75]、乙状窦后入路、枕下远外侧入路[29,76]和联合幕下上-下乙状窦前入路[77,78]。在某些病例中，由于肿瘤的大小和肿瘤的扩展，可能需要联合使用多个手术路径，以达到最大的肿瘤切除[44,75,79]。

内镜下经鼻蝶入路目前被认为是通往斜坡最直接和最安全的路径（图21.5和图21.6），受影响的解剖结构可视化更好，可以更好地保存神经血管结构。神经放射成像应包括高分辨率计算机断层扫描（CT）和MRI。CT扫描主要用于评估骨解剖，重点放在可能的骨损害，如侵蚀和（或）骨溶解。此外，根据肿瘤与血管结构的关系，可能需要CT血管造影来确定动脉移位、闭塞或解剖变异，如颈内动脉内侧走行[80,81]。有时，在某些情况下，通过确定患者的耐受性和球囊试验闭塞时的侧支血流，常规血管造影可能有助于确定牺牲肿瘤包裹的动脉是否可行[49,81]。

MRI仍然是"金标准"，提供了关于脑干关系、神经血管结构以及颅神经移位或包绕模式的更详细的信息，特别是采用稳态采集（FIESTA）序列的快速成像[82]。大多数脊索瘤在T1加权图像上呈低等信号。如果存在T1高信号，可能与肿瘤内出血或黏液改变有关[83]。T2加权图像常显示

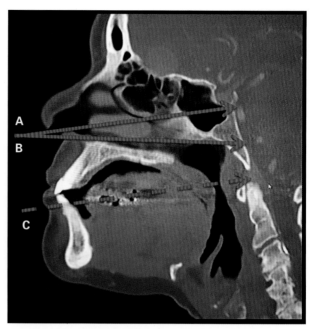

图21.5 斜坡内镜经鼻入路。上（A），中斜坡（B），经口（内镜或显微镜）入路，可结合鼻内入路到达下斜坡C0~C1（C）

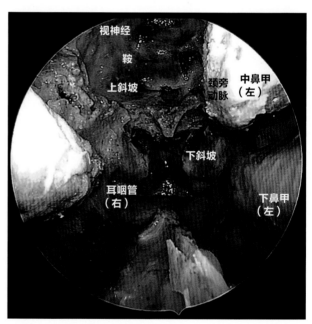

图21.6 内镜经鼻入路斜坡标本解剖

病变高信号。注射钆后，造影剂增强通常不均匀，呈"蜂窝"状[80,84]。虽然弥散加权MRI可能有助于评估斜坡肿瘤，包括鉴别脊索瘤和软骨肉瘤[85]，但单独使用放射成像在区分这两个实体时往往是

不可靠的。

各种神经影像研究可以与神经导航系统融合，并用于术中过程中的图像引导。在选择最佳手术入路和了解肿瘤与硬脑膜及周围神经血管结构的关系方面，认真仔细的术前评估的作用极其重要。脊索瘤通常被认为是硬膜外病变，但向硬膜内延伸并不少见，可在多达 30% 的肿瘤中发生（图 21.7 和图 21.8）。硬膜内延伸的病变通常更难处理，外科医生应在术前了解任何可能的硬膜内延伸，从而避免在切除过程中对肿瘤进行危险的牵引和操作。

鼻内镜下经斜坡入路的手术技巧

手术通常包括两名外科医生，一名耳鼻喉 / 鼻外科医生和一名神经外科医生。耳鼻喉科医生通常执行入路的最初鼻部分，然后在神经外科医生执行手术的第二阶段驱动内镜提供手术野的动态视图。在手术过程中使用不同角度的内镜，通常从 0° 开始，如果需要，在手术后期使用 30°、45° 和 70° 的内镜以获得更侧位的视图。

所有病例均常规使用影像引导和神经电生理监测（脑神经、脑干诱发电位和运动体感诱发电位）。

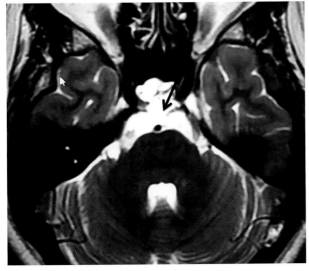

图 21.7　一例脊索瘤向硬膜内延伸（黑色箭头）穿过上、中斜坡

位）。

手术在正常全身麻醉下进行，患者取仰卧位。常规使用头架，轻微弯曲以改善朝向斜坡的视野，将手术床头抬高 30° 以减少静脉出血。腰大池引流不常规使用。在手术开始前 10min 将浸于肾上腺素 1:1000 的棉球放入鼻腔，以减轻鼻黏膜充血，然后患者充分准备和覆盖。随着硬膜内肿瘤扩展，用大腿准备可能的阔筋膜和脂肪用于重建。

采用双鼻孔入路，通常将内镜置于右上鼻腔，允许外科医生在每个鼻孔内放置器械进行双鼻孔入路。鼻部阶段首先在右鼻孔引入内镜，并在中鼻甲上端注射 1% 利多卡因和 1:100 000 稀释的肾上腺素。手术的第一步包括下鼻甲外骨折并推向一侧。建议切除右中鼻甲，但不是强制性的，并允许更宽的手术通道。可能的选择包括保留一个中鼻甲侧移，或切除两个中鼻甲 [51, 86-88]，取决于肿瘤特征和外科医生的偏好。这些最初的手术步骤是通过单或双侧切除钩突和筛大泡并打开上颌窦内侧壁，从而增加手术走廊的宽度来完成的。

完全暴露鼻中隔，根据肿瘤的解剖和位置从鼻中隔右侧或左侧取带蒂带血管蒂的鼻中隔黏膜瓣。该瓣由鼻中隔黏骨膜组成，以鼻中隔动脉为基础，鼻中隔动脉是后中隔动脉的一个分支 [Hadad–BassagasteGuy 皮瓣（HBF）][89]。根据缺损的需要和大小，第二个隔瓣可以从对侧抬起。一旦切取，鼻中隔皮瓣小心地放置在上颌窦内，而不是进入咽部间隙，以避免与手术过程冲突。此时，进行包括上颌嵴在内的后鼻中隔造口术，从而获得蝶窦和鼻咽黏膜的全景图（图 21.9A）。这允许从对侧鼻孔自由引入器械，提高手术的可操作性。从这一点上，双手双鼻孔技术被常规使用。

蝶窦被广泛打开，并在冠状平面内暴露至斜坡隐窝和鼻咽水平，允许低暴露和双手操作。蝶窦前壁打开的程度取决于蝶窦的气化度。在鞍前或甲介型中，需要磨更多的孔（图 21.8B）。在这种情况下，图像引导对于识别颈旁动脉的位置至关重要。通过将蝶骨外侧隐窝向外侧磨至蝶骨旁颈动脉的内侧，外科医生获得了一个足够暴露，

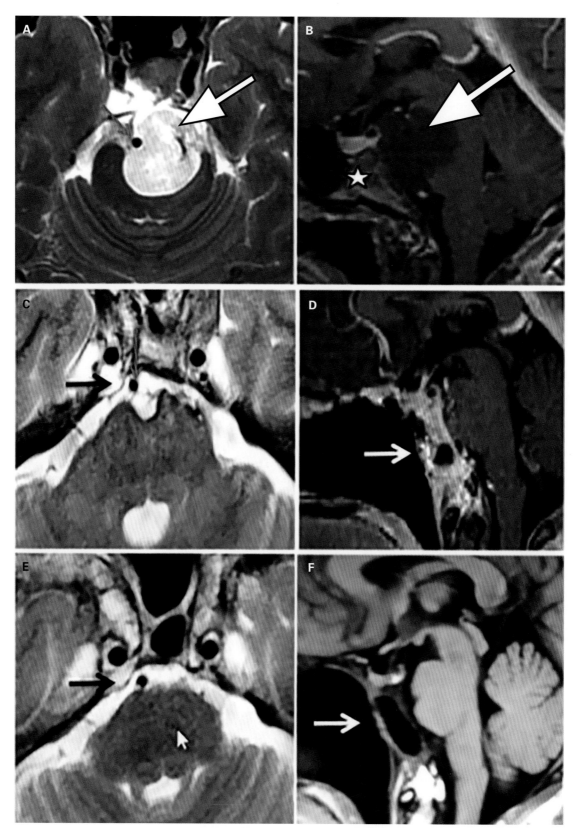

图 21.8 （A~F）硬膜内斜坡脊索瘤病例。（A）轴位 T2 显示病变延伸至右侧颈前动脉旁（白色箭头），基底动脉向右侧偏移（红色箭头）。（B）矢状位 T1 显示。上、中斜坡脊索瘤（白色箭头状），蝶窦前充气型（白星状），需广泛钻孔。（C）术后轴位 T2。全切除。右侧斜坡 ICA 后方有小残余（黑色箭头）。（D）术后矢状面 T1。多层重建（白色箭头）。（E、F）手术和放射治疗后 3 年。轴位 T2 显示残余轻微收缩（黑色箭头）。矢状对比后：愈合后多层重建皮瓣（白色箭头）

包括鞍底、两个枕骨旁颈动脉突起（图 21.9A、C）和斜坡的上 1/3，包括内侧和外侧的视颈动脉隐窝、鞍旁颈动脉和鞍底（图 21.9A）。

如果肿瘤向上延伸到垂体后的鞍背，鞍骨应该切除，垂体可以抬高，在垂体、鞍底和海绵窦之间形成一条手术通道，从而可以切除鞍背和后床突[90]。

通过鼻咽黏膜的中线切口（U 形或 I 形）暴露斜坡中部和下 1/3，斜坡前筋膜和头长肌向下和外侧反射。斜坡前的软组织可以非常紧密地粘连在斜坡骨上，可以通过烧灼将其取下。

这一步的一个关键点是在咽鼓管之间保持一条中线路线（图 21.9B），特别是在使用烧灼术时，因为 ICA 只运行在侧面和后部。术前影像的评估使我们可以监测 ICA 的过渡中间过程[87, 90-92]。

然后用各种尺寸的高速钻完成斜坡的钻孔，最后用粗金刚石混合毛刺。根据肿瘤累及骨的程度，这一步骤可能与斜坡静脉丛的广泛出血有关，通常可以通过止血剂和温和的压力来控制。幸运的是，斜坡静脉丛常因肿瘤压迫或侵袭而形成血栓。

在选定的病例中，如果肿瘤向下延伸至颅颈

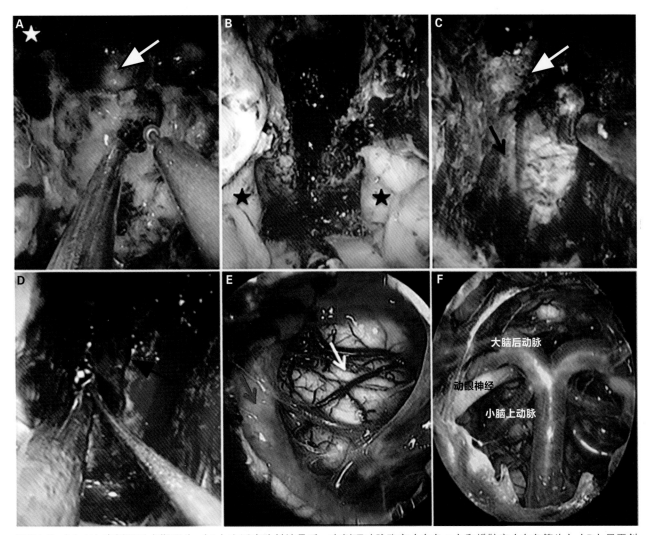

图 21.9 （A~F）病例围手术期照片。（A）广泛磨除斜坡骨质。右侧颈动脉隐窝（白色★）和蝶鞍底（白色箭头）。（B）暴露斜坡，上面的鞍底，犁骨和下面的鼻咽，外侧有咽鼓管（黑色★）。（C）显露斜坡硬脑膜和右侧斜坡旁动脉（黑色箭头）。（D）打开硬脑膜后的肿瘤除瘤（黑色箭头）。（E）切除后基底动脉视图（红色箭头）和脑干视图（白色箭头）。（F）基底动脉尖，在大脑后动脉和后交通动脉之间出现左、右动眼神经

交界区和第二颈椎以下，可采用经蝶窦和经口联合入路。经口途径也可用于下斜坡硬膜外病变，局限于中线，突出到后咽部，并延伸到C1~C2区域。通常不需要广泛截骨、切除硬腭或分裂软腭[40, 86, 93]。

此时，肿瘤经常可见，尤其是在斜坡前部被侵蚀时。很少见病灶不可见，所以通过术中导航确定其位置。然后使用经典的显微外科原则切除肿瘤，如囊内去瘤，当有囊存在时，再行囊外锐性解剖（图21.9D）。

如前所述，肿瘤侵蚀硬脑膜并向颅内延伸是很常见的。在这些病例中，图像引导和微多普勒对于定位颈内动脉、基底动脉和椎基底动脉交界区的路径至关重要。这对于在硬脑膜开放前确定第Ⅵ颅神经的路线也很有用，因为它通常与椎基底动脉交界区密切相关[94, 95]。

考虑到肿瘤与颅神经、脑干和穿支血管的密切关系（图21.9E、F），在使用吸引器或垂体钳切除肿瘤硬膜内部分时应小心谨慎。我们不建议使用超声吸引器。蛛网膜平面的识别和仔细的解剖有助于安全切除，但脊索瘤可同时浸润神经和血管结构。

脊索瘤通常是软的，容易用吸力去除。它们通常没有真正的囊膜，囊外剥离是不可能的。然而，一些肿瘤更具纤维性，经常发生在一些经过多次手术和（或）放疗后复发的肿瘤中。在这些病例中，由于神经和（或）血管被包围，手术可能更具挑战性。神经可能被包裹在肿瘤假包膜中，不容易被解剖。在这些情况下，在肿瘤内仔细操作直到能够识别这些关键结构是比较安全的。当神经被假包膜包裹时，很难将其分离出来而不存在严重的损伤风险。在这些情况下，最好留下假包膜和附着的神经血管结构。

手术前存在第Ⅵ颅神经麻痹多见[96]，它可能是由于神经的脑池段受压（通常是部分麻痹）（图21.10A）或被包裹，特别是在岩尖骨和（或）Dorello

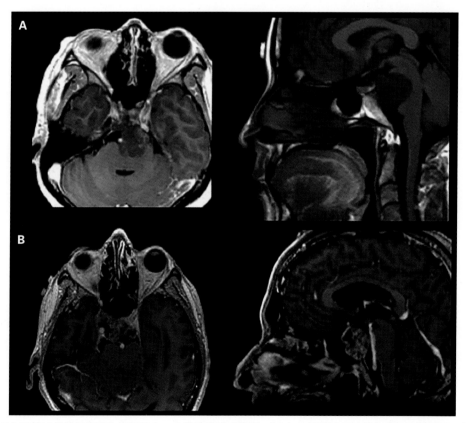

图 21.10 （A、B）以第Ⅵ颅神经麻痹为表现的上、中斜坡脊索瘤病例。（A）左侧第Ⅵ颅神经麻痹脑池段受压，切除后部分改善。（B）右第Ⅵ颅神经麻痹包裹在骨内和硬膜内段，并伴有永久性完全麻痹

管（硬膜内段）浸润的情况下（图 21.10B）。如果手术的机制是压迫，手术可能会带来改善，但当它与神经的骨内和（或）硬膜段浸润有关时，情况往往并非如此。暂时性第Ⅵ颅神经麻痹或先前存在的瘫痪恶化是斜坡脊索瘤切除术的常见并发症，因为它是最脆弱的神经，即使是轻微的操作也可能将其损伤。下斜坡脊索瘤可能累及多条下颅神经（图 21.11）。有时，对于先前存在吞咽困难的病例，切除前可能需要进行气管切开术。

重要的是要避免可能导致患者严重临床后果的双侧第Ⅵ或下部颅神经麻痹。如果存在 ICA 包封，特别是复发和（或）放疗的情况下，最好在手术前进行闭塞测试，以便了解损伤情况下的治疗方案，并为后续的手术计划提供参考。外科医生应根据临床情况调整手术技术和手术目标，并认识到预后与切除程度相关。

如果切除的肿瘤有更多的外侧延伸，并扩散到 ICA 的骶旁和岩部，则问题更大。在这些病例中，重要的是对 ICA 进行轮廓化，通过使用角度内镜、倾斜的解剖工具和刮刀温和的侧移小心地切除肿瘤[97]。然而，明显的侧方延伸是单独经鼻入路的禁忌证。

重建技术

颅底缺损的重建是所有内镜下颅底入路的重要步骤。在有明显硬脑膜开放的扩展手术中，细致的闭合技术对于防止术后脑脊液漏至关重要。仔细地尝试重建由蛛网膜和硬脑膜提供的天然的抵抗力是修复的关键步骤。

文献中描述了许多重建技术[96, 97]。我们采用多层重建技术，最好是生物组织（阔筋膜、脂肪）（图 21.12）。第一层是一块 DuraGen™（DuraGen Plus™ 黏附屏障基质，Integra 生命科学公司，Plainsboro，NJ，USA），试图重建蛛网膜层。然后，放置一块阔筋膜作为稍大于缺损的硬膜内嵌入物。随后用第二块阔筋膜作为嵌合移植物覆盖整个骨缺损。然后将先前收获的带血管蒂鼻中隔皮瓣放在嵌合的阔筋膜移植物上。注意确保皮瓣与缺损周围的骨边缘紧密接触。然后用 Surgicel®（Ethicon, Inc, Somerville, NJ, USA）固定皮瓣，形成基质，然后覆盖硬膜密封剂。

缝合是通过应用一块暂时楔入皮瓣轮廓的自体脂肪来完成的，使其保持在适当的位置，而重建是通过放置明胶海绵（Gelfoam®, Upjohn Co., Kalamazoo, MI, USA）和球囊支架（Foley n° 14）完成的，球囊支架通常保存 3~4 天。Foley 导管的另一种替代方法是用凡士林纱布填充。

腰大池引流不常用。如果重建不完全满意且脑脊液漏的可能性很高，则放置腰椎引流管，通常以 5~10mL/h 的速度引流 2~3 天。

其他闭合技术包括 Leng 等的"垫圈密封"水

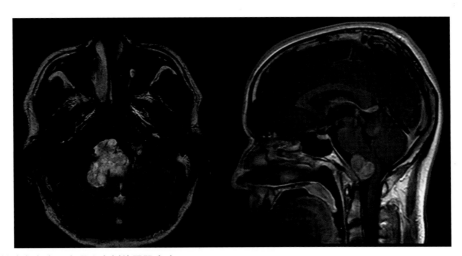

图 21.11 一例斜坡脊索瘤，表现为右侧外展肌麻痹

图 21.12 多层重建技术。（a）蛛网膜；（b）应用皮瓣；（c）阔筋膜（嵌体和高嵌体皮瓣）；（d）硬脑膜；（e）斜坡骨；（f）鼻中隔黏膜瓣；黑色虚线：Surgicel®（Ethicon, Inc., Somerville, NJ, USA）；灰色虚线：硬膜密封胶；（g）自体脂肪；（h）明胶泡沫片（Gelfoam®, Upjohn Co., Kalamazoo, MI, USA）；（i）气囊支架（Foley n° 14）

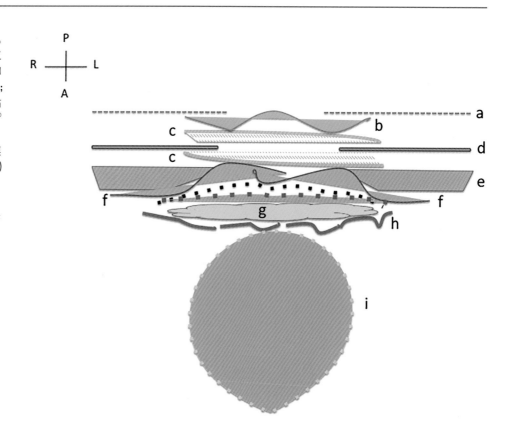

密闭合技术[98] 和 Cavallo 等的"硬膜外（覆盖）技术"[99]。前者的特点是在骨缺损处应用一块自体脂肪，然后将收获的自体阔筋膜片定位，使其比颅底缺损处大。然后，制作一块坚硬的材料，如犁刀、钛板或孔板，以适应骨缺损，并轻轻地沉到骨缺损处。

在后一种技术中，将一大块超过骨缺损大小的冻干人心包置于缺损上方，做比骨缺损稍大的切口，楔入硬膜外间隙，将硬膜替代物固定在覆盖位置。最后插入鼻胃管，使鼻咽黏膜愈合得更好。

术后护理

手术结束后，患者被转移到重症监护病房，并进行至少 48h 的密切观察。术前 30~60min 给予广谱抗生素，术后应持续使用 2~3 天，或只要鼻腔气囊导管或填充物到位即可。

我们的斜坡脊索瘤术后辅助治疗方案是适形调强放疗，通常安排在手术后 2~6 周[100, 101]。

并发症

扩大内镜经鼻经颅入路需要有经验和训练有素的团队[102]。严格遵守神经外科基本原则，详细了解鼻内解剖，细致解剖神经血管结构，以减少并发症的发生。根据出现时间，我们将并发症分为急性并发症和延迟性并发症。

急性并发症（发生在手术过程中）

主要血管（ICA、基底动脉、椎动脉、交通支）或静脉窦损伤

在有明显骨浸润的肿瘤中，血管损伤的风险增加，进而失去解剖标志[103]，或在切除肿瘤硬膜内部分时盲目牵引。影像引导和多普勒探头的使用将减少这些并发症的发生率[104]。

主要血管破裂的处理是立即压迫和使用止血组织和肌肉（如果立即可用），然后立即进行血管内评估和治疗（如有必要），包括支架植入或血管闭塞[103, 105]。

脑干或颅神经（特别是第Ⅵ颅神经）损伤

虽然较大的斜坡脊索瘤可累及数条颅神经，但应特别考虑第Ⅵ颅神经，这在经鼻内镜经蝶窦入路时尤其危险。通常第Ⅵ颅神经起于椎基底交界处，然后在上外侧进入桥前池。然后进入后岩斜硬脑膜褶下的岩斜静脉汇合处，并通过岩蝶韧带下的 Dorello 管进入海绵窦 [94, 106]。

当第Ⅵ颅神经离开 Dorello 管向海绵窦方向时，尤其在斜坡固质磨除或肿瘤切除时，易受到损伤。了解其解剖过程并仔细检查神经影像是保持其完整性的关键。另一个重要因素是硬脑膜的开口，必要时应在神经起始处椎基底动脉交界处的中线以上（80% 的病例在 AICA 起始处之后）[107]。

延迟性并发症

脑脊液漏 [61, 108-112]

虽然术中可发生脑脊液漏，但内镜切除斜坡脊索瘤术后脑脊液漏的发生率为 6%~25%[46, 87, 113-115]。其发生率与手术切除的程度、缺损的大小和重建的质量有关。带血管蒂的鼻中隔瓣的引入显著降低了术后脑脊液漏的发生率。重建步骤应细致，如果担心闭合的完整性，应在手术结束时考虑放置腰大池引流管（ELD）。同样，如果脑脊液漏立即发生在术后期间，是轻微的，没有明显的气颅，ELD 也可以放置 3~4 天。如果有持续的脑脊液漏，尽管 ELD 已植入，或有大量脑脊液漏伴气颅，应考虑手术修复。推荐使用带有腹部或大腿脂肪和阔筋膜的自体组织。如果原来的鼻中隔皮瓣不可行，使用下鼻甲皮瓣或后基侧鼻壁皮瓣是其他可用的鼻内选择 [115]。

对于持续性 / 复发性脑脊液漏的病例，特别是在之前多次手术和放疗后，没有其他鼻内选择，可以使用带血管蒂的颞顶筋膜或额部颅周皮瓣 [116, 117]，可使用 Oliver 改良腭瓣、枕部颅包膜瓣 [115]。

需要注意的是，获取皮瓣的大小有可能随着时间的推移而回缩（最高可达 20%）[115]。

细菌性脑膜炎 [108, 118, 119]

在扩大的经蝶入路中，细菌性脑膜炎的发病率为 0.5%~14%。在硬膜腔和鼻腔之间有很大的交通的情况下，通常与脑脊液漏有关。如果进行颅底缺损的水密闭合，则可避免这种并发症。脑脊液漏和脑膜炎的重建失败仍然是扩大内镜技术的一个主要问题，并可能影响手术结果。

颅颈不稳 [120]

这种并发症见于累及斜坡下部的大型病变，常与枕髁广泛钻孔有关。它也可能与外侧延伸的病变对这些结构的骨侵犯有关。根据记录的不稳定，可能需要二次手术，通常为后路固定。这种并发症在手术前是可以预见和计划的。

垂体功能减退（暂时性或永久性）

这些并发症在鞍部侵犯并累及垂体的病例中更为常见，特别是在进行垂体移位的病例中 [90]。

鼻部并发症

虽然轻微的鼻部问题包括不适是常见的，但一些不常见的鼻部并发症包括听力损失（通常与耳咽管损伤有关）、嗅觉丧失和味觉障碍。仔细的术后评估，随访和鼻科医生的治疗对于处理这些问题很重要。

转移

虽然罕见，但局部复发和沿手术通道种植（1%~7%）[121-124]、脑室间隙 [123] 和神经轴 [125, 126] 已有报道。

术后效果

一般认为脊索瘤切除的范围和质量影响手术预后 [96, 127]。Bresson 等 [96] 报道了 GTR 后的死亡率为 20.5%，复发率为 28%，而次全切除术后的死亡率为 52.5% 和 47.5%。一些作者报道，就切除程度而言，内镜入路的手术效果更好，GTR 率为 55%~83%，而开放手术的 GTR 率为 40%。同样，与经典经颅入路相比，颅神经麻痹和中枢神经系统感染等并发症的发生率更低 [127-129]。

5 年的总生存率接近 70%，10 年接近 60%[96, 130, 131]。与经颅前或后外侧入路相比，内镜入路更直接进入斜坡，从而提高了疗效。然而，学习曲线对 GTR 有显著影响，Koutourousiou 等在最近的报告中增加了 89% 的比例 [132]。最常见的并发症是脑脊液漏，一些作者报道其发生率高达 20%，明显高于经颅手术 [79, 132]。随着经验的增加和更好的重建技术的发展，在最近的报道中，这种并发症减少到 6%~10%[47, 133, 134]。

神经系统并发症，特别是第 Ⅵ 颅神经或其他颅神经，包括新发颅神经病变发生率为 6.7%。这种情况更常见，特别是如果术前存在神经病变，并且在第 Ⅵ 颅神经中出现的比例高达 60%[79]。然而与经颅后外侧入路相比，这种并发症报道较少，后者达到 34%[135]。幸运的是，ICA 损伤是一种罕见的并发症，有不到 2% 的病例报道 [92, 136, 137]，更常见的是放射或海绵窦和（或）岩状 ICA 侵犯的复发性病变。最常见的动脉损伤部位是斜坡的上 1/3 或中间 1/3。

无论手术路线或术后 [6] 的放射方式如何，脊索瘤的 GTR 和长期控制仍然很难实现。对于有明显侧伸或下伸的病变，可采取经内镜和经颅两个或多个阶段联合入路，以实现最大限度的安全切除。内镜方法的最佳手术结果被观察到在中线肿瘤的患者中，其中鼻中隔黏膜瓣已被包括在重建中 [79]。明显的硬膜内浸润是 GTR 的一个限制因素，尤其是在复发的病变中。

同样，与内生生长模式的脊索瘤相比，具有外生性生长模式的脊索瘤更难达到 GTR，而且往往更容易复发。尽管与传统的经颅途径相比，内镜途径可能具有更高的 GTR 率和更低的神经系统发病率，但它们对长期生存和疾病控制的影响仍然未知。非内镜入路中，通过播散种植途径在手术路径内的复发率为 2.8%[138]，内镜入路中为

1.3%[122]。

安全、保留功能的 GTR 术后放疗似乎是这些肿瘤的最佳治疗方法 [44, 127, 139]。虽然质子束是 GTR 后给出的传统辐射方式 [96]，但并没有证明质子相对于光子或其他方式的绝对优势 [6]。文献表明 [39, 140] 放射治疗可以提高手术的疗效，尤其是在伴有最大全切除的情况下。部分切除与无进展生存期（PFS）较差密切相关。

手术切除后的处理

术后的研究

常规的第一次 MRI 随访是在手术后 3~6 周进行的，除非有早期扫描的临床适应证。在术后早期的扫描中，可能有许多术后变化，使准确分析任何残余肿瘤变得困难。随后的 MRI 评估可基于外科医生的印象、病理分析和术后放疗计划 [79]。

虽然没有达成共识，但在可切除部位有记录的残留疾病的情况下，可以考虑进行二次手术，以实现更完整的切除。无论切除程度如何，尤其是有记录的残余疾病，建议术后进行放射治疗。

后路固定

对于肿瘤累及或髁突广泛钻孔导致的颈椎不稳病例，当患者有症状时，可能需要后路固定。这一风险在前内镜和后路联合开放入路后增加 [120]。

放射治疗

在脊索瘤中使用了多种放射治疗方法，并证实了其疗效。其中质子放射治疗和质子 / 光子联合放射治疗是文献推荐的标准治疗方法。无论是使用光子或质子束治疗或其他辐射方式，如碳离子，这取决于放射肿瘤学家的经验和个人实践，以及在多学科团队会议上的讨论。放疗通常在手术后 3 个月内进行。

最近的文献 [141, 142] 证实了它的疗效，尽管对该肿瘤的高剂量（70Gy）的辐射毒性仍然很高。放射毒性对脊索瘤患者的周围结构的影响是重要

的，因为危险的器官包括垂体，有完全或部分垂体功能不全的风险；视神经和海绵窦，有动眼神经或其他颅神经麻痹的可能；还有内侧颞叶毒性，有癫痫发作的可能。

Holliday 等[143] 对文献的综述表明，与其他放射方式相比，质子治疗更具有优势。但关于脊索瘤治疗的最新共识[144] 确认高剂量质子和光子放射治疗均为标准治疗（建议 A，证据水平 V）。其他研究和试验仍在进行中，以测试碳离子疗法与其他形式的辐射相比的有效性和可行性[145, 146]。

复发的管理

手术

如果病变可通过手术切除，且风险可接受，以及患者的病情需要干预，则肿瘤复发通常需要手术治疗。有些肿瘤侵袭性强，复发较早且频繁，通常需要多种手术干预[147]。颈椎部位的复发比其他部位更频繁，尤其是斜坡部位。

放射治疗

尽管最近的一些论文讨论了二线放射治疗对复发脊索瘤的作用，但在文献中关于重复放射治疗在复发脊索瘤中的作用尚未达成共识。McDonald 等[148] 报道了重复质子放疗治疗复发脊索瘤的结果，估计 2 年脊索瘤特异性生存率为 88%，2 年局部控制（LC）率为 85%，且无显著毒性。该综述显示，在复发脊索瘤的无进展生存期（PFS）和总生存期（OS）方面，重复手术和二线放疗治疗比单纯手术治疗效果更好[141, 148]。

姑息性治疗

不幸的是，对脊索瘤没有长期有效的治疗方法。最近关于脊索瘤分子标志物的研究具有重要的意义，并暗示了这种肿瘤未来的靶向治疗潜力。多学科、多模式的治疗是至关重要的，可为患者提供延长生存的最佳机会，并提供可接受的生活质量[149]。

要点
无论脊索瘤采用何种入路，最初充分暴露病变对于安全最大切除病变至关重要
脊索瘤患者可以有长期的存活率（SR），因此当尝试对重要的神经血管结构有重大风险的激进切除术时，必须考虑生活质量问题
熟悉脊索瘤所涉及的血管、神经和骨解剖是很重要的，有助于在斜坡钻孔或肿瘤切除时保留颅神经，特别是第 VI 颅神经
在处理不同位置的脊索瘤时，开放入路和联合开放和内镜技术的专业知识是重要的

图 21.1 所示病例的评述

病例

一位 68 岁男性，表现为 2 个月的复视和头痛。检查显示右第 VI 颅神经麻痹，但其他神经完好。实验室检查：内分泌功能正常（图 21.1）。

讨论

这名患者表现出斜坡脊索瘤的典型表现和影像学特征。MRI 显示病变既向前延伸到蝶窦，又向后延伸到硬膜内靠近基底动脉并沿脑干延伸或进入脑干。至于这种病变的最佳手术入路，扩大内镜经鼻入路提供了许多显著的优点。

这些包括：它是最直接的途径；对正常解剖破坏最少。此外，经鼻入路也可以进入蝶窦、斜坡和硬膜内，而不会侵犯任何颅神经或血管结构。这种方法也可以移除涉及脑干的成分。虽然任何方法都不可能完全切除，但内镜入路将允许最安全、最大地切除该病变。仔细的重建是必要的，将需要多层的阔筋膜、脂肪和血管蒂鼻中隔黏膜瓣。

21.4 编辑述评

斜坡脊索瘤是一种非常具有挑战性的病理改变，因为其在起源颅底，入路困难，经常累及重要的神经血管结构，以及骨和潜在的硬脑膜浸润和硬脑膜内延伸。这些特点使脊索瘤的完全切除困难，并导致高复发率，尽管积极的手术和辅助放疗。脊索瘤手术切除的一般前提是最大限度地安全切除，准确的组织诊断，解除肿瘤对脑干和颅神经的压迫，在不能实现全切除的情况下，为肿瘤和正常神经组织提供更安全的放射距离。肿瘤复发和重复的手术干预可造成大量的发病率和潜在的死亡率。因此，结果明显与肿瘤切除程度及术后高剂量放疗有关。目前的标准管理从一个或多个手术入路最大限度地安全切除脊索瘤开始。

斜坡可通过多种手术途径进入。几十年来，传统的开放性经颅入路一直是脊索瘤切除术的主要方法；然而，它们可能与显著的入路相关的发病率、脑脊液漏和沿着手术通道的肿瘤种植有关。开放的经颅入路可分为前入路、外侧入路和后外侧入路。前入路包括扩展的额下入路、经额底入路和经面入路（即经上颌入路、经腭入路和经口入路）。外侧入路包括翼点入路、眶颧入路、颞下前岩切开术和颞下颞下窝入路。后外侧入路包括后经岩骨入路和远外侧入路，切除枕髁的程度各不相同。

前入路的明显优势是直接进入斜坡内的肿瘤起源，而不需要穿过颅神经或神经血管结构。尽管有效，但许多开放的前入路手术最近已被内镜下经鼻手术所取代，这可能会降低许多入路相关的发病率，实际上为肿瘤切除提供更好的可视化。与开放的前、外侧或后外侧入路相比，经鼻入路治疗中线脊索瘤的疗效改善可能与更直接地进入斜坡和更少的非受累解剖学损伤有关。鼻内入路的一个特殊优势是在斜坡区域的硬膜外脊索瘤复发的情况下。鼻内通道非常适合重复手术，而不需要外部切口或破坏广泛的正常解剖区域。其局限性包括，除非肿瘤有通道，否则无法充分处理延伸至颅神经和颈内动脉外侧的肿瘤，特别是当脊索瘤复发主要位于外侧时。尽管扩大内镜技术取得了进步，但外侧和后外侧开放颅底入路尚未被取代。在大多数中心，主要为外侧脊索瘤的患者可单独采用外侧或后外侧入路治疗，或在存在中线肿瘤成分时分期结合开放或内镜前入路治疗。

该病例（图21.1），即一名68岁男性表现为头痛和2个月的复视继发于右第Ⅵ颅神经麻痹。图像显示脊索瘤的中心在斜坡。肿瘤向前延伸至蝶窦，肿瘤长轴主要为前后方向，适合前入路。没有涉及蝶窦前的任何结构，使得开放的前路对正常和未涉及的解剖结构相当破坏性。因此，该病例倾向于内镜经鼻入路。肿瘤向岩颈动脉背侧的外侧延伸可能代表了该入路的局限性；然而，扩展技术以及角度内镜和仪器可以在很大程度上克服这个问题。还注意到肿瘤在硬膜内扩展的证据。最初，经鼻入路术后脑脊液漏的风险较高，但改进的修复技术和外科医生经验降低了术后脑脊液漏的风险，其发生率与开放入路相当，文献显示其持续改善。这种情况下的颅底重建肯定需要人工或自体一期硬脑膜修复和血管化鼻中隔黏膜瓣，以减少脑脊液漏的风险，并提供一个坚固的屏障，可以承受术后强制性辅助的高剂量放射治疗。

参考文献

[1] Lanzino G, et al. Skull base chordomas: overview of disease, management options, and outcome. Neurosurg Focus. 2001; 10(3):E12.

[2] Colli BO, Al-Mefty O. Chordomas of the skull base: follow-up review and prognostic factors. Neurosurg Focus. 2001;10(3):E1.

[3] al-Mefty O, Borba LA. Skull base chordomas: a management challenge. J Neurosurg. 1997;86(2):182–189.

[4] Gay E, et al. Chordomas and chondrosarcomas of the cranial base: results and follow-up of 60 patients. Neurosurgery. 1995;36(5):887–96; discussion 896–897.

[5] Colli BO, Al-Mefty O. Chordomas of the skull base: follow-up review and prognostic factors. Neurosurg Focus. 2001;10(3):E1.

[6] Jahangiri A, Chin AT, Wagner JR, Kunwar S, Ames C, Chou D, et al. Factors predicting recurrence after resection of clival chordoma using variable surgical approaches and radiation modalities. Neurosurgery. 2015;76(2):179–185; discussion 85–86

[7] Tamura T, Sato T, Kishida Y, Ichikawa M, Oda K, Ito E, et al. Outcome of clival chordomas after skull base surgeries with mean follow-up of 10 years. Fukushima J Med Sci. 2015;61(2):131–140.

[8] Bi WL, Brown PA, Abolfotoh M, Al-Mefty O, Mukundan S Jr, Dunn IF. Utility of dynamic computed tomography angiography in the preoperative evaluation of skull base tumors. J Neurosurg. 2015;123:1–8.

[9] Stacchiotti S, Gronchi A, Fossati P, Akiyama T, Alapetite C, Baumann M, et al. Best practices for the management of local-regional recurrent chordoma. a position paper by the Chordoma Global Consensus Group. Ann Oncol. 2017;28(6):1230–1242.

[10] al-Mefty O, Borba LA. Skull base chordomas: a management challenge. J Neurosurg. 1997;86(2):182–189.

[11] Arnautovic KI, Al-Mefty O. Surgical seeding of chordomas. J Neurosurg. 2001;95(5):798–803.

[12] Derome PJ. Surgical management of tumours invading the skull base. Can J Neurol Sci. 1985;12(4):345–347.

[13] Raveh J, Vuillemin T. Advantages of an additional subcranial approach in the correction of craniofacial deformities. J Craniomaxillofac Surg Offi Publ Eur Assoc Cranio-Maxillo-Facial Surg. 1988;16(8):350–358.

[14] Sekhar LN, Nanda A, Sen CN, Snyderman CN, Janecka IP. The extended frontal approach to tumors of the anterior, middle, and posterior skull base. J Neurosurg. 1992;76(2):198–206.

[15] Feiz-Erfan I, Spetzler RF, Horn EM, Porter RW, Beals SP, Lettieri SC, et al. Proposed classification for the transbasal approach and its modifications. Skull Base Off J N Am Skull Base Soc [et al]. 2008;18(1):29–47.

[16] Effendi ST, Rao VY, Momin EN, Cruz-Navarro J, Duckworth EA. The 1-piece transbasal approach: operative technique and anatomical study. J Neurosurg. 2014;121(6):1446–1452.

[17] Alonso WA, Black P, Connor GH, Uematsu S. Transoral transpalatal approach for resection of clival chordoma. Laryngoscope. 1971;81(10):1626–1631.

[18] Uttley D, Moore A, Archer DJ. Surgical management of midline skull-base tumors: a new approach. J Neurosurg. 1989;71(5 Pt 1):705–710.

[19] Anand VK, Harkey HL, Al-Mefty O. Open-door maxillotomy approach for lesions of the clivus. Skull Base Surg. 1991;1(4):217–225.

[20] James D, Crockard HA. Surgical access to the base of skull and upper cervical spine by extended maxillotomy. Neurosurgery. 1991;29(3):411–416.

[21] Janecka IP, Sen CN, Sekhar LN, Arriaga M. Facial translocation: a new approach to the cranial base. Otolaryngol Head Neck Surg. 1990;103(3):413–419.

[22] Nuss DW, Janecka IP, Sekhar LN, Sen CN. Craniofacial disassembly in the management of skull-base tumors. Otolaryngol Clin N Am. 1991;24(6):1465–1497.

[23] Hao SP, Pan WL, Chang CN, Hsu YS. The use of the facial translocation technique in the management of tumors of the paranasal sinuses and skull base. Otolaryngol Head Neck Surg. 2003;128(4):571–575.

[24] de Mello-Filho FV, Mamede RC, Ricz HM, Susin RR, Colli BO. Midfacial translocation, a variation of the approach to the rhinopharynx, clivus and upper odontoid process. J Craniomaxillofac Surg. 2006;34(7):400–404.

[25] Al-Mefty O. Supraorbital-pterional approach to skull base lesions. Neurosurgery. 1987;21(4):474–477.

[26] Al-Mefty O. Operative atlas of meningiomas. Philadelphia: Lippincott-Raven; 1998.

[27] Kadri PA, Al-Mefty O. The anatomical basis for surgical preservation of temporal muscle. J Neurosurg. 2004;100(3):517–522.

[28] al-Mefty O, Anand VK. Zygomatic approach to skull-base lesions. J Neurosurg. 1990;73(5):668–673.

[29] Sen CN, Sekhar LN. An extreme lateral approach to intradural lesions of the cervical spine and foramen magnum. Neurosurgery. 1990;27(2):197–204.

[30] al-Mefty O, Borba LA, Aoki N, Angtuaco E, Pait TG. The transcondylar approach to extradural nonneoplastic lesions of the craniovertebral junction. J Neurosurg. 1996;84(1):1–6.

[31] Hayashi Y, Mizumoto M, Akutsu H, Takano S, Matsumura A, Okumura T, et al. Hyperfractionated high-dose proton beam radiotherapy for clival chordomas after surgical removal. Br J Radiol. 2016;89(1063):20151051.

[32] Pearlman AW, Friedman M. Radical radiation therapy of chordoma. Am J Roentgenol Radium Therapy, Nucl Med. 1970;108(2):332–341.

[33] Lebellec L, Aubert S, Zairi F, Ryckewaert T, Chauffert B, Penel N. Molecular targeted therapies in advanced or metastatic chordoma patients: facts and hypotheses. Crit Rev Oncol Hematol. 2015;95(1):125–131.

[34] Lee DH, Zhang Y, Kassam AB, Park MJ, Gardner P, Prevedello D, et al. Combined PDGFR and HDAC inhibition overcomes PTEN disruption in chordoma. PLoS One. 2015;10(8):e0134426.

[35] Wang AC, Owen JH, Abuzeid WM, Hervey-Jumper SL, He X, Gurrea M, et al. stat3 inhibition as a therapeutic strategy for chordoma. J Neurol Surg B Skull Base. 2016;77(6):510–520.

[36] Berson AM, Castro JR, Petti P, Phillips TL, Gauger GE, Gutin P, et al. Charged particle irradiation of chordoma and chondrosarcoma of the base of skull and cervical spine: the Lawrence Berkeley Laboratory experience. Int J Radiat Oncol Biol Phys. 1988;15(3):559–565.

[37] McDonald MW, Linton OR, Moore MG, Ting JY, Cohen-Gadol AA, Shah MV. Influence of residual tumor volume and radiation dose coverage in outcomes for clival chordoma. Int J Radiat Oncol Biol Phys. 2016;95(1):304–311.

[38] Tzortzidis F, Elahi F, Wright D, Natarajan SK, Sekhar LN. Patient outcome at long-term follow-up after aggressive microsurgical resection of cranial base chordomas. Neurosurgery. 2006;59(2):230–237; discussion-7.

[39] Walcott BP, Nahed BV, Mohyeldin A, Coumans JV, Kahle KT, Ferreira MJ. Chordoma: current concepts, management, and future directions. Lancet Oncol. 2012;13(2):e69–e76.

[40] Amit M, Na'ara S, Binenbaum Y, Billan S, Sviri G, Cohen JT, et al. Treatment and outcome of patients with skull base chordoma: a meta-analysis. J Neurol Surg B Skull Base. 2014;75(6):383–390.

[41] Koutourousiou M, Snyderman CH, Fernandez-Miranda J, Gardner PA. Skull base chordomas. Otolaryngol Clin N Am. 2011;44(5):1155–1171.

[42] Di Maio S, Temkin N, Ramanathan D, Sekhar LN. Current comprehensive management of cranial base chordomas: 10-year meta-analysis of observational studies. J Neurosurg. 2011;115(6):1094–1105.

[43] Jahangiri A, Jian B, Miller L, El-Sayed IH, Aghi MK. Skull base chordomas: clinical features, prognostic factors, and therapeutics. Neurosurg Clin N Am. 2013;24(1):79–88.

[44] Fernandez-Miranda JC, Gardner PA, Snyderman CH, Devaney KO, Mendenhall WM, Suarez C, et al. Clival chordomas: a pathological, surgical, and radiotherapeutic review. Head Neck. 2014;36(6):892–906.

[45] Berhouma M, Messerer M, Jouanneau E. Shifting paradigm in skull base surgery: roots, current state of the art and future trends of endonasal endoscopic approaches. Rev Neurol (Paris). 2012;168(2):121–134.

[46] Frank G, Sciarretta V, Calbucci F, Farneti G, Mazzatenta D, Pasquini E. The endoscopic transnasal transsphenoidal approach for the treatment of cranial base chordomas and chondrosarcomas. Neurosurgery. 2006;59(1 Suppl 1):ONS50-ONS57; discussion ONS-7.

[47] Cavallo LM, Cappabianca P, Messina A, Esposito F, Stella L, de Divitiis E, et al. The extended endoscopic endonasal approach to the clivus and cranio-vertebral junction: anatomical study. Childs Nerv Syst. 2007;23(6):665–671.

[48] de Notaris M, Cavallo LM, Prats-Galino A, Esposito I, Benet A, Poblete J, et al. Endoscopic endonasal transclival approach and retrosigmoid approach to the clival and petroclival regions. Neurosurgery. 2009;65(6 Suppl):42–50; discussion -2.

[49] Stamm AC, Pignatari SS, Vellutini E. Transnasal endoscopic surgical approaches to the clivus. Otolaryngol Clin N Am. 2006;39(3):639–656. xi.

[50] Kassam AB, Snyderman C, Gardner P, Carrau R, Spiro R. The expanded endonasal approach: a fully endoscopic transnasal approach and resection of the odontoid process: technical case report. Neurosurgery. 2005;57(1 Suppl):E213; discussion E.

[51] Fraser JF, Nyquist GG, Moore N, Anand VK, Schwartz TH. Endoscopic endonasal minimal access approach to the clivus: case series and technical nuances. Neurosurgery. 2010;67(3 Suppl Operative):ons150-158; discussion ons8.

[52] Fraser JF, Nyquist GG, Moore N, Anand VK, Schwartz TH. Endoscopic endonasal transclival resection of chordomas: operative technique, clinical outcome, and review of the literature. J Neurosurg. 2010;112(5):1061–1069.

[53] Colli B, Al-Mefty O. Chordomas of the craniocervical junction: follow-up review and prognostic factors. J Neurosurg. t;95(6):933–943.

[54] Gay E, Sekhar LN, Rubinstein E, Wright DC, Sen C, Janecka IP, et al. Chordomas and chondrosarcomas of the cranial base: results and follow-up of 60 patients. Neurosurgery.

1995;36(5):887–896; discussion 96–97.

[55] Ito E, Saito K, Okada T, Nagatani T, Nagasaka T. Long-term control of clival chordoma with initial aggressive surgical resection and gamma knife radiosurgery for recurrence. Acta Neurochir. 2010;152(1):57–67; discussion.

[56] Pamir MN, Ozduman K. Analysis of radiological features relative to histopathology in 42 skull-base chordomas and chondrosarcomas. Eur J Radiol. 2006;58(3):461–470.

[57] Derome PJ. The transbasal approach to tumors invading the skull base. In: Schmidek HHSH, editor. Operative neurosurgical techniques: indications, methods, and results. Philadelphia: W.B. Saunders Company; 1993. p. 427–441.

[58] Harsh G, Ojemann R, Varvares M, Swearingen B, Cheney M, Joseph M. Pedicled rhinotomy for clival chordomas invaginating the brain stem. Neurosurg Focus. 2001;10(3):E8.

[59] Maira G, Pallini R, Anile C, Fernandez E, Salvinelli F, La Rocca LM, et al. Surgical treatment of clival chordomas: the transsphenoidal approach revisited. J Neurosurg. 1996;85(5):784–792.

[60] Laws ER Jr. Transsphenoidal surgery for tumors of the clivus. Otolaryngol Head Neck Surg. 1984;92(1):100–101.

[61] Couldwell WT, Weiss MH, Rabb C, Liu JK, Apfelbaum RI, Fukushima T. Variations on the standard transsphenoidal approach to the sellar region, with emphasis on the extended approaches and parasellar approaches: surgical experience in 105 cases. Neurosurgery. 2004;55(3):539–547; discussion 47–50.

[62] Price JC, Holliday MJ, Johns ME, Kennedy DW, Richtsmeier WJ, Mattox DE. The versatile midface degloving approach. Laryngoscope. 1988;98(3):291–295.

[63] DeMonte F, Diaz E Jr, Callender D, Suk I. Transmandibular, circumglossal, retropharyngeal approach for chordomas of the clivus and upper cervical spine. Technical note. Neurosurg Focus. 2001;10(3):E10.

[64] Crockard HA, Sen CN. The transoral approach for the management of intradural lesions at the craniovertebral junction: review of 7 cases. Neurosurgery. 1991;28(1):88–97; discussion -8.

[65] Delgado TE, Garrido E, Harwick RD. Labiomandibular, transoral approach to chordomas in the clivus and upper cervical spine. Neurosurgery. 1981;8(6):675–679.

[66] Stevenson GC, Stoney RJ, Perkins RK, Adams JE. A transcervical transclival approach to the ventral surface of the brain stem for removal of a clivus chordoma. J Neurosurg. 1966;24(2):544–551.

[67] Cloward RB, Passarelli P. Removal of giant clival chordoma by an anterior cervical approach. Surg Neurol. 1979;11(2):129–134.

[68] Seifert V, Raabe A, Zimmermann M. Conservative (labyrinth-preserving) transpetrosal approach to the clivus and petroclival region–indications, complications, results and lessons learned. Acta Neurochir. 2003;145(8):631–642; discussion 42.

[69] Blevins NH, Jackler RK, Kaplan MJ, Gutin PH. Combined transpetrosal-subtemporal craniotomy for clival tumors with extension into the posterior fossa. Laryngoscope. 1995;105(9 Pt 1):975–982.

[70] House WF, De la Cruz A, Hitselberger WE. Surgery of the skull base: transcochlear approach to the petrous apex and clivus. Otolaryngology. 1978;86(5):ORL-770-ORL-779.

[71] Mortini P, Mandelli C, Franzin A, Giugni E, Giovanelli M. Surgical excision of clival tumors via the enlarged transcochlear approach. Indications and results. J Neurosurg Sci. 2001;45(3):127–139; discussion 40.

[72] Menezes AH, Gantz BJ, Traynelis VC, McCulloch TM. Cranial base chordomas. Clin Neurosurg. 1997;44:491–509.

[73] Sen CN, Sekhar LN. The subtemporal and preauricular infratemporal approach to intradural structures ventral to the brain stem. J Neurosurg. 1990;73(3):345–354.

[74] Sekhar LN, Janecka IP, Jones NF. Subtemporal-infratemporal and basal subfrontal approach to extensive cranial base tumours. Acta Neurochir. 1988;92(1–4):83–92.

[75] Tamaki N, Nagashima T, Ehara K, Motooka Y, Barua KK. Surgical approaches and strategies for skull base chordomas. Neurosurg Focus. 2001;10(3):E9.

[76] Babu RP, Sekhar LN, Wright DC. Extreme lateral transcondylar

approach: technical improvements and lessons learned. J Neurosurg. 1994;81(1):49–59.

[77] Goel A, Muzumdar D. Conventional posterior fossa approach for surgery on petroclival meningiomas: a report on an experience with 28 cases. Surg Neurol. 2004;62(4):332–338; discussion 8–40.

[78] Zhu W, Mao Y, Zhou LF, Zhang R, Chen L. Combined subtemporal and retrosigmoid keyhole approach for extensive petroclival meningiomas surgery: report of experience with 7 cases. Minim Invasive Neurosurg. 2008;51(2):95–99.

[79] Vellutini Ede A, Balsalobre L, Hermann DR, Stamm AC. The endoscopic endonasal approach for extradural and intradural clivus lesions. World Neurosurg. 2014;82(6 Suppl):S106–S115.

[80] Weber AL, Liebsch NJ, Sanchez R, Sweriduk ST Jr. Chordomas of the skull base. Radiologic and clinical evaluation. Neuroimaging Clin N Am. 1994;4(3):515–527.

[81] Erdem E, Angtuaco EC, Van Hemert R, Park JS, Al-Mefty O. Comprehensive review of intracranial chordoma. Radiographics. 2003;23(4):995–1009.

[82] Mikami T, Minamida Y, Yamaki T, Koyanagi I, Nonaka T, Houkin K. Cranial nerve assessment in posterior fossa tumors with fast imaging employing steady-state acquisition (FIESTA). Neurosurg Rev. 2005;28(4):261–266.

[83] Meyers SP, Hirsch WL Jr, Curtin HD, Barnes L, Sekhar LN, Sen C. Chondrosarcomas of the skull base: MR imaging features. Radiology. 1992;184(1):103–108.

[84] Muller U, Kubik-Huch RA, Ares C, Hug EB, Low R, Valavanis A, et al. Is there a role for conventional MRI and MR diffusion-weighted imaging for distinction of skull base chordoma and chondrosarcoma? Acta Radiol. 2016;57(2):225–232.

[85] Yeom KW, Lober RM, Mobley BC, Harsh G, Vogel H, Allagio R, et al. Diffusion-weighted MRI: distinction of skull base chordoma from chondrosarcoma. AJNR Am J Neuroradiol. 2013;34(5):1056–1061. S1.

[86] Laufer I, Anand VK, Schwartz TH. Endoscopic, endonasal extended transsphenoidal, transplanum transtuberculum approach for resection of suprasellar lesions. J Neurosurg. 2007;106(3):400–406.

[87] Stippler M, Gardner PA, Snyderman CH, Carrau RL, Prevedello DM, Kassam AB. Endoscopic endonasal approach for clival chordomas. Neurosurgery. 2009;64(2):268–277; discussion 77–78.

[88] Nyquist GG, Anand VK, Brown S, Singh A, Tabaee A, Schwartz TH. Middle turbinate preservation in endoscopic transsphenoidal surgery of the anterior skull base. Skull Base. 2010;20(5):343–347.

[89] Hadad G, Bassagasteguy L, Carrau RL, Mataza JC, Kassam A, Snyderman CH, et al. A novel reconstructive technique after endoscopic expanded endonasal approaches: vascular pedicle nasoseptal flap. Laryngoscope. 2006;116(10):1882–1886.

[90] Kassam AB, Prevedello DM, Thomas A, Gardner P, Mintz A, Snyderman C, et al. Endoscopic endonasal pituitary transposition for a transdorsum sellae approach to the interpeduncular cistern. Neurosurgery. 2008;62(3 Suppl 1):57–72; discussion -4.

[91] Kassam AB, Thomas A, Carrau RL, Snyderman CH, Vescan A, Prevedello D, et al. Endoscopic reconstruction of the cranial base using a pedicled nasoseptal flap. Neurosurgery. 2008;63(1 Suppl 1):ONS44-ONS52; discussion ONS-3.

[92] Kassam AB, Vescan AD, Carrau RL, Prevedello DM, Gardner P, Mintz AH, et al. Expanded endonasal approach: vidian canal as a landmark to the petrous internal carotid artery. J Neurosurg. 2008;108(1):177–183.

[93] Charalampaki P, Heimann A, Kockro RA, Kohnen W, Kempski O. A new model of skull base reconstruction following expanded endonasal or transoral approaches–long-term results in primates. Eur Surg Res. 2008;41(2):208–213.

[94] Iaconetta G, Fusco M, Cavallo LM, Cappabianca P, Samii M, Tschabitscher M. The abducens nerve: microanatomic and endoscopic study. Neurosurgery. 2007;61(3 Suppl):7–14; discussion.

[95] Barges-Coll J, Fernandez-Miranda JC, Prevedello DM, Gardner P, Morera V, Madhok R, et al. Avoiding injury to the abducens nerve during expanded endonasal endoscopic surgery: anatomic

and clinical case studies. Neurosurgery. 2010;67(1):144–154; discussion 54.

[96] George B, Bresson D, Bouazza S, Froelich S, Mandonnet E, Hamdi S, et al. Chordoma. Neurochirurgie. 2014;60(3):63–140.

[97] Taniguchi M, Kohmura E. Endoscopic endonasal removal of laterally extended clival chordoma using side-viewing scopes. Acta Neurochir. 2012;154(4):627–632.

[98] Leng LZ, Brown S, Anand VK, Schwartz TH. "Gasket-seal" watertight closure in minimal-access endoscopic cranial base surgery. Neurosurgery. 2008;62(5 Suppl 2):ONSE342-ONSE343; discussion ONSE3.

[99] Cavallo LM, Messina A, Esposito F, de Divitiis O, Dal Fabbro M, de Divitiis E, et al. Skull base reconstruction in the extended endoscopic transsphenoidal approach for suprasellar lesions. J Neurosurg. 2007;107(4):713–720.

[100] Carrabba G, Dehdashti AR, Gentili F. Surgery for clival lesions: open resection versus the expanded endoscopic endonasal approach. Neurosurg Focus. 2008;25(6):E7.

[101] Dehdashti AR, Karabatsou K, Ganna A, Witterick I, Gentili F. Expanded endoscopic endonasal approach for treatment of clival chordomas: early results in 12 patients. Neurosurgery. 2008;63(2):299–307; discussion -9.

[102] Kasemsiri P, Carrau RL, Ditzel Filho LF, Prevedello DM, Otto BA, Old M, et al. Advantages and limitations of endoscopic endonasal approaches to the skull base. World Neurosurg. 2014;82(6 Suppl):S12–S21.

[103] Cobb MI, Nimjee S, Gonzalez LF, Jang DW, Zomorodi A. Direct repair of iatrogenic internal carotid artery injury during endoscopic endonasal approach surgery with temporary endovascular balloon-assisted occlusion: technical case report. Neurosurgery. 2015;11 Suppl 3:E483-6; discussion E6–E7.

[104] Dusick JR, Esposito F, Malkasian D, Kelly DF. Avoidance of carotid artery injuries in transsphenoidal surgery with the Doppler probe and micro-hook blades. Neurosurgery. 2007;60(4 Suppl 2):322–328. discussion 8–9.

[105] Nerva JD, Morton RP, Levitt MR, Osbun JW, Ferreira MJ, Ghodke BV, et al. Pipeline Embolization Device as primary treatment for blister aneurysms and iatrogenic pseudoaneurysms of the internal carotid artery. J Neurointerv Surg. 2015;7(3):210–216.

[106] Tomio R, Toda M, Sutiono AB, Horiguchi T, Aiso S, Yoshida K. Gruber's ligament as a useful landmark for the abducens nerve in the transnasal approach. J Neurosurg. 2015;122(3):499–503.

[107] Alkan A, Sigirci A, Ozveren MF, Kutlu R, Altinok T, Onal C, et al. The cisternal segment of the abducens nerve in man: three-dimensional MR imaging. Eur J Radiol. 2004;51(3):218–222.

[108] Kaptain GJ, Vincent DA, Sheehan JP, Laws ER Jr. Transsphenoidal approaches for the extracapsular resection of midline suprasellar and anterior cranial base lesions. Neurosurgery. 2001;49(1):94–100; discussion -1.

[109] Kato T, Sawamura Y, Abe H, Nagashima M. Transsphenoidal-transtuberculum sellae approach for supradiaphragmatic tumours: technical note. Acta Neurochir. 1998;140(7):715–718; discussion 9.

[110] Dusick JR, Esposito F, Kelly DF, Cohan P, DeSalles A, Becker DP, et al. The extended direct endonasal transsphenoidal approach for nonadenomatous suprasellar tumors. J Neurosurg. 2005;102(5):832–841.

[111] Cook SW, Smith Z, Kelly DF. Endonasal transsphenoidal removal of tuberculum sellae meningiomas: technical note. Neurosurgery. 2004;55(1):239–244; discussion 44–46.

[112] Spencer WR, Levine JM, Couldwell WT, Brown-Wagner M, Moscatello A. Approaches to the sellar and parasellar region: a retrospective comparison of the endonasal-transsphenoidal and sublabial-transsphenoidal approaches. Otolaryngol Head Neck Surg. 2000;122(3):367–369.

[113] Tan NC, Naidoo Y, Oue S, Alexander H, Robinson S, Wickremesekera A, et al. Endoscopic surgery of skull base chordomas. J Neurol Surg B Skull Base. 2012;73(6):379–386.

[114] Jho HD. The expanding role of endoscopy in skull-base surgery. Indications and instruments. Clin Neurosurg. 2001;48:287–305.

[115] Campbell RG, Prevedello DM, Ditzel Filho L, Otto BA, Carrau RL. Contemporary management of clival chordomas. Curr Opin Otolaryngol Head Neck Surg. 2015;23(2):153–161.

[116] Sen CN, Sekhar LN, Schramm VL, Janecka IP. Chordoma and chondrosarcoma of the cranial base: an 8-year experience. Neurosurgery. 1989;25(6):931–940; discussion 40–41.

[117] Sen C, Triana A. Cranial chordomas: results of radical excision. Neurosurg Focus. 2001;10(3):E3.

[118] Cappabianca P, Cavallo LM, Colao A, de Divitiis E. Surgical complications associated with the endoscopic endonasal transsphenoidal approach for pituitary adenomas. J Neurosurg. 2002;97(2):293–298.

[119] Ciric I, Ragin A, Baumgartner C, Pierce D. Complications of transsphenoidal surgery: results of a national survey, review of the liter-ature, and personal experience. Neurosurgery. 1997;40(2):225–236; discussion 36–37.

[120] Kooshkabadi A, Choi PA, Koutourousiou M, Snyderman CH, Wang EW, Fernandez-Miranda JC, et al. Atlanto-occipital instability following endoscopic endonasal approach for lower clival lesions: experience with 212 cases. Neurosurgery. 2015; 77(6):888–897; discussion 97.

[121] Krengli M, Poletti A, Ferrara E, Fossati P. Tumour seeding in the surgical pathway after resection of skull base chordoma. Rep Pract Oncol Radiother. 2016;21(4):407–411.

[122] Hines JP, Ashmead MG, Stringer SP. Clival chordoma of the nasal septum secondary to surgical pathway seeding. Am J Otolaryngol. 2014;35(3):431–434.

[123] Smith KA, Crabtree K, Chamoun R. Delayed intraventricular metastasis of clival chordoma. Surg Neurol Int. 2016;7:3.

[124] Zemmoura I, Ben Ismail M, Travers N, Jan M, Francois P. Maxillary surgical seeding of a clival chordoma. Br J Neurosurg. 2012;26(1):102–103.

[125] Martin MP, Olson S. Intradural drop metastasis of a clival chordoma. J Clin Neurosci. 2009;16(8):1105–1107.

[126] Asano S, Kawahara N, Kirino T. Intradural spinal seeding of a clival chordoma. Acta Neurochir. 2003;145(7):599–603; discussion.

[127] Labidi M, Watanabe K, Bouazza S, Bresson D, Bernat AL, George B, et al. Clivus chordomas: a systematic review and meta-analysis of contemporary surgical management. J Neurosurg Sci. 2016;60(4):476–484.

[128] Garzaro M, Zenga F, Raimondo L, Pacca P, Pennacchietti V, Riva G, et al. Three-dimensional endoscopy in transnasal transsphenoidal approach to clival chordomas. Head Neck. 2016;38(Suppl 1):E1814–E1819.

[129] Messerer M, Cossu G, Pasche P, Ikonomidis C, Simon C, Pralong E, et al. Extended endoscopic endonasal approach to clival and paraclival tumors: indications and limits. Neurochirurgie. 2016;62(3):136–145.

[130] Boari N, Gagliardi F, Cavalli A, Gemma M, Ferrari L, Riva P, et al. Skull base chordomas: clinical outcome in a consecutive series of 45 patients with long-term follow-up and evaluation of clinical and biological prognostic factors. J Neurosurg. 2016;125(2):450–460.

[131] Sen C, Triana AI, Berglind N, Godbold J, Shrivastava RK. Clival chordomas: clinical management, results, and complications in 71 patients. J Neurosurg. 2010;113(5):1059–1071.

[132] Koutourousiou M, Gardner PA, Tormenti MJ, Henry SL, Stefko ST, Kassam AB, et al. Endoscopic endonasal approach for resection of cranial base chordomas: outcomes and learning curve. Neurosurgery. 2012;71(3):614–624; discussion 24–25.

[133] Little RE, Taylor RJ, Miller JD, Ambrose EC, Germanwala AV, Sasaki-Adams DM, et al. Endoscopic endonasal transclival approaches: case series and outcomes for different clival regions. J Neurol Surg B Skull Base. 2014;75(4):247–254.

[134] Saito K, Toda M, Tomita T, Ogawa K, Yoshida K. Surgical results of an endoscopic endonasal approach for clival chordomas. Acta Neurochir. 2012;154(5):879–886.

[135] Tatagiba M, Rigante L, Mesquita Filho P, Ebner FH, Roser F. Endoscopic-assisted posterior intradural petrous apicectomy in petroclival meningiomas: a clinical series and assessment of perioperative morbidity. World Neurosurg. 2015;84(6):1708–1718.

[136] Kassam A, Snyderman CH, Mintz A, Gardner P, Carrau RL. Expanded endonasal approach: the rostrocaudal axis. Part I.

Crista galli to the sella turcica. Neurosurg Focus. 2005;19(1):E3.

[137] Kassam A, Snyderman CH, Mintz A, Gardner P, Carrau RL. Expanded endonasal approach: the rostrocaudal axis. Part II. Posterior clinoids to the foramen magnum. Neurosurg Focus. 2005;19(1):E4.

[138] Iloreta AM, Nyquist GG, Friedel M, Farrell C, Rosen MR, Evans JJ. Surgical pathway seeding of clivo-cervical chordomas. J Neurol Surg Rep. 2014;75(2):e246–e250.

[139] Bilginer B, Turk CC, Narin F, Hanalioglu S, Oguz KK, Ozgen B, et al. Enigmatic entity in childhood: clival chordoma from a tertiary center's perspective. Acta Neurochir. 2015;157(9):1587–1593.

[140] Ares C, Hug EB, Lomax AJ, Bolsi A, Timmermann B, Rutz HP, et al. Effectiveness and safety of spot scanning proton radiation therapy for chordomas and chondrosarcomas of the skull base: first long-term report. Int J Radiat Oncol Biol Phys. 2009;75(4):1111–1118.

[141] Fagundes MA, Hug EB, Liebsch NJ, Daly W, Efird J, Munzenrider JE. Radiation therapy for chordomas of the base of skull and cervical spine: patterns of failure and outcome after relapse. Int J Radiat Oncol Biol Phys. 1995;33(3):579–584.

[142] van de Water TA, Lomax AJ, Bijl HP, de Jong ME, Schilstra C, Hug EB, et al. Potential benefits of scanned intensity-modulated proton therapy versus advanced photon therapy with regard to sparing of the salivary glands in oropharyngeal cancer. Int J Radiat Oncol Biol Phys. 2011;79(4):1216–1224.

[143] Holliday EB, Frank SJ. Proton radiation therapy for head and neck cancer: a review of the clinical experience to date. Int J Radiat Oncol Biol Phys. 2014;89(2):292–302.

[144] Stacchiotti S, Sommer J, Chordoma Global Consensus G. Building a global consensus approach to chordoma: a position paper from the medical and patient community. Lancet Oncol. 2015;16(2):e71–e83.

[145] Uhl M, Edler L, Jensen AD, Habl G, Oelmann J, Roder F, et al. Randomized phase II trial of hypofractionated proton versus carbon ion radiation therapy in patients with sacrococcygeal chordoma-the ISAC trial protocol. Radiat Oncol. 2014;9:100.

[146] Mima M, Demizu Y, Jin D, Hashimoto N, Takagi M, Terashima K, et al. Particle therapy using carbon ions or protons as a definitive therapy for patients with primary sacral chordoma. Br J Radiol. 2014;87(1033):20130512.

[147] Kyoshima K, Oikawa S, Kanaji M, Zenisaka H, Takizawa T, Goto T, et al. Repeat operations in the management of clival chordomas: palliative surgery. J Clin Neurosci. 2003;10(5):571–578.

[148] McDonald MW, Linton OR, Shah MV. Proton therapy for reirradiation of progressive or recurrent chordoma. Int J Radiat Oncol Biol Phys. 2013;87(5):1107–1114.

[149] Yamada Y, Gounder M, Laufer I. Multidisciplinary management of recurrent chordomas. Curr Treat Options in Oncol. 2013;14(3):442–453.

第二十二章　胶样囊肿

Anil Nanda, Samer K. Elbabaa

吴学潮 / 译

22.1 概述

胶样囊肿是起源于第三脑室顶部的良性脑室病变。它们被认为是发育期的囊肿，占到颅内肿瘤的 2%。囊肿被认为起源于中间帆的内胚层细胞，背面附着在 Monro 孔。与此病变相关的症状可能发生在任何时候，但最常发生在 40 多岁，其特征是位置性头痛。罕见因为脑脊液流出道的急性梗阻导致的突发死亡[1]。胶样囊肿在 MRI 上是典型的 T1 高信号和 T2 低信号，偶尔可能表现为边缘增强。病理上，囊液为混浊和黏液样的。组织学表现包括由类似支气管上皮的单层柱状上皮组成的纤维壁，其染色点为角蛋白和 EMA。

胶样囊肿通常是偶然发现，如果囊肿小、无症状且无脑积水，可以保守治疗。手术干预是症状性病变的主要治疗方法[2]。治疗目标可以从开窗引流到完整手术切除，多种手术入路可用于胶样囊肿的切除。在本章中，笔者将讨论胶样囊肿的开放和内镜治疗方法，包括病例管理（图 22.1）。

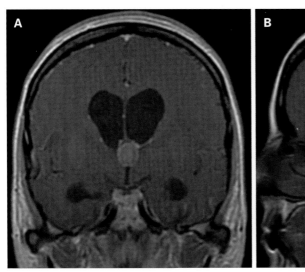
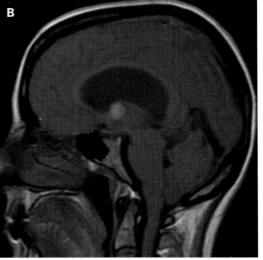

图 22.1 （A、B）病例：胶样囊肿。一名 42 岁的男性患者，临床表现为头痛，无其他神经系统障碍

22.2 经颅入路

Anil Nanda, Devi Prasad Patra

概述

胶样囊肿是第三脑室的良性病变，但如果治疗不当，有可能会导致不良预后。为了缓解症状和完全治愈，需要全切除病变。自从 Dandy[3] 描述了经皮质 – 脑室入路以来，这些病变已经可以被成功切除。多年来，其他一些手术入路，包括半球间经胼胝体入路和额下终板入路，在处理这种病变中的疗效也被深入探索。内镜技术的进步解决了开放手术入路的弊端，并因其损伤较小而被频繁应用。尽管如此，世界各地的许多神经外科医生仍然采用开放手术的方法，并认为是完全切除胶样囊肿的"金标准"[4-7]。

术前评估

大多数胶样囊肿的患者表现为非特异性头痛和急性颅内压升高的症状。在这种情况下，神经系统检查大多是正常的。术前记录高级认知功能，包括记忆和语言功能，对于评估术后功能恶化很重要。胶样囊肿在常规 CT 或 MRI 等影像学检查中很容易发现。每个手术层面的图像都应进行准确的评估，以确定囊肿在第三脑室的确切位置及其扩展位置。如果选择经皮层入路，则应评估脑室扩张的程度和脑皮层的厚度。对于经胼胝体入路，最重要的评估研究是脑静脉造影，它可以提供皮质引流静脉的细节，及其与冠状缝的定位关系。其次，应仔细评估脑内静脉的位置，以检测任何位移或其他解剖变异。术前评估 Monro 孔的扩张程度或穹隆柱的偏移都有助于选择合适的入路。使用神经导航特别有助于开颅手术的准确定位，如果在手术中找不到囊肿，可以借助导航定位囊肿在脑室内的位置。

手术技巧

胶样囊肿位于第三脑室，手术入路要在脑室的入口周围。几乎所有的病例手术中都需要首先进入侧脑室，然后进入第三脑室。无论如何进入脑室都需要分离神经组织，因此，需要权衡手术入路对解剖结构破坏的程度和造成的并发症。为了准确理解，所有的手术入路都分为 3 个序贯步骤：①进入侧脑室；②进入第三脑室；③切除囊肿。

进入侧脑室

多种手术入路可以进入侧脑室，并伴有特定的适应证和并发症。然而，我们将主要讨论两种被多数外科医生采用的手术入路，经皮层 – 脑室入路和半球间经胼胝体入路。

经皮层 – 脑室入路

经皮层 – 脑室入路，顾名思义，打开大脑皮层（额叶皮层）以进入同侧侧脑室。非优势侧（通常是右侧）通常是首选，除非侧脑室不对称扩张或肿瘤显著延伸到左侧脑室，这种情况更适合用左侧入路。

手术步骤

患者仰卧位，头部用 Mayfield 头架固定，头部略屈曲。头摆在中线位置有利于术中正确定位脑室结构的方向。头皮切口的方向可以有很多种，我们更喜欢马蹄形切口，可以做一个大约 6cm × 4cm 的开颅骨瓣（图 22.2A）。精准的开颅应该通过神经导航来准确评估病变在第三脑室中的位置；然而，后界不应超过冠状缝后 2~3cm，以避免损伤运动区。开颅范围的中线可延伸至上矢状窦，但无须完全暴露。硬脑膜以矢状窦为底边沿骨窗剪开并翻转。额叶中回是皮层切开的常见部位，但经脑沟入路可能更直接，侵袭性更小（图 22.2B）。皮层静脉应该始终保留，尽管它们通常不会造成重大影响。向同侧 Monro 孔的方向切开分离，分离方向可以沿着冠状缝与同侧外耳道

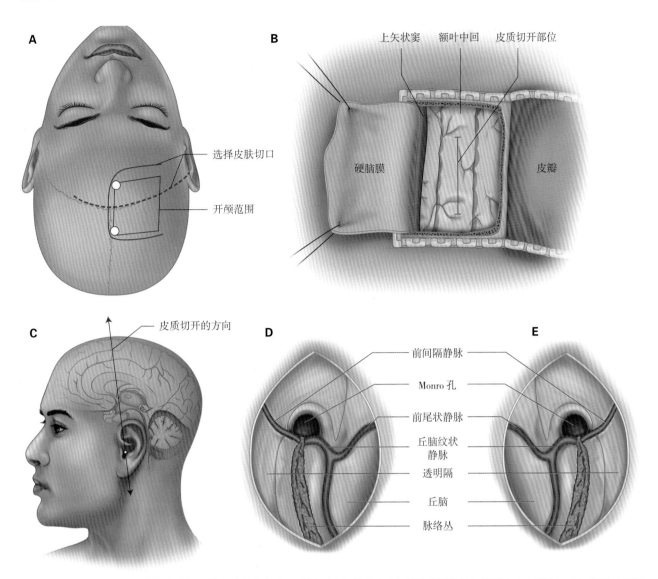

图 22.2 (A)经皮质入路的皮肤切口轮廓(蓝线)和开颅范围(红线)。(B)硬脑膜已经被切开翻向上矢状窦一侧。额叶中回是常见的皮质切开部位(红线)。(C)皮质切开的方向可以沿着冠状缝与外耳道的连线,在 Monro 孔层面暴露侧脑室。也可以用神经导航指引皮质切开方向。(D、E)从哪一侧的脑室进入都可以,了解丘脑纹状静脉与脉络丛的位置有助于决定选择哪一侧脑室。在左侧脑室(D),丘脑纹状静脉位于脉络丛的左侧;在右侧脑室(E),丘脑纹状静脉位于脉络丛的右侧

的假想连线,也可以使用神经导航(图 22.2C)。脑室室管膜表层覆盖有室管膜血管,在脑室被打开后,可以看到脉络丛和丘脑纹状静脉,以此追踪识别 Monro 孔(图 22.2D、E)。虽然很罕见,但也有可能进入对侧脑室,特别是在侧脑室不对称扩大的患者中。在这种情况下,上述提到结构可以用来确认进入的是哪一侧的脑室。脉络丛最先被识别,向前追踪到 Monro 孔后消失。在 Monro 孔处,丘脑纹状静脉位于脉络丛的外侧。丘脑纹状静脉在脉络丛左侧或右侧分别表明进入了左侧或右侧脑室。

并发症

这种手术入路最常见的并发症是癫痫,可在多达 30% 的患者中发生[8, 9]。随着显微外科技术的进步,癫痫的发生率有所下降,最近的系列报道中癫痫的发生率为 5%~10%[10, 11]。癫痫的发生与皮质切开有关,这里可能是癫痫发作病灶;然而,继发于静脉损伤或回缩的脑水肿也可能导致癫痫。另一个重要的潜在并发症是局灶性运动缺

陷，最常见的是由于运动皮层回缩引起的短暂性偏瘫。严重的偏瘫提示内囊直接损伤，因为内囊正好位于 Monro 孔层面脑室壁外侧，可能被错误的皮质切开而损伤。还有一些其他不太常见的并发症，包括由脑积水快速减压引起的硬脑膜下血肿、皮质切开部位持续的脑脊液漏、脑膜炎和脑室炎。

半球间经胼胝体入路

半球间经胼胝体入路是一个纯中线入路，从两侧大脑半球之间到达脑室，不需要做皮质切开。与经皮层入路相比，它侵袭性较小，但手术操作更困难，技术要求更高。

手术步骤

患者的体位和头皮皮瓣的位置与经皮层入路几乎相同，但是开颅需要更多的跨中线暴露，而向外侧扩展较小。矢状窦应至少暴露其宽度的一半，以不限制中线通道（图 22.3A）。开颅范围在前后方向的位置不仅取决于病变的位置，还取决于术前静脉造影上皮质引流静脉的情况。这种手术方法最重要的挑战之一是在引流入矢状窦的皮质静脉之间建立一个手术通道。术前静脉造影中应研究冠状位上引流静脉的走向，以确定冠状缝前最宽的通道。基于静脉走向而靠前或靠后开颅，可以分别降低或抬高头部，这样不会增加进入脑室的难度。所有静脉应小心保护，以尽量减少并发症的可能性。在困难的情况下，如果需要，可以牺牲较小的静脉；然而，应该从脑表面和矢状窦上仔细解剖和分离附着的蛛网膜来移开较大的静脉。从内侧缘小心牵拉大脑半球进入半球间裂（图 22.3B）。在矢状窦外侧的硬脑膜上缝线牵拉可以有效地增加暴露的角度。大脑半球之间的小桥接静脉可以电凝切断。此时需要识别的重要结构是扣带回、胼周动脉和胼缘动脉。胼缘动脉在扣带回上方，而胼周动脉在扣带回下方、胼胝体上方，但是也可能存在变异情况（图 22.3C）。与扣带回相比，胼胝体呈闪亮的白色，而扣带回呈暗白色，类似于覆盖软膜血管的皮层。这个区别对于避免无意中进入扣带回至关重要。通过分离粘

连的蛛网膜，可以确定两条平行的胼周动脉，并在它们之间形成一个手术平面。沿中线分离动脉对避免损伤外侧的皮质穿通动脉至关重要。在正中线上暴露胼胝体约 3~4cm，然后通过导航确定切口位置。用双极电凝和吸引器逐渐分离纤维组织切开胼胝体。通常胼胝体切开约 1~2cm 就可以满意地到达胶样囊肿（图 22.3D）。根据分离的方向和脑室的定位方向，可以进入任一侧脑室或透明隔（图 22.4）。根据丘脑纹状静脉和脉络丛的方向，可以明确是哪一侧脑室。进入透明隔则看不到任何结构，在透明隔开窗就可以进入侧脑室。

并发症

这种手术入路最可怕的并发症是重要皮质静脉的损伤，以及随后发生的静脉性水肿和出血。Desai 等报道了在 62 例进行这种手术的患者中有 4 例发生了该并发症[11]。另一方面，有一些病例报道，包括我们自己的病例，没有发生这样的并发症[12, 13]。在 Sheikh 等的 Meta 分析中，经胼胝体入路的患者中有 2.7% 发生静脉梗死，而经皮质入路中没有[10]。术后可能因为皮质回缩，皮质静脉、矢状窦血栓，或者胼周动脉损伤出现局灶性缺陷，如单肢瘫、偏瘫、失忆症或失语症。关于胼胝体切开术引起的分离综合征已在文献中广泛讨论。理论上是有可能损伤大脑半球间感觉或运动信息的传递的，但是并没有太多可定量缺损的报道。一种可能的假设是，这种方法所需的胼胝体切开术不涉及压部，从而避免了皮质间传递的显著损伤。胶样囊肿手术所需的胼胝体切开很小，可避免引起明显的分离症状[14-17]。然而，有一些细微缺损的报道，如触觉和听觉传递缺陷[18-20]。还有一些其他类似于经皮质入路的并发症，包括硬膜下血肿或积液、脑膜炎和脑室炎。

入路的选择

在 Dandy 最早报道之后，经皮质入路可能是治疗第三脑室病变最常用的方法。在很久以前的文献中，胼胝体切开的严重后果一直被高估。直到近 30 年里许多报告表明，局部前胼胝体切开导

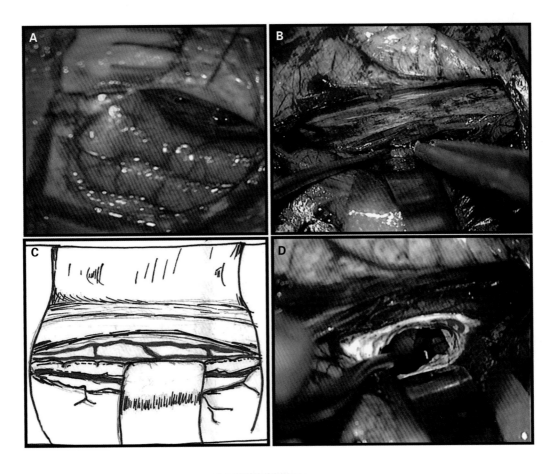

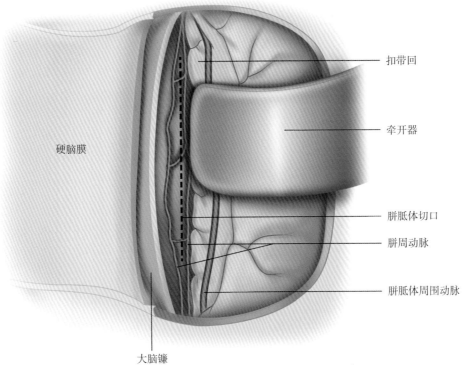

扣带回

牵开器

硬脑膜

胼胝体切口

胼周动脉

胼胝体周围动脉

大脑镰

图 22.3（A）半球间经胼胝体入路的术中图像。硬脑膜以上矢状窦为底翻向中线侧以暴露大脑间裂。（B）内侧半球皮层已被缩回，以暴露在大脑镰下方的胼胝体周围血管。（C）插图显示了胼胝体周围血管的方向。分离平面应在两个胼胝体周围动脉之间，以避免外侧皮质穿孔。（D）小的胼胝体切开术暴露了侧脑室。注意胼胝体的亮白色

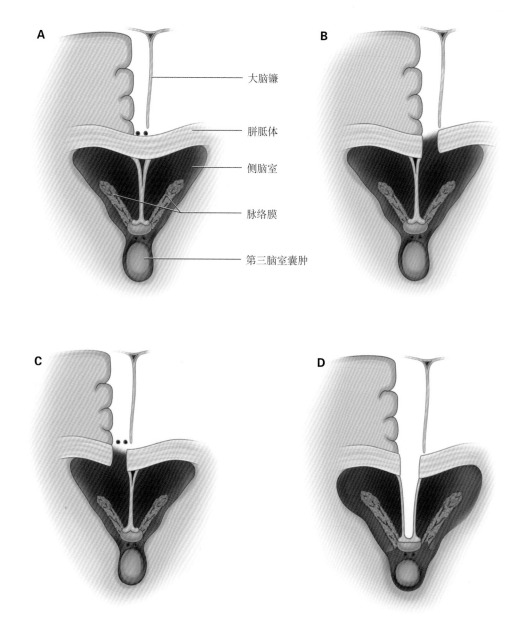

图 **22.4** 半球间经胼胝体入路（A），可进入右侧脑室（B）、透明隔腔（C）和左侧脑室（D）

致的缺陷很小甚至没有。每种手术方法都有其优点和局限性（表 22.1）。有几个因素可以指导选择合适的方法，其中包括：

（1）侧脑室的扩张程度：在存在脑积水的情况下，两种方法优点相同，因为神经结构的拉伸扩张有助于减少进入脑室所需的深度。然而，如果没有脑室扩大，或者有分流管，会给经皮质入路带来困难，因为这需要一个大的皮质切口和更多的牵拉。这种情况下，经胼胝体入路更合适，

因为它不需要切开皮质。

（2）胶样囊肿在第三脑室的特定位置和范围：在经胼胝体入路中，中线直视视角有利于同等地观察双侧脑室，更方便处理双侧扩展的病变（图 22.5）。同样，中线入路更有利于经穹隆间进入第三脑室。在经皮质入路中，手术视角使得它更容易进入同侧侧脑室和第三脑室的对侧壁（图 22.5）。因此，在有脑积水的情况下，主要延伸到一侧的囊肿可以很容易地通过经皮质入路切除，

表22.1 侧脑室入路的比较

	经皮层入路	经胼胝体入路
优点	简单且技术要求较低	直接和较短的手术路径
	良好显示同侧侧脑室和第三脑室对侧壁	良好显示侧脑室和第三脑室
	皮层静脉损伤风险小	无须皮层切开，癫痫发生率低
	无失联综合征风险	适合无扩张脑室
缺点	不适合无扩张脑室	皮层静脉损伤或血栓形成的风险
	对侧Monro孔显示不佳	失联综合征的风险
	癫痫发生风险	损伤胼周围动脉的风险
	局部神经功能缺失风险	技术上更难

而且损伤最小。

（3）额叶皮层的静脉解剖：术前静脉造影时引流静脉之间缺乏合适的通道，使得经胼胝体入路不太合适。

（4）患者临床表现和术前认知功能：急性失代偿患者或认知功能障碍患者，经皮质入路可能有利，因为其技术要求较低，避免扣带回收缩或胼胝体分裂。

进入第三脑室

一旦进入侧脑室，病变很容易通过Monro孔

图22.5 （A、B）经皮质入路（A）和半球间经胼胝体入路（B）暴露范围的比较

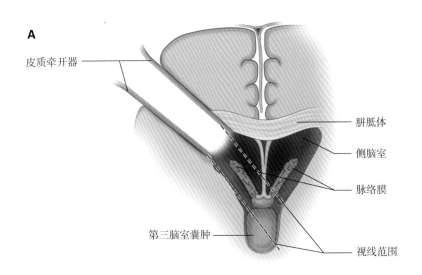

A

皮质牵开器 / 胼胝体 / 侧脑室 / 脉络膜 / 第三脑室囊肿 / 视线范围

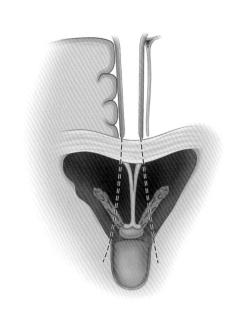

B

隆出。在极少数情况下，囊肿位于后面或藏在对侧 Monro 孔的下方，这样标准的侧脑室暴露可能不容易看见。大多数囊肿可以很容易地减压，而不需要进入第三脑室；然而，最终囊肿从第三脑室顶分离需要某种形式进入第三脑室。指导进一步操作的最重要的因素是 Monro 孔的扩张度。在大多数病例中，充分扩张的 Monro 孔有利于解剖和切除囊肿，没有任何阻碍。然而，对于 Monro 孔正常或囊肿不可直视的患者，需要暴露第三脑室前部以便安全操作。第三脑室前部可以通过各种途径进入，我们将讨论 3 种最重要的方法。

经室间孔入路

大多数胶样囊肿是囊性囊肿，可以通过针穿刺减压，缩小到即使在未扩张的脑室也很容易切除的水平。然而，在某些情况下，没有准确看到囊肿的范围，需要扩大 Monro 孔，以达到安全的切除囊肿。如果需要，可以通过扩张钳子的尖端扩大 Monro 孔来移动囊肿，这样可以不切除任何神经结构。然而，在困难的情况下，可以通过切开 Monro 孔壁来实现进一步的扩张。在这方面，文献中描述了两种选择：①单侧切除穹隆下侧；②切除 Monro 孔后下侧并部分切除丘脑前部（图 22.6A）。

手术步骤

可以从穹隆柱下方、间隔静脉的前方分开，从 Monro 孔前方的穹隆柱开始分离。这样扩大对可以看见因病变太大而无法通过小孔切除的病变最有帮助。切除丘脑的前部可以更多地进入 Monro 孔的后部，在那里囊肿附着在第三脑室的顶部。丘脑纹状静脉是主要的障碍，限制向后分离的程度。丘脑纹状静脉可以通过小心切断其蛛网膜附着从丘脑表面分离，并可以向后移动暴露丘脑前部。在这两种情况下，Monro 孔都可以合理地扩张以清除大部分病变；然而，由于神经结构允许分离的程度有限，非常大的病变不应该通过这种途径进行治疗。

并发症

这两种扩张 Monro 孔的方法都有明显的神经功能缺损的风险。切开穹隆会导致短期记忆丧失 [21, 22]。一些作者报告单侧穹隆切开 [23, 24] 后没有显著的记忆丧失风险，但另一些作者报告了短暂的记忆丧失。这种短暂的记忆丧失可能是多因素的，但可能与术前对侧穹隆功能障碍和（或）术中操作有关。Monro 孔后下侧的切开有损害脑内静脉及其与丘脑纹状静脉汇合的风险 [25]。丘脑的前核与边缘系统有关，而单侧去除一部分并没有引起明显的缺陷 [26]。

穹隆间入路

这种方法是从两个穹隆柱之间进入第三脑室（图 22.6C）。这样从中线暴露第三脑室，可以看见大多数病变。穹隆间入路可以在经皮质或经胼胝体暴露后进行，但后者具有一个明显纯中线取向的优势。

手术步骤

安全进入穹隆间通道的最重要结构是中线中缝。穹隆的两个柱结合在一起形成体部，被位于第三脑室顶部的中线轴分隔开。在后方，它们再次分开，形成穹隆脚，由穹隆的连合分开。引导中线中缝识别的结构是透明隔。透明隔可以有解剖学上的变异，从单一的膜结构到一个完整的腔。从经胼胝体中线来看，可以将两层隔膜分开，以确定中线中缝在其附着的基部。如果通过侧脑室入路（经胼胝体或经皮质入路），可以在室间隔底部开窗并打开以分离两层。了解室间隔中线矢状位与中线轴的关系是非常重要的，因为在一些不对称脑室扩大的病例中，室间隔可能有扭曲的形状，其中一个穹隆可能发生位移或伸展。在这些情况下，中线中缝可能不具有纯粹的中线方向。穹隆必须沿着中线中缝准确分离，以避免损坏。中缝由锋利的刀和镊子切开，从 Monro 孔开始，向后延伸约 2cm。同样重要的是不要将切口向后延伸过远超过 2cm，以避免损伤海马连合，这可能会产生永久性的记忆障碍。包括大脑内静脉在内的第三脑室顶部的结构不能直接从下面通过，因为在大多数病例中，它们由于囊肿的扩张而移

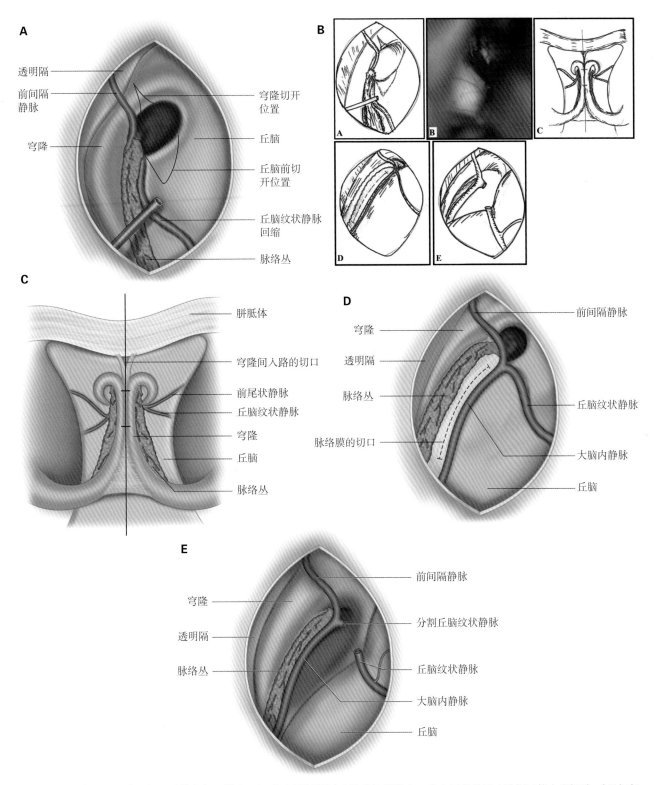

图 22.6（A）Monro 孔可以通过前上切口增大，（B）也可以通过丘脑前切开增大。术中图像显示小孔切口扩大室间孔。（C）穹隆间入路进入第三脑室。穹隆柱沿中线切开。（D）脉络膜下入路进入第三脑室。广泛分离的脑内静脉可以很容易地进入第三脑室（红色虚线）。（E）在其他情况下，丘脑纹状静脉可以被分割以充分打开第三脑室

位到侧面。然而，外科医生不应该认为这种移位是理所当然的，在打开第三脑室顶时应该小心，因为在某些情况下静脉可能正好位于中线。分离后的穹隆通常不需要回缩，因为可以获得足够的空间来减压囊肿并移除附着物。

并发症

即使很有经验，这种方法不可避免也会造成一定程度的穹隆损伤。对穹隆的操作可导致短暂的记忆丧失。穹隆分离程度和术前认知功能可能有一定作用。由于胶样囊肿不常需要经穹隆间入路，有关该并发症风险的文献很少。然而，在使用穹隆间入路治疗其他第三脑室肿瘤的其他手术中，报道的失忆率高达63%[27-30]。

脉络膜下入路

通过脉络膜下经膜间入路可进入第三脑室的前外侧。这种方法被提出是为了避免上述两种方法所涉及的穹隆回缩或分离后的重大并发症。脉络膜的分离可以不需要进行神经结构的切开而打开第三脑室；然而，丘脑横纹静脉明显限制了暴露。在大多数需要脉络膜下入路的病例中，由于囊肿导致大脑内静脉侧向移位，导致自然通道分离。在某些情况下，为了获得足够的暴露，可能需要牺牲丘脑横纹静脉。

手术步骤

脉络丛沿侧脑室底伸展，并抬高以暴露丘脑和第三脑室顶之间的裂隙[31]。脉络丛通过蛛网膜的两个小叶与基部相连，一个在膜的内侧，另一个在丘脑的外侧。锐性分离任一侧的蛛网膜小叶可打开第三脑室。在大多数情况下，大脑内静脉向外侧移位，内侧蛛网膜小叶可提供一条自然通道（图22.6D）。在其他病例中，丘脑纹状静脉与丘脑背表面分离以扩大通道。如有需要，可将丘脑纹状静脉电凝并与大脑内静脉分离（图22.6E）。这使得在丘脑向外侧和穹隆体向内侧轻微收缩后，第三脑室能有一个广泛的前外侧暴露。

并发症

最重要的潜在并发症是丘脑纹状静脉阻塞。这可能导致灾难性的静脉水肿和随后的基底节出血，然而，此类并发症的报道却出奇地少[12, 33]。其他并发症可能由丘脑收缩或大脑内部或丘脑后静脉的意外损伤引起。

入路的选择

当病变很小或容易通过Monro孔看到时，应尽力通过Monro孔将病变切除（表22.2）。扩大的Monro孔可能是一个优势，是最受喜欢和常规使用的通道。Monro孔扩张或切开术仅适用于稍大且不易活动的病变。相当大的病变可能需要其他方法。如果病变充满第三脑室，并沿脑室顶全长附着，则采用中线穹隆间入路，因为与其他入路相比，后方暴露更充分。由于不需要进入侧脑室，这种方法在脑积水患者中同样是首选。在所有其他情况下，应避免穹隆入路。脉络膜下入路可用于中第三脑室或后第三脑室较大病变，最适合于脑内静脉分离较宽的病例。

囊肿切除

为了避免复发，应尝试采用多种方法将囊肿完全切除。一个通过Monro孔可见的小胶样囊肿

表22.2 进入第三脑室入路的比较

入路	优势	劣势
经室间孔	小病变	大病变
	通过Monro孔可见的病变	无扩大的Monro孔
	扩大的Monro孔	无脑室扩大
	第三脑室前端囊肿	
	扩大的侧脑室	
穹隆间	广泛附着于顶部病变	小病变
	被囊肿分离穹隆体	后部病变为主
	无脑室扩大	术前认知功能障碍
	经Monro孔无法直视的病变	
脉络膜下	扩大的侧脑室	小侧脑室
	第三脑室扩张，大脑内静脉被广泛分离	小病变
	后位病变	粘连性脉络丛或既往脑室炎
	经Monro孔无法直视的病变	

（＜1cm），有利于手术切除（图22.7A）。这种病变不应该被穿刺，因为扩张的包膜使其更容易从周围结构中剥离出来。小探头可以通过病变周围的孔沿整个周长将其从易碎的粘连中解脱出来，除了在与大脑内部静脉相连的上部（图22.7B）[29]。轻轻牵拉囊肿，使附着处分离，使其完全游离。较大的病变不应在不减压囊肿的情况下切除。穿刺囊壁，用针或分流管吸出内容物，以避免溢出到脑室腔。当囊肿被减压时，通过在囊肿周围顺利地通过探针来估计附着的后部范围。对于位于前

方的病变，附着处很容易电凝并通过孔分离（图22.7C）。对于延伸至后第三脑室或有紧密附着的较大病变，应通过上述任何一种途径进入第三脑室，以便直接观察。应严格避免牵引附着物和撕脱，因为它会导致脑内静脉撕裂，并伴有毁灭性的并发症。需要彻底冲洗以确认脑室内无出血。

特别的挑战

小脑室腔

没有扩张的脑室不允许有足够的工作空间，

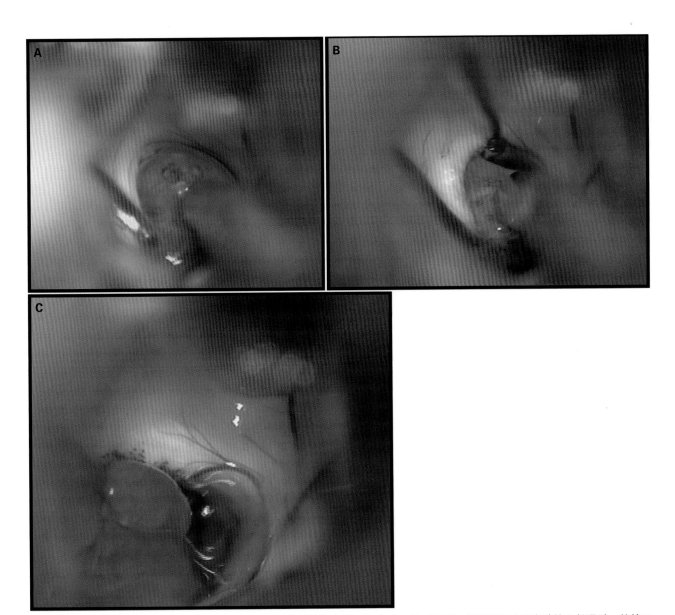

图22.7　（A）术中图像显示通过Monro孔可见一个大的胶样囊肿。（B）在初始减压后，探针可以沿着囊肿的周长通过，从第三脑室壁进行解剖。（C）囊肿正在通过Monro孔输送

在手术过程中需要过度的操作和神经结构的回缩。在这种情况下，中线经胼胝体入路特别有助于从上方观察 Monro 孔。如果担心 Monro 孔扩张不足以取出囊肿，则可以增加穹隆间通道。

不可见囊肿

囊肿进入侧脑室后可能会变得不明显。如果进入与囊肿突出侧相对的脑室，可能会出现看不到囊肿的情况[28]。在经胼胝体入路中尤其值得关注，在这种入路中，囊肿可能最终位于侧脑室的任何一侧。同样，进入透明隔腔也是可能的，没有任何明显的标志。无论哪种情况，透明隔开窗都会引向正确的一侧。如果即使从囊肿的所在侧脑室也看不到囊肿，那么囊肿很可能位于 Monro 孔的前部和下部或在第三脑室的后部。Monro 孔的前下部是手术中常规使用的手术角度之外的隐藏空间，可以通过旋转头部的位置或通过该方向的探头来寻找。如果发现囊肿，则可以通过穹隆有限的下部分割来扩大穹隆。第三脑室囊肿的后方位置可以通过内镜确认，定位后可以通过脉络膜下途径接近[34]。

囊肿不易取出

在试图通过孔道运送之前，大的囊肿应该先减压。在某些情况下，囊肿内容物太厚或钙化而不能抽吸[29]。可以尝试逐段切除囊肿，但应始终通过小孔在囊肿下方放置一个长长的棉条，以避免碎片迁移到第三脑室深处。致密粘连的囊肿不应拔除，而应在直视下通过第三脑室切开进行治疗。

附着处出血

拔除附着物后可能会出现少量出血，通常用生理盐水冲洗就会停止。应避免应用双极电凝，除非有明显的小静脉出血点。大部分出血来自静脉分支，可以通过在棉球上放置小明胶海绵来控制。对于持续性出血，可能需要在第三脑室打开后直接在止血剂上压迫。

手术结果

总体而言，开放手术切除胶样囊肿后的结果是非常好的。通过开放的手术入路直接显示囊肿附着和双手操作的能力，具有完全切除囊肿的明确优势和良好的远期疗效。大多数最近的系列[11-14, 35-37] 报告大体全切除率超过 90%，因此复发率很低甚至没有[12, 13, 35, 37, 38]。在他们的 Meat 分析中，Seikh 等分析了 1278 例通过显微外科或内镜技术进行手术的患者，发现显微外科手术组的切除范围明显大于内镜手术组，复发率明显低于内镜手术组，再手术率也低于内镜手术组[10]。内镜组的总体并发症发生率较低，但死亡率相似。最重要的不良后果之一是记忆力丧失，在某些系列报道中，记忆力丧失发生率从 9.5%[11] 到高达 53%[35]。

要点
经皮质入路和经胼胝体入路均能充分显示侧脑室，然后是第三脑室。两种入路大多采用矢状窦旁开颅，在冠状缝前 2/3，在冠状缝后 1/3，变异较小
经皮质入路包括切除额叶中回的皮质，然后向同侧脑室进行解剖。在经胼胝体入路中，通过大脑半球前入路暴露胼胝体主体，然后通过小的胼胝体切开进入脑室
在大多数病例中，胶样囊肿在前第三脑室可见，并可通过经孔入路切除。对于较大或位于后方的囊肿，需要通过穹隆间入路或脉络膜下入路切开第三脑室
完全切除囊肿应该是目标。首先应对囊肿进行减压，然后小心地将附件从第三脑室顶部取出，最好是在直视下进行

结论

经皮质入路和经胼胝体入路在世界范围内都在使用；然而，越来越多的证据支持经胼胝体入路是首选入路[6, 10, 12, 38]。如果计划得当，选择恰当的手术入路，这种良性但具有破坏性的第三脑室病变可以完全切除，并得到治愈。

图 22.1 所示病例的评述

病例

一名 42 岁的男性出现头痛症状。检查显示他的其他神经是完好无损的（图 22.1）。

讨论

患者在第三脑室前部有一个胶样囊肿。侧脑室对称，中度扩张。经皮质入路和经胼胝体入路对该患者都是可行的，但考虑到皮质较厚，囊肿较小，经胼胝体入路更合适，侵袭性更小。术前静脉造影和术中导航指引开颅的适当位置。一旦进入脑室，囊肿可以毫不费力地通过 Monro 孔观察到。考虑到一个未扩张的 Monro 孔，囊肿需释压。用探头绕着囊壁仔细操作，使其脱离第三脑室壁上的粘连。温和地牵引，应能使外科医生在完全切除囊壁后看到沿顶壁的附着物。

22.3　内镜下经脑室入路治疗

Christian Diniz Ferreira, Kléver Forte de Oliveira, Samer K. Elbabaa

概述

胶样囊肿约占所有颅内肿瘤的 1%，占脑室肿瘤的 15%~20%[39, 40]。1921 年，Dandy 报道了第一个经皮质 – 脑室入路治疗胶样囊肿[41]。60 多年后，也就是 1983 年，首次进行经脑室内镜下抽吸治疗第三脑室胶样囊肿[34, 39]。

外科技术

解剖

解剖学知识对于更好地理解神经内镜的适应证和技术是必不可少的。在这里，我们简要回顾侧脑室和第三脑室的解剖学。

侧脑室

侧脑室是位于大脑深处的两个 C 形腔，每个腔在丘脑周围的一个半球内。它们的内侧由室管膜（一种上皮细胞组织）排列，并充满了脑脊液（CSF）。每个侧脑室都是一个封闭的腔，除了连接它和第三脑室的 Monro 孔[42]。

每个侧脑室分为 5 个部分：额角、颞角、枕角（3 个角）、体部和房部[42]。

脉络丛附着在脉络膜裂上，脉络膜裂是穹隆和丘脑之间的一个狭窄的 C 形裂隙（图 22.8）。它见于体部的内侧、房部和颞角。穹隆和丘脑是侧脑室体部脉络膜裂的上界和下界。侧脑室脉络丛穿过 Monro 孔，在第三脑室顶部与两条平行的脉络丛延续[42]。

第三脑室

第三脑室是一个狭窄的漏斗状中线腔，位于间脑。它通过 Monro 孔与每个侧脑室相连，并通过 Sylvius 导水管（也称为大脑导水管）与第四脑室相连[42]。Monro 孔位于第三脑室顶壁和前壁的交界处。它的前缘由穹隆体和穹隆柱的交界处组成。丘脑的前极是它的后端。脉络丛、脉络膜后内侧

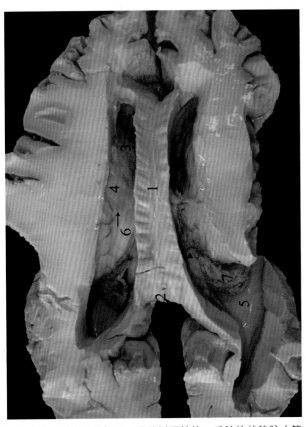

图 22.8　侧脑室上切面，显示以下结构：丘脑纹状静脉（箭头）、脉络膜上静脉（箭头）、胼胝体小体（1）、胼胝体压部（2）、尾状核头（3）、尾状核体（4）、侧支三角（5）、丘脑（6）和脉络丛（7）

动脉的远端分支，以及丘脑纹状静脉、脉络膜上静脉和隔静脉是穿过该孔的结构[42]。

第三脑室的顶部从单侧脑室的孔延伸到后外侧隐窝（图 22.9）。它由 4 层组成：一层由穹隆形成，两层来自软脑膜的薄层半透明膜，由形成 Tela 脉络膜的脆性小梁相连，一层血管（脉络膜后内侧动脉及其分支和大脑内静脉和其支流）在 Tela 脉络膜之间。这一间隙位于第三脑室顶端脉络膜裂体的内侧，在穹隆体部下方，在丘脑的上内侧表面之间，称为中间膜[42]。

中间膜通常是一个闭合的空腔，接受来自额角和侧脑室体部的许多静脉，这些静脉汇合在一起形成大脑内静脉。大脑内静脉就在 Monro 孔后面，从松果体上方的中间膜穿出，进入四叠体池，与大脑大静脉（Galen 静脉）汇合[42]。

内镜技术

侧脑室的经额入路

在全身麻醉下，手术开始进入侧脑室。头部的正确位置是这项技术成功的关键。头部可以通过 Mayfield 头架或马蹄形头部固定器固定在一个中间的略微弯曲的位置。做一个短的线形或马蹄形冠前皮肤切口。带有工作通道的刚性 0° 内镜通常用于胶样囊肿手术[43]。

穿刺孔的最佳位置是一个有争议的话题。我

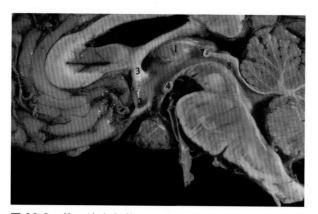

图 22.9 第三脑室矢状面，显示以下解剖结构：中间带（1）、视窝（2）、穹隆柱（3）、乳头体（4）、漏斗间隐窝（5）、终板（6）、后连合（7）和侧凸导水管（8）

们倾向于使用距中线 2~2.5cm、冠状缝前 0~1cm 的入口点。在文献中，理想的入口点在距中线 2~7cm 和冠状缝前 0~7cm 之间。合适的切入点和路径有助于将残留囊肿的概率降至最低，并避免医源性损伤关键解剖结构，如尾状核、大脑深静脉和穹隆[44]。

Rangel-Castilla 等的研究成果。试图定义一个理想的入口点，以获得最佳路径。他们的结果表明，最佳进入点随着脑室大小的增加而横向变化。在 90% 的病例中，它位于冠状缝前 4~6cm[44]。Ibáñez-Botella 等建议在冠状缝前方 1~2cm 处、中线外侧 3cm 处开一个额部穿刺孔。如果右侧能提供更好的手术入路，应首选右侧，同时要考虑到脑室大小的不对称性和胶样囊肿的偏侧化。神经导航为定位入口毛刺孔提供了一个很好的选择，特别是在小脑室的情况下。然而，由于它并不是普遍可用的，经典的颅骨测量仪切入点仍然有用[43, 44]。

其他作者描述了不同的技术，如 Delitala 等报道的眶上入路，在瞳孔中线眼眶边缘上方约 1.5cm 处有一个入口穿毛刺点，与冠状面上的垂直线成 15°。他们报告说，第三脑室顶部的可视化更好，穹隆损伤的风险更低，因为 Monro 孔是垂直接近的，而不是切向的[45]。

钻孔后，进行徒手脑室穿刺，形成用于将内镜引入侧脑室的实质走廊。在硬脑膜凝固和硬脑膜穿孔后，硬质内镜被推进到侧脑室，无论有没有剥离的护套，开始使用 Ringer 溶液冲洗，以改善手术野，有助于解剖标志的识别[46]。

无论选择哪种技术（经孔或经脉络膜入路），手术包括凝固囊肿包膜、穿刺和抽吸内容物，以及整块切除病变[43]。在我们的手术中，我们在穿刺前凝结囊肿包膜。斜切 Fogarty 导管 4F 的尖端，并将其连接到注射器上，以便形成真空并启动抽吸。减压后，我们继续切除病变。

经脑室 – 脉络膜入路和经脑室 – 经孔入路
在经脑室 – 脉络膜切开术中，在刚性内镜进入脑室后，通过内镜内最小的内侧向外侧运动，用夹钳或将电凝器引入内镜的工作通道来打开脉络膜裂。在这一点上，必须特别注意前间隔–丘脑纹状静脉复合体的位置。在不到一半的病例中，这个复合体和大脑内静脉的汇合处位于Monro孔的相对后方，允许脉络膜裂的开放而不需要凝结和切开前间隔静脉。然而，当汇合处毗邻Monro孔时，在切开脉络膜裂之前，可能需要凝固和切断前间隔静脉，以避免无意中破裂隔–丘脑–纹状体和大脑内静脉复合体。为了更好地显露第三脑室及其顶板、胶样囊肿和大脑内静脉，脉络膜裂应从前间隔静脉至后间隔脉，经穹隆腱，脉络丛与穹隆体间切开 [43]。可以使用Fogarty导管或钳子轻轻地将脉络丛与穹隆分开。然后打开Tela脉络膜上膜，露出中间膜内容物（脉络膜后内侧动脉和大脑内静脉）。应该使用温和的手法来松动这些结构，以便进入并打开Tela脉络膜的下层膜 [46]。只有在Monro小孔或胶样囊肿最小程度突出侧脑室的情况下，才能采用脉络膜穿刺术 [43]。

经脑室–经孔入路是最常用的入路，它包括通过Monro孔切除胶样囊肿（图22.10）。当囊肿充分突出到侧脑室时，这是一项有用的技术 [43, 46]。

切除技术

与手术入路无关，切除技术包括4个步骤：首先，仔细凝固包膜和粘连的脉络丛，并尽可能将包膜从邻近结构（穹隆前柱、隔–丘脑纹状静脉、脉络丛）中分离出来。第二步，打开或穿刺囊，抽吸囊内容物以便于后续操作。第三步是用钳子夹住胶囊，按逆时针方向缓慢旋转360°，直到胶囊脱离。最后一步，整块切除病变 [43]。

在脑室出血导致侧脑室导水管的血液产物或脑室内出血产物的病例中，虽然大多数出血可以通过大量冲洗得到很好的控制，但预防性内镜第三脑室底造瘘术（ETV）和（或）通过脑室外引流管（EVD）进行脑脊液分流是可以使用的 [46]。

经脉络膜入路可能的缺点是前间隔静脉或大脑内静脉在剥离过程中破裂或脉络丛和穹隆体受损伤。然而，这项技术可以更好地控制其他重要结构（穹隆体部、大脑内静脉和脉络丛）的损伤 [43]。

Iacoangeli等。描述了当胶样囊肿牢固地附着在Tela脉络膜上或连接到第三脑室的中/后顶时，联合经孔–脉络膜入路是有用的，这使得囊肿囊的插入位置难以适当地显示。在这种情况下，经脉络膜入路可以添加到经典的经孔入路中，作为第二个工作通道，完全暴露囊肿并更好地显示

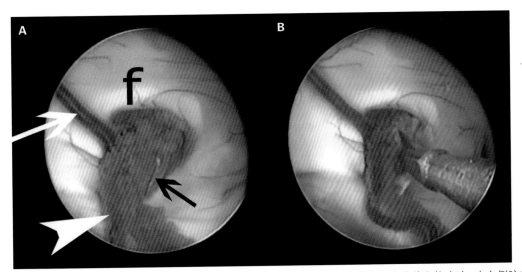

图22.10 （A、B）经脑室–经孔入路治疗胶样囊肿时的Monro孔内镜观察。（A）前方，穹隆体和柱（f），来自侧脑室前角内侧壁的前隔静脉（白色箭头）。后方，脉络丛及其脉络膜上静脉（白色箭头尖）。从Monro孔突出的胶样囊肿（黑色箭头）。（B）剥离和打开囊肿包膜

Tela 脉络膜。双径路技术可以减少对 Monro 孔的牵引力，避免穹隆过度损伤，而不会增加神经并发症的风险[46]。

患者选择

对于直径小于 7mm 的胶样囊肿，许多作者建议保守治疗。其他人则建议，如果囊肿大小小于 10mm，没有脑积水症状或体征，或因猝死风险导致脑室不对称，应仔细进行神经系统和影像学随访[43]。

治疗方案包括观察、分流脑脊液立体定向囊肿抽吸术、经皮质–脑室显微手术，经胼胝体穹隆间或室间孔显微外科和内镜脑室外科[47]。在手术选择中，内镜手术由经验丰富的内镜外科医生进行的微创方法，具有以下优势：较少的皮质损伤，较短的住院时间，满意的效果，让患者能更早的返回工作，并降低费用[48, 49]。

观察无症状胶样囊肿最可怕的两种并发症是急性神经功能恶化和猝死。囊肿的生长速度、脑脊液阻塞的发展，以及大多数胶样囊肿随着患者年龄的增长而停止生长的趋势是影响囊肿出现症状的因素。一些作者认为，即使在轻度脑室扩大的情况下，如果患者的病灶仍小于 10mm 且无症状，则应谨慎等待。但如果患者出现症状、囊肿增大或脑积水加重，应及时介入治疗[43, 47, 50]。另一方面，一些作者辩称，即使是偶然诊断出的囊肿，由于存在潜在风险，也应进行手术治疗[47]。这些患者在由经验丰富的外科医生使用内镜手术治疗时往往住院时间更短，完全切除的可能性更大，并发症更少，术后脑室外引流的需要更少，并且复发率低于出现症状的患者。脑室的扩大有利于内镜手术。然而，即使不存在脑室扩大也可用内镜[48]。

在接受观察治疗的无症状囊肿中，症状进展的发生率估计在 10 年内为 8%。磁共振成像（MRI）显示 T2 高信号，等密度和低密度计算机断层扫描（CT）能反映正在进行的囊肿扩大。可以

作为手术指征。与成人不同，儿童患者的胶样囊肿具有更高的神经系统恶化的发生率，并有潜在的临床和影像学恶化。由于这个原因，可以建议早期手术，即使对于突发的胶样囊肿患者[52]。由于脑积水或局部占位效应引起的有症状的胶样囊肿可通过手术治疗。即使没有症状，由于存在突然神经功能恶化的风险，阻塞一个或两个 Monro 孔的大囊肿通常也需要手术治疗[53]。

胶样囊肿内出血性变化的可能性可能会影响治疗策略。在 40 岁的人中，急性神经功能恶化或猝死的累积风险估计为 34%，在平均寿命为 78 岁的人中，文献中报道的为 6%~45%。由于脑脊液梗阻而出现精神状态下降的患者表示出现神经系统急症时，应进行紧急减压，以避免出现长期残疾或死亡等严重并发症。分流是针对无法立即进行手术切除的患者的治疗方法[47]。然而，为了避免永久性分流的需要，应首选脑室外引流以迅速缓解脑积水，然后在短时间内手术切除胶样囊肿。

手术结果

Hellwig 等报道了 20 例胶样囊肿内镜治疗。1 例术后 6 年复发，18 例术后症状改善[54]。Pinto 等报道了立体定向神经内镜 YAG 激光治疗 7 个胶样囊肿而不复发[48]。Boogaarts 等描述了 1994—2007 年 90 例经内镜手术治疗的胶样囊肿，报告囊肿全切除 41 例（51.3%），次全切除 5 例（6.3%），部分切除导致残留囊肿 34 例（42.5%）。根据磁共振成像囊肿去除的程度，将患者分为 3 组：A 组（完全去除囊肿）、B 组（持久包膜但与脑脊液等信号）和 C 组（残留囊肿，内容物信号不同）来自脑脊液。6 例需要第二次内镜手术，只有 1 例需要第三次干预[39]。Detilala 等报道了 7 例经眶上脑室内镜入路，所有患者均达到完全切除，随访 2 年后无囊肿复发。所有患者脑积水均有改善[45]。Hoffman 等报道了 58 例接受内镜下胶样囊肿切除的患者。其中 45 例显示全切除，只有 4 例复发（6.9%），其中残余囊肿组 3 例，全切除组 1 例[55]。Chibbaro

等描述了 29 例经内镜切除的胶样囊肿，其中 25 例（86.2%）完全切除，4 例次全切除[40]。Lbàez-Botella 等用 Boogaarts 分类描述了 24 例胶样囊肿手术病例，其中 23 例在 A 组，仅 1 例在 C 组[39, 43]。Iacoangeli 等描述了 5 例接受内镜下联合经椎间孔 - 经脉络膜单开孔手术的病例，平均随访 68 个月后无复发[46]。

并发症

与显微外科手术相比，经脑室内镜手术具有一些潜在的优势，包括手术时间短、操作方便、较低的因穹隆损伤引起的认知和记忆障碍的风险、较小的因皮质损伤引起癫痫发作的风险以及创伤小。然而，也有一些缺点如难以控制出血，总切除率较低，当囊肿附着在第三脑室顶部时风险更大[39, 40, 45]。

为了在内镜下胶样囊肿手术中达到适当的止血效果，在内镜操作过程中应始终使用 Ringer 溶液冲洗系统，并准备好定期冲洗。冲洗可促进血性脑脊液的交换，并有助于保持足够的内镜可视性。当需要长时间灌注止血时，内镜的流出通道可以使脑室内压和颅内压正常化[43]。Detilala 等报道了 7 例接受眶上经脑室入路没有并发症的患者，均不需要脑室分流，此外，他们都没有出现症状恶化[45]。Hellwig 等描述了 58 例接受内镜下胶样囊肿手术的患者中的 4 种并发症，其中 2 例为暂时性记忆障碍，1 例为手术伤口感染，另 1 例无菌性脑膜炎（口服皮质类固醇激素治疗）[54]。Chibbaro 等报道了 29 例脑出血（需要脑室外引流 14 天）患者和另 1 例无菌性脑膜炎患者的 3 种并发症，后者在 6 个月后出现梗阻性脑积水，并接受第三脑室造瘘术治疗[40]。

lbàez-Botella 等描述了 24 例第三脑室胶样囊肿内镜下切除的患者。并发症包括：2 例手术伤口感染，1 例脑膜炎，3 例静脉三角区出血（其中 1 例需要临时脑室外引流），2 例永久性记忆障碍和 2 例短暂记忆。他们补充说，比较两种内镜入路，

经脑室 - 经孔入路和经脑室 - 脉络膜入路在并发症的发生率方面没有统计学上的显著差异[43]。

要点
手术步骤包括电凝囊肿囊、穿刺和抽吸囊肿内容物，以及整块切除病变
虽然内镜下胶样囊肿切除的最佳入孔位置仍是一个有争议的话题，但我们主张入孔位置为中线外侧 2.0~2.5cm，冠状缝前 0~1cm。如果右侧病灶能提供合适的入路，最好选择右侧
虽然经脑室 - 脉络膜入路与经脑室 - 室间孔入路相似，但后者更常用于胶样囊肿的手术，特别是当囊肿充分突出进入侧脑室时
有症状的胶样囊肿，由于脑积水或局部占位效应，应采取手术治疗
当前隔 - 丘脑纹状静脉汇合处靠近 Monro 孔时，可能需要在打开脉络膜裂隙前对前隔静脉进行凝血和切断，以避免前隔 - 丘脑纹状静脉和脑内静脉复合体意外破裂
经脉络膜技术仅适用于 Monro 孔较小或胶样囊肿最小程度地突出到侧脑室的病例
胶样囊肿与脉络膜粘连牢固或与第三脑室中 / 后顶相连时，囊包膜插入位置难以适当显示，经室间孔 - 经脉络膜联合入路是有用的

图 22.1 所示病例的评述

病例

一名 42 岁的男性因 2 年的头痛病史到神经内科就诊。患者声称没有进一步的头痛或其他神经系统症状的病史，上个月头痛加重了。在就诊时，神经系统检查完好无损。MRI 显示第三脑室顶部的一个病变，提示胶样囊肿，囊肿从 Monro 孔突出。

讨论

这是一名有症状的成人患者，表现为胶样囊肿，直径 > 10mm，有脑积水和轻度脑室不对称的迹象。如前所述，由于脑积水效应或局部肿块效应，被认为是手术治疗的候选选择。用于这种临床和影像学情况，内镜手术是一种非常合适的外科技术，可以采用经额入路进入侧脑室，如果能提供一个好的入路，则首选右侧。由于囊肿突出于 Monro 孔，可采用经脑室 - 经孔入路切除囊肿。如果囊肿与脉络膜组织粘连牢固，可以联合经室

间孔 – 脉络膜入路。

22.4 编辑评述

在所提供的病例中，一个相对年轻的男性表现为进行性头痛，MRI 显示位于前第三脑室内的肿块导致梗阻性脑积水。脑室对称增大，提示双侧 Monro 孔梗阻。尽管何时对无症状的胶样囊肿患者进行手术干预的决定极具争议性，但该患者明显有头痛和脑积水的影像学表现。由于神经系统可能会迅速下降和猝死，在这种临床环境下应进行紧急手术干预。

经皮层 – 脑室入路仍然是胶样囊肿最常用的手术干预方法。显微手术切除囊肿与完整的总囊肿切除率和较低的囊肿复发率相关。然而，由于皮质切除的大小，这种方法有大约 10% 的术后癫痫风险[10]。由于胶样囊肿是非肿瘤性病变，因此采用了多种替代手术方法，目的是迅速缓解梗阻性脑积水、避免并发症、防止未来脑积水复发以及需要额外手术。由于与经皮质入路相关的发病率，囊肿内容物的立体定向抽吸，在 20 世纪 80年代作为一种"微创"的替代方案被提出。然而，可能是由于囊肿内内容物的可变性和未能切除任何囊肿壁，囊肿体积的减少往往不理想，复发率极高。越来越多的半球间经胼胝体入路用于胶样囊肿，因为唯一需要破坏的结构是少量胼胝体，侧脑室的两侧可通过单一入路进入。与经皮层入路类似，可以进行精细的双手显微解剖，使囊肿与危险的间脑静脉和穹隆巧妙分离，同时降低癫痫发作的风险。这种方法的主要风险是损伤皮质桥静脉导致静脉栓塞，需要在术前仔细确定合适的手术通道的可及性。笔者还提出了多种手术扩展，可用于 Monro 孔较小或囊肿在进入侧脑室时不能充分可见的患者。这些扩展需要部分破坏可能导致记忆缺陷的穹隆。或者，可以避免通过脉络膜下途径破坏穹隆，但这会使丘脑纹状静脉处于危险之中。虽然这些技术在有症状的脑积水患者中很少需要，但它们可能对无症状囊肿扩大患者的充分囊肿切除是必要的。

内镜下胶样囊肿切除术由于能够以微创的方式实现囊肿减压和脑积水的缓解而受到越来越多的青睐。由于大多数脑室镜的尺寸相对较小，通常直径为 6~8mm，皮质破坏被最小化，并且可以成功地通过 Monro 孔进入第三脑室，而不会损伤同侧穹隆或静脉复合体。对内镜技术的批评主要集中在由于难以使用同轴内镜的工作通道进行双手囊肿操作的困难，相对无法实现全囊肿切除。

同样，一项评估内镜入路的大型数据分析显示，癫痫发作的风险极低（0.3%）；然而，只有 58% 的[10] 患者实现了全囊肿切除。随着术者经验的增加和手术器械的改进，现在囊肿总切除率提高到超过 80%，这进一步证明了与微创入路相关的陡峭学习曲线[5, 51]。随着神经内镜医生继续推动更大程度的囊肿切除，关键问题仍然是多少囊肿壁对防止复发是真正必要的，同时又不增加潜在的严重并发症的发生率。在我们的实践中，我们试图使用尽可能微创的方式缓解脑积水和最大安全去除囊壁的手术目标。

使用 MRI 和 CT 成像，可以预测大多数患者的囊肿内容物密度和囊肿减压所需的手术器械。我们通常最初使用 3.6mm 硬质内镜接近囊肿，其工作通道直径为 1.6mm（Little LOTTA, Karl Storz Tuttlingen, Germany），主要用于内镜第三脑室造瘘术。这种相对较薄的内镜使我们能够在狭窄的脑室和 Monro 孔内安全地工作，而不会在将内镜推进到第三脑室时或由于扭矩运动而造成伤害。限制性工作通道需要使用较小的仪器；然而，我们发现使用专为此内镜设计的侧切抽吸装置（NICO Myriad Indianapolis, INUSA；19ga）使我们在仔细凝固囊肿上的囊膜丛后，可以很容易地清除囊肿内容物，而不管成分如何。手术路径的重要性不能被过分夸大。我们发现，理想的路径通常比 Kocher 点更靠前和更靠外侧，并根据个人情况通过神经导航进行规划，以提供进入第三脑室顶部的通路。如果皮质进入点太靠后，工作路径将与 Monro 孔内胶样囊肿前壁切线，这会使囊肿穿刺和减压困难，并妨碍囊肿壁后部的切除。我们更喜欢外侧的路径，因为这允许我们更彻底地切除囊肿的对侧壁，并进行透明隔切开术，以进一步减少患者未来因潜在的囊肿复发而出现症状性脑积水的可能性。在罕见的情况下，不能使用 3.6mm 内镜切除胶样囊肿，我们通常开始扩展至使用直径 6mm 的内镜，它有更多的工作仪器。如果双手显微解剖对于囊肿切除或出血治疗是必要的，我们有多种微型管状牵开器可立即用于转换为显微技术。这些管状牵开器的直径范围为 12~21mm（BrainPath，NICO Corp，Indianapolis，IN，USA；Vycor Medical，Bohemia，NY，USA），并允许使用显微镜和标准显微手术技术极好地显示囊肿。窄头双极和单轴仪器的使用进一步增加了这些狭窄通道内的工作空间。对于对内镜技术不太适应的外科医生来说，应用这些微型管状牵开器可能是传统显微外科手术方法的一种优先的相对微创的替代方法；然而，尚未对囊肿切除范围或并发症发生率进行严格评估[56]。

参考文献

[1] Desai KI, et al. Surgical management of colloid cyst of the third ventricle–a study of 105 cases. Surg Neurol. 2002;57(5):295–302; discussion 302–304.

[2] Brostigen CS, et al. Surgical management of colloid cyst of the third ventricle. Acta Neurol Scand. 2017;135(4):484–487.

[3] Dandy W. Diagnosis, localization and removal of tumors of the third ventricle. Bull Johns Hopkins Hosp. 1922;33:188–189.

[4] Boogaarts HD, Decq P, Grotenhuis JA, et al. Long-term results of the neuroendoscopic management of colloid cysts of the third ventricle: a series of 90 cases. Neurosurgery. 2011;68(1):179–187.

[5] Greenlee JD, Teo C, Ghahreman A, Kwok B. Purely endoscopic resection of colloid cysts. Neurosurgery. 2008;62(3 Suppl 1):51–55; discussion 55–56.

[6] Horn EM, Feiz-Erfan I, Bristol RE, et al. Treatment options for third ventricular colloid cysts: comparison of open microsurgical versus endoscopic resection. Neurosurgery. 2007;60(4):613–618; discussion 618–620.

[7] Margetis K, Souweidane MM. Endoscopic treatment of intraventricular cystic tumors. World Neurosurg. 2013;79(2 Suppl):S19. e1–S19. e11.

[8] Apuzzo M, Litofsky NS. Brain surgery: complication avoidance and management. Vol 1. 1st ed. New York: Churchill Livingstone Inc; 1993.

[9] Shucart W. Anterior transcallosal and transcortical approaches. In: Apuzzo M, editor. Surgery of the third ventricle. Baltimore: Williams & Wilkins; 1987.

[10] Sheikh AB, Mendelson ZS, Liu JK. Endoscopic versus microsurgical resection of colloid cysts: a systematic review and meta-analysis of 1,278 patients. World Neurosurg. 2014;82(6):1187–1197.

[11] Desai KI, Nadkarni TD, Muzumdar DP, Goel AH. Surgical management of colloid cyst of the third ventricle – a study of 105 cases. Surg Neurol. 2002;57(5):295–302; discussion 302–294.

[12] Shapiro S, Rodgers R, Shah M, Fulkerson D, Campbell RL. Interhemispheric transcallosal subchoroidal fornix-sparing craniotomy for total resection of colloid cysts of the third ventricle. J Neurosurg. 2009;110(1):112–115.

[13] Sampath R, Vannemreddy P, Nanda A. Microsurgical excision of colloid cyst with favorable cognitive outcomes and short operative time and hospital stay: operative techniques and analyses of outcomes with review of previous studies. Neurosurgery. 2010;66(2):368–374; discussion 374–365.

[14] Symss NP, Ramamurthi R, Rao SM, Vasudevan MC, Jain PK, Pande A. Management outcome of the transcallosal, transforaminal approach to colloid cysts of the anterior third ventricle: an analysis of 78 cases. Neurol India. 2011;59(4):542–547.

[15] Villani R, Papagno C, Tomei G, Grimoldi N, Spagnoli D, Bello L. Transcallosal approach to tumors of the third ventricle. Surgical results and neuropsychological evaluation. J Neurosurg Sci. 1997;41(1):41–50.

[16] Winston KR, Cavazzuti V, Arkins T. Absence of neurological and behavioral abnormalities after anterior transcallosal operation for third ventricular lesions. Neurosurgery. 1979;4(5):386–393.

[17] Yenermen MH, Bowerman CI, Haymaker W. Colloid cyst of the third ventricle; a clinical study of 54 cases in the light of previous publications. Acta Neuroveg (Wien). 1958;17(3–4):211–277.

[18] Jeeves MA, Simpson DA, Geffen G. Functional consequences of the transcallosal removal of intraventricular tumours. J Neurol Neurosurg Psychiatry. 1979;42(2):134–142.

[19] Ehni G. Interhemispheric and percallosal (transcallosal) approach to the cingulate gyri, intraventricular shunt tubes, and certain deeply placed brain lesions. Neurosurgery. 1984;14(1):99–110.

[20] Isherwood I, Pullan BR, Rutherford RA, Strang FA. Electron density and atomic number determination by computed tomography. Part I: methods and limitations. Part II: a study of colloid cysts. Br J Radiol. 1977;50(597):613–619.

[21] Hodges JR, Carpenter K. Anterograde amnesia with fornix damage following removal of IIIrd ventricle colloid cyst. J Neurol Neurosurg Psychiatry. 1991;54(7):633–638.

[22] Sweet WH, Talland GA, Ervin FR. Loss of recent memory following section of fornix. Trans Am Neurol Assoc. 1959;84:76–82.

[23] Carmel PW. Surgical syndromes of the hypothalamus. Clin Neurosurg. 1980;27:133–159.

[24] Damasio A, Van Hoesen G. Pathological correlates of amnesia and the anatomical basis of memory. Baltimore: Williams & Wilkins; 1987.

[25] Little JR, MacCarty CS. Colloid cysts of the third ventricle. J Neurosurg. 1974;40(2):230–235.

[26] Greenwood J Jr. Paraphysial cysts of the third ventricle; with report of eight cases. J Neurosurg. 1949;6(2):153–159.

[27] Apuzzo ML. Surgery of masses affecting the third ventricular chamber: techniques and strategies. Clin Neurosurg. 1988;34:499–522.

[28] Apuzzo ML, Chikovani OK, Gott PS, et al. Transcallosal, interfornicial approaches for lesions affecting the third ventricle: surgical considerations and consequences. Neurosurgery. 1982;10(5):547–554.

[29] Ehni G, Ehni B. Consideration in Transforaminal entry. In: Apuzzo M, editor. Surgery of the Third Ventricle. Baltimore: Williams & Wilkins; 1987.

[30] Jia W, Ma Z, Liu IY, Zhang Y, Jia G, Wan W. Transcallosal interforniceal approach to pineal region tumors in 150 children. J Neurosurg Pediatr. 2011;7(1):98–103.

[31] Lavyne M, Patterson R. Subchoroidal trans-velum interpositum approach. In: Apuzzo M, editor. Surgery of the third ventricle. Baltimore: Williams & Wilkins; 1987.

[32] McKissock W. The surgical treatment of the colloid cyst of the third ventricle. Brain. 1951;74(1):1–9.

[33] Lavyne MH, Patterson RH Jr. Subchoroidal trans-velum interpositum approach to mid-third ventricular tumors. Neurosurgery. 1983;12(1):86–94.

[34] Powell MP, Torrens MJ, Thomson JL, Horgan JG. Isodense colloid cysts of the third ventricle: a diagnostic and therapeutic problem resolved by ventriculoscopy. Neurosurgery. 1983;13(3):234–237.

[35] Jeffree RL, Besser M. Colloid cyst of the third ventricle: a clinical review of 39 cases. J Clin Neurosci. 2001;8(4):328–331.

[36] Mathiesen T, Grane P, Lindgren L, Lindquist C. Third ventricle colloid cysts: a consecutive 12-year series. J Neurosurg. 1997;86(1):5–12.

[37] Stachura K, Libionka W, Moskala M, Krupa M, Polak J. Colloid cysts of the third ventricle. Endoscopic and open microsurgical management. Neurol Neurochir Pol. 2009;43(3):251–257.

[38] Hernesniemi J, Romani R, Dashti R, et al. Microsurgical treatment of third ventricular colloid cysts by interhemispheric far lateral transcallosal approach – experience of 134 patients. Surg Neurol. 2008;69(5):447–453; discussion 453–446.

[39] Boogaarts HD, Decq P, Grotenhuis JA, Guérinel CL, Nseir R, Jarraya B, et al. Long-term results of the neuroendoscopic management of colloid cysts of the third ventricle: a series of 90 cases. Neurosurgery. 2011;68(1):179–187.

[40] Chibbaro S, Champeaux C, Poczos P, Cardarelli M, Di Rocco F, Iaccarino C, et al. Anterior trans-frontal endoscopic management of colloid cyst: an effective, safe, and elegant way of treatment. Case series and technical note from a multicenter prospective study. Neurosurg Rev. 2014;37:235–241.

[41] Dandy WE. Benign tumors in the third ventricle of the brain: diagnosis and treatment. Springfield, MO: Williams and Wilkins; 1933.

[42] Rhoton AL. The lateral and third ventricles. Neurosurgery. 2002;51(4 Suppl):207–271.

[43] Ibáñez-Botella G, Domínguez M, Ros B, De Miguel L, Márquez B, Arráez MA. Endoscopic transchoroidal and transforaminal approaches for resection of third ventricular colloid cysts. Neurosurg Rev. 2014;37:227–234.

[44] Rangel-Castilla L, Chen F, Choi L, Clark JC, Nakaji P. Endoscopic approach to colloid cyst: what is the optimal entry point and trajectory? J Neurosurg. 2014;121:790–796.

[45] Delitala A, Brunori A, Russo N. Supraorbital endoscopic approach to colloid cysts. Neurosurgery. 2011;69(2 Suppl Operative):ons176–ons183.

[46] Lacoangeli M, Di Somma LGM, Di Rienzo A, Alvaro L, Nasi D, Scerrati M. Combined endoscopic transforaminal-transchoroidal approach for the treatment of third ventricle colloid cysts. J Neurosurg. 2014;120:1471–1476.

[47] Humphries RL, Stone CK, Bowers RC. Colloid cyst: a case report and literature review of a rare but deadly condition. J Emerg Med. 2011;40(1):e5–e9.

[48] Pinto FCG, Chavantes MC, Fonoff ET, Teixeira MJ. Treatment of colloid cysts of the third ventricle through neuroendoscopic Nd:YAG laser stereotaxis. Arq Neuropsiquiatr. 2009;67(4):1082–1087.

[49] Yadav YR, Yadav N, Par Ihar V, Kher Y, Ratre S. Management of colloid cyst of third ventricle. Turk Neurosurg. 2015;25(3):362–371.

[50] Kumar V, Behari S, Singh RK, Jain M, Jaiswal AK, Jain VK. Pediatric colloid cysts of the third ventricle: management considerations. Acta Neurochir. 2010;152(3):451–461.

[51] Margetis K, Christos PJ, Souweidane M. Endoscopic resection of incidental colloid cysts. J Neurosurg. 2014;120:1259–1267.

[52] Goyal N, Sharma BS, Mahapatra A. Third ventricular colloid cysts in children-a series of eight cases and review of the literature. Turk Neurosurg. 2014;24(1):1–7.

[53] Ajlan AM, Kalani MA, Harsh GR. Endoscopic transtubular resection of a colloid cyst. Neurosciences (Riyadh). 2014;19(1):43–46.

[54] Hellwig D, Bauer BL, Schulte M, Gatscher S, Riegel T, Bertalanffy H. Neuroendoscopic treatment for colloid cysts of the third ventricle: the experience of a decade. Neurosurgery. 2003;52(3):525–533.

[55] Hoffman CE, Savage NJ, Souweidane MM. The significance of cyst remnants after endoscopic colloid cyst resection: a retrospective clinical case series. Neurosurgery. 2013;73(2):233–237.

[56] Cohen-Gadol AA. Minitubular transcortical microsurgical approach for gross total resection of third ventricular colloid cysts: technique and assessment. World Neurosurg. 2013;79(1):207.e7–e10.

第二十三章 颅内动脉瘤

Nikolai J. Hopf, Paul A. Gardner

冯九根　洪　涛/译

23.1 概述

据统计，患颅内动脉瘤者约为总人口的2%~3%[1, 2]。大多数未破裂动脉瘤是偶然发现的，但在一小部分病例中可能会出现短暂性脑缺血发作或中风、颅神经麻痹或其他神经系统症状。数字减影血管造影（DSA）具有高灵敏度和可视化动脉瘤特征，并能辨别清周围分支血管的关系，所以它仍然是目前检测小动脉瘤的"金标准"。当考虑经鼻内镜和经颅锁孔入路时，计算机断层扫描血管造影（CTA）和磁共振成像（MRI）可能在脑动脉瘤检查中发挥更大的作用，因为它们可以提供有关动脉瘤与颅底和颅神经关系的重要信息。本章不讨论成熟的经颅开放性夹闭手术和血管内介入栓塞方法，主要探讨经颅锁孔技术和经鼻内镜的处理方法，现在它们已被越来越多地用于治疗破裂和未破裂的颅内动脉瘤，笔者将讨论这些微创手术方法的适应证、优点和缺点以及这些手术方法对以下案例的优点（图23.1）。

23.2 经颅锁孔入路

Nikolai J. Hopf, Robert Reisch

概述

一台成功的颅内动脉瘤的手术对技术操作要求是很高的，有时因为术中动脉瘤过早破裂或脑缺血而导致严重的并发症。目前大多数颅内动脉瘤采用血管内栓塞治疗，与标准开颅手术相比，血管内技术可以成功地降低致残率，并且获得更好、更快的恢复[3-5]。微创神经外科（MIN）通常是为减少手术入路相关并发症而设计的，以往被认为不适合血管神经外科手术。然而，最近研究发现微创神经外科（MIN）策略也可应用于治疗各种未破裂和破裂的颅内动脉瘤[6-8]。

手术技术

经颅锁孔开颅术的成功应用是基于对锁孔手术原理的理解及之后的应用[9]。当我们通过锁孔看时，只要离锁孔足够远，即使是大物体，也能完全看到。相反，越靠近锁孔的物体就看不清了。因此锁孔技术可以应用于颅内动脉瘤手术，即使是大型或巨大的动脉瘤，它们位于颅底时，也可以使用锁孔入路成功治疗。相比之下，位置更浅的外周大动脉瘤或巨大动脉瘤，则不太适合锁孔入路。

遵循这一原则，目前绝大多数未破裂和破裂的动脉瘤都可以采用锁孔开颅手术治疗。但这种技术主要限制在于开颅范围有限，在手术过程中无法轻易改变达到病变的路径。需要通过充分的术前诊断和广泛使用内镜来克服这一限制。术前诊断方法应包括MRI、MR血管造影（MRA）以及

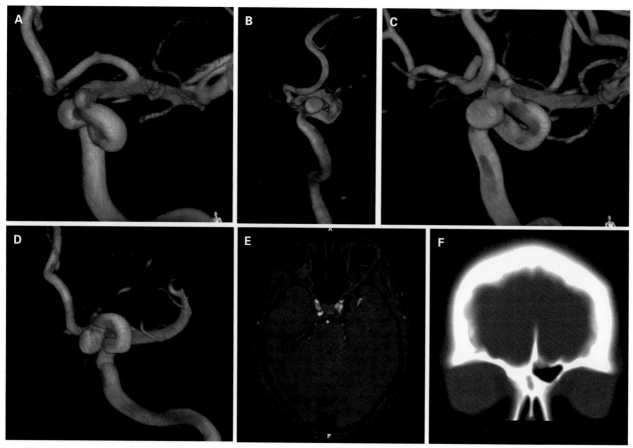

图 23.1 （A~F）病例：颅内动脉瘤。一名 58 岁女性，慢性头痛伴家族性动脉瘤破裂史和高血压，无神经体征

具有高分辨率 3D 重建并超选择性数字减影血管造影（DSA）（图 23.2A~C）。

推荐使用 DSA 来判断动脉瘤首选的治疗方式（即手术夹闭或血管内栓塞）。DSA 还为详细的手术计划的制订和预测术中可能碰到的挑战提供血流动力学方面的重要信息。MRI 除了用于确定最佳治疗方法外，还有助于识别动脉瘤与周边脑池、血管、神经、颅底和大脑之间的确切解剖关系。MRI 检查应该包含高分辨率的 T2 加权图像，最好是 CISS 序列（图 23.2D~F）。另外文献报道高分辨率 MRI 序列中动脉瘤壁的明显强化被认为与动脉瘤的不稳定性密切相关[10]。除此之外，在观察颅内动脉瘤与颅底的关系，术前评估还应包括高分辨率 CT 成像。

在采用经颅锁孔入路中我们不常规术前或术中使用额外措施来降低颅压，达到脑松弛。通常术中快速进入脑池，通过缓慢且耐心地吸出足量的脑脊液（CSF）来实现脑松弛，开展锁孔入路。然而颞下锁孔入路（STKA），特别是在优势侧，是唯一一种需要通过围手术期腰椎引流术来获得早期和充分大脑松弛的方式。通过 CSF 外部引流或打通脑室内空间通常非常有帮助，例如，终板造瘘。通过精准的定位和早期 CSF 释放，通常不需要脑牵开器。对于急性蛛网膜下腔出血（SAH）的患者，与标准开颅手术相比，发现使用锁孔入路时打开脑池之前发生脑膨出的可能性似乎也很小。

所有微创脑血管手术均建议在多模态电生理监测下进行，包括应用于幕上脑动脉瘤的体感诱发电位（SEP）和运动诱发电位（MEP）以及应用于复杂和大动脉瘤，如颈内动脉近端（ICA）、后交通动脉（PCoA）段以及所有幕下动脉瘤的连续

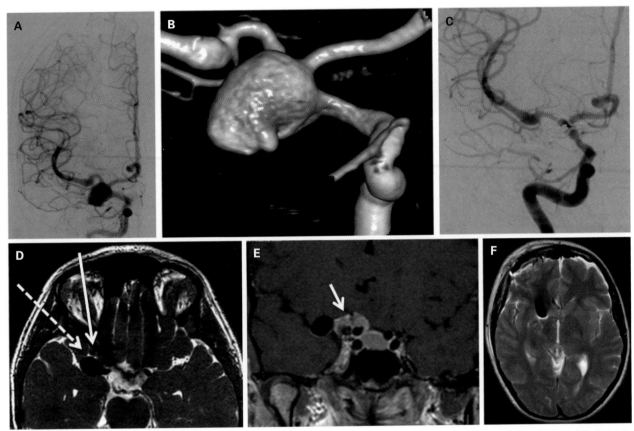

图 23.2　（A~F）一名 28 岁女性表现为右侧视力中度损害，标准前后 DSA 显示在右侧颈内动脉分叉处有一个大型动脉瘤（A），3D 重建显示在动脉瘤前内侧有不规则子瘤（B），在右侧眶上锁孔夹闭术后 DSA 重建（C），同一名患者 MRI 显示在（D）轴位 T2 序列可见眶上（箭头）入路比侧裂入路（虚箭头）在显露和处理瘤颈上更有优势（E），T1 增强显示脑膜瘤可能是引起视力损伤的原因（F），右侧眶上锁孔术后 1 天 MRI 显示肿瘤完全切除，无手术并发症

性颅神经肌电图（EMG）监测[11]。尤其在临时夹闭或采用短暂性心脏停搏技术中尤为重要。此外，在大多数病例中均使用术中吲哚菁绿（ICG）血管造影和微血管多普勒超声检查。仅在一些特定的复杂病例中才需要进行术中脑血管造影，与是否使用锁孔或传统开颅方法无关。

当使用经颅锁孔开颅手术时，建议多使用内镜，以克服解剖空间局限导致无法从不同角度观察动脉瘤的弊端。内镜辅助下显微手术（EAM）是指在手术的特定阶段中，间歇性地使用内镜[12]，以了解局部解剖结构的最佳视觉信息，并获得在手术显微镜直视下无法观察到的视角（图 23.3）。因此，在大多数情况下，我们会使用具有 30° 视角的 4mm 内镜。但在某些情况下，图像质量稍差的 2.7mm 小内镜有时更适合，尤其是在小手术操

作间隙（例如观察基底动脉时的视神经 – 颈内动脉间隙）或遮挡术野的大动脉瘤的情况下。由于使用时间较短，一般不需要固定内镜。然而为了减少内镜的机械或热力损坏，设计必须符合人体力学，并且在显示器上以直视方式展示内镜图像，以方便外科医生使用。经颅手术的全内镜技术仅应用于少数特定选择下的情况下，如内镜确实能提供具有足够分辨率的立体视觉效果。大部分情况下手术显微镜仍然是经颅动脉瘤手术的首选工具，即使是经颅锁孔入路时也是如此。

除了常规使用内镜外，在锁孔开颅手术时，还需要使用特定的不影响操作的手术器械来进行细致的解剖。因此，我们推荐使用精密的管轴状器械，而不是标准的显微神经外科器械。此外，使用通过改良后的夹子和施夹器可减少器械对于

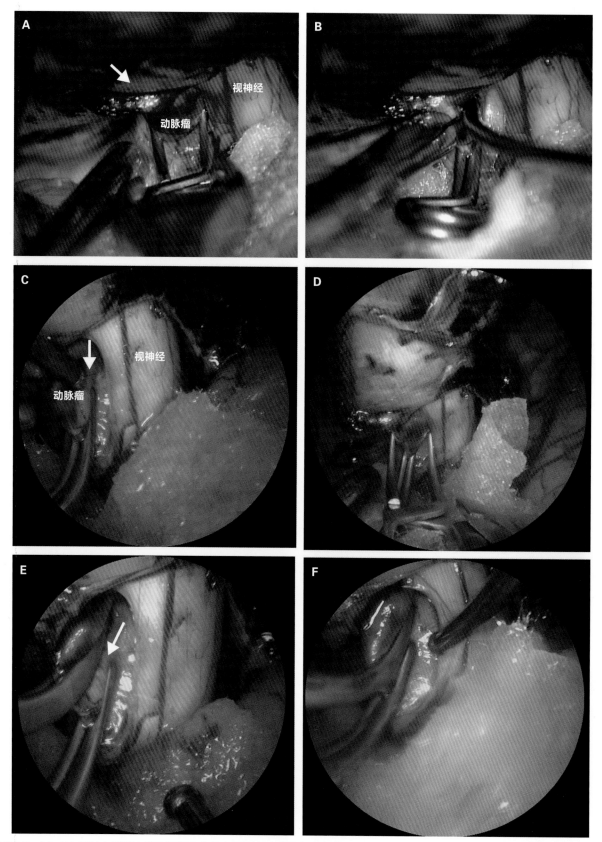

图 23.3 （A~F）通过左侧眶上锁孔开颅术夹闭左侧颈内动脉眼旁动脉瘤，显示在（A）夹闭期间和（B）夹闭后，尽管切除了部分前床突，但手术显微镜对动脉瘤颈的显示有限（箭头），内镜检查显示颈部不完全夹闭（C）（箭头所示），在内镜下放置第二个夹子（D），在颈部仍有少许残余（E）（箭头），并重新调整夹子（F）后完全夹闭

外科医生带来的视线的阻碍，并且能够有利于到达拐角处或进行非直线操作。这些都可以通过改良成从夹锁内部连接的施夹器或减小夹锁的尺寸（图23.4），以及使用可延展的材料来实现。

载瘤动脉的近端和远端控制对于安全地开展动脉瘤夹闭手术是必不可少的。对于大多数眶上锁孔入路（SOKA）处理前循环动脉瘤来说，这可以很好地实现，因为它是一种额下入路，而不是经侧裂入路。与标准翼点入路相比，它可以很早就实现对颅内ICA、大脑前动脉（ACA）和大脑中动脉（MCA）的近端控制，而不用过度打开外侧裂。通常锁孔和标准方法都难以获得对床突上和床突旁ICA动脉瘤的近端控制，但我们可以通过血管内球囊导管实现近端控制，而不是磨除大量颅底骨质。对于大型或巨大的动脉瘤，则必须通过抽吸减压技术或使用腺苷进行短暂心博停止以及使用内镜从各个侧面检查动脉瘤来对动脉瘤进行压力释放。

术中动脉瘤过早破裂的处理与标准开颅手术相似，方法是：①使用一个或两个吸引器控制出血部位；②可选用临时夹阻断供血动脉和（或）破裂部位；③解剖动脉瘤颈；④夹闭动脉瘤瘤颈。如何减少动脉瘤破裂后的失血和阻断闭塞时间的关键是评估破裂风险并准备适当的临时阻断夹。在近端控制不足或处理大而复杂的动脉瘤时，通过静推腺苷导致临时心脏停搏是处理术中破裂出

血的另一种非常有效的选择。

术后护理包括短期术后重症监护观察。患者通常在手术后4h可以活动。对于没有进行术中造影的患者，常规推荐术后做非增强CT以排查并发症以及脑血管造影术以确认动脉瘤完全闭塞。术后选用围手术期预防药物（如抗癫痫药、类固醇或抗生素）。

颅内动脉瘤手术的常用的锁孔入路包括眶上锁孔入路（SOKA）、翼点锁孔入路（PTKA）、纵裂半球间锁孔入路（IHKA）、颞下锁孔入路（STKA）、乙状窦后锁孔入路（RSKA）和枕下正中锁孔入路（MISKA）。在我们自己的动脉瘤系列案例中，最常用的锁孔入路是SOKA。

眶上锁孔入路

眶上锁孔入路（SOKA）常采取患者仰卧位，颈部略微伸展，眉毛为最高点，头部向对侧旋转15°～45°以提供动脉瘤的垂直视角。皮肤切口的长度通常不超过4cm，出于美观原因，皮肤切口应位于眉毛内，从眶上孔的外侧延伸到眉毛的外缘。然后，暴露额肌、眼轮匝肌和颞肌的交界处，并使用平行于眶缘约2cm但不超过眶缘的切口制作由肌肉和骨膜组成的骨膜瓣。偏向颞线，避免损伤面神经。通过沿颞上线切开来完成皮瓣（图23.5A）。然后将颞肌与颞线分离，并在尽可能靠近颞上线外侧的颅骨处钻孔（图23.5B）。

开颅手术首先向内侧并平行于前颅底方向进行铣开，然后再次通过钻孔处并在第一次切开颅骨内侧端形成半圆形骨瓣（图23.5C）。开颅骨窗的尺寸通常为1.5cm×2.5cm。

骨瓣起出后，硬脑膜剥向前颅底，磨钻磨除眶顶的上缘和骨板内侧缘。然后硬脑膜以C形方式向颅底剪开。沿着蝶骨嵴内侧朝向视神经。打开视神经外侧蛛网膜，进入基底池，释放足够数量的脑脊液后，大脑得到松弛，通常可以在不需要脑牵开器的情况下进一步解剖。但对于前交通动脉（ACoA）动脉瘤，可以间歇性地使用牵开器

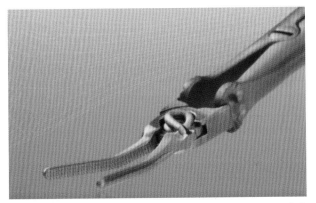

图23.4 用于微创动脉瘤手术的弹簧夹持夹器，夹锁尺寸减小，施夹器从弹簧夹内部连接

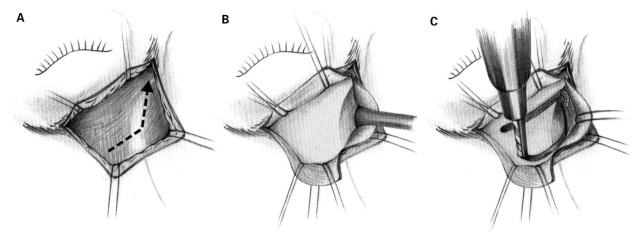

图 23.5 （A~C）右侧眶上锁孔开颅术的手术步骤示意图，显示额肌的切割线（箭头），从内侧到外侧垂直于其纤维，但到达颞上线（A）时转向下方，将颞肌从颞上线（B）分离，从颞线外侧的钻孔开始进行开颅手术，在完成开颅手术之前，先进行下切口，然后从外侧到内侧（C）进行C形开颅手术

来减少切除部分直回的需要，以达到充分解剖和安全夹闭。即使有轻微的静脉渗血，也应用心处理后才考虑关颅，硬膜腔内应充满液体或人工脑脊液。

由于开颅手术的范围较小，皮肤通常不需要钉字缝合。然而，建议对硬脑膜进行水密缝合以防止术后广泛肿胀、伤口不适或愈合不良。由于开颅部位没有毛发覆盖，回纳并固定骨瓣或用微型钢板覆盖骨孔，用骨水泥或收集的骨粉填充骨间隙以及紧密的皮下缝合以达到较好的美容效果。

患者筛选

锁孔开颅术适用于所有患者，不受年龄、动脉瘤位置，以及是否存在 SAH 或合并症的影响。特定的锁孔开颅手术是基于动脉瘤的位置和构造以及患者的个体解剖结构来选择。最常用的入路是 SOKA，可用于大脑前动脉（ACA）、前交通动脉（ACoA）、颈内动脉（ICA）、后交通动脉（PCoA）、A1 和近端 A2 段动脉瘤、大脑中动脉（MCA）（图 23.6）、远端基底动脉（BA）、近端小脑上动脉（SCA）和大脑后动脉（PCA）的 P1 或近端 P2 段。PTKA 可以替代 SOKA 使用，但将牵涉更多的颞肌切开，因此术后容易产生不适和肿胀。但应用 PTKA 可以更好地显露远低于蝶骨翼

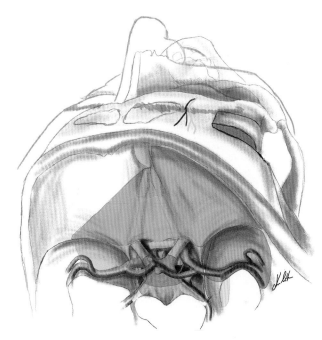

图 23.6 图示通过右侧眶上锁孔开颅术显示可接近血管结构情况

的 PCoA 动脉瘤或 MCA 动脉瘤。IHKA 可用于特定的 ACoA 动脉瘤，推荐用于 A2 和 ACA 远端动脉瘤。STKA 最常用于位于 P2 段和远端的 BA 尖端或 PCA 的选定动脉瘤。RSKA 可用于近端 BA、小脑前下动脉（AICA）和远端椎动脉（VA）的动脉瘤以及选定的小脑后下动脉（PICA）的动脉瘤。MISKA 用于近端 VA 和 PICA 的动脉瘤（表 23.1）。根据锁孔手术的原理，即使是位于颅底的大型或

表 23.1 动脉瘤的锁孔入路

锁孔入路	缩写	目标血管
眶上	SOKA	ACA（A1、近端 A2），ACoA，ICA，PCoA，MCA，远端 BA，近端 SCA，PCA（P1、近端 P2）
翼点	PTKA	ACA（A1、近端 A2），ACoA，ICA，PCoA，MCA，远端 BA，近端 SCA，PCA（P1、近端 P2）
颞下	STKA	远端 BA，PCA（P2 和 ff）
前纵裂	IHKA	ACoA，ACA（远端 A2 和 ff）
乙状窦后	RSKA	近端 BA，AICA，远端 VA，PICA
枕下正中下部	MISKA	近端 VA，PICA

A1. 大脑前动脉第一段；A2. 大脑前动脉第二段；ACA. 大脑前动脉；ACoA. 前交通动脉；AICA. 小脑前下动脉；BA. 基底动脉；ICA. 颈内动脉；MCA. 大脑中动脉；P1. 大脑后动脉第一段；P2. 大脑后动脉第二段；PICA. 小脑后下动脉；SCA. 小脑上动脉；VA. 椎动脉；ff. 属支

巨大动脉瘤，例如起源自 ICA 或 ACoA 的动脉瘤，也可以使用 SOKA（图 23.6）或 PTKA 成功治疗。但更多位于外围的大或巨大动脉瘤，特别是那些来自 MCA 远端分支的动脉瘤，不太适合采用锁孔入路。

病例

一名 45 岁既往体健的女性患有反复发作头痛。MRI 提示患者右侧 MCA 动脉瘤。DSA 证实了 M1 段颞支起源部位动脉瘤，颈部宽，大小为 9mm（图 23.7A）。并右侧的 SCA 和 PCA 之间看到了第二个动脉瘤（图 23.7B）。手术指征主要考虑年轻以及

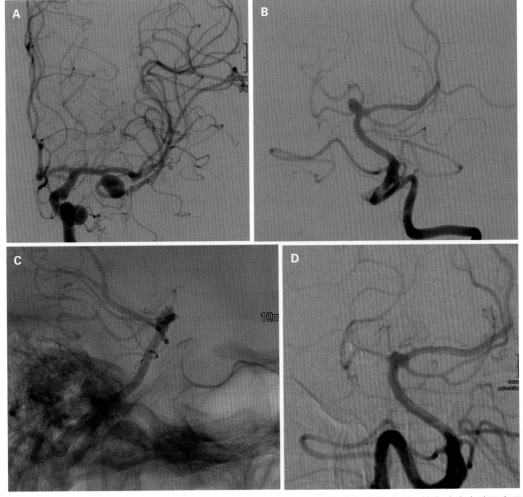

图 23.7 （A~D）DSA 显示动脉瘤起源于右侧大脑中动脉近端颞支（A）和小脑上动脉（B），基底动脉尖端远高于鞍背（C），（D）后循环血管造影显示动脉瘤完全闭塞

位置（后循环）、大小（MCA 动脉瘤＞7mm）、多发动脉瘤（SCA 和 MCA 动脉瘤）和其他风险因素（吸烟者）而存在高破裂风险。由于基底动脉尖端的位置较高，拟通过单侧额下入路对两个动脉瘤进行了手术夹闭（图 23.7C）。在此病例中血管内治疗仅适用于 SCA 动脉瘤，因为颈部较宽，但与 MCA 动脉瘤的尺寸相比，SCA 载瘤血管的尺寸较小。医生尝试通过右侧 SOKA 对两个动脉瘤进行手术夹闭，在直视下夹闭 MCA 动脉瘤后，在手术

显微镜下观察发现通过视神经 - 颈内动脉间隙仅能看到 SCA 动脉瘤的颈部（图 23.8A）。

应用 4mm 0° 内镜观察整个动脉瘤与周围结构的关系（图 23.8B）。术中结合手术显微镜的立体图像（图 23.8C）下实现了精准的夹闭，然后再次进行内镜检查，确认动脉瘤完全闭塞并且没有任何穿支损伤（图 23.8D），手术过程很顺利。出院时，患者总体情况良好，神经功能恢复完好。术后 DSA 证实两条动脉瘤完全闭塞（图 23.7D）。

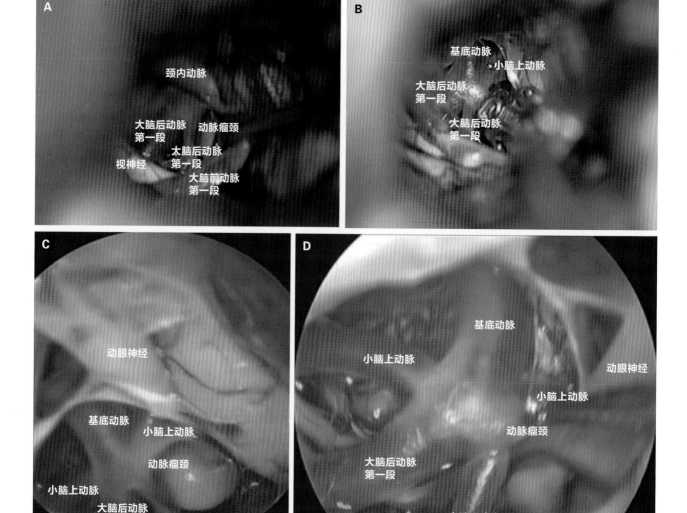

图 23.8 （A~D）通过右侧眶上锁孔开颅术显微镜下可见动脉瘤颈的夹闭前（A）和夹闭后（B）情况，以及相同情况下的内镜视图，显示了夹闭前（C）和夹闭后（D）更好手术视野概览

手术效果

使用锁孔开颅手术至少与标准或扩大开颅手术的效果相当。Fisher 等回顾了 1000 例连续性患者，其中共有 1297 个动脉瘤，进行了 1062 次动脉瘤开颅手术，通过 942 次锁孔开颅手术的结果与同一机构使用标准或扩大开颅手术 120 次手术的结果进行比较[6]。在这个病例序列中，其中有 61.5% 患者动脉瘤是破裂的。作者得出结论，锁孔开颅术适用于未破裂和破裂动脉瘤的治疗，锁孔开颅术组并发症较少。Reisch 等最近通过 SOAK 开颅并结合内镜辅助显微外科（EAM）技术对 793 例患者的 989 个动脉瘤进行治疗的结果进行分析，证实了锁孔开颅的优势，其中 60% 的患者患有 SAH。96.5% 未破裂动脉瘤患者也预后良好（患者良好为改良 Rankin 量表评分 ≤ 2 分）。目前还有一项关于使用标准开颅手术夹闭未破裂动脉瘤后结果的研究报告，在纽约州 10 个大型医疗中心接受治疗的患者中仅有 73.2% 患者取得了良好的结果，差异为 44.6%~91.1%[13]（良好的结果被定义为出院回家后生活自理）。

使用内镜可以克服锁孔开颅手术过程中可能出现的潜在视觉限制，例如无法从不同角度观察动脉瘤。内镜提供了独特的视觉信息，据报道在使用 EAM 技术的 793 次开颅过程中，其中 19.1% 患者需要调整动脉瘤夹[8]。此外，内镜能够让多发动脉瘤患者也可使用锁孔开颅术。尤其是对于所有拟治疗的多发动脉瘤却没有最佳开颅手术方式时，这一点尤其重要。在 15 例双侧 MCA 动脉瘤患者中，其中 10 例患者使用单侧 SOKA，并通过 EAM 技术实现双侧动脉瘤的完全闭塞[14]，其中 3 例患者动脉瘤是破裂的。所有 10 例患者的结果都很好，包括 1 例患者的永久性嗅觉丧失和 1 例患者的永久性嗅觉减退以及轻微的视野缺损。

观察术后伤口的美容效果、不适和发病率发现通过 SOKA 治疗各种病变的 375 例患者中有 94.8% 对美容效果非常满意（84%）或满意（8.8%）[15]，

77% 的患者报告没有疼痛或不适，另外 12.3% 的患者仅报告很少的不适。在这组特定患者中，发病率包括额叶感觉减退（最初 8.3%，永久性 3.4%）、嗅觉减退（最初 2.9%；永久性 2.1%）和额肌麻痹（最初 5.6%；永久性 2.1%）。

要点
锁孔开颅手术适用于任何位置的破裂或者未破裂动脉瘤
手术过程中无法改变手术入路，在有限的手术显露时，必须熟悉动脉瘤与周围结构的详细相互关系
特殊的单管轴器械和内镜有助于克服锁孔开颅术的局限性
早期充分从基底池释放脑脊液松弛大脑的关键，可减少动脉瘤手术中脑牵开器的使用
眶上锁孔入路（SOKA）是颅内动脉瘤最通用的锁孔入路，能够早期控制前循环动脉瘤的供血血管
与标准开颅手术相比，锁孔开颅术的美容效果好，并发症较少

图 23.1 所示病例的评述

讨论

在本例（图 23.1）中，动脉瘤位于床突上左侧 ICA，起源于垂体上动脉的起源区域并指向内侧。这意味着动脉瘤顶可能向内侧延伸至同侧视神经。这种关系可以在 T2 加权高分辨率 MRI 上得到最好的证实。对这种特定动脉瘤进行开颅手术治疗的合适的锁孔入路采用对侧 PTKA 和对侧 SOKA 入路，通过视交叉前间隙为动脉瘤提供相当好的视野（图 23.9A、B）。但对侧入路的禁忌证是鞍结节或蝶骨平面区域的颅底骨质或向上凸起。这种特殊情况下，这两个不利因素都不存在。如果大额窦则考虑 PTKA，但这种患者也不存在。因此，可以使用两种锁孔方法。然而，无论采用哪种方法，都难以充分了解动脉瘤颈前部的隐藏区域。因此，我们推荐内镜辅助技术下锁孔入路。当然还需要考虑的一个重要问题是如何 ICA 动脉瘤的近端控制，但在这两种方法中都不能轻易实现。

因此，必须考虑在手术过程中对颈部 ICA 进行预先暴露或预置颈内动脉球囊导管。此外，采

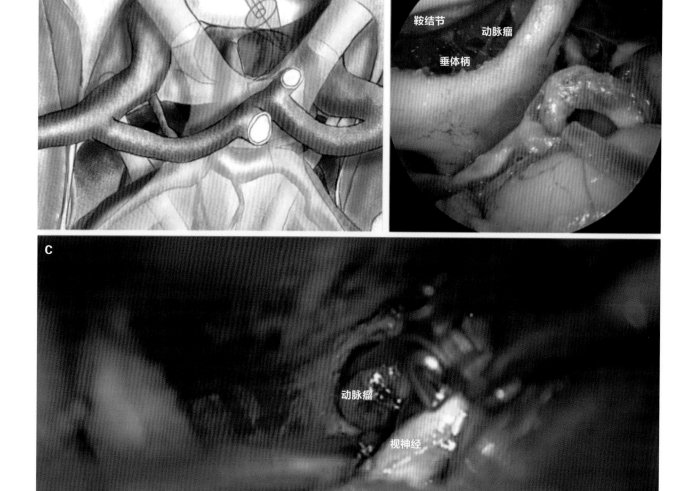

图 23.9 （A）颈内动脉内侧对侧入路示意图。（B）在新鲜尸体解剖中显示内侧对侧颈内动脉（箭头）近端内镜图像。（C）急性蛛网膜下腔出血患者的术中视图，显示通过对侧眶上锁孔开颅手术夹闭颈内动脉内侧动脉瘤

用适用于锁孔入路的器械，如动脉瘤夹系统，将有很大帮助，因为视交叉前间隙入路非常狭窄，夹子的最终位置将靠近左视神经（图 23.9 C）。

总之，采用对侧入路的 SOKA 比 PTKA 更适用于这种特定 ICA 动脉瘤的微创手术治疗，因为这种方法具有微创特性和优越的美容效果。同时建议使用内镜辅助技术来充分观察整个动脉瘤颈和预置颅外 ICA 内的球囊导管以进行近端控制。

23.3 内镜经鼻入路

Pradeep Setty, Juan C. Fernandez-Miranda, Eric W. Wang, Carl H. Snyderman, Paul A. Gardner

概述

Kassam 等于 2006 年在文献中首次描述了通过

内镜经鼻入路（EEA）夹闭颅内动脉瘤[16]。EEA被成功地用于一个大的、血管盘绕的、未破裂的椎动脉动脉瘤，除了动脉瘤夹夹闭瘤颈，同时对动脉瘤瘤体切除术缓解占位效应，减少对相邻的脑干压迫。除了这个早期病例报告，几位作者随后还发表了许多通过 EEA 成功夹闭特定颅内动脉瘤的案例[17-25]。这些报告涵盖了各种大小和位置的动脉瘤，包括前循环和后循环的动脉瘤以及破裂和未破裂的动脉瘤。根据我们的体会，经验丰富的手术团队都在精心挑选病例中使用 EEA 以实现可以成功夹闭颅内动脉瘤，否则整个治疗过程充满挑战。

经鼻内通道手术通常仅限于中线附近的腹侧动脉瘤，如朝内侧中线的床旁动脉瘤[17, 21, 24]。在这些情况下的主要优势是 EEA 允许抵近观察动脉瘤，减少对脑组织牵拉（甚至不用接触脑组织）的需要，并允许外科医生最大限度地减少甚至不用对相邻和蛛网膜下腔的神经血管结构，如视神经等骚扰。EEA 还允许早期识别和观察近端血管［如颈内动脉海绵状动脉（ICA）、基底干］，以提前对血管进行控制，并提供对深层结构的极佳照明来达到手术视野最佳可视化。通过内镜，外科医生可以更好地识别和保护好相邻的小穿支动脉，这些动脉如果在动脉瘤夹闭过程被不慎夹住，可能会造成灾难性并发症。与普遍的看法相反，EEA并不是破裂动脉瘤的手术禁忌证，最近有几篇报道称在患者存在蛛网膜下腔出血的情况下成功进行了内镜动脉瘤夹闭。但相应的术中动脉瘤破裂的可能性也更大[26, 27]。总之，EEA 提供了完美的美容效果（由于没有皮肤切口）、更短的手术时间和更好的术后恢复潜力，从而缩短了整体的住院时间。

尽管有了这些成功的报告，但由于脑血管病变手术的传统、开放式经颅方法深入人心，并且具有安全有效的悠久历史和患者可接受的发病率和死亡率，许多外科医生仍然犹豫不决。此外，大多数脑血管外科医生对开放性经颅手术过程的解剖结构和手术技术更为熟悉。而对通过长、深

和狭窄的鼻内通道进行脑血管手术所需的精细操作的可行性的存在担忧也阻碍了一些人使用 EEA 进行动脉瘤夹闭。尤其是由于缺乏合适的器械（如内镜施夹器），导致神经外科医生无法尝试 EEA。许多神经外科医生最害怕的是如何管理和控制术中血管意外，例如术中动脉瘤破裂或无意中的颈动脉损伤[26, 27]。此外，内镜提供的二维可视化也可能会给内镜经验有限的外科医生带来困难。另外动脉瘤夹子突出到蝶窦中会阻碍颅底重建，并增加 CSF 漏、脑膜炎甚至夹子暴露的风险。

尽管存在这些限制和当前适应证问题的争议，但 EEA 可以安全有效地用于特定动脉瘤夹闭，并成为脑血管外科医生宝贵的手术补充方法。而且必须强调的是，该技术应仅限于在 EEA 以及开放血管手术中由具有丰富经验和技术成熟的手术团队应用，并且在需要仔细挑选的特定病例中进行。最后，随着越来越多的外科团队逐渐熟悉其细微差别以及内镜设备的持续技术进步，EEA 对动脉瘤的适应证可能会继续扩大，超出我们目前所描述的范围。

手术技巧

术前管理

在第一次评估时，必须将患者分为两大类，即破裂动脉瘤患者和未破裂动脉瘤患者。出现动脉瘤破裂和蛛网膜下腔出血的患者必须首先评估脑积水的情况，如有必要，由外科医生决定进行脑脊液引流。此时，完成诊断性脑血管造影（DSA）并三维重建，既可以评估是否能血管内治疗，也可以为外科手术提供详细的解剖结构。CT 血管造影（CTA）也用于术中图像指导，以便更好地了解动脉瘤与颅底和静脉窦的关系。此外，如果动脉瘤的位置可能需要对垂体进行操作，则可以考虑术前检查垂体功能。其他常规的操作流程，包括严密血压控制、动脉导管置入和术前中心静脉通路。

未破裂的动脉瘤需要类似的手术计划和评估血管内治疗方案。术前进行全垂体检查以评估垂体功能。患者的全身状况、医学检查和 / 或心血管危险分层也需要评估，因为未破裂动脉瘤通常可以选择性地治疗。

技术细节

EEA 对动脉瘤夹闭有几个主要原则要求。首先，扩大颅底暴露使外科医生能够在几乎所有情况下都使用 0° 内镜，从而最大限度地降低使用偏斜内镜伴随而来的空间定向障碍的风险。

其次，双人四手技术，双耳方法，其中一名外科医生完全致力于驱动内镜并保持最佳视野，而另一名外科医生双手解剖，改善手术指导，因为一名外科医生可以不断向任何方向移动内镜，以保持最佳、不间断的可视化和增强的深度感知，同时最大限度地减少空间定向障碍[28, 29]。此外，外科医生之间的良好沟通和熟悉操作对于颅底工作团队是不可或缺的。

使用高速钻头打薄颅底的骨头，以使用 Kerrison 咬骨钳从硬脑膜上去除剩余的蛋壳样骨。这项技术可安全地暴露颅底硬脑膜，也可用于对 ICA 的斜坡段和床突旁段进行骨架化。在外科医生的非惯用手中使用 6 或 8 法式福岛式泪滴吸引器可以连续调节吸力，同时可以用惯用手进行尖锐和钝的解剖，确保清晰手术区域，而不会因对关键结构的不受控制的反复抽吸而造成损坏。就像在开放式经颅手术中一样，在需要时可以使用阻断夹临时夹闭和阻断。蝶骨黏膜出血通常可以用温水冲洗控制；海绵窦或基底神经丛的急性出血应用可流动的明胶海绵和温和水压力控制，而双极烧灼主要用于动脉出血。此外，与传统的施夹器相比，我们更喜欢使用单轴施夹器，平时那些通常用于开放经颅手术的施夹器是很难在狭窄的鼻内通道中使用的。通常来说，平时我们都使用标准的动脉瘤夹；然而，小剖面的夹子可能会更方便操作。术中需要采用不同种颅底技术进行

闭合，至于采用何种技术取决于是否存在 CSF 漏。如果存在 CSF 漏，区分是高流量还是低流量漏。其中以蝶腭动脉为供血的带蒂鼻中隔黏膜皮瓣是重建的主要来源[30, 31]；当然也可以根据情况联合其他辅助手段，如游离皮瓣、腹部脂肪移植物、阔筋膜、骨膜、下鼻甲皮瓣和颞顶筋膜移植物等。一般来说，需要进行多层重建，尤其是当夹子伸入蝶窦时。这通常需要围绕夹子并填充夹子周边的脂肪移植物、覆盖在夹子上的自体或同种异体移植物（在脂肪移植物之前或之后，取决于突出程度），最后一层是带血管的黏膜瓣[32]。整个颅底团队必须对颅底和邻近的神经血管结构具有很强的解剖学知识，以及两位外科医生具有共同工作的丰富经验和熟悉双人四手技术。

初次暴露

患者取仰卧位，右侧位于手术台边缘。然后将床转向 90°，患者左侧朝向麻醉。头部固定在三钉 Mayfield 支架上，轻轻伸展，然后旋转，下巴向患者右侧倾斜。然后注册带有精细 CTA 的神经导航。如果有图像引导的 MRI，它也可与 CTA 融合以改进软组织导航。在整个手术过程中都使用神经生理学监测，如体感诱发电位（SSEP），并且根据动脉瘤的位置，还可以采用海绵窦颅神经监测和（或）脑干听觉诱发反应（BAER）等肌电图。由于缺乏更远端穿支的参与，通常不使用运动诱发电位（MEP）。鼻拭子用 0.05% 羟甲唑啉浸泡并放入每个鼻道。这些棉布留在原位，而面中部、腹部（脂肪）和右侧大腿外侧（阔筋膜）则准备好并盖上。两个高清（HD）显示器放置在患者头部的左侧，与每位外科医生的视线正对并与眼睛齐平，让每位外科医生都可以直接看到其中一台显示器。在从鼻孔中取出拭子之前，给予第三代头孢菌素用于抗生素预防。将刚性 0° 内镜引入鼻腔以检查鼻道。通常切除右中鼻甲，然后游离出右侧带蒂鼻中隔黏膜瓣；这些也可以在左侧完成，具体主要取决于患者的解剖结构和动脉瘤

的位置。然后将鼻中隔瓣塞入鼻咽部，直到手术结束时将用到它。

如果皮瓣不能用于下经斜坡入路/椎基底动脉瘤，可以进行同侧上颌窦内侧造口术，以便在显露、解剖和夹闭过程中将皮瓣存放在上颌窦中。后鼻中隔与蝶骨嘴分离，并进行广泛的蝶窦切开术。通常添加后筛孔术以扩大床旁［或前交通动脉（ACoA）］动脉瘤的可视化。在这一点上，所有蝶骨中隔都与蝶鞍或颅底齐平，直到蝶鞍底部暴露。然后利用图像引导和微多普勒来确认两个鞍旁颈动脉的位置。剥离蝶窦黏膜，去除鞍底骨，直至外侧暴露内侧海绵窦。进行双侧中间床突切除术[33]，并继续向平面钻孔，直到上海绵窦（SIS）暴露在上方。

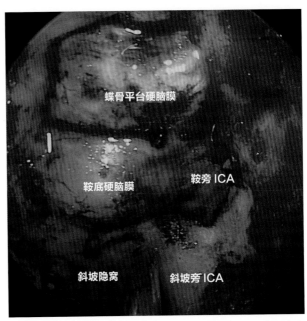

图 23.10　内镜下经鼻暴露鞍底和平台硬脑膜，同时磨除左侧鞍旁 ICA 上的骨质

床旁动脉瘤

一旦蝶鞍完全暴露，就需注意海绵窦 ICA 的近端血管控制，这可以通过经海绵窦入路去除覆盖鞍旁 ICA 的骨质（图 23.10），小心地打开内侧海绵窦，跨 ICA 解剖，并用可流动的明胶海绵填充 CS（海绵窦）。根据动脉瘤的位置，对于硬膜环/隔膜远端的动脉瘤，可以在床旁 ICA 上获得近端控制，如果动脉瘤或其颈部的一部分靠近硬膜环/隔膜，则可以在斜坡旁 ICA 上获得近端控制。然后小心地打开鞍上硬脑膜和远端硬脑膜环，为远端血管控制提供通路，并允许分别暴露于眼动脉和动脉瘤颈。在实现适当的暴露和近端及远端血管控制后，可以开始动脉瘤解剖。由于 EEA 的中线操作优势，向内侧突出的床旁动脉瘤是最理想的，通常归类为垂体上动脉（SHA）动脉瘤，因为它们很少需要或不需要去操作视神经，而视神经通常会从经颅入路掩盖动脉瘤的颈部。除此之外，良好的可视化可帮助更好地识别 SHA 及其穿支，减少意外夹闭可能导致垂体功能障碍或视力丧失的可能性。EEA 也可用于指向内侧的眼动脉瘤，其指向比 SHA 动脉瘤更优越。因此，通过解剖这些动脉瘤的近端，更容易获得远端控制。这两种

类型动脉瘤都需要使用简单的直夹子，因为这条通道引入的夹子刀片通常垂直于向内侧突出的动脉瘤的颈部，并平行于通过同侧鼻孔的床突上 ICA 的路线（图 23.11B）；然而，对于宽颈动脉瘤或指向前后轨迹的动脉瘤，弯夹可能是首选。充分放置夹子后，进行细致的止血，并使用术中血管造影来确认动脉瘤夹闭的充分性。值得注意的是，新的内镜技术将允许进行术中内镜下荧光血管造影，允许对夹子放置进行早期评估、验证穿支的保留情况和主要的血管的通畅性。

如何颅底重建取决于夹子叶片的朝向。通常，夹子会伸出硬脑膜并进入鼻窦，但如果夹子平放在硬脑膜上，重建可能会更简单。在这种情况下，将一块胶原蛋白基质（DuraGen®，Plainsboro，NJ，USA）塞入硬脑膜边缘内，根据夹子的需要中间开一个缝，然后将自体阔筋膜或其他同种异体移植物放置在夹子上，同时在去除所有周围黏膜后广泛覆盖硬脑膜开口。如果夹子在筋膜层向外突出，则在放置筋膜之前需要首先将脂肪放置在夹子周围（图 23.12A）。将鼻中隔瓣从鼻咽部移出以覆盖颅底缺损，并注意确保瓣与缺损的

蝶骨平台硬脑膜

鞍底硬脑膜　　鞍旁 ICA

斜坡隐窝　　斜坡旁 ICA

骨边缘直接接触而没有任何褶皱，减少脑脊液漏（图 23.12B）。Surgicel 铺在皮瓣边缘，然后用组织胶和明胶海绵覆盖。此时，使用 Merocel® 鼻棉塞（Invotec International, Inc., Jacksonville, FL, USA）将瓣保持在适当位置，Doyle 和 Silastic 夹板（Micromedic, Inc., St. Paul, MN, USA）缝合在鼻中隔上。EEA 的一个绝对优势是与开颅手术不同，它能够在不需要前床突磨除或暴露颈部切口情况下实现近端 ICA 控制。此外，颅神经在海绵窦中的横向位置为 EEA 提供了一个优势，用于动脉瘤延伸到或涉及内侧海绵状 ICA 的动脉瘤，因为近端 ICA 是通过海绵窦的内侧隔室到达的，从

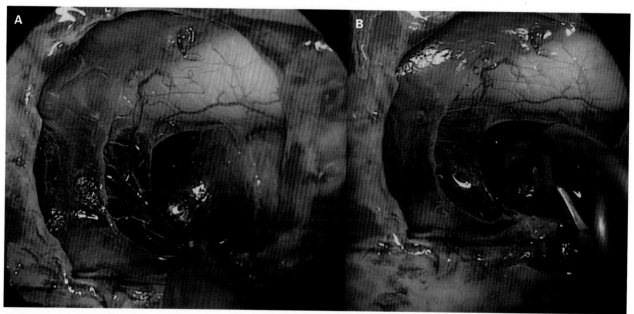

图 23.11 （A）解剖左侧垂体上动脉瘤。（B）用一个简单的直夹夹闭左垂体上动脉瘤

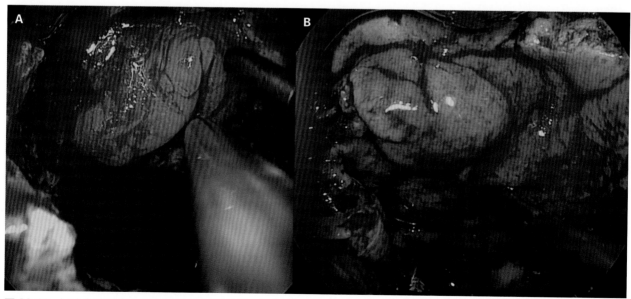

图 23.12 （A）将腹部脂肪移植物置于硬脑膜缺损，包裹动脉瘤夹。（B）带蒂鼻中隔黏膜瓣覆盖在骨缺损区域

而降低了当以经颅入路通过窦顶进入时可能发生的颅神经麻痹风险。EEA 还为床旁动脉瘤提供了其他几个优势，如减少脑组织牵拉、更容易恢复和术后美容。当然在这种情况下，EEA 主要缺点是难以控制近端血管，尤其是在较大或巨大的动脉瘤中。在这种情况下，应考虑开颅手术进行近端控制（有或没有 EEA）。此外，朝向侧方的床突旁动脉瘤通常不适合 EEA，因为视神经阻挡了该通路，而通过标准开颅手术却更容易获得足够的通路。

前交通动脉瘤

在完成最初的鞍区暴露后，继续向前钻孔，直到移除蝶骨平面的后部。此外去除内侧视神经管上的骨头很重要。然后在中线打开鞍上硬脑膜，紧邻 SIS（海绵间窦）上方，并在视神经管正上方横向延伸至内侧镰状韧带，暴露视交叉上区和前交通动脉复合体。当 A1 穿过视神经 / 膝时，可以识别它们；然后仔细解剖半球间裂，允许双侧 A1 和 A2 段的近端和远端血管控制并可视化。在对血管控制后，可以将注意力转向解剖动脉瘤的颈部和圆顶以及可能存在的任何穿支。如何经鼻行半球间解剖可能具有挑战性，另外鉴于夹子应用方向的限制，如何放置夹子可能需要创造力。解剖完成后，夹子可以放置在动脉瘤的颈部，随后进行细致的止血，并如上所述评估夹闭的充分性。闭合的方式与上一节中列出的类似，而且正确选择的夹子不太可能会穿过硬脑膜开口。也可以根据外科医生的判断在术后放置腰椎引流管。

用于前交通动脉瘤的 EEA 通常仅限于向上或向下突出到中线动脉瘤。如果向前突出的动脉瘤是一种挑战，因为瘤顶会阻碍动脉瘤颈部的直接可视化暴露。向后朝向的动脉瘤对穿支分支的控制有限，增加了意外血管损伤的风险。此外，视交叉和神经的位置带来了另一个挑战，因为它限制了向后突出的动脉瘤的夹子放置。硬脑膜打开时的额叶突出也可以限制暴露，如果没有脑脊液

分流和充分的大脑放松，几乎不可能夹住动脉瘤。最后，位于半球间裂深处的动脉瘤可能需要从鼻内入路进行非常难的解剖，这应该在术前 CTA 或血管造影中仔细评估。

后循环动脉瘤

如上所述，对于中线部位基底动脉或椎基底动脉交界处的动脉瘤，在带蒂鼻中隔瓣的同侧进行内侧上颌窦造口术，使瓣能够安全地存放在上颌窦中，并提供通畅的鼻咽和斜坡通路。如上所述完成鞍区暴露后，用针尖状单极烧灼解剖鼻咽软组织并从斜坡向下抬高，在下方留下袖带或瓣。然后在颈动脉的斜坡旁段和近端通路所需的下方钻骨（图 23.13）。如果需要，可以通过暴露和钻削裂孔下方的颈内结节，将下骨暴露扩大到斜旁 ICA 的垂直平面之外。如果有必要，也可以将斜坡旁颈动脉骨架化以定义暴露的横向极限并允许轻柔地活动。骨斜坡去除的程度取决于正在

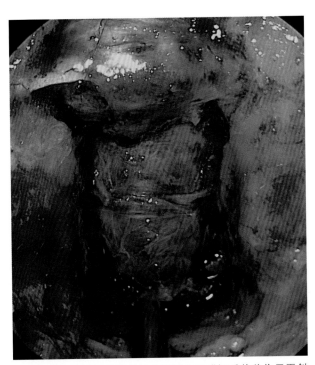

图 23.13　内镜下经鼻斜坡入路联合硬膜间垂体移位显露斜坡硬脑膜

治疗的动脉瘤的位置。对于基底尖部、小脑上动脉（SCA）或大脑后动脉（PCA）动脉瘤，只需切除斜坡上半部分；然而，根据动脉瘤的位置，这通常包括通过硬膜间垂体移位[32]进行后床突切除术，以实现足够的可视化。这与小脑前下动脉（AICA）、基底中动脉或椎基底动脉瘤的入路形成对比，后者需要更多地暴露下斜坡硬脑膜，但通常不需要后斜坡切除术。一旦暴露硬脑膜，可使用微血管多普勒探头来估计基底动脉的位置。广泛剥离硬脑膜的外骨膜层，使用可流动的明胶海绵栓塞基底静脉丛。然后在距基底动脉安全距离处以垂直方式锐利地打开硬脑膜。然后根据目标切除硬脑膜边缘以提供脚间池、桥前池或髓前池的广泛暴露。此时，动脉瘤可视化（图 23.14），近端和远端血管控制分别在近端基底干和远端末梢分支血管（图 23.15A）处很容易获得。

如果可能的话，穿支也应该是可见的，并可仔细解剖清楚。在基底动脉瘤夹闭过程中要考虑的一个因素是选择带弯的夹子，鉴于基底尖部位于活动的脑垂体后面，它可以防止施夹器阻碍夹

子放置的可视化（图 23.15B）。放置夹子后，如果需要，可以通过切除动脉瘤穹隆或动脉瘤修补术来减轻脑干压迫。进行细致的止血后，如果外科医生认为可以安全地进行手术且不会损伤附近的第Ⅵ颅神经，可以将一片胶原蛋白（DuraGen®，Plainsboro，NJ，USA）轻轻塞入硬脑膜边缘作为嵌体（图 23.16）。使用一块提前准备的阔筋膜用作硬脑膜覆盖物，广泛覆盖缺损以及鞍区和斜坡旁 ICA（图 23.16B）。使用腹部脂肪移植物被放置在适当的位置支撑层并填充斜坡旁 ICA 之间的空间，为皮瓣创建一个平台（图 23.16C）。鼻中隔瓣置于整个缺损处（图 23.16D），闭合的其余部分如前所述。在完成之后，为任何后颅窝鼻内硬脑膜缺损放置腰椎引流管。

经斜坡 EEA 和（或）硬膜间垂体移位提供了脚间、桥前和腹侧桥髓池的广泛可视化。因此，可以直接进入椎基底动脉交界处、基底干和终末血管，无须任何脑组织牵拉并采取最少神经血管操作。

事实上，EEA 提供了通往中基底干和 AICA 的独特通道，Drake 称之为"无人之地"[34]。然

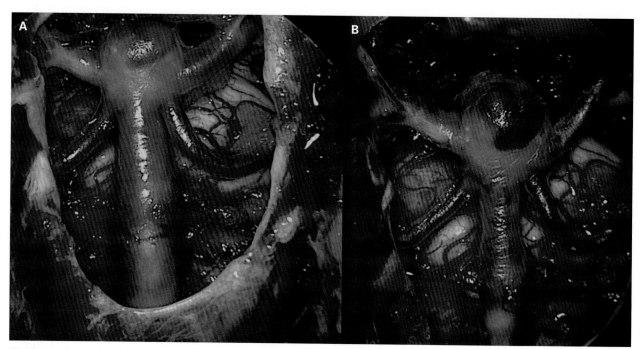

图 23.14 （A、B）通过 EEA 显露近端和远端基底动脉血管尖端动脉瘤

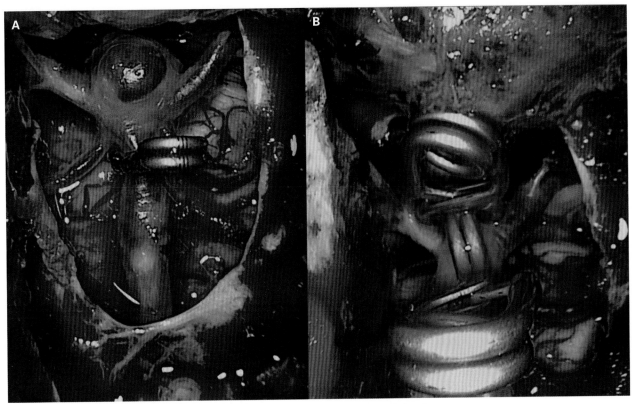

图 23.15 （A）临时夹闭近端基底动脉干。（B）在基底动脉尖放置直夹夹闭动脉瘤颈部

而，这种暴露通常不适合位于后床突上方的高位基底动脉瘤，因为远端血管控制变得困难，动脉瘤通路有限，而经颅入路已绰绰有余。

术中破裂

令任何脑动脉瘤外科医生最恐惧的是术中破裂，而且这种恐惧随着内镜的使用被放大。然而，操作处理的方法与开放手术是相同的。在这种情况下成功的最关键因素是有一个具有丰富内镜鼻内手术经验的团队。无缝协作的能力通常需要很多案例，众所周知，内镜鼻内手术具有很长的学习曲线[35-37]。第二位外科医生，即内镜辅助医生，在动脉瘤术中破裂的情况下变得至关重要，并扮演多种角色，其中最基本的是保持内镜清晰。动态内镜检查对于在控制出血以及任何后续夹子放置期间仔细检查脉管系统和出血部位至关重要。他不断操作内镜以提供最佳视野，同时保持在工作区域的边缘，不会妨碍操作性。此外，通过提供持续的反馈、故障排除和精确的调节，让最好的团队在潜在灾难的环境中成功脱险。

在这个内镜团队中，可以应用所有相同的术中破裂的控制管理技术。病例的选择对于在动脉瘤操作之前确保足够的近端和远端控制至关重要。像往常一样，一旦发生破裂，在破裂部位进行抽吸或棉片压迫以控制出血并确定破裂部位。保持这种控制通常需要很好的设备，使用开槽抽吸来维持出血部位的压力，而另一只手则用于在破裂部位附近应用夹子。在深部手术时采取包扎出血部位可能是一种自然反射，然而这应当被避免，因为可能会导致严重的颅内出血。

术后管理

患者被送往 ICU 进行术后初步管理，如破裂的动脉瘤应继续进行常规的蛛网膜下腔出血治

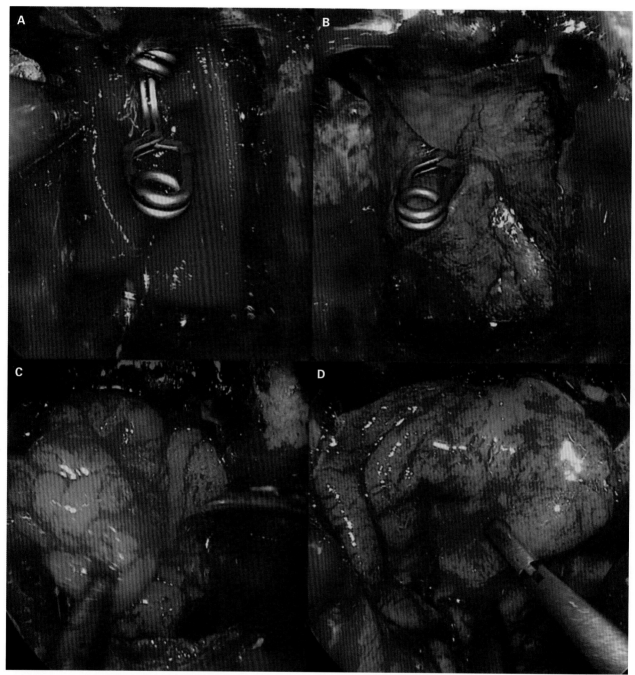

图 23.16 （A）胶原嵌体在经颅骨硬脑膜缺损上的位置。（B）收获的阔筋膜移植物作为一个支架放置，动脉瘤夹突出。（C）腹部脂肪移植物用于消除经颅骨缺损造成的无效腔。（D）在整个骨缺损上放置带蒂鼻中隔皮瓣

疗。如果手术后放置腰椎引流管，引流速率为 10~15mL/h，CSF 引流持续 72h。在破裂动脉瘤的情况下，考虑到经鼻内入路 CSF 漏风险增加，CSF 分流总是以较低的转换为分流阈值进行[24]。鼻腔填充物保留 7 天，具体由耳鼻喉科联合外科医生决定。手术后继续静脉注射第三代头孢菌素 48h，然后转为口服第二代头孢菌素或等效物，直至鼻腔填充物被移除。在术后第一天和第二天监测催乳素和皮质醇水平，以评估垂体功能并且对脑脊液漏进行了评估；如果怀疑有 CSF 渗漏，则在 24h

内将患者送回手术室进行检查和手术。

出院后，患者需返回医院去除鼻腔填塞，并行内镜检查是否有脑脊液漏。复查 DSA 大约术后 5~7 天；破裂动脉瘤可能需要根据脑血管痉挛的状况对患者进行分级治疗，并尽早从 ICU 过渡至普通病房。

并发症预防和处理

组建一个具有丰富的合作经验的颅底团队可以避免或减少并发症。建议颅底团队需从更基础的案例开始，并通过学习曲线逐渐共同成长，在通过 EEA 尝试像脑血管手术这样具有挑战性的案例之前，团队可以无缝合作[28]。组建了合适的颅底团队后，可以考虑制订应急计划，以期实现相同的血管控制、显微切除、止血以及充分暴露和可视化的基本原则。如果无法达到这些因素中的任何一个，则必须制订中止采用 EEA 并恢复或联合开颅手术的计划，并随时准备实施。这包括为开放式开颅手术做准备，以及随时打开和使用适当的器械。正如在开放性脑血管手术中一样，颅底显露应首先达到近端控制。在暴露动脉瘤之前，对于床旁动脉瘤应暴露海绵窦 ICA，而在暴露后循环动脉瘤之前需要探查至椎动脉和基底干。只有在完成这些步骤后，解剖才能继续到达动脉瘤，这样可以最大限度地减少术中破裂造成的出血，并避免无法控制的手术失败。

最后，在整个病例中应采取多个步骤进行颅底重建。首先从大腿外侧和腹部分别准备阔筋膜和脂肪；采取足够大带血管蒂的鼻中隔黏膜瓣以覆盖整个颅底缺损或蝶骨；以及加强对 CSF 漏或夹子暴露的术后监测，减少返回手术室及重新固定黏膜瓣。

患者筛选

在考虑使用 EEA 进行动脉瘤夹闭之前，必须对 DSA 和 CTA 进行详细检查及评估。还必须仔细检查鼻窦解剖结构以了解鼻窦与动脉瘤的关系。任何活动性鼻窦感染都是 EEA 的禁忌证，可能需要延期进行动脉瘤的手术，并考虑换一种治疗方法来处理破裂动脉瘤。还应考虑体型，因为病态肥胖可能是 EEA 动脉瘤夹闭的相对禁忌证。在隐匿性颅内高压的情况下，大范围的颅底缺损和相当大的硬脑膜开口增加了术后脑脊液漏的风险，即使在带蒂血管皮瓣和动脉瘤夹的帮助下，颅底修复也极具挑战性。在评估血管造影时，ICA 解剖结构非常重要。如果手术通道太窄而无法安全工作，则"颈动脉对吻"患者可能不适合 EEA。一般而言，EEA 一般选择腹侧中线颅底动脉瘤，特别是床突旁动脉瘤、源自椎基底动脉交界处、基底干或终末支的动脉瘤，以及前交通动脉动脉瘤等。具有朝内小型或中型床旁动脉瘤，内侧突出的远端海绵状 ICA、朝内侧指向眼动脉瘤或存在蛛网膜下腔延伸问题的"颈动脉腔"动脉瘤通常来说最适合内镜鼻内入路[17, 21, 24]。在这些情况下，经鼻入路需要早期控制海绵窦 ICA 的近端血管，极少或不需要操作视神经，并允许通过海绵窦的内壁接近动脉瘤，减少动脉瘤复发。如经颅入路处理这种动脉瘤需要前床突切除术和可能的颈部暴露以获得近端血管控制、反复骚扰同侧视神经并可能甚至视力下降丧失，一旦打开海绵窦顶部容易出现相关的颅神经麻痹。

然而，对大型或巨大的床旁动脉瘤使用内镜经鼻入路时应谨慎。在这种情况下，远端血管控制极其困难或不可能，可能需要转开颅手术。由于视神经横在外科医生和动脉瘤之间，因此无法通过 EEA 接近横向指向的床旁动脉瘤。

如果前交通动脉瘤小、中线且突出于上方或下方，则它们可能可以进行 EEA 处理[18, 20, 25]。EEA 处理朝向前方的前交通动脉瘤时可能会直接面对瘤顶而无法直视下观察瘤颈。此外，朝后方的动脉瘤有风险，因为无法直观地探查穿支动脉。通过 EEA 解剖纵裂存在挑战性，建议纵裂深处的动脉瘤应采用不同的方法。最后，额叶通过硬脑膜开口突出可能会阻塞必要的通路，需要积极的大脑放松或脑脊液分流。否则，可能需要中止EEA，转而采用经颅方法。几种后循环动脉瘤可以应用EEA[16, 22, 23]。PCA、SCA和AICA的旁正中近端动脉瘤在解剖学上适合内镜鼻内经斜坡入路。低位基底动脉瘤可通过EEA经斜坡入路（图23.17）；然而，位于后床突上方的动脉瘤是EEA的禁忌证，因为直视下面对动脉瘤顶，甚至颈部通路也受到限制。因此，在处理高位基底动脉瘤时，应考虑采用经颅方法。

手术效果

Vaz-Guimaraes等发表了最近的Meat分析综述[38]（表23.2），其中目前有10篇关于EEA动脉瘤夹闭的报告，包括22例患者和24个动脉瘤，其中2例患者在同一病例中接受了两个动脉瘤的夹闭。24个动脉瘤按位置分布，最常见的是床旁动脉瘤，有12个（50%），其次是基底动脉尖部3个（13%），前交通动脉3个（13%），其余涉及后

循环，包括基底干位置2个（8%），大脑后动脉2个（8%），小脑后下动脉有1个（4%），椎动脉有1个（4%）。表现症状如下：11例（50%）是偶然发现，7例（32%）因蛛网膜下腔出血破裂，4例（18%）因占位效应导致局灶性缺陷。24个动脉瘤中有22个（92%）成功夹闭（定义为不需要进一步手术或血管内干预），只有2个（8%）需要进一步治疗，一个通过EEA重复夹闭，另一个通过血管内弹簧圈栓塞。15个（100%）前循环动脉瘤均被成功夹闭，无须进一步治疗；然而，其中有2个（15%）确实需要重复EEA处理CSF漏。本组未见其他并发症。需要进一步治疗的两个动脉瘤（22%）都是后循环动脉瘤，而这9个后循环动脉瘤中有3个（33%）术后脑脊液漏，4个（44%）有穿孔分支卒中。该组的前循环和后循环动脉瘤在大小上没有统计学显著差异，总体中位直径为6.8mm。然而，后循环动脉瘤确实表现出更高的穿支损伤、脑脊液漏和需要额外治疗的发生率。

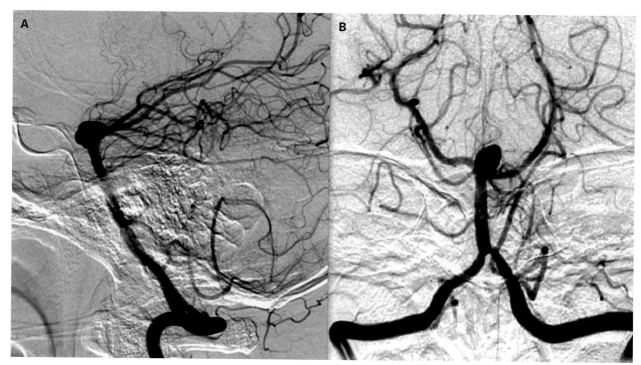

图23.17 （A、B）术前血管造影显示基底动脉尖低位动脉瘤，显示动脉瘤与蝶鞍和后床突相对高度

表 23.2 EEA 下夹闭动脉瘤

作者（年份）	临床情况	位置	大小	突出方向	并发症	结果
Kassam（2006）	局部障碍	椎动脉	11mm	腹侧	无	完全康复
Kassam（2007）	偶然发现	垂体上动脉	5mm	内侧	无	完全康复
Kitano（2007）	偶然发现	AComm	N/A	未提供	无	完全康复
Enscnat（2011）	SAH	PICA	1.2mm	腹侧	CSF 漏	完全康复
Froelich（2011）	偶然发现	AComm	7mm	上方	无	完全康复
Germanwala（2011）	SAH	眼动脉 / 床突旁	5/10mm	上内侧 / 后内侧	无	完全康复
Drazin（2012）	SAH	基底动脉干	4mm	腹侧	无	完全康复
Sommana（2015）	SAH	基底动脉尖	10mm	后上方	无	血管介入治疗残余动脉瘤
	SAH	基底动脉尖	5mm	上方	腔隙性梗死	神经功能残疾
	局部障碍	PCA	9.4mm	上方	中风，CSF 漏，脑膜炎	神经功能残疾
Gardner（2015）	偶然发现	眼动脉	3.5mm	内侧	无	完全康复
	颅神经麻痹	PCA	19mm	腹侧	CSF 漏，脑膜炎，腔隙性梗死	轻度残疾
	偶然发现	垂体上动脉	5mm	内侧	CSF 漏	完全康复
	偶然发现	基底动脉尖	9mm	后上	腔隙性梗死	完全康复
	视力减退 垂体功能低下	眼动脉	巨大 /5mm	上内侧	无	完全康复
	偶然发现	眼动脉	6mm	内侧	CSF 漏，脑膜炎	完全康复
	SAH	眼动脉	7mm	上内侧	无	完全康复
	偶然发现	眼动脉	4mm	内侧	无	完全康复
	偶然发现	垂体上动脉	11mm	内侧	无	完全康复
	偶然发现	垂体上动脉	N/A	下内侧	无	完全康复
Yildirim（2015）	偶然发现	AComm	N/A	前上方	无	完全康复

Vaz–Guimaraes 等许可[38]

要点
充分的经鼻显露是必要的
必须采用双人四手技术，进行双手双鼻腔显微解剖和内镜动态移动
开放性经颅脑血管手术的原则同样也适用于内镜下经鼻脑血管手术，包括近端和远端血管控制以及锐性显微解剖
血供良好的带蒂鼻中隔黏膜瓣是颅底重建防止脑脊液漏的关键
多层颅底重建对于充分动脉瘤夹闭点的覆盖是非常必要的

图 23.1 所示病例的评述

讨论

病例图示（图 23.1）一个偶然发现的朝向内侧左侧床突旁 ICA 动脉瘤。如前所述，我们使用 EEA 入路夹闭动脉瘤。EEA 术中结合经海绵窦入路，通过邻近的近端颈内动脉控制并直接操作该动脉瘤，并允许对动脉瘤颈部和圆顶直视下操作。

在获得近端控制后，也可以识别和解剖周边穿支，最大限度地降低穿支损伤的风险。此外，EEA 使患者无须进行前床突切除术，并降低了视神经或海绵窦侧壁颅神经受损的风险，这两者在经颅入路中都无法完全避免。这种动脉瘤的内镜鼻内入路的主要困难是获得远端血管控制和颅底重建。然而，最好小心打开远端硬脑膜环并观察远端 ICA 并采取带血管蒂的鼻中隔瓣后解决这些问题。此外，如果打开远端硬脑膜环不能提供足够的远端血管控制，则必须在没有远端控制的情况下完成该病例，或者可以结合 EEA 进行开颅手术。因此，根据经验判断，该患者很适用于 EEA 和动脉瘤夹闭。

结论

即使对于经验丰富的团队来说，内镜经鼻入路进行特定的颅内动脉瘤夹闭仍然是一种有争议的治疗方法。前循环动脉瘤，尤其是内侧朝向的床旁动脉瘤，最适合这种治疗选择。与开放手术一样，后循环动脉瘤具有更高的并发症发生率，包括脑脊液漏和穿支栓塞。

23.4 编者评述

正如前面的讨论所述，锁孔开颅术和内镜经鼻入路（EEA）治疗脑动脉瘤的最关键方面之一是对患者的选择。术前有必要仔细检查影像，进行周密的计划，以预测动脉瘤颈部和瘤顶与周围神经血管结构和颅底的空间关系。许多动脉瘤可能不适合这些方法中的一种或另一种，尝试一刀切的方法可能是灾难性的。尽管如此，通过合理的患者选择、对颅底解剖学的透彻了解和细致的手术技术，可以通过锁孔开颅术和 EEA 治疗未破裂和破裂的动脉瘤获得良好的结果。

EEA 确实为朝内的床突上动脉瘤提供了一些明显的优势。它减少了脑组织牵拉，也可以提供良好的美容效果，而且可能不需要进行前床突磨除术或颈部切口进行颈内动脉近端控制。EEA 时近端控制最常在颈动脉床突段或斜坡旁部分就可实现。然而，根据动脉瘤的解剖结构和大小及其与视神经的关系，远端控制有时可能具有挑战性。除此之外，施夹器的轨迹可操作性较差。作为改良，可以提供了带有直头和斜头的管状轴施夹器。如前几章所述，脑脊液漏风险增加仍然是一个主要问题。眼部（C6）动脉瘤尤其如此，因为动脉瘤颈靠近远端硬脑膜环，夹头突出到蝶窦内构成了颅底重建挑战。这些在前交通动脉瘤中可能不是什么问题。薄型动脉瘤夹的更广泛可用性可以显著减少夹头突出，并可能成为 EEA 病例中使用的标准夹。前交通动脉瘤的主要限制之一是 ACOM 复合体和动脉瘤颈部与视交叉和纵裂的不可预测的关系，这两者都会阻碍手术找到瘤颈。需要对高分辨率 MRI 进行非常仔细地研究，以确定 EEA 在这些情况下是否可行。

眶上锁孔入路可用于夹闭床突上 ICA 颅内动脉瘤、前交通动脉，以及较少见的基底动脉、小脑上动脉和大脑中动脉分叉动脉瘤。微型翼点锁孔入路可以更直接地观察 MCA 分叉动脉瘤，并具有相似的美容效果。如果需要夹闭额外的对侧动脉瘤，眶上锁孔入路可能会提供更好的通路。在使用这些微创方法中的处理任何一种破裂的动脉瘤病例之前，都需要丰富的经验。

病例示例（图 23.1）突出显示了未破裂的、向内侧突出的床突上动脉瘤，与垂体上动脉起源最一致。患者有蛛网膜下腔出血家族史，考虑治疗是合理的。与开颅手术方法相比，必须权衡通过血管内方法通过弹簧圈栓塞或血流导向来治疗这种疾病的风险和收益。在讨论的方法中，EEA 可能提供更直接的途径来获得近端控制，而无须前床突切除术或颈动脉暴露。此外，它可以提供更直接的动脉瘤颈部视线，并且动脉瘤从蝶窦后壁足够凹陷，夹头可能不会明显突出到窦内。

然而，与 EEA 相比，内镜辅助的眶上锁孔入路可能具有更短的暴露手术时间和更少的重建问题。尽管可能没有确定的"最佳"手术方法，但在尝试治疗此类动脉瘤之前，必须对这些方法中的每一种都有丰富的经验。

参考文献

[1] Vernooij MW, Ikram MA, Tanghe HL, et al. Incidental findings on brain MRI in the general population. N Engl J Med. 2007;357:1821–1828.

[2] Vlak MH, Algra A, Brandenburg R, Rinkel GJ. Prevalence of unruptured intracranial aneurysms, with emphasis on sex, age, comorbidity, country, and time period: a systematic review and meta-analysis. Lancet Neurol. 2011;10:626–636.

[3] Alshekhlee A, Mehta S, Edgell RC, Vora N, Feen E, Mohammadi A, et al. Hospital mortality and complications of electively clipped or coiled unruptured intracranial aneurysm. Stroke. 2010;41(7):1471–1476.

[4] Wiebers DO, International Study of Unruptured Intracranial Aneurysms Investigators (ISUIA). Unruptured intracranial aneurysms: natural history, clinical outcome, and risks of surgical and endovascular treatment. Lancet. 2003;362:103–110.

[5] Falk Delgado A, Andersson T, Falk DA. Clinical outcome after surgical clipping or endovascular coiling for cerebral aneurysms: a pragmatic meta-analysis of randomized and non-randomized trials with short- and long-term follow-up. J Neurointerv Surg. 2017;9(3):264–277.

[6] Fischer G, Stadie A, Reisch R, Hopf NJ, Fries G, Böcher-Schwarz H, et al. The keyhole concept in aneurysm surgery: results of the past 20 years. Neurosurgery. 2011;68(1 Suppl Operative):45–51; discussion 51.

[7] Hopf NJ, Füllbier L. Minimally invasive neurosurgery for vascular lesions. Neurosurg Clin N Am. 2010;21(4):673–689.

[8] Reisch R, Fischer G, Stadie A, Kockro R, Cesnulis E, Hopf N. The supraorbital endoscopic approach for aneurysms. World Neurosurg. 2014;82(6S):130–137.

[9] Reisch R, Stadie A, Kockro RA, Hopf N. The keyhole concept in neurosurgery. World Neurosurg. 2013;79(2 Suppl):S17.e9–S17.e13.

[10] Edjlali M, Gentric J-C, Régent-Rodriguez C, Trystram D, Hassen WB, Lion S, et al. Does aneurysmal wall enhancement on vessel wall MRI help to distinguish stable from unstable intracranial aneurysms? Stroke. 2014;45:3704–3706.

[11] Musahl C, Weissbach C, Hopf NJ. Neuromonitoringin. In: Spetzler, Kalani, Nakaji, editors. Neurovascular Surgery. 2nd ed. Stuttgart-New York: Thieme; 2015.

[12] Hopf NJ, Perneczky A. Endoscopic neurosurgery and endoscope-assisted microneurosurgery for the treatment of intracranial cysts. Neurosurgery. 1998;43:1330–1337.

[13] Zacharia BE, Bruce SS, Carpenter AM, Hickman ZL, Vaughan KA, Richards C, et al. Variability in outcome after elective cerebral aneurysm repair in high-volume academic medical centers. Stroke. 2014;45:1447–1452.

[14] Hopf NJ, Stadie A, Reisch R. Management of bilateral middle cerebral artery aneurysms via a unilateral supraorbital key-hole craniotomy. Minim Invasive Neurosurg. 2009;52(3):126–131.

[15] Reisch R, Marcus HJ, Hugelshofer M, Koechlin NO, Stadie A, Kockro RA. Patients' cosmetic satisfaction, pain, and functional outcomes after supraorbital craniotomy through an eyebrow incision. J Neurosurg. 2014;121(3):730–734.

[16] Kassam AB, Mintz AH, Gardner PA, Horowitz MB, Carrau RL, Snyderman CH. The expanded endonasal approach for an endoscopic transnasal clipping and aneurysmorrhaphy of a large vertebral artery aneurysm: technical case report. Neurosurgery. 2006;59:ONSE162–ONSE165.

[17] Kassam AB, Gardner PA, Mintz A, Snyderman CH, Carrau RL, Horowitz M. Endoscopic endonasal clipping of an unsecured superior hypophyseal artery aneurysm. Technical note. J Neurosurg. 2007;107:1047–1052.

[18] Kitano M, Taneda M. Extended transsphenoidal approach to anterior communicating artery aneurysm: aneurysm incidentally identified during macroadenoma resection: technical case report. Neurosurgery. 2007;61:E299–E300.

[19] Ensenat J, Alobid I, de Notaris M, Sanchez M, Valero R, Prats-Galino A, et al. Endoscopic endonasal clipping of a ruptured vertebral-posterior inferior cerebellar artery aneurysm: technical case report. Neurosurgery. 2011;69:onsE121–onsE127.

[20] Froelich S, Cebula H, Debry C, Boyer P. Anterior communicating artery aneurysm clipped via an endoscopic endonasal approach: technical note. Neurosurgery. 2011;68:310–316.

[21] Germanwala AV, Zanation AM. Endoscopic endonasal approach for clipping of ruptured and unruptured paraclinoid cerebral aneurysms: case report. Neurosurgery. 2011;68:234–239.

[22] Drazin D, Zhuang L, Schievink WI, Mamelak AN. Expanded endonasal approach for the clipping of a ruptured basilar aneurysm and feeding artery to a cerebellar arteriovenous malformation. J Clin Neurosci. 2012;19:144–148.

[23] Somanna S, Babu RA, Srinivas D, Rao KVLN, Vazhayil V. Extended endoscopic endonasal transclival clipping of posterior circulation aneurysms: an alternative to the transcranial approach. Acta Neurochir. 2015;157:2077–2085.

[24] Gardner PA, Vaz-Guimaraes F, Jankowitz B, Koutourousiou M, Fernandez-Miranda JC, Wang EW, et al. Endoscopic endonasal clipping of intracranial aneurysms: surgical technique and results. World Neurosurg. 2015;84(5):1380–1393.

[25] Yildirim AE, Divanlioglu D, Karaoglu D, Cetinalp NE, Belen AD. Purely endoscopic endonasal clipping of an incidental anterior communicating artery aneurysm. J Craniofac Surg. 2015;26(4):1378–1381.

[26] Vaz-Guimaraes F, Su SY, Fernandez-Miranda JC, Wang EW, Gardner PA, Snyderman CH. Hemostasis in endoscopic endonasal skull base surgery. J Neurol Surg – Part B. 2015;76:296–302.

[27] Gardner PA, Tormenti MJ, Pant H, Fernandez-Miranda JC, Snyderman CH, Horowitz MB. Carotid artery injury during endoscopic endonasal skull base surgery: incidence and outcomes. Neurosurgery. 2013;73(2 Suppl Operative):261–269.

[28] Snyderman C, Kassam A, Carrau R, Mintz A, Gardner P, Prevedello DM. Acquisition of surgical skills for endonasal skull base surgery: a training program. Laryngoscope. 2007;117:699–705.

[29] Vaz-Guimaraes F, Rastelli MM Jr., Fernandez-Miranda JC, Wang EW, Gardner PA, Snyderman CH. Impact of dynamic endoscopy and bimanual-binarial dissection in endoscopic endonasal surgery training: a laboratory investigation. J Neurol Surg Part B. 2015;76(B5):365–371.

[30] Hadad G, Bassagasteguy L, Carrau RL, Mataza JC, Kassam A, Snyderman CH, et al. A novel reconstructive technique after endoscopic expanded endonasal approaches: vascular pedicle nasoseptal flap. Laryngoscope. 2006;116:1882–1886.

[31] Harvey RJ, Parmar P, Sacks R, Zanation AM. Endoscopic skull base reconstruction of large dural defects: a systematic review of published evidence. Laryngoscope. 2012;122:452–459.

[32] Fernandez-Miranda JC, Gardner PA, Rastelli MM Jr, Peris-Celda M, Koutourousiou M, Peace D, et al. Endoscopic endonasal transcavernous posterior clinoidectomy with interdural pituitary transposition. J Neurosurg. 2014;121(1): 91–99.

[33] Fernandez-Miranda JC, Tormenti M, Latorre F, Gardner PA, Snyderman CH. Endoscopic endonasal middle clinoidectomy: anatomic, radiological, and technical note. Neurosurgery. 2012;71(2):ons233–ons239.

[34] Drake CG. The surgical treatment of vertebral-basilar aneurysms. Clin Neurosurg. 1969;16:114–169.

[35] Snyderman CH, Fernandez-Miranda JC, Gardner PA. Training in neurorhinology; the impact of case volume on the learning curve. Otolaryngol Clin N Am. 2011;44(5):1223–1228.

[36] Koutourousiou M, Garnder PA, Tormenti MJ, Henry SL, Stefko ST, Kassam AB, et al. Endoscopic endonasal approach for resection of skull base chordomas: outcomes and learning curve. Neurosurgery. 2012;71(3):614–625.

[37] Snyderman CH, Pant H, Kassam AB, Carrau RL, Prevedello DM, Gardner PA. The learning curve for endonasal surgery of the cranial base: a systematic approach to training. In: Kassam AB, Gardner PA, editors. Endoscopic approaches to the skull base. Progress in neurological surgery, vol. 26. Basel: Karger; 2012.

[38] Vaz-Guimaraes F, Gardner PA, Fernandez-Miranda JC, Wang E, Snyderman CH. Endoscopic endonasal skull base surgery for vascular lesions: a systematic review of the literature. J Neurosurg Sci. 2016;60(4):503–513.